実践ヨーガ大全

スワミ・ヨーゲシヴァラナンダ 著
木村慧心 訳

全326ポーズの写真と効能

たま出版

First Steps to Higher Yoga
by
Shree Swami Yogeshwaranand Saraswati ©

日本語版刊行によせて

パタンジャリは、その著になるヨーガ・スートラの中で、八段階からなるヨーガ修行法について触れておりますが、私達はここに、その第五段階までの解説書を日本語の訳書として読者の皆さんに提供できる事を非常に嬉しく思っております。本書は二十五年前に、まずヒンディー語で著され、その後十六年前に英訳され出版されておりま す。今日においては、ヨーガ修行法の内でも座法や調気法についての解説書はよくみうけられますが、しかし、パタンジャリも触れているような、禁戒、勧戒、それに制感といった各行法について解説されている書は、そう多くありません。こうした現状は、実は、パタンジャリの解説するラージャ・ヨーガ行法をよく理解していなかったり、または間違って解説しているために生じて来ていると私は思うのです。このパタンジャリの解説するラージャ・ヨーガとは、私達人間が肉体ばかりでなく、精神と魂の次元においても向上しうる、非常に包括的な修行体系なのです。つまり、ラージャ・ヨーガの修行体系のすばらしい特徴は、私達の身体内で働いている生命現象の内の、一つの面だけを向上させて、他を軽んじてしまうような事をせずに、肉体、精神、魂といった三種の次元のすべてにわたって、きわめて包括的に私達を向上させてくれる修行体系であるという事です。

ですから、例えば肉体を鍛えるハタ・ヨーガ行法にしても、これは決して肉体のみを目的にしてその能力を向上させるという事ではなく、実は魂の次元での究極的な向上というか、人間なら誰しもそれを熱望して止まぬ最終目標たる〝解脱〟の境地に達するための、前段階の予備的修行となっているものなのです。

この事実は、皆さんが実際に調気法を正しく修行し始めてみればおわかりになると思います。それというのも、この調気法に先立つハタ・ヨーガの修行は、単に筋肉や骨格を鍛えるためだけの修行ではなく、私達の魂を包み込む五種の鞘の内の、第二番目の鞘たる『生気鞘』をも鍛える修行法になっているからです。この点については、すでに日本でも出版されている『魂の科学』(たま出版)の中に詳述されていますので、参照して頂きたいと思います。以上のように、ハタ・ヨーガ行法は決して肉体を鍛える体操のようなものではないのです。つまり、自分の肉体を自由自在に動かせるようになれる事は、次に来る精神的修行を始められるようになれるという事であり、そのためにも、ラージャ・ヨーガの座法の修行が必要となってくるわけです。

また、調気法の場合、例えばクンダリニーを覚醒させ、それに伴って各チャクラを開く上でも是非ともせねばならぬ修行法になっております。調気法を修し、生気をムーラーダーラ・チャクラに向けられるようになれば、すぐにでもクンダリニーを覚醒させる事ができるわけです。

今日においては、肉体と心との相関関係については誰でもがよく知っております。即ち、私達の心は肉体の在り方に強い影響力を持つと言われているわけですが、逆に肉体もまた、私達の心の在り方に強く影響しているわけです。ですから、ヨーガを修行している者は、是非とも自分の肉体を柔軟で強靱なものに造り上げねばなりません。そして、例えば、身体を動かす事なしに、数日から数ケ月もの間座り続けられるようにならねばならないのです。パタンジャリも、ヨーガ・スートラの中で述べておりますが、私達が足を組んで座る場合、その座り方は不動で快適に座れるものになっていなければいけません。そして、このように座れるようになって初めて、ヨーガ行者は自分の心を自在に動かしうる修行を始める事ができるわけです。ですから初心者の場合、まずせねばならぬ事は、長時間座り続けられる肉体を造り上げる事なのです。

この点を更に説明するために、ここで、ヨーガの経典として広く受け入れられているハタ・ヨーガ・プラディーピカーとゲーランダ・サンヒターの経句を引用してみたいと思います。これらの経句は、肉体の修行と精神の修行との相関関係をより明らかにしてくれるはずだからです。

まずハタ・ヨーガ・プラディーピカーの冒頭の経句は次のようになっています。

『ハタ・ヨーガの智慧を教示したもうた絶対神に帰命したてまつる。ハタ・ヨーガはラージャ・ヨーガという頂点に達するための一つの段階に相当する』

（ハタ・ヨーガ・プラディーピカー一―1）

そして次の第一章二節の経句では、ハタ・ヨーガとはラージャ・ヨーガ修行の予備的な修行であると述べられています。

また、第一章六十七節には次のように述べられています。

『さまざまな座法、種々の止息、その他のすぐれた行法など、あらゆるハタ・ヨーガ行法は、ラージャ・ヨーガの修行ができるようになるまで修行し続けなくてはならない』

（ハタ・ヨーガ・プラディーピカー一―67）

また、第二章七十六節には次のように述べられています。

『ハタ・ヨーガを行じなくては、ラージャ・ヨーガ修行は成就しえず、ラージャ・ヨーガを行じなくては、ハタ・ヨーガ修行は成就しえない。それ故に、究極の解脱の境地に達するまで、これらの両修行法を行じ続けなくてはならない』

（ハタ・ヨーガ・プラディーピカー二―76）

続いて、第三章五節には次のように述べられています。

『それ故に、絶対者ブラフマンへの道（Brahma Dwāra）の入り口に眠っている女神（クンダリニー）を目覚めさせるために、行者は各種のムドラーを修行せねばならない』

（ハタ・ヨーガ・プラディーピカー三―5）

また、第四章七十九節には次のように述べられています。

『ラージャ・ヨーガ行法を知らないで、もっぱらハタ・ヨーガだけを行じ続ける行者達の事を、われわれは、何の成果も得られぬ無駄な努力をする者達だというのである』

（ハタ・ヨーガ・プラディーピカー四―79）

そして、その書の第一章においては、色々な病気を治すためのハタ・ヨーガ行法が説明されていますが、この治病のための修行においても、その目的としている所は、これまでも見て来たような精神の次元での修行に置かれているわけです。それ故に、第四章においては、三昧行法と解脱という事が解説されているわけです。それでは続いて、ゲーランダ・サンヒターを紐解いてみる事に致しましょう。

その第一章二節には次のように述べられています。

『ヨーガの達人よ。並み居る行者の中でも最高の行者よ。聖師よ。どうか、真理（Tattva Jñāna）へと通ずる肉体の修行（Yoga）を私に御教示下さい』

（ゲーランダ・サンヒター一―2）

また、第三章五十一節は次のようになっています。

『戸口の錠前の鍵を開けるように、ハタ・ヨーガ行法によってクンダリニーを覚醒させ、それによってブラフマンの戸を開くべし』

（ゲーランダ・サンヒター三—51）

また、第六章は、瞑想ヨーガ行法について言及しておりますし、最後の第七章では、究極の精神的境地である三昧について言及されています。

いずれにしても、これら古典的なヨーガ経典の著者は、その書の締めくくりは、三昧と解脱の解説がよいと、考えていたわけです。つまり、ハタ・ヨーガ行法について解説しているにしても、決してそうした肉体の次元でのヨーガ修行法の解説に留まってはいないわけなのです。

ところで、本書の場合、ヒンディー語版も、また、英語版も、いずれもヨーガを習わんとしている者ばかりでなく、ヨーガを教える立場にある者にとっても、よい指導書として愛用されてきました。此度の日本語版も、そのように大切に扱われると私は信じております。本書を使ってヨーガを教えようとする者の場合、まず自分の生徒が座法や調気法を行ずる上でその肉体がどれほど柔軟であるか確認しておく必要があります。そうしておけば、生徒の側でも、一定期間の修行の後、自分の肉体がどれほど柔らかくなったかわかるわけです。そこで、最後に、生徒の肉体の柔軟性を測る目安になる柔軟性検査方法を記しておきましょう。

初心者の柔軟性検査

（1）　まず、前屈時の肉体の柔らかさを測るために『前まげのポーズ（Pasichimottanasana）』をさせてみます。この時、両膝が床から浮くことなく、両手で足の爪先が握れれば、その者は平均的な肉体の柔軟性を持っているといえます。しかし、生徒の中には、両手で足の爪先を握れぬ者もいると思います。その場合は、その者のハムストリング筋とか、脊柱起立筋が緊張しすぎているわけです。ですからこうした生徒を教える教師は、どんな姿勢を選んで修行させたらよいか、常にこの者の緊張している部分の筋肉を頭に入れておいて指導する必要があります。

（2） 次に、肉体を後ろに反らせる際の柔軟性を測るために、生徒に、『弓のポーズ（Dhanurasana）』をさせてみます。この時、生徒の両肩と両膝が、それぞれ床から二十五センチから三十センチ上にあがるようならば、その者の後ろ反りの柔軟性は平均的であると言えると思います。

（3） 次にねじりの柔軟性を検査するために、『マツェーンドラ師の半ポーズ（Ardhamatsyendrasana）』を生徒にさせてみせます。その時、生徒の真後ろに、ある一点を定めておき、生徒が肉体を左右にねじってこの点を同じ視角でよく見る事ができるようならば、この生徒のねじりに関する柔軟性は平均的であると言えます。

（4） 次は、肉体を真横に倒す柔軟性の検査です。この場合は生徒に『横曲げのポーズ（Parshwottanasana）』をさせてみせます。この姿勢をとらせるにはまず、生徒を床の上に両足を約三十センチほど開かせて立たせます。両手は身体の横に自然につけさせておきます。次に左右のどちらか一方に身体を倒させて、そちら側の手先が足の膝まで届くようならば、横曲げの柔軟性は平均的であると言えます。

以上の四種の検査はその生徒の腰まわりの柔軟性を検査するものです。

（5） 次に、壁を背にして立たせ、生徒の踵と、ふくらはぎ、尻と両肩がぴったりと壁につくようにさせておきます。続いて両手を伸ばしたままゆっくりと上にあげさせ、両手首が頭上の壁にぴったりとつくようにさせます。この時、壁から背中を離すことなく、両手首を頭上の壁につける事ができれば、その生徒の肩の部分の柔軟性は平均的であると言えます。

(6)　次に、腹直筋の強さを測ります。生徒を床に仰向けで寝かせ、両手も伸ばしたまま頭上に上げさせて両手首も床につけるようにさせておきます。両足も同様にそろえて伸ばしたまま、その踵が床につくようにさせておきます。続いて、両足の踵を床につけたままで、ゆっくりと両手を上げさせ、次に両肩と胴体も床から浮かせて起き上がらせます。この時、その生徒が、両手の反動力を利用しなければ起き上がれなかったり、または、足の踵を上げなければ起き上がれなければ、その生徒の腹直筋の強さは平均以下と看做さなければなりません。この腹直筋の検査の場合は、終始ゆっくりと行なわせるようにして下さい。

(7)　ヨーガの修行法の場合、筋肉の瞬発力を養うよりもむしろ、力の持続性を高める点に留意して行なわれます。そこで、最後に、生徒の耐久性を検査しておきます。まず、どんな姿勢でもよいですから、その生徒を五分間静かに座らせておきます。五分後にこの生徒の脈拍を測って記録します。そこで生徒を立たせ、約二十秒間の内に、十回、膝の屈伸運動をさせます。十回終ったらすぐに脈拍を測っておきます。この時、脈拍数が増えているはずです。その後、この増えた脈拍数が平常の数に戻るまで何回か脈拍を測り続けます。この時、平常の数に戻る時間が長ければ長いほど、その生徒の耐久性は落ちていると考えられます。一般的に言うならば、まず三分間以内に平常の脈拍数にまで戻れば、その生徒の耐久性は平均的であると判断してよいと思います。

尚、文の最後にあたり、この書を手にするすべてのヨーガ修行者が、絶対神の恵みと御導きを受け、その究極の境地たる解脱の境地に達せん事を心よりお祈り致します。

リシケシ・ヨーガ・ニケタン代表

スワミ・ムクタナンダ・サラスワティ

著者序文

多くのヨーガ修行者の求めに応じ、私はここに、禁戒、勧戒、座法、調気法それに制感の、前五段階のヨーガ修行法を解説致しました。ヨーガ修行者の場合、これらの修行法を段階を追って行じてゆかなければ、その修行を完成させる事はできません。私は以前に、これらのヨーガ修行の前段階に熟達した上級修行者向けに、『魂の科学』という書を著しております。その書においては、上級者にとって必要なヨーガ修行の後段階の修行法、即ち、精神集中、瞑想、それに三昧の各行法の行じ方を説明致しました。

本書においては、まず、禁戒と勧戒とについて説明致しましたが、後半部分では、座法と調気法を行ずる際に役立つ身体浄化法とムドラーについても説明致しました。これらの両行法は、何れもハタ・ヨーガ行法の中に含まれている修行法です。

ところで、禁戒と勧戒とは、ヨーガに於いて最も基本となる修行法ですが、それと同時に、どんな信仰にも必要不可欠な普遍的精神修行法ともなっているものです。この両行法を修行すれば、この世において物質的な成功を収められる許りでなく、更には解脱の境地に達し、『魂の科学』を知ると言う、精神世界での成功も収める事ができるのです。だからこそ、これら禁戒と勧戒という両行法は、何れの哲学学派や信仰宗派においても重要視されている訳なのです。また、四種の修行法（Sādhana Chatushtaya）、並びに六種の美徳（Shat Sampatti）の中にも、これらの両行法は含まれています。これまでにも、非常に多くの偉大な精神修行者達が、これらの最も基本的な両行法に熟達していなかったがために、解脱の境地にまで達する事ができず、遂には感覚器官を楽しませるだけの俗界の深みの中に落ち込んでしまっています。そうした事例は、昔から今日に致るまで、数多く挙げる事ができます。

聖師パタンジャリは、その著になるヨーガ・スートラ第二章『禅那章』の冒頭において、実践ヨーガ(Kriyā Yoga)という言葉をもって、修行の初心者にヨーガ修行を説明しております。また、同じこの禅那章において、八段階からなるヨーガ修行法を解説すると共に、禁戒と勧戒とを守りきれた場合に身につく行力についても説明しております。

ところで、これら八段階からなるヨーガ修行法とは、いわばそこに八つの階段が設けられているようなものなのです。その内、第一と第二の階段に当たる禁戒と勧戒とは、その後の六つの行法のすべてに関連性を持っていますが、第三番目の階段に当たる座法は、すぐ次の第四番目の階段に直接関係しています。そして、この座法を修行することによって心身の不動性(Dridha Bhumi)を得ていなければ三昧の境地には入れませんし、また、ヨーガの修行を完成させることもできません。ですから、三昧の境地に入るためには、『吉祥のポーズ』、『聖者のポーズ』、それに『蓮華のポーズ』などの座法に熟達していなければならないのです。

『肉体の健康こそ、美徳と富と解脱の境地に達するために必要な手段である』

このようなことが一般的には言われていますが、本書においても、この健康な肉体と長寿、それに肉体に力を漲らせ、その力を保ち続けるための修行として、二百七十七種の座法をその写真を添えて説明致しました。使用した写真は全部で三百二十六枚に達しました。これらの座法を毎日行じ続ければ、堂々として力に満ち溢れた輝くばかりの肉体が得られるはずです。また、三昧の境地に入れるようになれば、病気に打ち克つ力と、その他、肉体の支障となる障害を克服する力とを得ることができますし、背骨の衰えとか顔の皺等、老化に伴って生じてくる多くの問題も克服できるようになってきます。こうした力を得るためにも、本書においては、できるだけ多くの座法を紹介致しました。

これらの多くの座法は、精神集中、瞑想、三昧の各行法を修する上で非常に大きな助けとなってくれますが、身体浄化法（Shat Karma）とムドラーもまた、座法と調気法に熟達するための助けとなってくれる修行法なのです。ですから本書においても、これらの両行法を取り上げて説明致しました。これらの身体浄化法とムドラーの修行を積めば、特に肉体と各種生気、それに諸感覚器官の働きを浄化することができます。そして、これらの浄化作用の結果は、更に、意思と理智とによい影響を与え、修行者はそれだけ早く、精神集中、瞑想、三昧の各行法を修行することができるようになれるのです。例えば、三昧の境地に入って長時間座り続けるためには、バスティ・カルマによって腸の内部を完全に浄めておく必要があります。また、ヴァジローリ・クリヤーによって尿道も浄化しておかなければなりません。同時に、胃の洗浄をブラフマ・ダートゥナ、クンジャル・クリヤー、ダーウティ・カルマによって行なっておく必要があります。もしも、三昧の境地に入る前に、これらのクリヤーを行なっておきませんと、身体内に残っている不純物が身体に悪影響を与え始め、病気を誘発するようになります。ですから、これらのクリヤーの修行法にも熟達しておかねばなりません。クリヤーの詳しい説明は、該当する項でしておきましたので参照して下さい。

修行の第四段階目に位置する調気法については、六十種類の調気法を取り上げて説明致しました。その調気法は、身体内の霊光を覆う曇りを取り払ってくれますので、その結果修行者は、その精神を一点に集中できるようになれます。調気法から得られるその他の効果については、該当する項を参照して下さい。諸感覚器官の働きを制御する上でも、これらの調気法は助けとなってくれます。

さて、第五番目の修行法である制感の行法は、特に諸感覚器官の働きに関係しております。そして修行者が、これらの諸感覚器官の働きを制御することができるようになればなるほど、その結果は意思と理智の働き方によい影響を与えてくれます。そして、完全にこれら諸感覚器官の働きを制御できるようになれば、その修行者は三昧の境地に入りうる資格を得たことになるのです。

ところで、この制感の修行法に熟達するためには、例えばそれがこの世のものであろうと霊界のものであろうと、また、粗雑次元のものであろうと微細次元のものであろうと、あらゆる事物に対して執着せぬようにならねばなりません。そうなった時に初めて、修行者の意思は、粗雑次元のものや微細次元のものを捕らえようとして働きまわることがなくなり、更にまた、諸感覚器官がそれら感覚の対象物を追い求めぬようにさせる事ができるようになるのです。こうして修行者は、『魂の科学』の智慧が得られる『心素の働きを止滅する(Chitta—Vritti—Nirodha)』境地に達することができるようになってきます。こうした境地になれば、その修行者は輪廻転生の渦の中から抜け出すことができ、その眼前に真我（魂）と神我とに関する智慧が自然に輝きわたるようになり、解脱の境地に入って行けるのです。

ヴィヤス・デヴァ（現スワミ・ヨーゲシヴァラナンダ・サラスワティ）

目次

第二章　勧　戒（Niyama）
――ヨーガ修行の第二段階――

第三章　座　法（Āsana）
――ヨーガ修行の第三段階――

第四章　調気法（Prānāyāma）

——ヨーガ修行の第四段階——

第六章　ムドラー（Mudrā）

第一章　禁　戒（Yama）

――ヨーガ修行の第一段階――

まえおき

ヨーガを修行する上での修行段階の数は、各導師によって、それぞれ異なっています。例えば、ダクシャ・スムリティ（Daksha Smriti）には次のように述べられています。

『調気法（Prānāyāma）、瞑想（Dhyāna）、制感（Pratyāhāra）、精神集中（Dhārana）、トラータカ（Trātaka）、三昧（Samādhi）。以上がヨーガ修行の六段階である』

（ダクシャ・スムリティ七—2）

ヴィシュヌ・プラーナにも同じく六段階あると記されています。

『座法（Āsana）、調気法（Prānāyāma）、制感（Pratyāhāra）、精神集中（Dhārana）、瞑想（Dhyāna）、三昧（Samādhi）。以上がヨーガ修行の六段階である』

（ヴィシュヌ・プラーナ六—7）

禁戒（Yama）の数にしても異なる意見が述べられています。

『（禁戒とは以下の十二戒。）　非暴力（Ahimsā）、正直（Satya）、不盗（Asteya）、無執着（Asanga）、慚愧（Lajjā）、不貪（Aparigraha）、絶対神とヴェーダ聖典に対する信仰、禁欲（Brahmacharya）、沈黙（Mauna）、剛健（Sthiratā）、寛容（Kshamā）、無畏（Abhaya）』

（バーガヴァタ・プラーナ）

また、パラーシャラ・スムリティ（Parāshara Smriti）では、十戒となっています。

『非暴力、正直、不盗、満足、寛容、剛健、慈愛、誠実、正食、清浄』

（パラーシャラ・スムリティ）

または、ハタ・ヨーガ・プラディーピカーには次のように述べられています。

『非暴力、正直、不盗、禁戒、忍耐、剛健、慈愛、誠実、正食、清浄。以上十の禁戒』

（ハタ・ヨーガ・プラディーピカー一―17）

『苦行、知足、神信心、慈悲、絶対神畏敬、聖教聴聞、慚愧、賢明、真言誦唱、祭式。以上は、ヨーガの教説に通じた人達によって説かれた十の勧戒』

（ハタ・ヨーガ・プラディーピカー一―18）

ところで、本書で私が詳述する予定にしているのは、禁戒、勧戒、座法、調気法、制感の五段階からなるヨーガ行法であるわけですが、聖師パタンジャリは、その著になるヨーガ・スートラにおいて、ヨーガ行法を次のように説明しています。

『禁戒、勧戒、座法、調気法、制感、精神集中、瞑想、三昧が、ヨーガの八段階からなる修行法である』

（ヨーガ・スートラ二―29）

その内、禁戒について聖師パタンジャリは次のように述べています。

『禁戒には、非暴力、正直、不盗、禁欲、不貪の五つがある』

（ヨーガ・スートラ二―30）

これら五種の禁戒の場合は、大普遍法（Sārvabhauma Mahāvrata）と呼ばれていますが、それというのも、これらの戒律は、いつの時代、如何なる国、どんな人々に対しても適用しうるものであるからです。

それでは続いて、これら禁戒の一つ一つを説明致しましょう。まず最初は非暴力の戒律からです。

一、非暴力（Ahimsā）

どんな生物に対しても、それを殺したり、その心を傷つけたりせぬようにすることが、この非暴力ということです。ヤージュニャヴァルキヤ・サンヒターには次のように述べられています。

『禁戒とは、あらゆる生物に対し、例えば心や言葉、行為など、それが如何なる仕方にせよ、傷を負わせないことである。従って人の命を奪うことなど論外である』

（ヤージュニャヴァルキヤ・サンヒター）

こうした記述からもおわかりのように、この非暴力という戒律が適用される範囲は非常に広く、それだけに、この戒律を守り通すことは難しいのです。ヨーガ・スートラの註解者として有名な聖師ヴィヤーサも、次のように述べています。

『およそこの世の中においては、暴力なしに人は何一つ楽しみを得ることはできないし、または、何かある行為をすることもできない』

（ヨーガ・スートラ二―34・ヴィヤーサ註解）

しかし、こうした状況にあっても、真の賢者は、この非暴力という戒律の意味するところを違えることなく、如何にすれば戒律を守り通せるか、ということを充分に理解することができるはずです。そしてまた、聖師ヴィヤーサによれば、例えば、正直であれ、といった戒律も、実は、この非暴力という戒律を完全に守り通せるようになるために付加されている戒律である、とされています。解脱の境地を目指して修行を続けるヨーガ行者ならば、自分の不注意のために、つい暴力を振るってしまうというようなことがあってはなりません。この非暴力の戒律を守るには細心の注意が必要ですし、それほど、この戒律を守り通すことは困難なのです。私達人類に最初の法をもたらした聖師マヌにしても、この非暴力という戒律を守り通すことこそ、私達が解脱の境地に達する上での最も有効な修行であると述べています。

『ヴェーダの学習、苦行（の実行）、知識（の獲得）、感覚器官の抑制、非暴力、及び導師への奉仕は最高の歓喜をもたらす最上（の手段）なり』

（マヌの法典一二―83）

それでは次に、この戒律を如何にして守ればよいか、その修行方法について詳しく述べることに致しましょう。

心の非暴力

暴力を振るわないという気持は、心の中に湧き上がってきます。私達は、物事の善悪を判断するということも心の中でしますし、また、この心が命じて、私達に言葉を語らせ行動を為さしめます。ですから、非暴力の実践ということも、行為や言葉の上での実践に先だって、まず、心の中での実践が必要になってきますし、心の中で非暴力が守れれば、完全にこの戒律を守り通せるようになれるのです。

『この世のすべては真我（アートマン）に他ならぬとヨーガ行者が悟ったならば、行者は非暴力を完全に守れるようになれる』

こうした悟りの後では、例え自分が傷つけられ、侮辱され、腹が立つような事をされても、少しも心が乱れなくなるのです。また、そうなると、例え、ある者が悪人で自分に敵対していても、決してその者を憎んだり、仇討ちをしようなどと思うこともなくなります。また、人や鳥や動物達を殺そうなどという思いも持たなくなりますし、盗人や強盗などに対しても、こちらから暴力を振るおうなどとも思わなくなり、かえってその者達に慈悲や憐れみの思いを抱くようになれます。このようにして非暴力の戒律を守れるようになれば、他人の財産を盗んだり、他人を侮辱したり傷つけたり、復讐しようなどとは全く思わなくなります。本書をお読みの皆さんも、この非暴力の戒律を完全に守り通した人の話を、あるいは本で読んだり見聞きしたりされたことがあると思いますが、ここで、私の体験を少し書かせて頂きましょう。

それは私が、別名、聖師達の都と呼ばれているアムリッツァーの町に住んでいた頃のことでした。その当時、この町にジャンドゥという名の一人の聖者が住んでいましたが、偶々私がこの聖者ジャンドゥ師の後ろを歩いていた時のことです。私達の歩いていた道の後ろの方から、突然、物凄い速さで一台の馬車が走って来たのです。私は咄嗟に道のわきに逃れましたが、師は馬車を避けきれなかったのです。車上の御者は師に四回、五回と鞭を振り下ろし、「このめくらめ!」と怒鳴り散らしました。私は思わず馬車に走り寄り、馬の手綱を捕まえて馬車を止めると、「お前が乱暴に馬車を走らせるからではないか!」と御者に詰め寄ったのですが、師はそんな私を制止して、「いやいや、馬車の行く手を邪魔した私の方こそ悪いんだよ」と言って謝られるではありませんか。私は驚いてしまい、「そんなことはありません。御者の方が悪いのです。御者はあなたを罵り、鞭まで振り上げたではありませんか。それでもあなたの方が許しを乞うのですか」と言いましたが、師は微笑をその顔に浮かべながら、「私はヨーガ・スートラに書かれてある非暴力の戒律を守ろうと修行している身です。この戒律こそ非常に意義ある貴い教えだと私は思っているのです」と言い置いて、静かにその場を立ち去られたのです。

また、その当時、同じアムリッツァーの町にある運河の川岸に、もう一人、私のよく知っている聖者が住んでおりました。その聖者は足の太股に深い傷を負っており、その患部からおびただしい数の蛆虫が湧いて出ておりました。私は幾度となく、医師の治療を受けるようにと彼に勧めましたが、彼は全く私の言うことを聞き入れようとはしませんでした。それどころか、足の傷から溢れ落ちた蛆虫を一匹づつ拾い上げては、また元の傷の中に戻してやるのです。私が彼に、なぜそんなことをするのか尋ねてみますと、彼の答は次のようなものでした。「もしも、ある人がその家から追い出され、食料も奪われてしまったとしたら、きっと困り果ててしまうでしょう。蛆虫とて同じことです。彼らにとっては私の傷が家であり、私の血や肉が食料です。ですから、蛆虫を傷口から追い出したり、薬を使って殺すようなことは、彼らに対して暴力を振るうことになります。私の過去の業（カルマ）が消滅するまでは、私は蛆虫達と共に生きねばならないのです。そのうちに、蛆虫もどこかへ行ってしまうでしょう」。事実、その言葉通り、それから数日後、すべての蛆虫は彼の傷口からどこかへ飛び去ってしまい、それと共に、彼の傷も完全に癒えてしまったのです。こうなるまでの間、彼が動けば蛆虫が傷口から溢れ落ちてしまいますので、彼は乞食にも出掛けようとはしませんでした。そこで、まわりの者が彼の食べ物を毎日運んでやったのです。このようにこの聖者は、自分の傷に巣食う蛆虫に対してさえ、慈しみの思いを抱けるまでになれていたのです。

もしも、この非暴力の戒律を完全に守りきろうとするならば、自分の心の中に、暴力的な思いを決して入り込ませてはなりません。心の中が完全に非暴力の思いで満たされれば、心の非暴力が完成されたと言えるのです。私達の心の中の心理器官の内、理智は事物の情報を分析し判断決定を下す智慧によって満たされています。ですから、この理智が暴力と非暴力とを識別して理解するわけですが、この暴力とか非暴力とかの感情は、潜在印象となって心素の中に貯えられています。この潜在印象が心素の中から謂わば発芽して、理智の中で次第に大きく育ち、遂には、肉体を通しての行動や言葉となって表現されてくるのです。

【注】この間の心理作用については、私の著書『魂の科学』（たま出版）の内的心理器官の項を参照して下さい。

言葉の非暴力

言葉の暴力というのは、色々な形で行なわれていますが、例えば、他人を侮辱したり、口汚く罵ったり、怒りの言葉を投げつけたりすることは勿論ですが、その他にも、誰かを傷つけるのを許可したり、人を示唆して誰かに暴力を振るわせたりするのも、この言葉の暴力を振るったことになります。言葉の上でこうした事をしないようにするためには、見せ掛けや偽りでなく、心の底から優しく穏やかに話をし、また、自分の置かれた立場や能力に応じて、沈黙を守るようにすることです。

この言葉の暴力ということを分かり易くするために、幾つかの事例を挙げたいと思いますが、例えば、きつい言葉で怒鳴られたという体験は、皆さん誰でもがあると思います。そうした場合、刃物で傷つけられた身体の傷はいずれは癒されてしまいますが、そのように激しい言葉によって受けた心の傷は、死ぬまで癒されることはありません。例えば、ひどく叱られたために若い人達が自殺してしまうことがよくありますが、それも、心に受けた傷のためなのです。

マハーバーラタの中にも次のような話がのっています。ドゥルヨーダナがパーンダヴァの魔宮を訪問した時、その床があまりによく磨き抜かれ水面のように見えたために、彼はそこに水があると勘違いしてしまい、着ていたドウティーの裾をたくし上げてしまったのです。また、別の場所では、壁が鏡のように磨き上げられ、通路と見紛うほどであったためにドゥルヨーダナは過って通ろうとして、壁で頭を打ってしまったのです。

バルコニーに座ってこの有様を見ていた王の娘ドゥラウパディーは、彼に向かって、「盲の子はやはり盲なのね」と言ったのです。心に受けたこの侮辱の仕返しをするために、後にドゥルヨーダナは公開の裁きの場所に彼女を引きずり出し、その衣服を剝ぎ取るという恥辱を与えたのです。このマハーバーラタには、これと同じ趣旨の次のような経句が書かれています。

『矢や斧で受けた傷は治るが、粗野な言葉によって受けた心の傷は癒されない』

（マハーバーラタ・ウドゥヨーガ・パルヴァ章三四―70）

『アシュヴァッターマンが殺されました。人か象か、どちらのアシュヴァッターマンかは知りませんが』

（マハーバーラタ）

右の句は、マハーバーラタに記されてある言葉ですが、ユディシュティラによって意図的に話された、このあいまいな言葉の結果、空を走る彼の戦車は、その力を失って、普通の戦車になってしまったのです。このアシュヴァッターマンとは、トゥローナチャルヤの息子の名前でもあり、また、象の名前でもあったのです。また、マハトマ・ガンジー翁は、子牛が苦しんで鳴き叫んでいるのを見て、殺してやった事がありましたが、こうした生き物を安楽死させてやることも、暴力を振るったことになります。それが小さな昆虫であろうと、大きな象であろうと、生きているものの生命を奪うのは罪になるのです。つまり、非暴力の戒律を守るということは、その生物の身体の大小にかかわらず、ともかく、その生命を奪わぬようにする、ということなのです。

大体、魂というものは、どの生物の魂であろうと全く同じものなのです。ですから、極微の細菌の中に宿る魂であろうと、大きな象の中に宿る魂であろうと、哀れな乞食の中に宿る魂であろうと、また、金持ちの魂であろうと、互いに全く異なることはないのです。ですからヨーガを修行する者は、まず、どんな生物の中に宿る魂も、すべて同じであるという気持にならねばなりません。こうした気持が持てなければ、普遍的な大法である、この非暴力の戒律を守れるものではありません。

ある時、ユディシュティラが、アルジュナの持つ、ガンディヴァという名前の弓を馬鹿にしたことがありました。ところが、アルジュナ自身は、自分の弓をけなした者は誰でも殺してやると心の中で誓っていたのです。ですからその誓い通りに、ユディシュティラを殺しにかかったのですが、クリシュナはそんな彼を押し留めて、次のように教え諭しました。

『非暴力の戒律を守ることこそ、疑いなくこの世の真理(Dharma)である』

(バガヴァッド・ギーター)

私は以前、冬になると、アムリッツァーの町に滞在することにしておりましたが、その時にはよく、完全沈黙の行(Kashtha Mouna)を修行しておりました。この修行中は、言葉を話さないのは勿論ですが、快とか不快などといったどんな感情も表に出さないようにするのです。この修行をしていた頃の事です。当時私は、小屋から少し離れた、人のあまり近よらない場所を行場に決めて通っておりましたが、小屋の外に出る時は必ず、眼のあたりだけ少し開けて、顔全体を一枚の布で被ってしまい、人と視線が合わぬようにしておりました。そんなある日の夕方のことです。私は道で、乱暴なことで有名なジャトゥ・カーストの男達四、五人と擦れ違いました。その時彼等が私に何か尋ねたのですが、私は完全沈黙の修行中でしたので、言葉で返事することは勿論、態度によってもその質問に答えぬよう、知らぬ顔をして行き過ぎようとしました。そんな私の態度を見て、何と横柄な奴だと思ったのでしょう。彼等は怒って、私を彼等の村まで引き立てて行き、村の寺院の僧侶に、「こいつを一晩、寺に閉じ込めておいて下さい。横柄な奴で、少し懲らしめてやらねばと思いますので」と言って、私をその僧侶に引き渡したのです。私が頭から被っていた布を取り払った僧侶は、私を一目見るなり、私が誰なのか理解したのです。「バンタ・シン！お前は何と罪作りなことをしたんだ。このお方はモティラム氏の林の中に住んで、沈黙の行を続けておられる行者ではないか。お前は腹を立てているが、一体このお方がお前に何をしたというのだ？」こう言われて、私に乱暴した彼等は大いに恥じ入ってしまったのです。

この私の体験は、こうして、強盗のような者達に乱暴されても、こちらが非暴力の戒律さえ守っていれば、災いが生ずることもないという一つの例ですが、非暴力の戒律を守ろうとする者ならば、人と話をする時には、極力、静かに落ち着いて穏やかに話をするか、または、黙って静かにしているようにせねばなりません。

『沈黙はあらゆる事柄を成就させる』

また、沈黙は言葉の暴力を未然に防いでくれるのです。

肉体の非暴力

心と言葉の非暴力とは、生物の生命をその肉体から奪い去らないようにすることである、と言ってきましたが、私達が生き物を殺すのは、結局、私達が自己中心的であるからです。例えば、人は自分の飢えを満たすために動物を殺しますし、また、自分を守るために他人を殺したり、自分の味覚を楽しませたり、富を得ようとして動物を殺したりします。聖師マヌも次のように教え諭しておられます。

『己の快楽を欲して害無き生物を害う者は、この世にあってもあの世にあっても幸福を得ることなし』

（マヌの法典(五—45)

また、同じ動物を殺すことでも、その毛皮を得るためとか、珍しい味覚を賞味するためとか、その他の欲を満たすためだけで殺す場合は、普通の場合よりも更に重い罪を犯すことになってしまいます。釘とか小さな棘が身体に刺さっただけでも、その痛みに身体が震えるほどですのに、動物が殺される時、どれほどの痛みに苦しまねばならないか、あなたも想像できるはずです。

以前、私がカシミールに向けて旅をしていた時の事です。その時、私は何人かの学識豊かな人達と共に旅をしていたのですが、その旅の途中で、何百頭という羊達が、肉食をする人達のために屠殺されている現場に出合ったことがありました。あまりに悲惨な光景でしたので、私は屠殺人を呼んで尋ねてみました。「ちょっとあなたに聞いてみたいのですが、神様は何事でも御覧になられていることは、あなたもよく御存知だと思いますが、そのことをどう考えておられますか？あなたの偽らざる気持を私達に聞かせて頂きたいですが」と。このように尋ねられると彼は、「神様がそうなさっていることは、私自身よく知っているつもりです」と答えるのです。私は「それならば、あなたが羊を殺している時、気が咎めたり哀れみを感じたりするでしょうね」と彼に言ったのです。すると、その屠殺人はこう答えたのです。「行者さん(Swamiji)。それは私も感じますよ。しかし、この仕事は私と私の家族を養うためにやっていることなんです。だから仕事だと思っていますので、羊を殺している時も、別に気が咎めたりすることは、実際のところ、全くないんです」

聖師マヌの法典には、動物を殺す者と同罪になる、八種類の人々が数え上げられています。

『(動物の屠殺を)許す者、その首や四肢を切り落とす者、(その肉を)売り、また、買う者、調理する者、給仕する者、及び、食う者。(以上は)殺したる者(と看做さるべし)』

(マヌの法典五―51)

ヨーガ・スートラには次のように述べられています。

『非暴力の戒律が確立すれば、ヨーガ行者の面前では、すべての生き物は、その敵意を捨てる』

（ヨーガ・スートラ二―35）

こうしたことは、非暴力の持戒が完全にできるようになったかどうかの一つの目安になります。ですから例えば、マハトマ・ガンジー翁も、まだ、この非暴力主義に徹しきれていなかったと言わざるを得ないと思うのです。なぜならば、もしも完全に持戒ができていたならば、暗殺者の手にした拳銃は、きっとその手から滑り落ちてしまい、翁が暗殺されることも無かったはずです。更に、もしもイエス・キリストが、この非暴力の戒律を完全に守り切れていたならば、誰も彼を十字架にかけようなどと思わなかったはずなのです。

まだ私が十代の頃、私はもう一人の弟子と共に、私達の霊的指導者（Guru Deva）であられたパラマナンダ・アヴァドォータ大師の後に従って散歩に出たことがありました。その時私達二人の弟子は、森に住む野獣から身を守るために、それぞれ木の棒を手にして大師の後に従いました。その棒を御覧になられた大師は、「何のためにそんな棒など持っているのだ」と尋ねられますので、「野獣から身を守るためです」とお答えしたのですが、それを聞かれた大師は、その後何も言われませんでした。丘を登るうちに私達二人は大師から少し遅れをとってしまったのですが、その時です。茂みの中から一頭の熊が姿を現わし、私達に飛びかかってきそうになったのです。これを御覧になった大師は、自分の方からこの熊に歩み寄って行かれ、「行け！息子よ」と言われました。そのとたん、熊は踊るように飛び跳ねながら、私達の前から走り去って行ってしまったのです。

私がヒマラヤ山中の聖地、ケダルナースとバドゥリナースに向けて旅をしていた時のことです。私はトゥンガナタ近くの森の中にある泉から、水を汲んで来ようと思ったのです。泉に着きますと、一人の行者がその水で洗いものをしており、そして、泉の反対側では、一頭の虎が水を飲もうとしておりました。その虎は私の姿を見てうなり声を上げましたが、その行者は私を手招きして自分の方に呼び寄せると、その虎に向かって、「よい子だから大人しくしていなさい」と声をかけたのです。すると虎は本当に大人しくなってしまったのです。私はこの行者の後について彼の小屋まで行ったのですが、その時、「あの虎はあなたが飼っておられるのですか？そうでなければ、あなたの言うことを聞いて大人しくなるはずがないと思いますけれど」と尋ねてみました。すると行者は、「いや、あの虎は私が飼っているわけではないが、この泉によく水を飲みにやって来る虎なんだ。今日はうなり声を上げたが、何時もはそんなことは全くしない。それというのも、私の方から虎に何か危害を加えようなどとは思ってもいないので、虎も私に襲いかかる必要は全くないのだ。あなたに向かってうなり声を上げたのは、あなたがまだ非暴力の戒律を守りきれていないのではないかと思うが、どうか？」とおっしゃられたのです。

もう今から九年か十年以上昔のことです。その時私は、リシケシにあるスワルガ・アシュラムに滞在しておりました。私は毎朝、森の中に散歩に出かけましたが、ある日の朝丁度九時頃、道場に戻ろうと森の中を歩いていますと、一頭の虎が、今殺したばかりの牛を食べている所に出くわしたのです。私がその虎の方に近づいて行きますと、虎は私をじーっと見ていましたが、牛から少し離れた所に行き、そこに立ち止まったのです。そしてそのまま私が歩み去るまで、私に襲いかかることもなかったのですが、普通こうした場合、虎はすぐにその人間に襲いかかるものなのです。

また、ある時、私はハリドワール市のモハン・アシュラムの近くにあるパタンジャリ・アシュラムに住んでいた事があります。この道場は非常に古く、建物も崩れかかっており、その古い建物の中には、無数のサソリが住んでいました。毎朝私が牛乳を沸かしていますと、炎の光の中で五匹から十匹ものサソリが床を走り回っているのが見えるほどでした。しかし、この雨期の間でも、一匹のサソリも私を刺すことはありませんでした。

以上、ヨーガ・スートラをもとに非暴力の戒律について説明致しましたが、こうした説明はすべて、これから世俗の事柄に心奪われることなく修行を積んで、神様と自己の魂に瞑想を施さんとする修行者のためにさせて頂いたものです。ですから、いずれの聖典も禁戒と勧戒とを説いておりますが、それは、修行を完成させるためには、時と場所とがどのようであろうとも、これらの戒律を守り通すことが必要だからです。即ち、出家して解脱の境地に達せんとして修行する者は、例えば、得失とか名誉不名誉、また、生死といったことも一切考慮に入れることなく、無条件で、非暴力の戒律をはじめ、他のすべての戒律を守り通す必要があるのです。勿論その場合、修行者はいずれの戒律も、身口意にわたって守り通さなければいけません。しかし、家庭を持って生活する者の場合は、こうした完全なる持戒は不可能に近いわけです。例えば、家庭にあって非暴力の戒律を守り通そうとしても、物を運ぶ車の車輪で昆虫や蟻を轢き殺してしまうこともありますし、台所の焜炉の火や倉庫の中で蛾やその他の昆虫を殺してしまうこともあります。こうして、例え細心の注意を払って生活をしたとしても、どうしても生き物の生命を奪わずにはいられないのが、家住期にある者の立場です。そこで聖典中には、こうした家住期にある者の罪を浄化するために、五種の大祭式（訳注を参照）を執り行なえと記されています。

【訳注】この五種の大祭式とは以下の通り。

①Bhoota Yajna（元素に対する祭式）

②Manushya Yajna（人類に対する祭式）
③Pitru Yajna（先祖に対する祭式）
④Deva Yajna（神々に対する祭式）
⑤Brahma Yajna（絶対神に対する祭式）

こうした、完全に持戒できぬ者としては、例えば、祭式を執行する僧侶階級(Brāhmana)の者をはじめ、自国の臣民を守ろうとする国王やその臣下など武士階級(Kshatriya)に属する者、農業や商業に従事する庶民階級(Vaishya)に属する者、以上の者たちに仕える奴隷階級(Sūdra)の者などがあります。国王やその家臣にしてみれば、その国の農業を脅かすような鳥や獣、昆虫などを殺すのは、その役目になっているからです。ですから、聖伝の書(Smriti)には、その者が社会のどの階級に属するかによって、その戒律を守る程度も当然異なる、と記されています。逆に言えば、社会的役割として当然殺さねばならぬのに、そうしなかったならば、かえって罪を犯したことになると、聖伝の書は述べているほどです。つまり、国王や庶民などは、いずれも損得を考慮に入れて行動せねばならぬわけですが、例えば国王は国民を守るために、悪質な犯罪者やライオンや虎などの猛獣を殺すのが役目になっています。ですから、強盗とか、敵の軍人、それに国民の生活を脅かす鳥や昆虫、獣などを殺しても、その国の王は罪を犯したというよりもむしろ、より大きな徳を積んだことになるのです。このように、世俗の社会では、誰でもが自分の損得を考えるのは仕方ないことです。そうしなければ俗人は生きて行けないからです。こうした事実を踏まえて、聖伝の書の著者である聖者達は、これらの書の中で、それぞれの人間の役割について詳しく説明しております。例えば次のような記述さえあります。

『あなたに襲いかかる者を殺せ』

ヴェーダ聖典中にあってさえ、

『国王は、自分自身と国民を守ることがその役目である』

と書かれてあります。

ヨーガ・スートラもこうした考え方に立って書かれてあるわけです。国王、王族、将軍、学者、ヨーガ行者といった偉大な人物をたった一人助けるために、多くの人々の命が引替にされるという事はよくあることですし、また、逆に、時としては、多くの者の命を救うために一人の者が犠牲になることもあります。以上のように、世俗の社会においては、禁戒と勧戒とを守る点においても、そこから生ずる損得が考慮されるのは致し方ないことなのです。しかし、精神修行の世界に生きる者にとっては事情が異なります。

精神修行に生きる遊行者（Sannhyāsin）は、最も厳しい基準を持って、この非暴力の戒律を守らねばなりません。次に、聖典を学び、導師に仕え、禁欲を守る学生期にある者（Brahmachārin）と、林棲期にあって精神修行を行なう者（Vānaprastha）とは、遊行者の次に厳しい基準の中で生きねばなりません。第三番目は家住期にある者（Gṛhastha）であり、最も緩い基準が適用されるのが、政治家とか国王になるわけです。

ヨーガ・スートラの経句の中では、例えば、暴力とか嘘など、いわゆる非暴力と正直に反する事柄は、尋か妄想（Vitarka）という名前で呼ばれていますが、これらは、禁戒と勧戒を守らせぬようにする心理作用の事です。そして、この妄想（Vitarka）には三種の妄想があると説かれています。即ち、（一）自分自身で悪を為す妄想（二）他人に悪を為さしめる妄想（三）他人の悪を認める妄想。これらいずれの妄想も強欲と怒りをその者の心の中に生じさせ、人をして迷妄に陥らせ、犯罪を犯さしめます。また、この妄想には程度の差があり、（一）それが温和なものならば温和（Mridu）、（二）中位のものならば中庸（Madhyāma）、（三）過激なものなれば激烈（Adhimātrā）と、それぞれの名前で呼ばれています。この間の事情をヨーガ・スートラでは次のように述べています。

『暴力等の妄想は、為されたもの、為さしめられたもの、為すべく認容されたもののいずれにしても、あるいは、強欲、憤怒、迷妄のいずれに基づくにしても、あるいは、温和、中庸、激烈のいずれであるにしても、（すべて）苦と無知との果てしない結果を生ずる。というのが（妄想に）反対するものの念想の仕方である』

（ヨーガ・スートラ二―34）

こうした念想を持ってヨーガ行者は罪深い行ないをせぬようにするのです。そして同時に、暴力的な行為をまさにしようとする際には、その行為から生じて来るであろう結果を考えてみなければならないのです。

ところで、先にも述べたように、例えば殺生には、自分でやったもの、他人にさせたもの、他人の悪を賞讃するもの、といった三種あるわけですが、これら三種の妄想は更に九種の妄想に分類されます。それは例えば、その毛皮が欲しいというような強欲から殺生する場合、また、自分に危害を加えて来たための怒りから殺生する場合、また、無知なために家族や神々に対して犠牲の祭式を行ない動物を殺生する場合等があげられますが、更にこれら九種の妄想には、温和、中庸、激烈の差がありますので、都合、二十七種の妄想に分類されてきます。

いずれにしても、どんな邪悪な思いが生じて来ても、私達はそれに対抗する正しい想いを心に抱くようにせねばなりません。そして、ヨーガ修行を通じ、私達は善性優位の精神集中行法（Sāttwik Dhāranā）を行じ、これら邪悪な潜在印象を取り除くようにせねばならないのです。こうしたことができなければ、数限りない邪念が私達の心の中を満たすようになってしまいます。

『魂の科学の智慧を得んとする者は絶えず修行を続けよ』

ですから、ヨーガ行者の場合、例え夢の中にあっても、暴力を振るうようなことがあってはなりません。聖者とか賢者と呼ばれている人々は、異口同音にこうした教えを説いています。

『非暴力の戒律を守って生きれば、あらゆる生き物と心を通じ合えるようになり、互いに恐れを抱くこともない』

こうして、非暴力を守るヨーガ行者の心の中からは、愛情、寛大さ、優しさ、思いやり、恐れの無さ、そして、深い喜悦が湧き上がり、その波動が身体外へと放射されて行くのです。ヤジュル・ヴェーダには次のように記されています。

『非暴力に生きるヨーガ行者が、あらゆる生き物に真我（Ātman）を観察しえたならば、彼はもはや、苦悩や執着をもたらす行為を一切しなくなる』

（ヤジュル・ヴェーダ四〇—7）

こうした、境地に到達することこそ、私達に与えられた努力目標なのです。

二、正直（Satya）

第二番目の禁戒が、この正直という事です。正直という事は、次のように説明されています。

『正直とは、対象のとおりに話し考える事である。また、見たり、聞いたり、理解したその通りに、語り考える事である。もしも、他人に自分の持つ知識を伝えようとするならば、騙したり、迷わしたり、理解を絶した話をしてはならない。こうしたことは、総ての生物を利するために行なわれるべきであって、生物を破滅させるために為されてはならないのである。また、このように（真実を語る場合）でも、もしも、述べられつつある（語）が、生物を破滅させるだけならば、（それは）真実ではなく、悪に他ならないのである。この、一見、生物を利すると思えるような語でも、そうでなければその語は最も邪悪なものとなってしまうのである。従って、（ヨーガ行者は）、すべての生物の利益をよく考慮にいれて、正直であるよう努めねばならない』

（ヨーガ・スートラ二―30ヴィヤーサ註解）

正直さについて、聖師ヴィヤーサは、本当に分かり易い説明をしていると思います。

ところで、ある状況下にあっては、真実と虚偽とを識別するのに、理智が戸惑ってしまう場合があります。そんな時には、聖典にその判断の根拠を仰ぐか、または、賢者に教えを請えばよいでしょう。そうすれば、きっと良い導きが得られるはずです。次のような言葉もあります。

『心と言葉と行動が一致しているのが、聖者たる者の最大の特徴である』

もしも、この言葉に反している人ならば、それは聖者とは呼べません。以上のように、人がある事柄を心の中に思い浮かべ、それを言葉として発し、最後にその心の通りに行動するならば、その人は完全に正直に生きていると言えます。

心の正直

例えば、理智がある一つの事柄を完全に理解できていなかったり、または、完全に判断決定を下していない場合には、心の中で思っていることを話したり、その心の通りに行動したりすることはできません。更に、理智の中で動性と暗性という二種の徳性が優位になりますと、真実と真実でないものとを識別できなくなってしまいます。しかし、自らの修行体験や太古の昔から伝承された智慧や、識別智によって真理を体得しえた賢人ならば、例え、自分の命が危険に曝されようとも、決して、真理の道から外れることはないのです。そうした素晴らしい事例は、宗教界においても、世俗の世界においても、また、あらゆる国のあらゆる時代においても、数多く挙げることができますし、歴史書や民話の中にも、よく取り上げられています。もしも、それを一冊の本に纏めあげれば、それは素晴らしい教育書となるはずです。例えば、宗教界を初め、地域社会や国家の指導者達は、これまでにも、理不尽な暴力に対抗するために、喜んで自らの命を真理のために犠牲にしてきました。しかし、こうした肉体的にも精神的にも優秀な者以外の者であっても、例えばハキカット少年のような年若い者でも、熱意を持って自らのすべてを真理のために献げつくしたのです。ハキカット少年は、肉体的にも精神的にもまだ未熟ではありましたが、その生まれつき持っていた知性が、この少年の中で働いたのでした。生まれつき与えられている、こうした知性によって為された判断決定こそ、真実に合致し、真理に適うものと言えるのです。ですから、物を与えたり取ったり、また、罰したり許したりといったこの世のあらゆる出来事の中で、こうした智慧を輝きわたらせ、行為として表現させる、ということは本当に素晴らしい事なのです。そして、こうした行為は、何事も恐れぬ勇気の中から生まれ出て来るものであり、行為の結果として、名声と心の満足とがもたらされます。即ち、こうした行為は徳に適ったものと言えます。私達が何か一つの事を決定しようとする場合は、例えば、その事が徳に適っているのか適っていないのか、真実であるのか無いのか、また、その事を実現させるべきなのか否か、といったことを考慮せねばなりません。こうした場合、正直の戒律を守ることで、判断を下す理智の働きが安定し、正しい判断が下せるのです。即ち、理智の安定さを得るには、正直の戒律を守り通す心を持てばよいのです。特に、次に説明する言葉と肉体の正直さは、この安定した理智の働きがあって初めて守れることなのです。即ち、心の中が正直ならば、自然と、言葉と行為が正直になってくるのです。ですから、自分が話そうとする時には、その言葉が真実であるのかまたは真実でないのかよく考えてから話し、更にその話の通りに行動するようにせねばなりません。そうすれば、ヨーガ行者であろうと世俗の人間であろうと、誰でもが自分の人生を成功へと導くことができ、名声を博するようになれるのです。

『正直の戒行に徹するならば、（ヨーガ行者は人々の善悪の）行為とその結果との拠り所となる』

（ヨーガ・スートラ二—36）

それでは次に、言葉の正直について説明致します。

言葉の正直

この、言葉の正直という場合、その人の心が正直であれば、恐れること無く正直な言葉を話すことができますが、もしもそうでなければ、強欲や怒り、執着、嫌悪、恐れといった感情にその心が動かされて、偽りの言葉を語るようになってしまいます。ですから、正直の戒律を守ろうとする者は、何事においても他人を利することのみを語り、どんな場合でも誠実に注意深く話をするように、心掛けておかねばなりません。聖典中にも、こうした教えがよく述べられています。

『真実は穏やかな言葉で語らねばならない。不快な感情を起こさせるような真実は口に出してはならないし、逆に、快い気持を起こさせるような嘘も話してはならない』

（マヌの法典）

こうした教えこそ、古くより伝えられている美徳であるわけです。そして、こうした教えの中には、例えば、眼の見えない人を〃めくら〃と呼んだり、盗人を〃どろぼう〃と呼んでも間違いではないが、それではあまりに直接的で礼儀を欠くことになるので、そうはしない、という教えもあります。例えば、盲目の人を呼ぶ時、盲目の聖者であった人の名前を使って、スルダスさんと呼んだり、また、智慧の眼を持つ者と言う意味の言葉を使って、プラジュナーチャクシュ（Prajnāchakshu）さんと呼んだりするわけです。マハーバーラタには次のような記述もあります。

『真実を語ることは善いことである。しかし、もっと素晴らしいのは、他人を利する言葉を話すことである。私の経験から言えば、あらゆる生物を利することこそ真実だからである』

（マハーバーラタ・シャンティパルヴァ章）

ところで、これは誰でもが認める所だと思いますが、真実を語る者は、あらゆる階級の宗派、種族を越えて、如何なる社会においても尊敬されております。昔インドにその名をハリシチャンドラと言う、正直な王様がおりました。ある夜の事、この王様は、まだ一度もあったことのない一人の聖者に、自分の王国をそっくり献上した夢を見たのです。翌朝早く目を覚ました王様は、さっそく大臣にその夢の話を聞かせ、夢の中で会ったその聖者を待つことにしたのです。そして本当に、その聖者がその国にやって来ると、王様は夢の中でそうしたように、国土全体をその聖者に献じてしまいました。すると、この聖者は王国以外の布施（Dakshinā）も要求しましたので、王様は自分自身は勿論、妻や息子達も社会の最下位の人間（Chandāla）になるべく身売りして、それで作ったお金を布施としてその聖者に差し出しました。こうした運命を招いたのも、運命の皮肉と言いますか、この王様がかって、死んだ自分の息子を荼毘に付そうとした自分の妻からさえ、税金を取り立てるようなことをしていたからなのです。しかし、それにしても、夢に見たことをそのまま実行したこの王様は、心の正直の戒律を守ったと同時に、言葉と行動も、その心の内容と一致させて、正直の戒律を守り通したわけです。こうした正直さの故に、ハリシチャンドラ王はこの世の続く限り不滅の名声を勝ち得ています。かの有名なラーマ大王も、このハリシチャンドラ王の家系から出ています。聖者ヴァールミーキーはその著書ラーマーヤナの中でラーマ大王の言動を次のように述べています。

『ラーマは決して、その本音と異なる話をする事はなかった』

また、マハーバーラタには次のように記されています。

『ユディシティラの正直さにより、彼の戦車の車輪は宙に浮いて、地に着く事がなかった。しかし、クリシュナの問に〝アシュヴァッターマンが殺されました。人か象か、どちらのアシュヴァッターマンかは知りませんが〟と答えた時、彼の戦車は普通の戦車のように地上を走るものとなってしまったのです。なぜなら、ユディシュテイラは、あいまいな言葉を使ってわざと、自分の知らぬことを喋ったからです』

（マハーバーラタ）

ヨーガ行者、遊行者、それに学生など解脱に達せんと思う者は、不正直な言葉を話さぬように、自分の言葉が真実であり、正確ではっきりとしており、また、他人を利するものであるように、よくよく注意して話さなければなりません。また、普段よく人前で話をしなければならない、講師とか説教師、教師、法律家などは、自分ではそのつもりが無くとも、例えば話を誇張したり、他人を中傷したり、誤った論議や偽りの言葉などで、つい、不正直な言葉を口にしてしまいます。そしてまた、こうした立場にある者は、例え自分の過ちに気づいても、自分の名前に傷が付くことを恐れたり、また、我欲や咎を恐れるために、過ちを認めようとはしないものです。また、子供達は両親に嘘をつきますし、弟子は導師に、従業員はその雇い主に、犯罪者は検察官や判事に、更には夫婦同士でさえ嘘をつきあったりしています。しかし、こうした場合でも、自らその嘘を白状して謝るならば、殺人を犯していない限りその人は改心させることができます。ですから、犯罪に法律を適用する検事とか判事でさえ、犯人が進んで自白すれば、些細な罪は起訴猶予処分にしたりします。また、ほんの遊びや冗談のつもりで嘘をつくことも、時にはそれが思わぬ結果を招いて、他人を傷つけたりする事もありますので、よくありません。また、普通世間では、人の気持をよくさせるために、思ってもいない言葉で誉めそやしてみたり、しつこく泣いている子を騙して大人しくさせたりすることはよくあることで、問題にするほどのことではないと考えられていますが、しかし、決してそんな事は無いのです。こうした何気ない嘘の影響を受けて、却って、子供や若者や年寄りの行（Samskāra）は汚されてしまうのです。いずれの聖典においても、その最終結論は次のようになります。

『最後に勝利を収めるのは、虚偽ではなく正直さである』

ところで、場合によっては人は、ちょっとした失敗や不注意や、怠惰、無知、恐怖心などから、罪を犯してしまうこともあります。例えば、拷問される恐怖から、つい、虚偽の証言を言わされてしまう、というようなことがあります。しかしこの場合でも、後で自らその事を白状して真実を述べれば、その罪は許されるか、または、その者の更生のために情状酌量されて、減刑されたりします。

誠実に生きようとする者は、約束事や約束の時間を確実に守るようにせねばなりません。例えば、時間が足りなかったり、何かの障害にあって、約束した言葉通りにできなかったりすることがあるかもしれませんが、しかし、約束はどんなことがあっても守り通さねばなりません。ですから、約束を取り交わす場合には、よくよく考えてからせねばなりませんし、一旦約束をしてしまった後では、途中で約束を放棄して、結局約束を守らなければ、それは法（Dharma）に反し、罪を犯すことになるのです。約束した後でそれを破ることは、契約不履行という許りでなく、背任の罪にも当たります。ある諺の本には次のように述べられています。

『友を欺く者。また、恩に報いぬ者。背任を犯す者。以上の三者は地獄にあって永遠に苦しみ続ける』

（スバーシタ・ラトナ・バーンダーガーラ）

しかし残念なことに、現代の世の中にあっては、不正直なことばかりが多く、そうした事例を集めれば、直ぐに何冊もの厚い本が書けるほどです。

今日、実に多くの人々が、自分自身のほんの些細な欲を満たすために嘘をつき、それを少しも悪いとは思っていないようです。そうした不正直な者は、あるいは賄賂を受け取り、信用を裏切り、契約を履行しようとはしません。人との約束は、たいして重要なことではないと、多くの人は考えているようです。こんな風潮ですから、約束事は簡単に破られてしまっています。我が国の場合、こうした悪習は、特に、パキスタンとの分離後に生じてきたのではないかと思います。両国の分離独立以後、私達は多くの悩みを抱えて苦しんで来ました。それにもかかわらず、人々はそうした恥ずべき不信の横行を無くそうと努力はせずに、却って、更にそうした傾向を強めることばかりをして来たのです。しかし、正直さとは、次の経句のように重みのあることなのです。

『もしも、正直の戒律と、アシュヴァメーダ（馬の供犠）の祭式を一千回行なう事との功徳を比べたならば、正直の戒律を守る事の方が、はるかに功徳が大きい』

この、アシュヴァメーダ（Ashwamedha）の祭式（Yajna）とは、その昔、各国の王様達が自分の領土を広げるために行なった祭式であり、ヴェーダ祭式の中でも最も荘厳で、また、大掛りな祭式だと言われています。

さて、私達が正直であろうとすればするほど、実は、多くの困難が私達自身にふりかかってきます。例えば、次のような話があります。森の中に住んでいた一人の聖者の前を一頭の鹿が走って行きました。すると、その鹿の後を追って猟師が一人やって来て、「鹿はどちらに逃げて行ったか？」と聖者に尋ねたのです。聖者は鹿の逃げ去った方向を知っていましたので、それを教えることはできるわけですが、もしも教えれば、鹿は恐らく猟師に殺されてしまいます。しかし、反対に教えなければ正直の戒律を破ってしまうことになります。ですから、聖者は困ってしまいました。鹿の逃げた方向を教えれば鹿は殺されるでしょうし、そうしなければ今度は猟師が飢えに苦しむことになります。〝見た通りの事実に則して（Yatha Drishtam）〟という正直さの原則がありますが、この聖者が鹿の逃げ道を言えば、正に、この原則に従ったことになります。正直の戒律を守るためには、物の得失を一切考えてはならないのです。しかし、この場合、聖者が黙っていれば、猟師は生命有るものを殺す罪を犯さずに済みますので、かって聖者ヴァールもそうであったように、猟師は罪深い行ないから足を洗い、自分の生き方を正す機会が与えられるわけですから、聖者は沈黙を守るべきなのです。

肉体の正直

正直の戒律は、心の中でまず理解され、次いで言葉として話されますが、行動となって表現されるのが、この肉体の正直と言うことです。また、正直であるには、心と言葉と行動とが一致していなければなりません。

ところで、私達が正直で正しい行ないをしようとする時、その指針となる所謂『王道』と呼ばれるものがあります。聖典中にはこの王道について簡単に、次のように述べられています。

『王道とは、偉大な人物の歩む道』

例えば、学業を終えて、これから社会に巣立つ若者に対して、教師が次のような送る言葉を話して聞かすことがあります。

『まわりの人の良い点を見つけ出して、それを見習いなさい。自分を高めるには、これが一番の方法です』

この言葉のように、若者は社会に巣立ったならば、例えば両親や親戚、それに自分が関係する会社などの指導者の、良い点を見習って行かねばなりません。社会の中にこうした伝統が根づいていますと、その社会は住み易いものとなり、そこに住む人々の生活も平和で幸せなものになるはずです。また、次のような教えもよく言われます。

『私達は正義に反するような生き方をしてはならない。また、正義を貫くのに気後れしてもならない』

詩聖トゥルシダスも次のように述べています。

『ラグ王家では、一度誓約した事は自分の生命を賭けても守り通す事が伝統となっている』

こうした伝統こそ、ラーマの持つ気高い性質の特徴なのです。それと言うのも、ラーマ自身も身口意の内容が完全に一致するような教育を受けた家の出身であり、その家の中では嘘も道徳上の不純さも全く存在せず、正直さが広く行き渡っていたのです。ですから、こうした家庭から育った子供ならば必ず、高潔で気品のある性格を持つに到るわけです。こうした高潔な精神の持ち主はまた、何事にも恐れず行動しますし、常に心安らかで、力と勇気に満ち溢れているものです。また逆に、高潔な行ないをすることで、私達の身も心も、力と勇気に満たされるということもあります。ですから、私達が暴力的で不法な悪しき行為をすれば、それによって私達は罪を犯したことになるばかりでなく、先の例とは逆に、自分の健康も損ない、性質も虚弱化させて、理解能力も駄目にさせてしまうのです。人は悪いことばかりをしていると、その容貌さえ変わってしまいます。例えば、猟師とか強盗の容貌は見るからに凶暴で、丁度、猛獣のような凶悪ささえ感じさせます。こうした者からは、人間が本来持っている優しさとか気高さが消えて無くなってしまっています。

皆さんも時々体験すると思いますが、精神性の高い人は、その人の前に行くだけで私達は幸せな気分になり、気持が安まりますが、反対に、それが強盗をするような者とか、不正を働くような者では、私達の心の中に、嫌悪感とか、怒り、反発心が湧き上がってきます。

身口意の内容が完全に一致している者の言葉には、強力な力が込められています。つまり、強力な磁石をその身体の中に持っているようなものなのです。ですから、そうした真に正直な者の言葉によって、人々は自分の命すらも投げうつほどの働きをします。それでは、あのインド独立闘争の最終段階で、国民がガンジー翁の言葉に従おうとしなかったのは、一体、どうしてでしょうか？その理由は、彼の身口意の内容に一致しない点があり、その言葉にはもう人々を動かす力が無くなってしまったからなのです。それは丁度、『魂の科学』を知ろうとして修行しているのにもかかわらず、少しも熱心に修行せず、自制心も働かせず禁欲の生活を守っていなければ、修行の完成を見ないのと同じなのです。自制心を持って、熱心に修行を続ければ、必ず修行は完成するはずなのです。

かって、アムリッツァーの町に、大聖者と呼ばれていたアマルダス師が住んでおられました。この大師の講話には、よく一人の若い未亡人が参加しておりましたが、彼女の姑はその事をあまりよく思っておりませんでした。ある時、この若い未亡人が大師を家に招き、夕食をもてなしたのですが、その席で、彼女の姑は大師を口汚く罵ったのです。しかし、そうした乱暴な言葉も少しも大師の心を乱すことはありませんでした。姑の言葉が終ると、大師は徐に口を開き、次のように言われたのです。「お姑さん。言いたい事はそれだけですか」この言葉を聞くと、姑は、更に一段と激しく大師に乱暴な言葉を投げつけ始めました。しかし、もうこれ以上投げる言葉も無くなって、姑が黙ってしまいますと、大師はこのように言ったのです。

「お姑さん。あなたの若い嫁は、ほんのまだ少女なのに未亡人になってしまっています。それで何とか心の支えを得ようとして私の所にやってきているのです。それなのに、あなたのおっしゃられていることが、この若い未亡人の心の支えになると思いますか？　あなたの義娘はその心を変えて悪い男達と遊び回るべきか、それとも、信仰の世界に入って、神様を礼拝し、これからも末長く、清い暮らしを続けて行くべきか、どちらが善いとお思いでしょうか？　私はこの若い未亡人を、自分の娘のように思っていますので、幸福になれるよう導いているだけなのです」

この大師の言葉を聞いて、老婆は自分の過ちを大師の前で詫びました。私は丁度その場に居合わせましたので、その一部始終を見ていたのですが、このように、正直に生きる聖者達こそ、人々に幸福をもたらしてくれるのです。

以上のような例は数多く挙げられると思いますが、それらはいずれも唯一の真理『精神性の高い社会は、人々に幸せをもたらす』ということを実証してくれるはずです。ですから、例えば、遊行者を初め、俗人も王様も、その大臣達も、それぞれの立場で非暴力の戒律を守ってゆくような社会でなければならぬ、ということなのです。同じ正直の戒律でも、遊行者は最も厳しい基準を持って守り、次いで林棲期にある者と学生、次は俗人、そして、王とその家臣といったように基準が少しづつ緩くなって行きますが、いずれにしても、それぞれの立場で戒律を守って生きて行くように努力せねばなりません。こうしたことは、禁戒と勧戒のすべての戒律について言えることです。しかし、世俗の暮しの中では、例えば非暴力の戒律を実践することは、中々に難しいことであり、守ろうとすればするほど、障害も大きくなると思いますが、私達は決して諦めてはならないのです。

三、不盗（Asteya）

この不盗の戒律は、第三番目の禁戒に当たります。盗みとは、所有の権限の無い物を所有する、ということですから、身口意にわたって盗みをせず、ということが不盗の戒律を守ることになるわけです。

心の不盗

『他人が著した聖典の註釈を私にせぬ、と心に思うことは、不盗の戒律を守ることである』

盗みということは、まず心の中に盗もうとする思いとなって湧き上がってきます。ですから、例えば食べ物とか、服、金銭、その他、土地財産、女性、知識までも含めて、それらの物を不当に自分のものにせぬようにしようとする思いを持つことが、心の不盗の戒律を守ることになるのです。

『不盗とは、それが例え夢の中であっても、色々の物を盗もうとする思いを持たぬことである』

自分自身が得た物、また、自分に贈られた物でない物は、勿論、自分の物ではありません。盗もうとする思いは、強欲さから起きてきます。禁欲の生活を送っている聖者ならば、こうした強欲さは持たずに済みますが、結婚して家族と共に生きている者であっても、強欲でなければ少しはこの盗みという罪を犯さずに済みます。しかし、政治家などは、全く不可能というわけではありませんが、この戒律を守ることは殆ど不可能な立場にあります。もしも、心の中から盗もうとする思いを全く消し去ってしまえれば、物を盗むという行為もしなくなります。ですから、私達は何としても、強欲さや執着心に囚われぬようにして、盗もうとする思いを心の中から根こそぎ取り去ってしまわなければなりません。また、強欲や嫉妬、執着心に動かされて、私達が真実や知識や智慧を隠して伝えぬようにするならば、これも、心の盗みと言えます。

言葉の不盗

私達は、他人を示唆して盗みや強盗を働かせるようなことは決してしてはなりませんが、こうした事が言葉の不盗を守ることなのです。

自分がある人から危害を加えられたとしても、自分自身でその仕返しができないからと言って、お金を使って悪人を雇い入れ、自分に危害を加えた者から金品を盗ませたり、奪わせたりすることは、自分自身で盗みを働いたことと同じになります。また、他の例として、講義をしている時など、自分ではよくわかっているのに、わざと要点を外して説明したり、質問に対して適当に答えたり、他人の説を盗用したり、また、自分が実際に見聞したこととは反対のことを伝えたりするのは、すべて盗みを働いたのと同じことになります。

時として、私達は自分の意見を発表せずに隠したり、聞かれても別に意見は無いと言ってみたりしますが、これらはすべて、言葉の上で盗みを働いたことになるのです。ですから、自分自身が見聞して知っている通りのことを伝え、事実を隠さないようにすることは、言葉の上で不盗の戒律を守ったことになります。

私の体験からすれば、この言葉の不盗を守るには、沈黙を守ることが非常に役立ちます。

『解脱の境地に達しようとする者は、心で考えている事と、話す言葉、それに行動とが一致するよう注意せねばならぬ』

勿論、こうした修行者は、その他にも、非暴力、正直、といった戒律を守らねばなりませんし、また、物の得失に心を左右されぬようになっていなければなりません。更にまた、性欲とか怒り、強欲、嫉妬、恐れ、執着心などによって、正しい生き方から外れるようなことがあってもならないのです。然し乍ら、こうした修行者の生き方は、そのまま家住期にある者に当てはめるわけにはゆきません。それというのも、家族を養って行く場合にはどうしても、物の得失とか、喜び、悲しみといった気持を持たざるを得ないからです。

家族を持って生きる者は、世間の色々な柵によって取り囲まれていますし、それが特に政治家や金持の場合にはなおさらです。ですから、こうした者があらゆる意味からしても不盗の戒律を守って生きれば、それは誠に賞讃に値することであると言えるのです。

肉体の不盗

心と言葉の不盗と同じく、この肉体の不盗とは、例えば、自分自ら盗みを働いてはならないし、また、人をしてそうするように示唆してはならないということです。

盗みという場合には、例えば、人をペテンにかけたり策略を用いたりして、他人の物を私にしたり、または、その人が承諾していないのに物を押しつけたりすることも、すべて、盗みという卑怯な行為であると言えます。こうした行ないをする者は、それがいつの時代、どんな社会や国であっても、盗人とか強盗と呼ばれていますが、中には、この世で成功した人物と称えられているような者でも、その前身は、そうした不法な行為を行なっていたというような人間もいます。

以上のように、他人を騙して、その者の所有物を私にしてしまったり、他人に何事かを強要したり、策略で陥れたりすることは、すべて盗みの行為となりますし、同様に、他人の金銭を横領する者もまた、盗人とか強盗であると言えます。今日、言葉や身体を使っての盗みの行為は非常に多くなっていますので、例えば新聞の記事などは、殆どそうした盗みのニュースで埋まっていると言っても過言ではありません。地球上のどんな国やまた、小さな村であっても、こうした盗みが行なわれない所が無いほどです。盗みがこれほどまでに多発することの一因としては、例えば、その国の政府の指導力が低下して、犯罪者に適切な罰則が適用されていないということが挙げられると思います。奇しくも、聖師マヌも同じ事を次のように述べています。

『適切な罰則があれば、人々はよく治まり法（Dharma）が制定される』

即ち、良い教育が行なわれて、犯罪を犯す者が少なくなるまでは、重い罰則の規定もやむを得ないわけです。こうした過程を経て、平和な社会が築かれて行くわけです。かってのインドにおいて、個々の人間は勿論、村や町、それにインド全土が清潔な精神で被われ、人々が誠実に暮らした時代がありました。

そうしたダシャラタ王の治世の様子は、次のようであったそうです。

『王国の首都アヨディヤー（Ayodhyā）では飢える者も盗む者も、神への日々の礼拝を欠かす者も一人として無く、異カースト間の結婚から生まれる子供も皆無であった。誰一人として身の不幸せに恐れおののく者が無く、人々は平等に暮らし、仕事にあぶれる者とて無かった』

（ヴァールミーキー著　ラーマーヤナ）

また、アシュワパティ王時代の次のような話も伝えられています。

『王の客人として宮殿に滞在した聖者達が供された食事が心の清浄な者によって料理されたものであるかどうか、思いあぐねて手を出し兼ねていた時、王は次のように言った。〝我が王国には一人の盗人も、一人の卑劣な者も酒飲みもおりません。一人の悪しき心の持ち主とて、あなた方は見い出し得ないでしょう〟』

（マハーバーラタ）

ところで、もしも食料が無くなってしまい、飢え死にの危険に曝されて、この上は他人の食料でも盗まねば我が命を失う、という状況下では、果たして盗みは許されるでしょうか？　あるプラーナ文献には次のような話が記されてあります。即ち、右のような状況下におかれた時、ある者は、不可触賤民の家の中から犬の肉を盗み、それを食べて、自分の命を救ったのだそうです。ヨーガ派の哲学においては、もしも人が輪廻転生の渦の中から抜け出そうとするならば、どんな状況下にあっても、不盗の戒律を守り通さねばならないと教えられています。しかし、こうした戒律よりも自分の身体の方を重要視する者は、非常に困難な状況下におかれれば戒律を破ってしまいます。聖者ヴィシュヴァミトラの場合も、長い旅の後で非常に疲れ切り、腹を空かせていた時、自分の兄弟の屋敷の中に無断で入り、空腹のあまり、庭になっていた果物を木からもぎ取ってしまったのです。しかしその瞬間、聖者ヴィシュヴァミトラは、自分が果物の所有者に何の断わりも無しに、それを木からもぎ取って、盗みを働いてしまったことに気づいたのです。罪に気づいた彼は自分自身で自分を罰しようとしたのですが、しかし、彼の兄は、弟である聖者ヴィシュヴァミトラの行為は罪として咎めないから自ら罰する必要は無いと言ってくれました。それでも自分の罪を許すことのできなかった彼は、国王のもとに行き、自分を罪人として処罰してくれるように頼んだのです。しかし国王は、果物の所有者が盗まれたのではないと言っているわけであるから、国王としても処罰する事はできないと返事されました。それでも気の済まなかった聖者ヴィシュヴァミトラは、果物に手をかけた自分自身のその手を、自分で切り落としたのです。彼は、その当時、身口意にわたり不盗の戒律を守る修行を続けていたのでした。それにもかかわらず、自らの手を使って盗みを働いてしまったのです。それというのも、ほとんど判断力を欠くほど彼はその時腹を空かせており、自分が一体今、何をしようとしているのかもわからぬ心理状態にあったからなのです。しかし、彼は自分自身に先に述べたような厳しい罰を加えました。こうした気高き精神こそ、私達は見習わねばならないのです。

私はかって、カシミール地方のヴァイリナグという村に住んでいた事がありましたが、私の小屋のすぐ近くに、その名をアジジァという悪名高き盗人が住んでおりました。この悪党が私の小屋の回りをうろついて、私の小屋の様子を窺っているのを村人達が見つけ、私に気をつけるようにとわざわざ注意してくれたのです。そうこうする内に、私は丁度、アジジァと顔を合わせる機会がありましたので、彼を私の小屋まで連れてきて、静かに次のように言って聞かせました。

「お前は、この小屋の中から何でも好きな物を持って行ってもよい。何を持って行ったか他人には口外しないから何でも好きな物を持って行くがよい。それと、ここに僅かだがお金もある。わざわざ小屋の中に来て探す手間も省けるから、この金も持って行きなさい。お前が欲しい物を言えば、それをお前の家まで運んで行ってやるから遠慮せずに言いなさい」

私は、このようにアジジァに話しかけたのですが、私のこの言葉が彼の心を強く動かしたのか、彼は思わず私の足元に跪き、こう言ったのです。

「どうかお許し下さい。神様はどこにでもいらっしゃり、何でも御覧になられていることがよくわかりました。私は今後一切、物を盗んだり奪ったりしないことを、あなたの御前で誓わせて頂きます」

以前、私がアムリッツァーの町に住んでいた頃、ラル・シンという名の男が私の所によく通ってきていました。私は、この男が遠い町に行っては盗みを働いていることを、他から聞いておりましたので、ある日の午後、私の小屋にやって来て、小屋の中の物をじろじろと物色しているラル・シンに向かって、次のように言ったのです。

「ラル・シンや。お前は暗くなってから、わざわざ私の小屋にやってくる必要は無い。お前が欲しい物があれば、今でよいから持って帰りなさい」

この言葉を聞くと、彼は顔を真っ赤にして恥ずかしがり、次のように言ったのです。

「この広い世間には、盗もうと思えば盗めるような家はどこにでもあります。何もわざわざ聖者であるあなたの家から盗もうとは思いません」

彼はその後も、よく私のもとにやって来ましたので、私は彼に色々と話をしてやりました。こうした私の話を聞き、神様の御導きを受け、ラル・シンはその心を変えて行きました。

その後彼は、盗人の生活から足を洗い、修行者（Sadhu）となったのです。彼はある大師のもとにおもむき、その弟子となりました。後ほどラル・シンと顔を合わせた時、彼は自分自身がいかに変わったかを話し、私に何度も繰り返して感謝の言葉を述べたのでした。

聖典には次のように述べられています。

『自分自身に属さぬ物を所有し、また、その所有者から与えられた物でない物を所有するのは、それ自体、盗みである』

こうした教えからしても、私達は他人の物を欲しがったり、また、それを自分の所有としてしまうようなことをしてはなりません。俗世にあって家庭生活を営む者は、何かの行ないをしようとする前には、必ず得失ということを考えますが、しかし、ヨーガの修行を通じて解脱の境地に到達し、輪廻転生の渦の中から抜け出すことを目的として生きる者ならば、得失とか生死、名誉不名誉といったことを一切考慮に入れることなく、身口意にわたって、唯ひたすら、禁戒と勧戒の戒律を守り通すよう努めねばなりません。こうした修行に生きる者ならば、どんな事が起きても、不盗の戒律を破らされることはないはずです。また、強欲、執着、怒りなどといった思いも、その者の心の中に生じてくることはありません。

このように、不盗の戒律を堅持できるようになった者に対しては、どんな盗人も、その所持品を盗もうとすることとは無くなるのです。ヨーガ・スートラには次のように述べられています。

『不盗の戒行に徹したならば、求めずして、あらゆる地方の珠玉が彼のところへ集まる』

（ヨーガ・スートラ二―37）

即ち、彼は宝石など、どんな高価なものでも、望みさえすれば、それを得ることができるようになるというのです。

ヴェーダ聖典にも次のように述べられています。

『神から恵まれたものだけに満足せよ。親からと他人から与えられたものに対しても同様である』

（ヤジュル・ヴェーダ四〇―1）

即ち、私達は、他人の物を欲しがってはいけないのです。それというのも、こうした抑え難い強欲さによってのみ、人は罪を犯すに到るからです。更に言うならば、もしもその者が財力豊かであるにもかかわらず、自分の富の一部さえも、恵まれないで助けを必要としている者に与えようとしなければ、これもまた、盗んだことになるのです。ですから、私達はあらゆる点を考慮して、この不盗の戒律を守るよう努力せねばなりません。ヴェーダ聖典や聖伝の書も、そうするようにと説いているのです。

四、禁欲（Brahmacharya）

第四番目の禁戒は禁欲(Brahmacharya)という非常に重要な戒律です。このブラフマチャルヤという言葉は『若者を絶対神のより近くへと近づける行為』という意味を持っています。だからこそ、この禁欲という戒律は、ヴェーダ聖典とか、聖伝の書（Smriti）、プラーナ文献等の中でも特に重要視されているのです。

人間は、約百年の間生きられるものですが、インドでは、この百年の一生を四つの時期に区分して考えています。そして、まず最初の二十五年間が、この禁欲生活を守る時期に当たるわけです。

ヨーガ・スートラの註解者である聖師ヴィヤーサは、この禁欲について、次のように述べています。

『禁欲とは、性欲を制御することである』

また、聖伝の書の著者達は、次のように述べています。

『男子も女子も、その年が六才になったなら、町から五、六キロは離れた郊外にある学校で学ばせなくてはならない。この学校は、世俗の生活を終えた、思慮深く、経験に富んだ、男女の教師によって運営されねばならない。また、こうした教師のもとで、男子は二十五歳、女子は十六、七歳まで、世俗の諸々の事柄に関することと、信仰とについて、学ばねばならない。そして、男女は学校を別々にして学ばねばならない』

古き良き時代にあっては、諸国の王の子供達は勿論、一般の人々の子供達も、こうした学校に学び、必需品としての食物や衣服を得るためには乞食をして歩き、禁欲を守る学習生活を送ったものでした。

聖師マヌも次のように述べています。

『されど、師と共に住める学生は、諸感覚器官を抑制して、自らの苦行の累徳のために、以下の禁戒を遵守すべし』

（マヌの法典二―175）

『常に、沐浴して身を浄め、神々、聖仙、祖霊に水を供ふべし。而して、神々を礼拝し、(聖火)に薪を置くべし』

（マヌの法典二―176）

『蜜、獣肉、香料、華鬘、(食物の)調味料、婦人、すべての酸味を帯びたるもの、及び生物を害することを慎むべし』

（マヌの法典二―177）

いずれにしても、聖典に述べられているのは、禁欲とは、ただ単に生殖器官の働きを制御するだけでなく、すべての感覚器官の働きを自己の管理下におくようにするということなのです。

『すべての感覚器官の働きを制御し得たなら、禁欲の戒行を守れたことになる』

こうして、若き学生達は、禁欲の生活を送りつつ、その一方で、ヴェーダ聖典やウパニシャッド聖典など、あらゆるヴェーダーンタ哲学の書は勿論、俗世間の諸々の知識までも学ばねばなりません。それと同時に、ヨーガの座法、調気法、精神集中、瞑想も行じてゆかねばなりません。この時期に続く、後の三時期を生きる時に、こうして若い学生時代に学んだヴェーダ聖典の知識が大いにその修行の助けとなり、解脱の境地へと導いてくれるのです。

また、この第一時期の行状と礼儀に触れて、聖師マヌは次のように述べています。

『常に長老に挨拶し、絶えず尊敬を払うものには、年齢、知識、名声、(及び) 力の四 (事) 増加す』

(マヌの法典二―121)

『師の面前に於いては、常に (師よりも) 少なく食し、粗末なる衣服を着し、(師よりも) 早く (床を) 起き出で、遅れて就床すべし』

(マヌの法典二―194)

『床に臥し、或いは坐し、或いは食し、或いは立ち、或いは面を背けつつ (師に) 答え、または、語ること勿れ』

(マヌの法典二―195)

『(師) の座せる時は立ち、立てる時は彼の前に進み、来れる時は近づき迎へ、走る時は、その後より走りて (語るべし)』

(マヌの法典二―196)

『もし、(師) 他を向ける時は (迂回して師に) 面し、遠く立てる時は近くに赴き、されど床に臥し、または低き位置に立てる時は、師に対して身を屈して (語るべし)』

(マヌの法典二―197)

『師近くに在る時は (常に) その臥床及び座席を低くすべし。而して、師の目の達する所にては安座すべからず』

(マヌの法典二―198)

『たとへ (師の) 見えざる時にも、(敬称なしに) 単に師の名のみを言う勿れ。また、彼の歩行、言語、及び態度を模すること勿れ』

（マヌの法典二―199）

『師が（正当に）譴責せられ、或いは（誤りて）非難せらるる時には、彼は両耳を被い、或いは其処より他へ立ち去るべし』

（マヌの法典二―200）

『（たとへ、正当なりとも、師を）非難せば、彼は（次の生に於いては）驢馬となり、（誤りて師を）非難する者は、犬（となるべし）。師の物資によりて生活する者は蛆となり、（師の徳を）妬む者は蟲となる』

（マヌの法典二―201）

ですから、現在、家から学校に通っている子供や、町の学校の寄宿舎で勉学している者であっても、こうした古の昔より伝えられている戒律をできるだけ守るよう努める必要があります。確かに、西洋流の教育の仕方は、インドに伝わる子弟教育の伝統を消し去ってしまいましたが、今日にあっても、生徒は教師をできるだけ敬うよう努めねばなりません。また、両親から受けた恩の場合は、何とかお返しすることもできますが、導師から受けた恩は、決して返せるものではありません。それというのも、導師の導きがあればこそ、若き学生達は、その一生を成功の内に生きるに足る智慧を得られるからです。即ち、魂の導師こそ、修行者が今生において修行を完成しうる智慧を授けて下さるからです。そして、この智慧は、霊界に入った後までも、修行者の幸福を約束してくれるものだからです。

このように、子供達は、二十五歳になるまで、信仰の知識と、世俗の知識とを修得し、それと同時に、ヨーガの行法で健康な肉体を造りあげ、その後は、次に待ち受ける三種の生き方のいずれかを選び取れば良いのです。

この三種の生き方の内、第一の生き方は、解脱の境地(Moksha)を目指す生き方ですが、この場合、修行者は、引き続き禁欲の生活を送り、ヨーガ行法を修し続け、真我と神我とを悟るよう努めねばなりません。また、世俗の生活から完全に離れた生活を送るようにせねばならないのです。第二の生き方は、更に学業を続けた後に結婚して家庭を持つ生き方であり、第三の生き方は、二十五歳を過ぎたならば、すぐに結婚して家庭を持つ生き方です。

ところで、その者が三十六歳になるまで学業を続けた場合、その者をルドラ(Rudra)という名前で呼び、もしもそれが四十八歳になるまでならば、その者はアディトゥヤ(Aditya)と呼ばれ、一生結婚せずに、学業を続ける者は、ナイシティカ・ブラフマチャーリ(Naishthika Brahmachāri)と呼ばれます。また、二十五歳になるとすぐに結婚した者は、ヴァス(Vasu)と呼ばれます。いずれにしても、この禁欲に根ざした生活を送れば、その者の生活の仕方は力強いものとなり、また、長続きするものとなります。ですから二十五歳で学業を終え、すぐに結婚して家庭を持ちたいと思っている者は、特に、こうした聖典に述べられてある通りに、生活して行く必要があるのです。

その人生における暮し方の違いは、人間ばかりでなく、他にも動物や鳥、その他の生物にも認められています。聖師マヌは、この生活の仕方について、次のように述べています。

『而して、ヴェーダ聖典及び聖伝の書の規定によりて、家住者は、彼等すべての中にて最勝なりと言はる。なんとなれば、彼は他の三者(学生、林棲者、遊行者)を扶養すればなり』

(マヌの法典六―89)

『すべての河は、その大小を問わず大海に入りて安住するように、あらゆる住期に在る者も家住者にその庇護を得るなり』

（マヌの法典六―90）

つまり、ヴェーダ聖典も聖伝の書（Smriti）も、職業と家族を持つ家住者の生活が最高の生き方であるとしているのです。ですから、他の三種の生き方をしている者も、自分が修行を積んでいるからといって、家住者に対し決して自惚れの気持を持ってはなりません。

家住者の生き方は、他の三者の生き方に比べて劣るというよりも、むしろ、勝るものなのです。私達の先祖のうち智慧ある者は、家住者の生活は丁度、其処で色々な実験が行なわれる実験室のようなものであると言っていいます。それというのも例えば、安逸な人生を送ろうと思っていた者が、この実験室の中で、その人生の目標をより高尚なものに変えたりするからです。確かに、家住者の為すべき義務として、子をもうけることが挙げられます。しかし、だからと言って、やりたいことだけをやって放蕩を尽くしているとか、身の破滅が家住者の生活であると考えてしまうのは誤りです。こうした誤った考えを持たぬように、ヴェーダ聖典や聖伝の書は、繰り返しこの点を強調しております。

ところで、解脱の境地に達する上での障害があるとしたら、その障害を迂回して通るか、または、乗り越えて、すでに定めた目標に向かって常に前進し続けて行かねばなりません。こうした考え方は、あらゆる家庭の中に広まっていなければなりませんし、こうした考え方からしても、学業を終えて二十五歳に達した若者は、あまりに若くない十六歳以上の女性を妻に選んで結婚すれば良いと思います。そしてこの結婚生活の中で、自分はどう生きていったらよいのか、その生き方を聖典に書かれてあることを基にして、より具体的に思い浮かべて心に誓い、家住者の生活に入って行けばよいのです。夫と妻の年齢はかなり離れるようにと、こうした聖典には述べられてあるわけですが、これは明らかに、妻の方の知的判断力が夫のそれに劣るように設定されてあるわけです。しかし、夫婦の場合、こうした者同士が助け合って生きて行けという教えになっているのです。こうして結婚した夫婦に課せられた数々の義務が聖典中に述べられてありますが、その中でも最大の義務として挙げられているのが、規則正しい性生活を送るという事です。この生殖行為は、聖典中に数々述べられている宗教儀礼に等しい聖なる行為であると、其処では教えられています。生殖行為は決して恥ずべきことでも何でもないのです。それというのも、この世と異なる霊界にあって、聖なる方達は再びこの世に生まれ出たいと、神様に祈願なさっておられます。ですから、二人の男女が結婚することを行（**Samskāra**）と呼んでいるのも、それが霊界にあってこの世に生ずるべき因縁とか行（**Samkāra**）を実現させてくれる行為だからです。同じ種類の果樹でも、植え方を異にすれば、その実の味も異なってきます。また、同じ種類の金属同士を熔け合わせても、その混ぜ方によっては、異なる金属が出来あがってきます。ですから、生殖行為によって子供をもうける場合でも、同じことがいえるわけなのです。

ところで、夫婦間にあっては、妻が無事懐妊した場合、子供が生まれ授乳期間が終るまでは、夫婦の性関係は慎むべきです。それと言うのも、こうした約束事を守らないと、自分自身の健康を損なうばかりでなく、身体の弱い子が生まれて来たり、または、父親のそうしたあまり善くない性向を受け継ぐようになってしまうからです。何故ならば、父親が性的な欲求に動かされるようになると、身体中の細胞の一つ一つがそうした性欲に影響されてしまいますし、また、母体内の胎児も、夫婦の性交によって心身ともに悪影響を受けるからです。そうなると、その子供は両親の持つ強い性的な欲求を受け継いでしまうのです。

もう何年か前になりますが、私がボンベイのララ・ビシャンダス氏の家に泊まっていた時の事です。ある日のこと、氏が私の部屋にやって来て、「大師様。私と一緒においで下さい。如何に、カリユガ（悪い年）の影響がこの世に現れているか、その証拠をお見せします」と、私を外へ誘うのでした。私が氏と共に家の外に出てみますと、何と、四歳ぐらいの小さな子供が自慰行為をしているのです。この子はララ・ビシャンダス氏のすぐ近所の家の子供でしたので、その父親に、「母親がこの子を妊娠して出産するまでの間、夫婦関係はどうしていたか？」と尋ねてみました。すると、その父親が言うには、一週間に一度は、妊娠していた妻と関係していたと言うのです。そこでこの父親に向かって、四歳に成長したその子が、誰に教わるでもないのに、どんな事をしているのか教えますと、この父親は非常に恥ずかしがり、これからは二度と過ちを犯しませんと、約束してくれたのです。

ところで、少年少女が席を同じくして学ぶという最近の男女共学の教育は、子供までも堕落させてしまっています。こうした堕落に関する新聞の記事は、今日、国の内外を問わず見受けられます。例えば、アムリッツァー市の女学校の生徒を調べた報告によれば、実に、全生徒の三割の者が性体験をしていたそうです。また、ロビンスという名の医師がニューヨーク市の高等学校の女生徒一万五千人について聴き取り調査をしたところ、三人の内二人までが性体験を持っていたそうです。こうした調査報告は、調査のために多くの費用を支出できる外国の教育研究所のものであるわけですが、インド国内の学校の場合には、もっと悪い状況に置かれているようです。

昔、インド国民の性格の良さには定評があったものでした。しかし、西洋文化への劣等意識のために、私達はその西洋の教育方法を導入し、そのためにかえって偉大なるインド文化の伝統を打ち壊してしまいました。

そこでは、ヴェーダ聖典に基づく文化や宗教がまず葬り去られ、更に、私達は宗教の異なる信仰を持っている事を非難されないようにするために、私達の文化的伝統を私達自身で少しづつ破壊してしまったのです。これは決して私が大げさな話をしているわけではありません。事実の話なのです。然し乍ら、こうした教育と宗教の分離主義は、真理など知り得ないという不可知論と考えを同じくするものだと、私は思うのです。

聖師マヌは次のように述べています。

『ヴェーダ、聖伝、良習、及び自己の(良心)の喜び、これらは明らかに真理(ダルマ)の四相なりと人は言う』

(マヌの法典二―12)

識者の意見や、また、聖典に書かれてあることからして、少年少女の教育は、もう一度、席を別にして行なわれるようにならねばなりません。そうすれば、いずれは再び、インド国民の性質や智慧、それに、精神性と肉体の強靱さとが他の人々から大きな評価を受け得るようになれるはずなのです。

ヴェーダ聖典や聖伝の書の教え通りに生きる人達は、あらゆる尊敬の的になっていますが、こうした教えの骨子は、親の恩に報いるという事なのです。即ち、親が自分を生んで下さったように自分自身も二人乃至三人の子供達をもうけることがその報恩に当たります。こうして、自分自身の義務を果たし終えた者は、今度は自己を厳しく律する修行の生活に入り、また、自己の能力に応じて国につくすよう生きる必要があります。いずれにしても、自分自身の精神性を高めることが、こうした生活の主たる目的であるわけです。家族を持って生活する人達の場合、日々の生活の中で性的欲求を起こす機会も多々あるわけですが、そうした時に規則正しく禁欲の生活を守り通すことができれば、それは何事にも増して評価されるべきことと言えます。房事過多ともなれば、確実に私達の肉体を消耗させてしまいます。男性の場合、精液の持つエネルギーが肉体の健康の源となっているのです。ですから、あらゆる聖人君子と呼ばれる人は、禁欲の生活を送る事に最大の注意を払っておりました。そして、医聖と呼ばれているスシュルタ師も、次のように述べています。

『精液こそ神聖なものであり、身体に元気を与えてくれるものである』

（スシュルタ・サンヒター）

即ち、精液は生命を支える上での最も重要なものであり、血液と骨髄から造り上げられたものです。だからこそ、精液は肉体に活力を与える源となっているのです。精液は全身に行き渡り、肉体の生命活動を支えています。

医聖スシュルタ師も次のように述べています。

『精液こそ大事に保管すべき財宝である』

（スシュルタ・サンヒター）

聖師マヌは更に次のように述べています。

『淋しき處にて己れの母、姉妹、或いは娘と共に座すべからず。なんとなれば諸感覚器官は強くして、賢者をも支配すればなり』

（マヌの法典二―215）

以上のことからしても、妻帯者の人生は、決して性欲を楽しむだけ楽しませるものではない、ということがわかると思います。

賢者達も言っておりますが、飽く事なく性欲を満足させようとしても、決して満足させられるものではありません。それと言うのも、快感が強くなればなるほど、もっと強烈にその快感を味わいたいという思いが募るからです。それは丁度、火の中にバターを投げ入れるようなもので、入れれば入れるほど火が燃え盛るのと同じなのです。ですから、結婚して夫婦生活を送るのも、それは、子供を授かるために必要なことであって、二人以上、四人までの子供達が授かったならば、再び性欲に溺れない禁欲の生活に戻るべきです。また、そのような人達ならば、世間からも多くの信望を受けるようになりますし、また、そうした夫婦の子供達ならば、立派な人物として成長し、尊敬の的となるような人間になれるはずなのです。しかし、聖伝の書の幾つかには、人は十人までの子供を持っても差し支えない、と書かれています。こうした主張はしかし、決して良い教えではないと私は思います。人間は動物以上の存在でありますし、常に精神的に高い世界へ昇ろうと努めねばならぬ存在でもあります。性的快楽を追い求める生き方は、いわば、決して満たされることの無い欲望を追い求めて生きる事と同じです。ですから逆に、自己の欲望を自制して生きることは、それがほんの僅かな人間しか為し得ぬ事にしても、非常に貴い生き方であるわけです。バルトゥリハリ師も次のように述べています。

『象とかライオンと戦って勝つ事のできる人間は多くいるが、性欲を自制できるほどの人間は極めて少ない』

人間や鬼神に始まって小さな昆虫に到るまで、生きとし生けるものはすべて性欲のとりことなっています。ですから性欲を満足させる事こそが、この世に生きる第一目的かのように錯覚されていますし、また、性欲に突き動かされて忙しく動き回る以外は何もしていないのが現状のようです。こんな事ですから、結婚にしても性欲を満たすためだけになりがちなのです。結婚の動機がこうですから、そこから多くの問題や矛盾が生じてきます。まず性欲を満足させるために夫婦で関係をもち、それによって、子供が生まれてくるわけですが、そうなれば、その子を育てねばなりませんし、将来、生計が立てられるように教育も受けさせねばなりません。また、いずれは結婚させねばなりませんし、更には孫のことまで心配せねばなりません。このように、一つの事への執着は次の執着を生み、その連鎖の関係は止まることがありません。ですから、私達は肉体の死を迎えるまで苦しみ続けねばならなくなっているのです。

また、妻を何人も娶ることがありますが、そうすれば性欲が満足されるかというと、決してそうではありません。イスラム教徒が国を治めていた頃には、金持や国王達は何人もの妻を娶りましたが、こうした妻達だけでは満足できず、それ以外にも後宮に多くの女達を囲っておりました。実際、アラビヤ地方では、女達は羊や山羊のようにに売り買いされておりましたし、こうした風習は、イスラム教と共に我が国に伝えられて来ました。しかし、幸いなことに、こうした社会制度も、専制君主制の崩壊と共に消えて失くなってくれました。

諸感覚器官の中でも、生殖器官は特に激しく活動します。それ故に、その働きを制御するのは、とても難しいわけです。ですから、禁欲の戒律（Brahmacharya）を守ろうとする者は、特にこの生殖器官の働きを制御することに注意を払う必要があると思います。インドの歴史書やプラーナ文献には、解脱の境地に達せんがために、そうした禁欲の生活を一生を通じて守り通した人々の話が数多く載せられています。しかし、こうした人物を試みに数えあげてみても、有史以来その数は恐らく百人にも満たないと思います。こうした数からしても、いかに禁欲の生活を守り通すことが難しいかが分かるというものです。ですから、古の聖者達は、この禁欲の戒律を守る事と、もう一つ、人生における生き方の四期の区分を自分の年齢と共にきちんと分けて生きる事の、この二つが、最も重要なことである、と説いておられます。

ヴェーダ聖典の教えに従って、聖伝の書の数々を書き著した作者達も同じことを説き教えています。即ち、孫が生まれたならば、その祖父に当たる者は出家し、叢林に隠居して精神修行に励む林棲期（Vānaprastha）の生活を送るべきだと説いているのです。つまり、家族の事はすべて長男に任せ、妻と連れ立ってか、または、一人で森に入り、瞑想修行に明け暮れる生活を送るのです。この時、妻を連れ立った者は禁欲の戒律を厳しく守り、解脱に達せんとする欲望だけを強く持ち続けて生きねばなりません。また、生活の糧は乞食をして得るか、または、学校内とか、道場、寄宿舎（Gurukula）に住んで質素な生活を送るよう努めねばなりません。そこでは勿論、夫婦であっても別れて生活せねばなりませんし、教師として後進の指導に当たる他は、神様への祈りと瞑想の修行に専念せねばなりません。こうして修行を積む人の場合は、これまで家庭にあって子供達を養育してきたわけですから、少年少女を導く際の色々な難しさもよく心得ています。ですから、子供達を教育する上では、一生涯独身を守って修行を積んで来た者よりも、遥かに上手に教え導くことができます。ですから、古の学校においては、こうした林棲期にある者や聖者達が子供達の教育に当たり、そこには何千という数の学生が集まり、色々な事柄について勉学したのでした。学生達は、毎日、神様に祈りを捧げ、奉仕し、書物を基に学習するわけですが、その目的は唯一つ、自分自身の精神性の向上にありました。

ところで、奥義書（Upanishad）や聖伝の書（Smriti）、それに各種の哲学書やプラーナ文献などは、いずれも、世俗の生活を終えて森に住み、修行を続けた人々の手になる書なのです。このように、遥か昔より、多くの人々は世俗生活での義務を果たし終えた後に、今度は解脱の境地に達する修行の生活を送ったのでした。人々がこうした人生を送ることにより、インド社会は幸福で繁栄したものとなったばかりでなく、その精神性においても全世界の最先端の高さを誇っていたのです。ですから、もしも現代において、再びこうした教育方法が採用されるようになれば、全世界の幸福と繁栄がもたらされるばかりでなく、精神的な幸せも、必ずもたらされるはずです。こうして、若者の教育に携わった後、七十五歳を越えたならば、その者は遊行期に入り、各地を遊行して歩く遊行者（Sannyāsin）として生きる定めなのです。

聖師マヌも次のように述べています。

『されど、かくして人生の第三の部分を森林にて過ごしたる後は、（世事に対するあらゆる）執着を捨てて、その生涯の第四の部分を遊行に過ごすべし』

（マヌの法典六―33）

こうして遊行の生活を送る者は、自分の生活をすべて社会のために捧げつくす済世の生活を送らなければなりません。また、遁世者として次のようにあらねばなりません。

『真我を楽しみ、瞑想し、（外部の助けに）よらず、肉欲を全く断ち、己れのみを伴侶となし、（解脱の）福祉を希ひてこの世に住すべし』

（マヌの法典六―49）

『（一日に）一度、行乞すべし。（施物）の量多きに執着する勿れ。なんとなれば、施物に執着せる遊行者は、感覚的対象にも亦執着するものなればなり』

（マヌの法典六―55）

『これを得ざるも失望することなく、これを得るも喜ぶこと勿れ。生命の資生に必要なる量のみを（受け、）什器に対する執着を離るべし』

（マヌの法典六―57）

『（もし）諸感覚器官、その対象により惑乱せらるる時は、僅かの食物を摂取し、屏処に座することにより、これを抑制すべし』

（マヌの法典六―59）

『感覚器官の抑制により、貪欲、瞋恚の滅除により、諸々の生類を害せざることにより、人は不死（の資格）を得』

（マヌの法典六―60）

ヤージュニャヴァルキヤ師もまた、次のように述べています。

『いかなる状況下にあっても、身口意にわたって感覚器官が楽しむ事を抑制する事。これが禁欲の戒律であり、学生期（Brahmachārin）、林棲期（Vānaprastha）、遊行期（Sannyāsin）にある者はいずれもこの戒律を守らねばならない』

また、家住期にある者は、子供を授かるために妻と性的関係を持つことは許されていますが、これとても、決して無制限にということではありません。

以上のように、人は七十五歳に到るまで、身口意にわたり、禁欲の戒律を守り通すようにと、聖典中には述べられてあるのです。

心の禁欲

バガヴァッド・ギーターには次ように述べられています。

『（諸感覚器官の）対象を思念する人には、それら（の対象）に対する執着が生ず。この執着より欲望が起り、欲望より忿怒が生ず』

（バガヴァッド・ギーター――2―62）

ですから、性欲を引き起こすような本を読んだり、そうした話を聞いたり、また、そうした内容の話をしたりする事は慎まねばなりません。

男性の場合、性欲は女性と接触することで引き起こされますが、医聖スシュタル師は次のように述べています。

『その女性の事を思い、その女性と会話し、その女性を見つめ、また、その女性と遊びに出かけたりすれば、その女性と更に親しくなりたいという欲望が起きてくる』

即ち、ここで述べられているような行為は、異性と性交渉を持つ事と全く同じ事であり、だからこそ、こうした行為をせぬようにすることが禁欲の戒律を守ることになるわけです。先のスシュルタ師は、禁欲の戒律は、身口意にわたって守らねばならない、としていますが、特に、邪な欲望は心の平安を乱し、人をして言葉と行為の上で禁欲の戒律を破らせてしまいます。この破戒というと、私は次の事をよく思い出します。

それは、カプルタラに住んでいたパララムという男のことですが、彼はその郷里に二人の妻を残し、出家してアムリッツァーの町にやって来ました。ここで彼はヨーガ行法に熟達し、何日もの間三昧境にあって座り続けるほどになったのです。彼の瞑想がどれほど深いものか、ある時、その太ももの上に、わざと真っ赤に焼けた炭を置いた者がおりましたが、彼の瞑想は全く妨げられることが無かったのです。勿論、彼の太ももは焼けただれてしまいましたが、パララムは本当に微動だにしませんでした。

これほどの行者になったパララムでしたので、彼のまわりには自然と世俗の人々が集まって来るようになり、その信者となったのです。こうした信者の中に、ペシャワルの町から来た一人の女性がおりました。この女性は非常に熱心にパララムに仕えましたので、彼はこの女性に心動かされ、遂にはナマク・キ・マンディに家を借りて、その女性と一緒に住むようになりました。その結果、パララムの離欲の力と意志の力とは全く消え失せてしまったのです。つまり執着心が彼の判断力を狂わせてしまったのです。だからこそ聖師マヌは、他に誰もいない淋しい場所で、たとえそれが母とか妹とか娘など身内の者でも、一緒にいてはいけないと言っているのです。それというのも、いつ何時、邪な欲望に突き動かされないとも言えないからです。そうならぬためには、常に理性の力で自分自身を厳しく見つめておかねばならないのです。

言葉の禁欲

禁欲の戒律を守ろうとする者（Brahmachāri）は、言葉を喋る上でも戒律を破らぬよう心掛けねばなりません。下品な内容の話をこっそりしたり、また、そうした内容の冗談を言ったり、長々と話に耽ったりせぬようにしなければなりません。もしも、こうしたことに耽っていれば、性の衝動が刺激され、欲望が湧き上がってきます。以前は映画などもありませんでしたが、現在は多くの人々がそれを観に行くようになっています。しかし、品行方正を旨とする修行者ならば、そうした事も慎まねばなりません。

肉体の禁欲

この、肉体の禁欲という戒律を守ることは、すでに心と言葉の上でこの戒律が守れている者にとっては、さほど難しい事ではありません。肉体の禁欲とは、生殖器官の使用に注意する、ということです。そのためには、まず、女性に触れたり、抱擁し合ったり、口づけしたり、共に遊んだりしてはいけません。また、一緒に旅に出たり、お祭りとか色々な催物に共に参加したりしてもいけませんし、また、病気になっても看護婦の世話を受けてもいけません。それと言うのも、以上の事柄はすべてこの禁欲の戒律を破ることにつながるからです。今日、多くのインド人達は西洋人の生活様式を真似しようとしています。そうした者達は女性の手を取って踊り、女性に口づけをしたりしますが、こうした事は元来、インド文化の伝統に反する事です。そして、こうしたことから色々と良からぬ影響が出てきてもいます。大体、先にあげたような行為は、性的関係を持つことと殆ど同じことだとも言えるのです。

ところで、この肉体の禁欲を守ろうとする者は、医学上から考えてみても、栄養価が高く消化吸収されやすい食べ者を摂るように心掛けることが大切です。刺激の強い、消化されにくい食べ物を摂ると、夢精の原因となりますので、摂らぬようにせねばなりません。勿論、この戒律を守ろうとする者は、必要以上に自分の生殖器に触れてはなりませんし、また、自慰行為もしてはいけません。ですから常に、下着や下帯（Kaupina）を身につけておかねばなりませんし、美しい女性を見つめたり、また、その身体に触れたりすることは非常に刺激的なことですから、そうせぬよう心掛けねばなりません。

ここで、バルトゥリハリ王の話をしてみたいと思います。彼は非常に強力な王国を築き、徳の高い政治を行なっていましたが、彼の妻のビングラ妃が、王の馬車の御者に恋をして、姦通するという事態が起こったのです。この事実を知った王は、その王国を捨て、その後、かの有名な『バルトゥリハリ・シャタカム』を著わしたのです。この書は、次の言葉によって始められています。

『私は妻をこよなく愛しておりました。しかし、妻は他の男を愛してしまったのです。ところが、この男は私の妻以外の女性を愛しており、その女性とは、私の愛人だったのです。以上は全く、皮肉極まり無い、愛の図式と言わざるを得ません』

ある人はその著書の中で次のように述べています。

『人は決して王や火、それに導師や女性に近づきすぎてはならない。火とか、こうした人には、ある程度の距離を置いて接しなければならない。さもないと、必ず自らを傷つける事になってしまうが、もしも、一定の距離を置いて接するならば、必ず大きな恩恵を受けるはずである』

（スバーシタ・ラトナ・バーンダーガーラ一六二―124）

男性にとって女性は、性欲を満足させるために在るとも言えますが、しかし、こうした目的で男性が女性に接する場合には、男性は自らを多くの問題の渦の中に落とし入れることになってしまうものです。つまり、輪廻転生の渦の中に取り込まれてしまうのです。しかし、もしもその男性が、自らの感覚器官の働きをよく制御することができれば、性欲の捌け口としての女性を必要とはしませんし、また、結婚生活を営む必要も無くなるはずです。こうした者にとっては、解脱の境地に達する以外の事柄は何ら重要ではなくなってしまうのです。そして、無事、解脱の境地に達し得た者は、その事で、親を初め導師や聖者達から、それまで受けて来た恩に対してお返しできたとも言えるのです。

ゴラクシャ・パッダティという書には、次のように述べられています。

『もしも、その者が精液を漏らすことが無ければ、その肉体は光り輝き、快い香りを発する。更に、死をも恐れぬ気力すら与えられる。このように、精液こそ真に生命を支えるものである』

また、ヨーガ派の哲学では次のように考えられています。

『禁欲の戒律に徹したならば、力を獲得する』

（ヨーガ・スートラ二―38）

『力を得ることによって、ヨーガ行者のもつ何ものにも妨げられない（八種の超能力などの）性質は増大し、さらに、完成者となって、（ヨーガの八段階の修行法についての）知識を弟子達に伝えることができるようになる』

（ヨーガ・スートラ二―38ヴィヤーサ註解）

アタルヴァ・ヴェーダには禁欲の戒律を守る者に対する、次のような讃歌（Sukta）が書かれてあります。

『万物の中にありて、禁欲者（Brahmachārin）のみが善なる師、善なる王、民の全き保護者なり。彼はこの世にあって、インドラの神のように輝き、また、この世を支配する』

（アタルヴァ・ヴェーダ十一―5―6）

『禁欲の力によりて、神々は死を克服せり』

（アタルヴァ・ヴェーダ十一―4―19）

五、不貪（Aparigraha）

この戒律は禁戒の第五番目にくるものです。アパリグラハ（不貪）という言葉の意味は、貪欲さや執着心に動かされて、色々な財物を貯えるようなことはしない、ということです。聖師ヴィヤーサは、この不貪の戒律を次のように説明しています。

『不貪とは、諸感覚器官の対象物に執着せず、所有しないという事である。それというのも、そうした対象物を獲得しようとしたり、保持しようとしたり、また、得たり失ったり、損なったりする時に苦悩を生じさせる事を行者は知っているからである』

（ヨーガ・スートラ二ー30ヴィヤーサ註解）

心の不貪

皆さんもよく御存知のように、私達の理智は、物事を弁別し思案した後に行動の規準を決定し、私達はその規準通りに行動を開始し、決定した目的を成就させるよう努力するわけです。こうした心理作用は、何時、如何なる場合でも行なわれているのですが、それによって私達は何が苦であり、また、快であるかを理解するわけです。

こうした時、諸感覚器官を喜ばすような事物を理智が受け入れなければ、私達は諸感覚器官の動きに引きずられずに理智の決定に従えるようになれるのです。

ところで、もしも私達が何かの考え事に熱中していて、理智がその事柄に向かってのみ働いているような場合、耳があるのに何も聞こえなくなり、眼もあるのに何も見えなくなってしまう場合があります。このように、理智が命じない限り、感覚器官はその対象物を捕らえようとはしないのです。ですから、善悪の弁別力を持つ理智が、ある物を獲得しようとしたり所有していることは善くない事であり、それは罪を犯す事になるのだ、と判断したならば、そうした物を受け入れることも無くなりますので、邪悪な欲望とか、怒り、強欲、恐れといったことに理智が影響されることが無くなるのです。実にこうした態度が取れるようになることが、ここで言う不貪の戒律を守ることであり、これ以外の態度は物を貪る態度であると言わざるを得ないのです。

どうしてそんなにも諸感覚器官の働きを忌み嫌うのかと、皆さんは或いは思われるかも知れません。それは、私達が諸感覚器官に執着すれば、自分自身をその働きに束縛してしまうからなのです。また、諸感覚器官を楽しませることは、私達に死への恐怖を引き起こします。ガルダ・プラーナには次のように述べられています。

『蛾、象、鹿、黒蜂、それに魚などは、それぞれ一つの対象物にしか執着していないにもかかわらず、そのために命を失う事がある。人間の場合、五知覚器官が捕らえるあらゆる対象物に執着するわけであるから、自分で自分を損なわないはずが無い』

（ガルダ・プラーナ）

例えば蛾の場合、ランプの火に誘われて自ら火の中に飛び込んでしまいます。もしも若い男が、見目麗しい女性に望みの無い恋をすれば、飛んで火に入る蛾のように自らの生命まで損なうようにさえなってしまいます。また、象のように大きな動物であっても、快い触覚に囚われて、却って罠に陥ってしまいます。ですから、象を生け捕りにしようとする狩人達は、例えば雌の象を連れて来て、その前に深い溝を掘って、竹や草で被っておくのです。すると、雄象はその雌象に誘われて、つい知らずにその被いを踏み抜いて溝の中に落ちて捕らえられてしまうのです。また、鹿を生け捕ろうとする者は森に網を張っておき、快い音色の音をその辺りに響き渡らせます。すると鹿はその音色に引き寄せられて、張られた網の中に飛び込んで逃げれなくなってしまうのです。黒蜂の場合も同じように、例えば蓮の花から漂う甘い蜜の香りに引き寄せられて、その花の中に長く留まっている内に、夕方になり花弁が閉じて、黒蜂はその中に閉じ込められ、息絶えてしまうのです。魚の場合も、漁師が釣針に掛けた肉の香りに引き寄せられ、食いついた途端に釣り上げられて殺されてしまいます。ある引用句集には、次のように述べられています。

『毒（Vish）と、感覚器官の対象物（Vishaya）との違いは、毒の場合はそれを食べた者を殺すが、感覚器官の対象物の方は、それを思い描いただけでも、その者を死に到らしめる点にある』

（スバーシタ・ラトナ・バーンダーガーラ）

色々ある感覚器官の内の一つだけでも、その対象物の方に引き寄せられて行くようになると、丁度、それが小さな穴にしても、穴の開いた水瓶から少しづつ水が漏れ出てしまうように、その者の理智が持つ判断力は少しづつ働かぬようになってしまいます。だからこそ、ヨーガを修行する者は、自分自身の意思と諸感覚器官とをよく制御して働かせねばなりません。しかし、だからといって、決して無理矢理に、そうした心理器官の働きを押さえ込んでしまうことをしてはなりません。聖師マヌは次のように述べています。

『されど、もしすべての感覚器官の中、唯一の感覚器官にしても（抑制より）逸脱せんか、これにより（人の）智慧は消滅す。あたかも皮袋の（開孔せる）底より水の流れ出ずるがように』

（マヌの法典二—99）

『もし、すべて（十種）の感覚器官を、意思と等しく抑制せば、彼はヨーガ（の修行）により、その肉体を消耗せしむることなく、一切の目的を成就すべし』

（マヌの法典二—100）

『諸感覚器官の（その対象への）執着により、人は疑いもなく罪過に陥る。されど、もしそれら（感覚器官）を完全に抑制せば、彼は（その目的達成に）成功す』

（マヌの法典二—93）

『賢者は、御者がその馬を（制御するが）如くに、（心を）奪う感覚の対象物の間に迷える諸感覚器官を制御せんと努むべし』

（マヌの法典二—88）

『聞けども、触れども、見れども、味へども、また嗅げども、喜びも、悲しみもせざる者は、（真に）その感覚器官を征服したりと知るべし』

（マヌの法典二―98）

以上のように修行を積む者は、確実にこの不貪の戒律を守る修行に熟達しつつある者と言えるのです。

言葉の不貪

この言葉の不貪という戒律は、色々な意味を持つ戒律です。例えば、それは、嘘をついてはならぬという事、また、人を傷つける激しい言葉や人を陥れる虚言、それに他人の悪口を喋ってはならぬという事、喋り過ぎてはならぬというような、様々な意味を持っております。つまり、いついかなる場合でも、強欲や執着、怒り、邪な欲望に端を発した言葉を口に出してはいけないのです。また、諸感覚器官を楽しませながら発せられる言葉では、何人をも勇気づけ鼓舞することはできません。同様に、必要以上に他人に頼み事をしたり、また、冗談を言ったりすることも慎まねばなりません。この不貪の戒律を守るには沈黙の修行をするとよいでしょう。

肉体の不貪

この肉体の不貪という事は、即ち、絶対に必要とする物以外は所持して貯えない、という事です。ですから、私達が働いて得たものであっても、自分の家族を養うのに充分であれば、それ以上の贅沢をせぬようにしなければなりません。もしも、必要以上の財産を所有すれば、他の人々はその分、食べる物を奪われたことになりますし、また、着る服も着られなくなったかも知れませんので、その人々は、そうした財産家を呪いかねません。また、余分な財産のために私達は余計な時間と労力とを割かねばなりませんし、何らかの形で他人を傷つける（Hinsa）ことさえしでかしかねません。同時に、貯えた財産を失うまいと疑心暗鬼にならざるを得なくなるでしょうし、また、その財産の故に子孫が贅沢を尽くし、世間の悪評を買ったりしかねません。

以上のように、余分な所有物は、私達をして、更に強く、また、広範囲に世俗の事柄に縛りつけかねないのです。

四期に区分される各住期（Ashrama）にあるすべての者が、この不貪の戒律を守る事ができれば、この地球上は今より遥かに幸せで住みやすいものとなるはずです。そのためには、一人一人の者が、自分にとって生きるに最低限必要な物は何であるかを考えて、それ以上の物は持たぬようにすればよいのです。それができれば、地獄の如き様相を呈するこの世も、天国のように住み易い所に変わるはずです。また、もしも自分の必要としている物以上に所有している者がいるとしたら、そうした者は次のようにせよ、と、ヤジュル・ヴェーダには説かれています。

『身に余る物は、積徳のためにも他に与えるべきなり。かくして絶対に必要な物のみを所有すべし。また、絶対に他人の所有になる物を欲すべからず』

（ヤジュル・ヴェーダ四〇）

裕福な他人の姿に接しても、決して羨望の思いを抱いてはなりません。また、自分の家族のことや他の特定の者のことを心配するあまり、自分達に必要な物以上の物を貯えておこうとしてはなりません。例えそれが、ほんの些細な執着心から出たにしろ、いついかなる場合でも、自分に必要としない物を貯えることは正当化できる事ではないのです。以上のように、不必要な物を所有せず、ということが肉体の不貪、即ちシャリリク・アパリグラハ（Sharirik Aparigraha）ということなのです。

ところで、私達が真面目に働いて得た物に満足して生きる事ができるなら、それは非常に崇高な生き方であると言うことができます。ですから、四期に区分される各住期にあるすべての者が、自分に対して適正に与えられた物でない物は受け取らぬようにし、同時に、不労所得というのは善くないことであり、それはすべての人々が富の分配にあずかるという考えに対立するものである、という考えを持つようになれば、この地球上は更に一段と住み易い幸せなものとなるはずです。四期の住期の内でも、特に、遊行期（Sannyāsin）、林棲期（Vānaprastha）、学生期（Brahmachārin）、にある者は、家住期（Gṛhastha）にある者に対して特別に奉仕をしなくても、家住期の人々から多くの恵みを受けております。ですから、これら三住期にある者は、どんな形にしろ、家住期にある者から恩義を受けていることになっています。この恩義は必ずお返しさせて頂かねばなりません。それができなければ、解脱という最高の境地にまでは行きつけないのです。富を所有するということは、種々の問題を引き起こすばかりで、決して私達を幸福へと導いてくれません。そうした余分な富は、時として盗人や強盗に奪い去られたり、また、税金として政府に没収されたりしてしまうものです。

一方、富を手中にするという行為自体、多くの困難な問題を抱え込むことになります。得ようとする富の額が大きくなればなるほど、その富への執着が強くなります。ですから真に智慧ある者は、自分に必要とする以上の富を得ようとは決してしないものです。

『真に不貪の者とは、お椀一杯の食べ物に満足する者である』

マハー・バーシャ（Mahā-Bhāshya）の偉大な註釈者であるカイヤタ（Kaiyyata）師も、そうした真の不貪者でありました。彼はカシミール地方に住んでおりましたが、一日にお椀一杯以上の穀物を食べることはなかったのです。このカイヤタ師の名声を伝え聞いたカシミールの王様が、ある時、荷車一台に穀類と服地を積んで彼に寄贈した事がありました。しかし、この偉大な学者はそれを全く受け取ろうともしなかったのです。カシミール王はこの態度に不快を感じ、「我が王国に住む偉大な学者であっても、貧乏暮らしをしているようでは国の名誉にも何にも無らぬ」と師に不快の言葉を投げかけました。師は、この国王の言葉を受けて、「そうですか。あなたが私のこの暮らし方を不快にお思いならば、私はここを去るしか仕方ありません」と答えられ、ある日卒然とその地を去り、パンジャブ地方にその居を移してしまわれました。このカイヤタ師のような例は、よく話の引き合いに出されると思いますが、ヨーガ・スートラにも次のような経句が記されてあります。

『不貪の戒行が確固になれば、ヨーガ行者は、過去・現在・未来にわたって自己の生の状態を、まのあたりに知る』

（ヨーガ・スートラ二－39）

第二章　勧　戒　(Niyama)

——ヨーガ修行の第二段階——

まえおき

ヴェーダーンタ哲学においては、次のように説かれています。

数多い修行者の内でも、特に厳しい修行を積んで、自己を良く制御することができ、その結果として世俗のあらゆる事柄に惑わされなくなった者だけが、絶対者ブラフマンの科学を学ぶに値する。そしてまた、シャマ、ダマ、ティティクシャ、そしてウパラティといった戒律が完全に守れるようになった者こそが、このヴェーダーンタ哲学を学ぶに値する、とも説かれています。

即ち、ここでいうシャマなる戒律とは意思の働きを制御する事であり、ダマとは感覚器官の働きを制御する事、ティティクシャとは、願望が成就しない場合に生ずる苦痛によく耐えるという事であり、最後にウパラティとは快楽に惑わされないという事であり、これら四種の戒律はすべて、先の不貪（アパリグラハ）という戒律に含まれるものなのです。こうして、私達の内的心理器官たる意思と感覚器官とが、その対象物に向かって働かなくなった時に、これらの内的心理器官の働きが完全に静められたと言うことができるのです。

以上の説明でもおわかりのように、不貪（アパリグラハ）という戒律は、簡単に言えば〝感覚器官を楽しませようとする欲望を断ち切り、暴力を振るうとか、情欲に身を任せるといったような罪深い性行を全く持たないようにする〟ということになるのです。

ヤージュニャヴァルキヤ・サンヒターによれば、勧戒（ニヤーマ）には次の十種の戒律が含まれるとされています。即ち、苦行、満足、絶対者ブラフマンを信ずる事、ヴェーダ聖典を信ずる事、慈悲、祈り、智恵、真言誦唱、謙遜、日々の献身の十種です。

また、聖典シュリマド・バーガヴァットでは、勧戒とは次の十一の戒律であるとされています。即ち、清浄、苦行、献身、神名誦唱、親切、絶対者ブラフマンに対する信仰と奉仕、巡礼、慈善、満足、それに師への奉仕。

ところで、ヨーガ・スートラでは、勧戒とは、清浄、満足、苦行、読誦、それに信仰といった五種の戒律だけであるとされています。これは即ち、これら五つの戒律が数ある勧戒の中でも特に重要である、ということだからです。それでは次に、これらの五つの戒律について学んでゆくことに致しましょう。

一、清浄（Shaucha）

この清浄には、外的清浄と内的清浄の二つの場合があります。聖師マヌは、その法典で次のように述べています。

『身体は水により、意思は正直により、個我は智慧及び苦行により、理智は（誤謬と妄想を伴わぬ）智慧により て清められる』

（マヌの法典五—109）

心の清浄

この、心の清浄という戒律を守るためには、次に述べるような色々な方法があります。例えば、聖典の中で禁止されているような行為をしないと心に誓う事。罪深い欲望をはじめ、怒りや情欲、それに執着心を持たぬようにし、過った考えや想像力を抱かぬようにする事。また、嫉妬心や嫌悪心、欲望、自慢、邪悪な考えとか、五種の煩悩を持たぬようにする事。そして、慈悲心を養い、率直でつつましやかな態度をとり、聖音オームとか、ガヤトリ・マントラを誦唱し、心安らかな幸せを願い、非暴力を実践し、正直であり、聖典を学び、また、善性優位の特性が常に心の中で優位になるようにして、最終的には、心身内での心理作用がなくなるような三昧境に入る事等が心の清浄さを得ることになるのです。

言葉の清浄

言葉を清浄にするためには、粗野な話し方を止め、また、嘘をついたり、人の悪口を言ったり、人をだますような事を言ったり、偽善的な事を口にしたりするのをまず止めねばなりません。そして、常に真実のみを語り、穏やかで愛情のこもった、いたわり深い語調で話すようにし、また、調気法（プラーナーヤーマ）を修するようにせねばなりません。

肉体の清浄

まず、肉体の外観を清浄に保つには、例えば石鹸であるとか、それに類似したインド特有の洗剤、また、ウブタンとかトリパラといった薬剤粉で肉体を洗い清めます。これは、いわば肉体の外側を清浄にする、ということですが、肉体内部を浄化しようとするならば、例えば下剤や浣腸を使うとか、また、本書でも後ほど説明するような、いわゆるヨーガの身体浄化法（ネーティ、ダーウティ、ヴァーマ、ガジャカルニー、ブラフマ・ダートゥナ等）を行なえばよいのです。更に言うならば、正しい食生活を送ることで肉体を健康に保つ事もまた、肉体の清浄さを得るためには大切な事です。この正しい食生活とは、適切な食べ物を決められた時間に適量食べる、ということですが、勿論、その際には、殺した動物の肉とか、酒類、また、盗んだものとか、姦通に関係した物とかの食べ物を食べぬようにするよう注意せねばなりません。また、新月の時とか、満月の時、その他半月などと、月齢によって決められている断食日には、その定め通りに断食する事も、肉体の浄化の上で重要なことです。

ところで、肉体の内と外とを清浄にするということについて、ヨーガ・スートラには次のように述べられています。

『清浄の戒行を守る時、人は自己の肉体に対して嫌悪の情を抱くようになり、まして他人の身体に触れたりはしなくなる』

（ヨーガ・スートラ二—40）

即ち、肉体の外側を浄化し得た時、修行者は肉体の内側に眼を向けられるようになり、例えば筋肉や骨、血流、老廃物等が肉体内でどのようになっているか、また、不純な老廃物がどのように体外に排泄されてゆくのかも理解できるようになります。この時修行者は、もはや自分自身の肉体に執着することがなくなると共に、他人の肉体に対しても囚われなくなるのです。こうなると、他の人々と交わって生きたいと思わなくなりますので、独り孤高を保って生き、不浄なる他人の肉体に触れることすら、避けるようになるのです。

このようにして、肉体こそが真の自分自身であるといった過った考えを捨て去ることのできた修行者は、自分自身の肉体とは、いわば魂にとっての道具にすぎないということを確信できるのです。即ち、肉体の外側を常に清浄に保つ事で、私達はこうした確信にまで行きつかねばいけないのです。また、肉体の内的清浄さという事について、ヨーガ・スートラでは次のように述べられています。

『清浄の戒律を守るならば、さらに、サットヴァの明浄、愉悦感、一つのことに対する精神の集中性、感覚器官の制御、真我直覚の能力などがあらわれる』

（ヨーガ・スートラ二―41）

即ち、修行者が、心の中で、他人に対して親切で、自他を区別することなく、いつも幸せな気持を持てるようになれば、その心は清浄で安らいだものとなってきます。そうなると、意思や理智などの内的心理器官は、互いによく調和して働けるようになりますので、それだけ諸々の感覚器官の働きが制御できるようになるのです。こうした精神状態となれば、修行者は真我についての智慧も得られるようになるのです。こうして修行者が『魂の科学』の智慧を得た後は、もはや自己の身体に囚われることはなく、最高の境地に到達しえた者として、誰からも尊敬されずにはおられないのです。

ここで、スワミ・ダヤナンダ師の話を致しましょう。師は常日頃、自分自身の身の回りの世話をしてくれる使用人に向かって、調理する時とか身体を洗う時には、必ず、新鮮な水が使えるようにしておくように、と言っておりました。ところがある日、この使用人が、水がめの中にあった古い水に、新たに汲んで来た水をまぜて置いておいたのです。すると、この水で身体を洗ったスワミ・ダヤナンダ師が、「この水に古い水がまざっている。なぜだ？」と言い出されたのです。最初の内この使用人は、「これは新しい水です」と言いはっておりましたが、きつくとがめられて、最後には、自分のやった事を認めたのです。このように、師が、古い水がまざっていることにすぐ気づく事ができたのも、師の肉体が内外ともに清浄であったからなのです。

あれはもう三十五年ほど前になりますが、かの有名なヨーガ行者シヤ・ラム師が、いつものようにムルタンの町に行かれた時の事です。ある日の事、夜の集会も終り、皆が帰ろうとしていた時に、一人の人が師に何か差し上げようとして師に向かって手を出されたのです。いつもの師ならば、決してそうしたことはなさらないのですが、その時はなぜか、師の方も反射的に、その人に向かって手を出されました。そして、シヤ・ラム師の手の平にお金が手渡されたその瞬間です。「熱い！」と言って、師はそのお金をその手から落とされました。後で聞いてみますと、そのお金とは、何か殺人事件に関係していたお金であって、たまたま、その人の手に渡っていたものであったそうです。この事実を聞いて、その場に居合わせた者はびっくりすると共に、シヤ・ラム師のその反応にも納得したのでした。これは即ち、師が清浄な肉体をお持ちであったからだったのです。

二、満足（Santosha）

次なる勧戒は、満足（サントシア）ということです。これは即ち、自分自身がまじめに働いて得た物以上の物を決して欲しがらない、という事です。ですから、逆に言えば、たとえ期待したよりも少ない物しか手に入らなかったとしても、決して失望してはならない、ということですし、また、期待した以上の物が手に入ったからといって、決して有頂天になってはならない、ということなのです。

心の満足

私達は、神様に対しても、この世に対しても、不平不満を言ってはなりません。また、例え、この世にあって、多くのものに恵まれないというような悲運にあったとしても、決して不足を言ってはなりません。それよりむしろ、自分にとって不必要なものがあれば、常にそれを他の人に分け与えるような心を持つことこそ大切なのです。

こうした心になることが、心の満足を得たということであり、そのためには、ヴェーダ聖典をはじめ、多くの聖典にも書かれてあるように、何かを楽しみたい、楽をしたい、というような気持ちを捨て去れるようにならねばなりません。

『他人の財産に欲を抱く事なかれ』

（ヤジュル・ヴェーダ四〇―1）

ヴェーダ聖典にも右のように記されているわけですが、〝必要とされる以上ものが手に入る事は決してない〟ということに私達が気づきさえすれば、右のような気持を持てるようになれるのです。即ち、自分自身の所有になるもの以外のものを決して欲しがってはならないのです。

聖師マヌも、次のように述べています。

『幸福を欲する者は、無上の満足に止住し、心を抑制すべし。なんとなれば、幸福の根底は満足にあり、不幸の根底はその反対（の心境）にあればなり』

（マヌの法典四―12）

即ち、日々の生活の中での生活必需品、宗教儀礼とか接客に必要な物、また、私物として必要な物、使用人や家族にとって必要である物以上の物を欲しがらない事が、満足という戒律であると聖師マヌは言っているのです。このあらゆる事に満足する、ということこそ幸せの源です。ですから、私達が幸せに暮らしたければ、貪欲に物を追い求めるような事は決してしてはなりません。貪欲さに心をうばわれれば、必ず不幸に見舞われるのです。

こうした心の満足は、修行者ばかりでなく、例えば会社を経営している者とか農業を営んでいる者であっても、持つようにせねばなりません。ですから、例え商売において損するような事があったり、また、干魃や大雨で収穫に影響が出たとしても、悩んだりしてはなりません。つまり、私達は何かよくない事をしようと思ったり、貪ったり、怒ったりする心を消し去って、常に安定した心を持てるようにならねばなりません。そして、物の得失は、それ以前から運命づけられていたことであり、そんなことに心を惑わされるよりも、むしろ、心の満足が得られるよう心の修行を続けて行かねばならないのです。

ともかく、どんな人生を送っている者であっても、常に足るを知って生きねばなりません。そうしなければ、多くの苦しみを引き受けるようになってしまうからです。

『心の満足から得られる幸福感は、丁度、甘露のように感じられる』

（スバーシタ・ラトナ・バーンダーガーラ二―1）

こうした心の幸福感は、心の満足という安定した心を持つ者のみが感ずることができるのです。逆に、貪欲なる欲望に駆られた者は、あれやこれやと色々なものを躍起になって追い求め続けます。ですから、貪欲さの奴隷となった者は、その貪欲さを満たすだけの財富を得るためには、例え世界の果てにまでも出かけてゆきます。

『世人は、あらゆる富を求めてそここに徘徊するが、しかし、心の満足を得たヨーガ行者は、労せずして得られた富を、おしげもなく捨て去る』

（スバーシタ・ラトナ・バーンダーガーラ二十―1）

ここで、右の事実を証明する、実際にあったある出来事の話を致しましょう。ある時、アムリッツアー市内の運河のほとりに、ラクシュマン・シン師という一人の聖者が住んでおりました。師は毎日、ガルワリ近郷の村々を回って、一日四枚のチャパティだけを乞食して恵んでもらい、そのわずかなチャパティだけを食べて生きておりました。村人が四枚以上のチャパティを与えようとしても、それを受けとろうとはしませんでした。私は、そんな師の元へ、当時よく出かけて色々と教えを乞うていたのです。ある日の事です。何人かの金持がやって来て、師に、無理矢理お金を受け取らせようと致しました。しかし、師はあくまでそれを断わり続けたのです。ところが、その中の一人が、師の衣の中に、そのお金を無理矢理に押し込んで、そのまま行ってしまいました。すると、ラクシュマン・シン師は、その衣をぬぎ捨てて、そのお金といっしょに目の前の運河の中に投げ捨ててしまわれたのです。その場に居合わせた私は、「なぜ、そんな事をなさるのですか?」とお尋ねしますと、「自分にとって不必要なものを手元においておく理由はないと思うからだよ」とおっしゃられたのです。このように、世俗の楽しみを味わおうとする欲を、心の中から捨て去る事のできた者だけが、心の中で、あらゆる事柄に感謝し満足して生きることができるのです。

ある時、聖者として有名なコノード師が、その妻と共に旅に出た事がありました。その旅の途中で、休みをとろうと道端に腰を下ろした時に、師は金貨がいっぱいつまった瓶が、すぐ近くにあるのに気づいたのです。その瓶を見るなり、師は妻に気づかれないようにそっと立って、その瓶の上に泥をかぶせて見えないようにしたのです。師が道端の泥をすくい上げているのを見たその妻が、不審に思って、「あなた。何か探していらっしゃるの」とたずねますと、師は、「いや何でもない。お前には関係ない事だよ」と答えられました。師の妻は立って行って、師がすくい上げていた土を払いのけますと、そこに金貨の一杯入った瓶があるのを見つけ出したのです。その妻は師に向かって、「あなたはまだ、金が泥以上のものだと思っておられるんですね。もし、そうでなかったら、わざわざこの瓶を泥でかくす必要もなかったでしょうに」と言われたのです。この、コノード師の妻こそ、あらゆる事柄に感謝し満足する最高の心を持ち合わせていたと言えるのです。

こんな話もあります。ある時、死神ヤーマ師が、その弟子であり、『魂の科学』の智慧を得たいと願うナチケータの心を試そうとして次のように言ったのです。「お前はもうこれ以上、真我について語る事をせずに、これからは快楽の数々を味わうようにしなさい」

このように師から申し渡されたナチケータが答えたその言葉こそ、ここに引用して皆さんの心に留め置くに値する、すばらしい言葉でありました。

『それらの享楽は、死神よ、明日の日を保証し難きものにして、しかも人間の一切の官能の精力を老廃せしむるものなり。しかのみならず、人間の全生涯というも、いと短し。されば、車駕と歌舞音曲とは貴神が手に留めたまえ。我に用なし』

（カタ・ウパニシャッド一―1―20）

『人間は財宝を以って満足すべきに非ず。まして、貴神を見し上は、われらいずくんぞ財宝を貪らん。われらは貴神の許したまわん限りを生きんのみ。わが選ぶべき施願は依然として同一なり」

（カタ・ウパニシャッド一―1―27）

『皮の靴をはく者にとっての全地球は、皮でおおわれているのと同じである様に、心の満足を得ている者にとっては、いついかなる所でも、この世は富に満ちあふれている』

こうした心の満足を得た者にとって、世俗の富はもはや少しも重要でなく、何の魅力も無くなってしまっています。

聖都ハリドワルで、クンバメラの大祭が行なわれていた時の事です。私は一人の行者に、いくばくかのお金を与えようとしたことがありました。すると、その行者はこう言ったのです。「いったいぜんたい、こんなもので何ができると言うのか？　自分は過去六十年間、お金に手を触れる事なしに生きて来ているんだよ」

こうした行者こそ、最高の心の満足を勝ち得ているると言えるのではないでしょうか。

『貪欲な心を持った者は、その心を常にかき乱され、悩まされ、そして、辱められてもまだお金を追い求めようとさえする』

（スバーシタ・ラトナ・バーンダーガーラ七九―10）

世間においては、富の女神は最も大切な神様として崇め奉られていますが、しかしこの富の女神は、世間にあって人格者と呼ばれるような人の心をもかき乱すことがあるわけです。ですから、もしも私達が、あらゆる事に感謝し満足するという心を持ち合わせていなければ、貪欲な思いが心の中で力を増し、多くの問題を引き起こし、その結果、私達は輪廻転生の渦の中から逃れることができなくなってしまうのです。

この世の多くの人々は、かわいそうなことに、快楽の対象を求めて忙しく動き回っております。そうした人々は、期待に胸をふくらませ、欲の鎖につなぎ止められているわけですが、こうした欲の鎖から解き放たれた者は、安らかで乱れのない心を常に持ち続けています。つまり、欲の奴隷となった者は、この世につなぎとめられてしまっているわけで、逆に、欲から開放されて自由な立場にたった者は、いわば、この世の事からすべて解放されているると言えるわけです。ですから、私達は、貪欲な心や物事に執着する心に隷属してしまわぬよう、餌食とならぬよう努力せねばなりません。ヨーガ・スートラにも、次のように述べられています。

『満足の戒律を守ることによって、無上の幸福が得られる』

（ヨーガ・スートラ二―42）

言葉の満足

この言葉の満足とは即ち、寡黙であれということです。例えば、私達は人に対して激しい言葉を投げかけたり、言葉で侮辱したりして怒らせる事があってはなりません。むしろ、少なく語り、論争は避けて、沈黙を守る方がよいのです。こうした状態にあることを、言葉の上で満足している、と言うのです。

ある時、ハリドワルの町にヴィマル・デオという一人の行者が住んでおりました。しかしながら、この行者は、耳ざわりで荒々しく、また、人を侮辱するような言葉を常に口にしておりました。

ある日の事、私はたまたまガンジス河へ行く道筋で、彼といっしょになりました。そこで私は、これを良い機会だと思い、行者ヴィマル・デオに、なぜいつもそうした言葉を口にしているのか、尋ねてみたのです。彼は答えました。「よくわかっています。私の言葉の悪さは非常によくないと思っています。しかし、どうしても止められないのです。どうやったらこの悪癖をやめられるか、その方法を知っているなら教えて頂きたいほどです」

この答えを聞いた私は、さっそく彼に、三年の間沈黙を守り通すようにと、教えたのです。そして彼は、私のこの教えを守り通しました。その結果、彼の悪癖は全く治ってしまったのです。このように、荒々しく激しい言葉を口にしなくなれば、私達は自然と言葉の上での満足を得られるようになれるのです。

肉体の満足

この肉体の満足とは即ち、他人に暴力を振るったり、盗みを働いたり、姦通したり、諸々の悪を楽しみそれを自ら行なったりせぬようにすることであり、また、罪深い欲望が心を満たさないようにして、貧しく悩める者の力となり、禁欲を守って善行を積むようになること等を言います。また、自分自身に危害を加えた者に対し、それを許してやれることもまた、この肉体の満足を得ていると言えるのです。

以上三種類の満足ということに言及して、聖師ヴィヤーサは次のように述べています。

『この世における愛欲の楽しみ、及び天上界の大楽、これらは渇愛の尽きた楽しみの十六分の一にも匹敵しない』

（ヨーガ・スートラ二―42ヴィヤーサ註解）

即ち、この世にあって、粗雑次元の物質は肉体中の諸感覚器官で楽しまれ、微細次元の物質は私達の微細体中の諸感覚器官によって楽しまれるわけですが、これらの快楽とて、快楽を捨て去ることによって味わうことのできる快楽の十六分の一にも当らない、と聖師ヴィヤーサは述べているのです。

一般に、欲望は大きな苦悩をひきおこし、逆に、欲望がなくなれば幸せがもたらされる、と言われています。

『娼婦ピンガラは、彼女の欲望がすべて消え去った後になってはじめて、深い眠りに落ちる事ができた』

（スバーシタ・ラトナ・バーンダーガーラ七九―22）

即ち、この娼婦ピンガラは、夜通し、その客の来るのを待ち続けるのですが、その夜、客が来ずじまいになれば、ようやく眠りにつくことができたわけです。その後ピンガラはこの仕事から身を洗い、そのお蔭で幸せな生活を送ることができました。その際に、ピンガラは次のように言ったそうです。

「私が、もしもこれまで、かって客につかえたように、神様におつかえして来ていたならば、即座に天国へ上れる資格を得ていたであろうに」

もしも、物事に感謝し満足する、ということをしなくなりますと、その分だけ貪欲さが増し、百の欲望を持っていた者は、その数を数千にまで増加させ、それら数千の欲望を満たした後は、更に数百萬の欲望を持つようにまでなってしまうのです。

そうした欲にとりつかれた者は、空中に城郭を思い描き、自分こそは帝王になるのだとか、インドラ神になるのだと空想するのです。しかし、最終的にはこうした空想も、自分自身の肉体の死を以ってその幕を閉じることになってしまいます。貪欲さこそ、私達人間を貪り食うところの悪魔に他なりません。そしてまた、毒性の植物がそうであるように、それに関わる者にあらゆる種類の災いをもたらさずにはおかないのです。ですから、例えば、丘は高きものであり、海はその丘よりも更に規模が大きく、空はその海よりも更に広大な広がりを持っていますし、更には創造主ブラフマンはこれら被造物に勝る存在でありますが、この貪欲さは、以上のすべてに勝るとさえ言いうるのです。

『貪欲さは三界をその手中に納める』

（スバーシタ・ラトナ・バーンダーガーラ七六）

右のように言われているからこそ、すべての欲望にとらわれることがなくなり、完全なる心の満足を勝ち得た者は、いかなる社会においても、尊敬されているわけなのです。

三、苦行（Tapa）

勧戒の内、三番目の戒律は苦行です。この苦行について、ヨーガ・スートラには次のように記されています。

『苦行とは、対立するものに耐えることである。そして、対立するものとは、飢と渇、寒と暑、立と座、木片沈黙（カーシタハ・モウナ）と形式沈黙（アーカーラ・モウナ）である。また、慣習どおりに難行、月減食、厳苦行等をするのが、これらの戒律である』

（ヨーガ・スートラ二—23ヴィヤーサ註解）

この戒律においても、身口意のそれぞれの次元で戒律を守り通すことで、行者は修行を完成させることができるのです。

心の苦行

私達人間の心の中には、常に、善と悪、二つの思いが湧き上がってきています。そして、この心の苦行とは、私達の心の中で、怒りとか邪悪な欲望が湧き上がらないようにするということなのです。例えば、自惚れ等は私達の心をかき乱します。同様に、侮辱を受けたり物を失なったり非難されたりしても、私達の心は乱れ動きます。そしてまた、禁戒、勧戒の両戒律に反するような暴力を振るう事とか嘘をつく事、盗みを働く事なども、私達の心に悩みを生じさせ続けます。以上のような不都合な心が生じて来ぬよう、私達は努力せねばなりません。そのためには、常に私達の感覚器官の働き具合を監視して、快楽の対象物を追い求めぬよう、心の内側へと向かって働くようにさせておかねばならないのです。

バガヴァッド・ギーターには次のように述べられています。

『意思の落着き、心根の優しさ、自制心、素直な性格、以上を心の苦行と呼ぶ』

（バガヴァッド・ギーター十七—16）

また、次のような聖句もあります。

『快楽の対象物を追い求める心は次第に強力なものになってゆくかもしれぬが、私達は決してそうなるままにさせてはならぬし、むしろ、こうした心を消し去るようにせねばならぬ』

（スバーシタ・ラトナ・バーンダーガーラ一四九）

『世俗の快楽を追い求める者は、自らの命をすり減らし、その結果、ガラスの破片を得るために、手中の宝石を投げ出すような事をしてしまう』

（スバーシタ・ラトナ・バーンダーガーラ三九一―205）

心の中にほんの些細な欠陥があっても、それが一生災いとなって影響し続けるということもよくあることです。ある時、ラムダスという名前の行者がアムリッツァーの町にやって来たことがあります。ラムダス師は、いつも、ゆでたいちじくの実だけを食べて生きていました。この、いちじくの実が手に入らない時には、いちじくの葉を同じくゆでて食べていました。私はかなり前から師がそうした食生活を送っていたのは知っておりましたが、またまある時、一緒に市場に行ったことがありました。市場に行ってみますと、丁度、菓子屋が作ったばかりの砂糖菓子（ジャレビ）を店の前に並べておりました。ラムダス師は、この砂糖菓子を食べたいという気持をその時抑えることができなかったのです。師は、無意識の内に、その砂糖菓子に手を伸ばしてつかみ取ると、がつがつと食べてしまったのです。それを見た菓子屋の主人は、手にした熱いふるいで師の背中に殴りかかりましたので、師の背中からは血がほとばしり出ました。それでもその場は、そこに居合わせた人々のとりなしで、何とかおさまりました。「砂糖菓子が食べたければ、なぜ、欲しいと言わなかったのですか。言ってもらえれば、菓子を買うこともできたのに」と私はラムダス師に言いましたが、その時、師は私に次ような話をしてくれました。「自分はこの二十六年間というもの、ずっと、砂糖菓子を食べたいという気持を抑え続けて来ました。しかし、今日は、遂にその気持を抑えきれずに、気づいた時は、砂糖菓子を口にしていたのです」ラムダス師のこの言葉を聞いて、それまで、師の厳しい禁欲と苦行を知る者達は、改めて、苦行の難しさを思わずにはいられませんでした。

以上のように、ここで言う心の苦行とは、感覚器官がその対象物に魅惑されぬようにするということなのです。バガヴァッド・ギーターには次のように述べられています。

『性欲、怒り、それに貪欲といった三種の自己破滅の行為こそ、地獄に落ちる入り口となるものなり。それ故、修行者はこうした行為に身をまかせぬようにせねばならぬ』

（バガヴァッド・ギーター一六―21）

私達はこれら三種の行為に心うばわれぬようにせねばなりません。もしも、私達の内的心理器官たる理智が欲望のとりことなって、快楽を楽しみたいと判断決定してしまえば、同じく意思も、そうした心理作用に突き動かされてきます。そうなれば、意思はくるくると気まぐれな動きをするようになってしまいます。ですから、私達の理智が快楽の対象物を追い求めようとするならば、すかさず、その動きを身体内の内側に引き込み、制御するようにせねばなりません。それは丁度、野生の馬に手綱をつけて飼い馴らすのと同じで、常に内的心理器官の働きを監視しておかねばならないのです。

言葉の苦行

言葉というものは多くの罪を造り出すものです。そうした罪を造らぬようにするためにも、この言葉の苦行という戒律を守らねばなりません。そのためには、例えば嘘をついたり、不快で荒々しい言葉をしゃべったり、怒りながら口喧しく罵るようなことを止めねばなりません。また、論争に加わったり、他人の心を傷つけるような言葉を口にしたり、殺人を示唆したりしてはなりません。ですから例えば、師からそのお叱りをうけたような場合でも、決して言い訳などせず黙ってそのお叱りをうけるようにせねばなりません。このように、私達はよくよく考えて話をするようにせねばなりません。また、愚にもつかぬような無益なおしゃべりに関わらないようにもせねばなりません。そして、必要にして、重要だと思われるような言葉だけを話すようにするのです。他人を傷つけるような言葉は厳に慎まねばなりません。ですから私達は常に、真実を語り、人助けとなる言葉のみを話し、そして、言葉を発する前にはよくよく考えてからにするような習慣を身につけるようにせねばならないのです。

『穏やかにして、正直で快よく、有益である言葉を話し、また、ヴェーダ聖典の誦唱等が言葉の苦行とよばれている』

（バガヴァッド・ギーター一七―15）

この聖句を解説して、ある人は、言葉の苦行に徹して、語るに少なき者の言葉には力がこめられている、と言っています。ですから、こうした修行者が、例えば罪深い人に向かって、「真っ当に生きよ」と言っただけで、その者は必ずそうするようにさえなるのです。

かって、ボンベイに住んでいたセッ・トゥルシ・ラムは、退職後、聖都ハリドワルにやって来て、沈黙を守り、神に祈り続ける毎日を送るようになりました。ですから、彼が神に祈りをささげた後に話す事は必ずその通りになったのです。それが例え商売に関わるようなことであっても、本当に彼の言う通りになったのです。ところが、このセッ・トゥルシ・ラムは、やがて、このことを鼻にかけて自慢するようになりました。その結果どうでしょうか。彼の言うことは少しも当たらなくなってしまったのです。その言葉は力を失ってしまいました。だからこそ、次のような聖句まであるのです。

『もしもその者が、他人の悪口を言おうにも話すことができず、また、女性を見ようとするにも眼が見えず、他人の財産を盗もうにも身体が自由にならぬならば、三界を支配しうる力を持つまでになれる』

肉体の苦行

この肉体の苦行を修行している者は、例えば飢えとか渇き、それに暑さとか寒さにも耐えられなければなりません。

バガヴァッド・ギーターには次のように述べられています。

『導師、並びに解脱に達した者、そして神々を敬い奉る事、また、肉体の純潔を保ち、正直で禁欲を守り、非暴力に徹する事が、肉体の苦行という事である』

（バガヴァッド・ギーター一七―14）

また、これは誰でもが、そう思っていると思いますが、肉体の苦行に耐えられるようでなければ、この世における幸福などは、勿論実現させることはできませんし、こうした幸福以上のもの、即ち、神我と合一するなどといった事は全く不可能に近い事だといえるのです。インドラ神でさえ、百四年間にわたり、禁欲と苦行の生活を続けてきたからこそ、『神我の科学』の智慧を得る事ができたのだと言われています。こういう意味からしても、様々な社会の中での智慧ある人物であるとか、修行者（サニヤシ）は、それ相当に大切にされなければなりません。それというのも、そうした人達は私達に、色々な問題を解決できるような様々な智慧と力を分け与えてくれるからです。禁欲の生活や非暴力の実践、また、諸々の戒律を守って生きるという苦行の生活の中で、私達は最高の智慧を得るようになれるのです。

この肉体の苦行を修行してゆく時、寒暑といったような二極の状況に耐え得るようにならなければなりませんが、しかし、たとえそうできたからといって、決して自惚れてはなりませんし、また、世間から認められたいなどと思ってもなりません。また、こうしたことができぬ人々を侮ったりしてもなりません。これらのことはすべて破戒につながるからです。

『侮辱に耐える事は、苦行の成果を増し、逆に名誉を求める事は苦行の成果を減ずる事となる』

これは即ち、ある人が、皆にもち上げられて有頂天になってしまうようでは、その人のせっかくの長所も色あせたものになってしまうでしょうが、逆に激しい非難にさらされながらもそれに耐えてゆけば、その人の心も練れてくる、という事を言っているのです。ですから、世間でもよく言われているように、他人からの非難はむしろ歓迎すべきであり、自分を非難してくれる者はかえって家に泊めて歓待すべきなのです。

『もしも、自分を非難する者を歓迎するならば、自分自身は恵みの光を得るが、その者は光を失う』

（カビール）

この肉体の苦行を修することで、自分自身の多くの罪が浄められてゆきます。私は、まだ十代の若い頃、夏の暑い太陽のもとで、多くの汗を流しながら、家の屋根の上に座って何時間もガヤトリ・マントラを唱え続けたものです。また、冬にあっては、聖都ハリドワルのサプタサロワルで、夜間、水中に首までつかって立ちながら、このガヤトリ・マントラを唱え続けました。また、三年間の間、毎年三ケ月づつ、私は自分自身のまわりに十一もの火を燃やし続け、その真中に座り続けた事もありました。

『肉体の苦行は修行者に感覚器官を制御する力を与え、肉体への執着心を弱める』

（スバーシタ・ラトナ・バーンダーガーラ三六七）

ですから、例えば私達は、手に入れることのできた食物に満足し感謝しなければなりませんし、また、自らの所有に帰する財産は勿論、どんな配偶者に対しても感謝し、受け入れる必要があるわけです。しかし他方では、慈善を行なう事とか、学習し、また、苦行を修する事などは、決して、ここまでと限界を設けることをせずに行ない続ける必要があります。つまり、徳を積むことに関しては、一生変わらずに、常に努力を積んでゆかねばならないのです。

聖師マヌも、次のように述べています。

『人の出生に際し、両親の受けたる苦痛は百年を経るも償いをなす事を得ず』

（マヌの法典二―227）

『常に、これら（両親）に対し、また、常に師に対して、意に適うことを為すべし。これら、三者の満足せる時は、すべての苦行（の果報）は獲得せらる』

（マヌの法典二―228）

即ち、両親並びに導師に対する奉仕は、最高の苦行と言いうるのです。

『これら三者への服従は最上の苦行なりと言わる。彼等の許可なくしては、他の徳行を行なうこと勿れ』

（マヌの法典二―229）

この苦行の場合にも、善性、動性、それに暗性優位の各苦行があると考えられます。この事実を説明して、バガヴァッド・ギーターには次のように記されています。

『（以上の）三種の苦行が、何の果報も期待せずに不動の信念を持って行じ続けられる場合は、それを善性優位の苦行と呼ぶ』

『良い評判を得るとか、名声や尊敬を得るために苦行が行じられたり、また、見せかけだけの苦行であったりした場合、それは信念の裏打ちがない一時的なものとして、動性優位の苦行とみなされる』

（バガヴァッド・ギーター一七—17）

『それが、何かばかげた考えからとか、自らを痛めつける目的からとか、他人に被害を与える目的から苦行が行じられた場合、それは暗性優位の苦行と言える』

（バガヴァッド・ギーター一七—18）

（バガヴァッド・ギーター一七—19）

ところで、聖者ヴィシュヴァミトラの場合、天国に入れるようにと、この苦行を修行してきたわけですが、妖精メナカの誘惑に敗けて、そうできずにしまいました。また、私の知っているラムダスという行者の場合、聖都ハリドワルのサプタサロワルに住んで、十二年間というもの片方の足だけで立ち続けてきました。ところが、この行者ラムダスのためにあれこれ世話をしていた女性が一人いたのですが、一年半後に行者ラムダスは苦行を止め、この女と共にハリドワルからいなくなり、ペシャワルに行って、そこで所帯を持つに到ったのです。

暗性優位の苦行をしている者の心の底には、常に無智さが潜んでいます。ですから、こうした場合、肉体的苦痛が生ずるだけで、そこからは何の智慧も得ることができないのです。その苦行の結果は、右に述べたような聖者ヴィシュヴァミトラとか行者ラムダスのようなものとなってしまいます。

善性優位の苦行の場合、こうした修行を積むことで、私達の肉体を初め、意思や理智といった内的心理器官が浄められ、すべての悪い因縁も解消されてしまうのです。ですから、苦行の内でも特に、この善性優位の苦行だけを行ずるようにせねばなりません。

ヴァーチャスパティミシュラも、そのヨーガ・スートラの註解書の中で次のように述べています。

『苦行を行ずる際には、身体中の三種の機能原理（Tridosha）である胆汁素、粘液素、体風素の各要素の不調和から生ずる病気にかからぬよう、自分自身の身体に見合った苦行を行ずるようにせねばならぬ。なんとなれば病気は苦行の最大の障害であるから。それ故修行者は、正しい食事、正しい行状、正しい睡眠、正しい行動を摂るよう心がけねばならない』

（ヨーガ・スートラ二―1ヴァーチャスパティミシュラ註解）

このように、修行者は、毎日規則正しい生活を送るようにせねばなりません。ですから、疲れすぎたりしてはなりませんし、また、なまけて休みを取りすぎることもあってはなりません。例えば、夜十時に寝て、朝四時に起きる一日のプログラムを作ったとしたなら、毎日必ずこの通りにせねばなりません。これはいわば修行者が身につけるべき技とでもいえるものです。ヨーガ・スートラにおいても、前述のそれぞれの三種の徳性が優位となっている苦行を行ずることから得られる成果について、次のように記されています。

『苦行を行ずるならば、心身の不浄が消え去るから、身体と諸感覚器官の超自然的能力があらわれる』

（ヨーガ・スートラ二―43）

ヨーガ・スートラの註解者として有名な聖師ヴィヤーサも、次のように述べています。

『久遠来の業と煩悩との潜在印象により、種々雑多となり、また（それ故に）、対象の網が（そこへ）近づいて来ている不浄（心）は、苦行なしでは完全に破壊することができない』

（ヨーガ・スートラ二―1ヴィヤーサ註解）

即ち、苦行を修せぬ者は完全な解脱には到達しえない。それというのも、この世の始めより、悪と欲とは私達人間の魂に付着しており、苦行を行ぜぬ限り、こうした悪因を解消することはできないから、と言っているのです。

四、読誦（Swādhyāya）

聖師ヴィヤーサは、彼のヨーガ・スートラ註解書の中で、この読誦について次のように述べています。

『読誦とは、聖音オーム等の浄化作用のある真言を誦唱すること、或いは解脱を説く聖典を学習することである』

（ヨーガ・スートラ二―1ヴィヤーサ註解）

ここで言う聖典の学習とは、毎日規則正しく聖典を読み、また、それを教え続けることを言います。この読誦の戒律を身口意の各次元で行じなければなりません。

心の読誦

この心の読誦とは、次のようなことをすることです。

一、ブラフマランドラ内に位置する理智鞘内で、聖音オーム（プラナヴァ）にむけて瞑想する事。その場合、修行者は理智鞘内に聖音オームの文字を想い描き、この心像に向けて精神集中を施すのです。

二、これまた理智鞘内部で、ガヤトリ・マントラを書き綴るようにして想い描き、心の中でこの真言を唱え続けます。

三、ヴェータ聖典中の真言や、他の経典中の真言、または奥義書中の聖句などを、心の中で想い描きながら心の中で唱え続け、はっきりとその心像を視るようにします。即ち、この場合、強力に精神集中することで瞑想状態に入り、心の中で想い描いている真言などを、はっきりと視てとれるようにするのです。その場合、なぜ理智鞘内で、こうした修行をするのかと言いますと、それは、精神集中とか瞑想、それに三昧といった精神修行は、内的心理器官たる理智が行なうことであり、理智はこれらの修行の対象となる事柄を感覚器官から影響されない所へと分離することができるからなのです。そして、この理智は、真言などの修行の対象物を識別し、理解した後に、その情報を意思へと伝えるわけです。このようにして、理智が一つの対象に向かって繰り返し働きかけ続ける事が即ち、その対象を学び続けているのだと言えるわけです。心の中で真言を唱え続ける、という行法は、一般には、理智を働かせて行なう修行だと考えられていますが、他の方法としては、真言の語句を私達のアージュナー・チャクラ内に想い描く、即ち、心のペンでその語句を書き上げる、という行法もあります。その場合、この心の読誦は、身体を動かすことなく、無言の内に反復して行わねばなりません。こうした修行が、いずれは私達を解脱の境地へと導いてくれますので、この行法のことを心の読誦と呼んでいるわけです。心の読誦とは即ち、理智を働かせる読誦と言えるわけです。

言葉の読誦

この言葉の読誦とは、ヴェーダ聖典とか聖伝集、奥義書、その他精神世界の智恵をその内容としている古典を読み、また、説き教える事です。また、この言葉の読誦とは、声を出して聖音オームやヴェーダ聖典中の真言を唱えることであり、声を出して神に祈ることもまた、これに当たります。それ以外にもバガヴァッド・ギーターやラーマーヤナ、マハーバーラタ、プラーナ文献、奥義書(ウパニシャッド)、ヴェーダ聖典、六派哲学に属する書等を読む事、また、導師のもとで、それがどんな言葉で書かれてあろうと、哲学、宗教に関する書を学ぶ事も、この言葉の読誦に属することなのです。

肉体の読誦

どんな学習においても、そこには心の働きばかりでなく肉体の働きを必ず伴うものです。例えば、書物を読みその内容を考える際にも、肉体の各部位はその時同時に働いています。声を出して学ぶ時も肉体の働きを伴っています。また、眼の見えない者が、点字を指先で拾いながら、何時間でも本を読み続けるのも、この肉体の読誦と言えるわけです。

聖典を学ぶことの大切さについて、聖師ヴィヤーサは次のように述べています。

『自ら勉学する気のある者には、諸神や仙人や聖人達が視えてくるし、また、その仕事場に臨席する』

(ヨーガ・スートラ二―44ヴィヤーサ註解)

即ち、ひたすら読誦に励む者の前には、神々や聖仙など偉大なる存在がその姿を現し、栄誉の王冠を授けて下さると聖師ヴィヤーサはおっしゃっているのです、そうした事は現実の話として私達の多く見聞するところであります。

かって私は、ガヤトリ・マントラを千二百万回唱え続けたことがあります。それには四年という歳月がかかりましたが、その間私は、自らに一つの規則を課して、月の内、一回だけ言葉を話してもよい日を決め、その日に一ヶ月分の買い物をすべて済ましてしまうようにしました。こうして真言読誦の修行を成就させた後、私は次のようなことを経験致しました。

私は一人の少女の将来の運勢を予告して、「いずれ、片眼の男性と結婚するだろう」と言った事がありました。その後、この少女は私の告げた通り、非常に裕福な家の片眼の息子と運良く結婚することができたのです。また、私はもう一人のリラワティという名前の少女に、「お前はいずれ、品行方正で優しい夫と結婚し、子供も沢山授かるだろう」と、その幸せな将来を伝えてやった事があります。その後、少女リラワティは、私の告げた通りの人生を送ったのです。また、ある時私は、年の頃七、八歳になるバグリ・カーストに属する男の子に、「お前はいずれ大金持になるよ」と言った事がありました。当時、その子の家はごく人並の家で特別な金持ではありませんでしたが、その後、この子は成長して、毎月数千ルピーも得るほどの資産家になったのです。また、カラン・チャンドという名前の医者がおりましたが、子供が女の子ばかりで、夫婦ともども、何とか男の子が欲しいと思っておりました。彼は何とか男の子が生まれないものだろうかと言って私の所にやってきました。私は、奥さんが妊娠したら、すぐ私の所に連れてくるように告げましたので、その後、懐妊した奥さんを、すぐ私の所へ連れて来たのです。私は、お腹の子の出産までの間、ずっとその胎児に精神集中し、男の子が産まれるようにと祈念し続けました。そのかいあって、無事男子が授けられたのです。

五、最高神への信仰（Ishwara-pranidhāna）

この最高の神への信仰という戒律は、勧戒の内、最後の戒律になるわけですが、聖師ヴィヤーサは次のように述べています。

『最高神への信仰とは、すべての行為を、最高の導師としての最高神に捧げること、或いは行為の結果に執着しないことを言う』

（ヨーガ・スートラ二—1ヴィヤーサ註解）

『最高神は、太古の導師たちにとっても導師である。何故ならば、最高神は時間によって制限されないからである』

（ヨーガ・スートラ一—26）

『かくの如き最高神への献身、また、心の浄化、心の平静さを得る事により、おのずと精神は一点に集中出来うるようになり、その結果、神我に没入しうるようになる。神様のこうした恵みを受け、ヨーガ行者は、最高の解脱へと到る』

ヨーガ・スートラの記述、並びにそれを註解するヴィヤーサの説明によっても、いずれも、この最高神への信仰という戒律は奉仕ということを修行する『行為のヨーガ』（カルマ・ヨーガ）の修行に属するものだとしています。しかし、聖師ヴィヤーサは、この最高神を信仰する、という戒律が即ち、神様へ没入することであるとは言っていません。

『すべての行為を神様の為になし、それから生ずる結果も神様からの恵みとして受ける』

聖師ヴィヤーサは、右のような心のあり方を、即ち、この最高神への信仰と呼んでいるのです。これは言い替えれば、神様への奉仕ということです。神様に没入し、神様を悟るということは、三昧の境地にあって行なわれることであって、この最高神への信仰という戒律を守ることで実現されることではありません。

以上のことからして、私達は禁戒とか勧戒という事は、『行為のヨーガ』（カルマ・ヨーガ）に属する修行であると理解しておく必要があります。こうした立場に立って、聖師ヴィヤーサは、私達が為すすべての行為は神様のためになされなければならない、と言っているのです。こうした修行自体は、『智恵のヨーガ』（ジュニアーナ・ヨーガ）で考えられるべき事柄なわけですが、奉仕の行為自体は、この智恵のヨーガに属するものではないわけです。

ところで、この最高神への信仰の場合も、身口意の三つの次元で行じられなければなりません。

心による最高神への信仰

私達がよく考えてみればわかることですが、いわゆる無私の行為、などという行為はこの世にはありえません。ですから例えば、次のように言うことができます。

『それがたとえ、知能の非常に低い者であっても、自分の内部から生じてくる欲望に突き動かされて何等かの行為をなす、そうした我欲がなければ、何の行為もなしえない』

このように、それがどんな行為であっても、それに先行する何等かの欲望があるわけです。また、私達が何事かを決心する時も、その底には何等かの我欲がもとにあるわけです。また、ヨーガ行者の場合は、自分のためではなく、神様のために行為するのだと言われていますが、しかし、ヨーガ行者の場合であっても、その行為の底には我欲というものが横たわっているわけです。ですから、ヨーガ行者が悟りとか解脱のために修行を積む場合であっても、我欲がその動機づけとなっていると言えます。しかしヨーガ行者の場合、そうした我欲は心の底に抑え込んでいます。その上で、自分自身が行為するのだという自我意識を消し去るために、また、神様に奉仕するために、すべての行ないを神様に喜んでいただくよう献げているわけなのです。

ですから、神への信仰ということも、この戒律を守る者が何の目的もなしに行なっているわけではないのです。そこには、何等かの我欲がもとにあるわけです。従って、よくよく調べてみれば、この最高神への信仰とか他の戒律を守る行為なども、無我の行為ではないわけです。ただ、こうした行為の底に潜む我欲は非常に少ないのです。その我欲は殆ど無いと言えるほどですので、一般には無我の行為であると言われているわけです。

例えば、ある人が他の人々のために何か社会福祉に関わるような善い行ないをしたとします。すると、その行為は無私の行為であると呼ばれると思いますが、それというのも、その人は崇高で清い動機を、その心の底に持っていたからです。これが修行者の場合、一般的には無私の行為と呼ばれるような行ないをすることに喜びを感じています。ですから、それがどんな動機づけに基づく行為であっても、善と思える行為ならば、それをともかく行なうべきです。行為なくして進歩はありえないからです。ただ、最高神への信仰というこの戒律を守ることに関して言えば、この行為は神様の御心に叶うようにと為される行為です。だからこそ、こうした無私の行為をする時には、自分自身がこの行ないをしているのだと思うことも無いわけです。自分がしている、というような自我意識は、この場合、無くなってしまっています。ですから、私達が行なうすべての行為も、究極的には神様へ献げる行為となることが必要なのです。ですから、これから解脱に向かって修行せんとする者は、まずこれまでの禁戒、勧戒等の戒律をよく守って、心の内なる悪い因縁をすべて浄めてから後に、最高神への信仰という戒律を守る努力を開始せねばなりません。清浄なる心を持つ者だけが三昧の境地に入ることができ、解脱へと到れるのです。しかし、こうした修行は決して生易しいものではありません。そこには神様の御導きを疑わぬ強い信仰心が必要です。ですから、もしもこうした信仰心がなければ、瞑想修行において進歩ということはありえないのです。

以上の説明からもわかるように、解脱を目指す修行者ならば、まず自分自身の考えの中から、悪に向かう心をすべて捨て去る必要があります。大叙事詩マハーバーラタの中にも、次のような詩句が記されています。

『非暴力に徹し、正直で、よく感覚器官を制御でき、行きとし生ける物すべてを彼我の区別なく慈しむ事ができる修行者だけが、解脱の境地に達しうる』

（マハーバーラタ・シャーンティ・パルバ章二四五―20）

『心穏やかにして、周囲の人々から尊敬されている者と、意思と理智の働きによって諸感覚器官の外へ向かう働きを内に引き戻した者は、最高神を知る事ができる。なんとなれば、その者は心が身体外の事物に向かわぬようにして、唯一高尚なる事のみを想い、自分自身がやっているのだという自我意識を捨て去っているから』

（マハーバーラタ・シャーンティ・パルバ章二四六―6～7）

私達の内的心理器官たる理智は、唯一、神我に没入する境地に到ることだけのために働かねばなりません。ですから、理智が行なう、事物からの情報を分析したり判断したり、確認し決定を下したりする働きは、すべて、この解脱という目的のためになされるようでなければいけません。また、理智は、丁度御者が馬を手綱で動かすように感覚器官を動かすこともせねばなりません。ですから、理智自体の働き方は安定したものでなくてはなりません。また、内的心理器官たる意思は、こうした理智の働きを無用に刺激せぬようにしなければなりません。そうすると、理智の心理作用は静まり、その結果、真我並びに神我を直覚しうるようになるのです。

マハーバーラタにも次のように述べられています。

『精神の寂静さを得て、ヨーガ行者は善と悪とに執着せぬようになる。こうして行者は何事にも動かされる事もなく、至福を味わい続けるのだが、こうした境地は言葉で表現する事を得ない』

『無執着の境地にあるヨーガ行者は、たとえ、山と積まれた財富を差し出されたとしても心動かされる事はない。そうした世俗の富よりも、むしろ自ら到達しえた至福の境地にあるを楽しむ』

（マハーバーラタ・シャーンティ・パルバ章二四六―30）

『もしも行者が神様を信じ切って礼拝するならば、あらゆる困難を乗り越える事ができる。なぜならば、神様こそ、万有を創造し、維持し、進展させる存在であり、あらゆる生き物と物質元素とを造り出された存在であるから。また、神様と共にあって生きる者は、すべての困難を乗り越える事ができる。この事実は疑いの余地の無い事であり、だからこそ、すべての行為を神様に献げつくせ。神様は万有の創造主であるから、それが如何なる仕方であれ、神様を信じて生きる者は、あらゆる罪から免れる』

（マハーバーラタ・シャーンティ・パルバ章二四六―20）

『アルジュナよ。最高神は生きとし生ける者の心臓の内に宿り、その眩力によりて、仕掛けの上に乗る木偶人形の如くに（輪廻の渦の中に）まわし続ける』

（マハーバーラタ・シャーンティ・パルバ章三三〇―28）

『アルジュナよ。汝の自我意識をすべて捨てて、最高神の全き庇護の元に入れ。その時にこそ、汝は、至上の安らぎの永遠の住居を得る』

（バガヴァッド・ギーター一八―62）

このように、バガヴァッド・ギーターは、瞑想修行ということに非常に重きを置いた教えを説いていますが、私達は、他でもない自分自身の心臓内の鏡の内に最高神を見い出すことができるのです。

（バガヴァッド・ギーター一八―62）

ヴェーダ聖典も次のように同じ事を述べています。

『最高神を知る者は解脱に達する』

解脱の境地に到るためには、神様を信じて生きるということが絶対に必要です。世俗の事柄に関する望みを叶えること自体は、さして難しいことはありませんが、しかし、この神我の知識を得る、ということは非常に困難なことなのです。

ところで、私達のように、人間としてこの世に生を受けた者だけが、最高神を知ることができるのであり、この悟りを得るためにこそ私達は人間としての生を此の世に受けていると言えるのです。ですから、もしもあなたが人として生まれたにもかかわらず、神我の知識を知ることもなく、また、輪廻転生の渦の中から抜け出す努力もしないようでは、あなたの人生は全く無駄なものとなってしまいます。人として生まれてくること自体、非常に有難いことなのです。

『前生における多くの徳行の故に、我等は人としてこの世にある。かくのように得た人生であるにしても、人生には限りがあり、しかも、神我の知識を得る事は最も困難な事である』

（バーガヴァタ・プラーナ二―29）

神様へ向けて瞑想を施すことなしに、幸福を得ることはできないのです。

バーガヴァタ・プラーナの中で、クリシュナ神は、次のように述べています。

『ヨーガ修行には、智恵のヨーガ、行為のヨーガ、奉仕のヨーガという三種の修行の仕方があるが、この内でも奉仕のヨーガとは、最高神に瞑想を施すヨーガ修行である』

（バーガヴァタ・プラーナ十一―20―6）

言葉による最高神への信仰

この言葉による最高神への信仰とは、神様とはどういう存在なのかということの話をしたり、または、神様に祈りを捧げたり、サーマ・ヴェーダの讃歌を誦唱したりすることが、これに当たります。

『聖音オームを繰り返し誦唱せよ。また、その意味に思いを馳せながら、ガヤトリ・マントラに節をつけて唱えよ』

（ヤジュル・ヴェーダ三六—3）

『最高神を現す言葉は聖音オームである』

（ヨーガ・スートラ一—27）

例えばヴェーダ聖典を初め、数々の奥義書(ウパニシャッド)、その他の聖典においても、いずれも聖音オームは最高神の名称として最高のものだと言われています。この聖音オームはまた、それ自体で最高神を意味するものです。また、ヴェータ聖典中に述べられている最高神の偉大さも、この聖音オームの中にすべて含まれていると言えるのです。この聖音オームの語源は、保護する、という意味の言葉『アヴァ（Ava）』から来ています。ですから、聖音オームは、あらゆる事からお守り下さる最高神という意味にもなるわけです。

次に、ガヤトリ・マントラの各句を説明いたしますが、『ブフー』、『ブハー』、『スワハー』という三つの言葉は、素晴らしく力のある言葉であると言われています。そして、これらの言葉には、幾つかの意味づけが為されています。即ち、これら三つの言葉は、それぞれリグ・ヴェーダ、ヤジュル・ヴェーダ、サーマ・ヴェーダを意味していると言われたりしています。または、行為、智慧、それに信仰という、神様がお造りになられた三組の知識を意味しているとも言われています。

以上の意味を踏まえて真言のそれぞれの言葉の意味を説明しますと、次のようになります。『ブフー』とは、魂とか魂のもととなる力。『ブハー』とは、あらゆる苦悩を解消させて下さる神様。『スワハー』とは、至福をもたらして下さる神様。『タト』とは、かくのようにという意味の言葉であり、『サヴィトゥル』とは宇宙の創造主とかあらゆる繁栄を約束して下さる主。『ヴァレンニャン』とは、喜びを持って受け入れるという言葉であり、『バルガハ』とは、智慧のすべてであると共に、あらゆる罪を浄める存在である、という意味です。『デーヴァッシャー』とは、すべての願いを叶えて下さる力と智慧である神様、という意味です。そして、『ディーマヒー』とは、我等は神様に瞑想を施す、という意味で、最後に『ディヨー・ヨー・ナー・プラチョダヤート』とは、どうか神様、我等の理智がよりよく働けるようにさせ、瞑想しうるようにさせて下さい、という意味です。

以上のように、このガヤトリ・マントラは神様の属性について述べ、そうした属性に向けて瞑想すれば、私達は解脱の境地に到れると言っているのです。だからこそ、私達はこの真言を唱えこの真言の意味に向けて瞑想する必要があるわけです。以上が言葉による最高神への信仰ということです。

バーガヴァタ・プラーナには次のように述べられています。

『神様を礼拝するとは、神様の御わざを讃える聖歌を歌い聞き、神様を祈り崇め、この神様の御心と一つとなる事を言う』

(バーガヴァタ・プラーナ一七—7—23)

ヤジュル・ヴェーダでは、次のように言われています。

『神様！私はあなたを信じ崇めます。あなたは雷光の如き存在であり、邪な心を持つ者は雷にふるえる雲のように恐れ戦きます。あなたはあらゆる面において我等に幸福をもたらしても下さいます』

（ヤジュル・ヴェーダ三六―21）

『我は御身の御前にぬかずく。御身は我等と共にあり、浄化して下さる存在』

『神様の御わざを讃えなさい。そして自らは神様のしもべであると思いなさい。神様こそ我々の最良の友』

『(最高神は)無分なり、無徳なり、寂静なり、不変なり、無依なり。無垢なり、不去なり、高頂住なり、不動なり、堅実なり』

（ヨーガシカー・ウパニシャッド三―21）

肉体による最高神への信仰

私達の肉体は神様に奉仕するための道具となり、また、真我を知るための手段ともなります。また、世俗の楽しみを味わう媒体ともなります。ところで、もしも肉体が病に侵されてしまうと、元気が無くなり動かすこともできなくなってしまいますが、そうなると、心や言葉を使っての神様への祈りがやりにくくなってきます。というのも、そうした病気の状態では、神様に向かって理智が集中して働きにくくなるからです。こうした意味からも、肉体を健康に保つということは、非常に大切なことなのです。

『自らの精神性を高めるために、理智の判断決定により肉体が為したすべての行為は、すべて最高神への奉仕として捧げられねばならない』

ですから、ヨーガ・スートラにも次のように述べられているのです。

『最高神に対する祈念によって、三昧が成就する』

（ヨーガ・スートラ二―45）

即ち、あらゆる行為をすべて神様に捧げつくすこととは、神様に向かって瞑想を施すことと同じなのです。そして、『魂の科学』、『神我の科学』の知識を得て、解脱の境地に達するためには、多くの困難を乗り越えて行かねばなりませんが、この時、神様へすべての行為を捧げる信仰こそが、この修行を助け、いずれ私達を三昧の境地へと導いてくれるのです。

こうした、神様と合一した境地に入ることこそが、人間として生まれて来た者の究極目標であり、そのためにこそ、これまで説明して来た禁戒、勧戒の各戒律を守って行く必要があるのです。解脱の境地は、今この世に生を受けている間にこそ到達せねばなりません。そうなって初めて、私達はこの世の束縛の中に生きつつも、すべてに囚われることなく、自由に生きて行くことができるようになれるのです。

第三章　座　法　(Āsana)

――ヨーガ修行の第三段階――

まえおき

禁戒と勧戒とは普遍的な真理だと言えます。それというのも、これらの戒律は、国や宗派が異なっていても、どんな人間でも守らねばならぬ戒律だからです。ですから、これらの両行法は、いつでも誰でも何処にあっても、修行し得る行法になっています。しかし、座法を初め、調気法、精神集中、瞑想、三昧の各行法の場合は違います。これらの行法を修行するには特別な指導が必要です。特に、精神集中、瞑想、三昧の各行法に熟達するには、まず、基本となる十六種の座法の内、最低でも一種の座法には完全に熟達しておく必要があります。それというのも、ヨーガを修行する者ならば、少なくとも三時間は、一つの座法で無理なく座り続けられなければならないからです。この三時間という時間は、或いは非常に長く思えるかも知れませんが、しかし、毎日少しづつ時間を延ばして修行して行けば、いずれはできるようになります。

インドのヨーガ行者達は、非常に多くの座法を考え出しましたが、これらの座法は精神修行の点からも非常に有効な修行法になっていますし、また、それに加えて、肉体を健康にし、元気よくさせてもくれます。ですから、これらの座法は、単にヨーガ行者や遊行者、聖者にとって役立つばかりでなく、すべての人に対しても役に立つ修行法になっているのです。そして、これらの座法を行じる者はすべて、病気を知らぬ幸せな生活と、長寿を楽しむことができるようになれます。一説によれば、これらの座法は、人類の長い時間にわたる進化の過程の中で創造されてきたものだ、と言われています。

ところで、本書の中で私は二百七十七種の座法を紹介致しました。それらには写真の説明もつけておきましたので、非常に判り易くなっていると思います。これらの座法を行ずることで、多くの人々が恵みを得られる事を願っております。

さて、これらの座法を行ずる場合、例えば満腹の時とか、または、服を沢山着ているような場合は行ぜぬようにして下さい。ですから、必ずパンツか下着だけの薄着になって行なうようにするのですが、修行の場所も、埃っぽい所や煙や悪臭の漂う所、それに風の激しい所などは避けるようにして下さい。また、床には毛布か薄いマットレスを敷いて、気持よく横になれるようにしておきます。床も、よく乾いた水平な場所を選んで下さい。また、各種座法から最大限の効果を引き出すためには、調気法も同時に行じるようにして下さい。こうして座法を行じてゆけば、身体の各関節はしなやかになり、また、身体の歪みもとれ、腹部の筋肉も締まり、均整のとれた美しい身体が造り上げられます。それと同時に、各神経組織の働きを強化し、消化吸収作用も促進され、肝臓や脾臓、それに大小腸の働きもよくなります。また、生気を初め、肉体や感覚器官もよく制御できるようになり、何時間もの間、三昧の境地にあって疲れること無く座り続けられるようになれます。更に、身体中で、生気の流れと血液の流れとがよくなり、血液に関する病はもとより、色々な病が癒され、また、たとえそうした病気に罹っても即座に治ってしまうようになります。こうして健康な肉体を持つようになれば、長生きできることは勿論ですが、老化現象もそれほど起こらず、年をとってもさしたる不都合も無く生活できるようになれるのです。そして、肉体ばかりでなく、その心も判断力も、何時までも明晰なままでいられます。更にまた、健康な肉体を持てば、暑さや寒さ、それに飢えや渇きにもよく耐えられるようになれます。要するに、座法を行ずれば、肉体は勿論、精神的、霊的な点からも多大な利益を受けられるようになるのです。

座法を行ずる場合、修行者は常に、消化がよく、新鮮であまり辛くないものを食べるようにせねばなりません。

また、あまりに働き過ぎの人とか、逆に怠けて休み過ぎの人、または不眠の人などは、いくら座法を行じてもよい効果を期待することはできません。

特に、こうした精神修行に関係する行法の場合、禁欲の生活を守る者だけが、その行法に完全に熟達し得るのです。

座法を行ずる場合は、その前に、必ず自分の身体の調子を調べておくようにして下さい。また、調気法は、修行者が一定の座法で長時間座り続けられなければ、それを行じても何の効果も期待できませんので、そうした者はまず座法をよく行ずるようにして下さい。

座法を行ずる際の諸注意

一、座法は朝の間に行ずると一番効果があります。しかし、朝に時間のとれぬ者は、夕方行なっても差し支えありません。この夕方に座法を行ずる場合は、胃腸の内容物が朝の排便後ほど少なくありませんので、あまり激しい座法は行なわぬようにして下さい。こうして考えてみますと、座法を行ずるのに最も良い時間帯は、午前五時から七時の間ということになります。この修行の時間帯は、あなたの住む地方の気候を考慮して決定すればよいと思います。例えば、ヨーロッパや北米など寒冷の地では、早起きする習慣は無いでしょうから、そうした場合は、夕方に座法を行なってもよいと思います。

二、座法を行じうる年齢は、十二歳から六十歳乃至は七十歳までで、この間の年齢の者ならば、男女の別なく誰もが行ずることができます。しかし、年とった者の場合には、既に筋力が低下していたり、血液が薄くなっていたり、また、関節が硬くなっていたりして、激しい座法をすれば身体を壊しますので注意して下さい。また、子供の場合も、まだその骨が軟らかくて固まっていませんから、難しい座法をしますと身体を歪めてしまいますので注意して下さい。しかし、青年期にある者の場合は、その身体は充分に発達していますので、むしろ積極的に難しい座法を行なうようにして下さい。そうした座法も、青年期にある者にとっては、さして困難なことも無いはずですし、むしろ、そうした難しい座法を行ずることで、多くのよい効果を得ることができるはずです。

三、座法は必ず、胃が空の時に行なうようにして下さい。もしもそうでないと、身体中の敏感な部分に悪い影響が出て来てしまいます。そうなれば身体を壊すだけで、何のよい効果も得られません。ですから、座法はくれぐれも、朝の内に、洗面と排便を済ませた後に行ずるようにして下さい。ですから、冬になって寒いからと言って、お茶など飲んでから座法を行じてはよくありませんので、注意するようにして下さい。

四、座法と調気法とは、病人や発熱している者は行じてはなりません。というのも、これらの行法は体温を上げるからです。また、妊娠中の女性は座法を行じない方がよいですが、もしも行ずるとするならば、簡単な座法を行なうだけに止めるべきです。無理して座法を行なえば、子宮内の胎児の成長を損なうばかりか、胎児の身体を損なって奇形の子供にしかねないからです。また、生理中の女性も座法を行じてはいけません。以上のように、座法と調気法とは、健康な肉体の持ち主か、または、支障があっても、それが僅かな場合にだけ行なうようにして下さい。以上は、ヨーガ修行において昔から言われている鉄則なのです。

五、座法と調気法とを行ずるには、床が平らで、清潔で埃が立たず、煙やガスや悪臭が無く、しかも静かな所を選ばなければいけません。ですから、快い環境の部屋とか庭が、これらの修行をするのに適しているわけです。もしも不潔な場所でこれらの修行を行なうと、新鮮な空気を吸わずに、逆にバクテリヤとか細菌類を吸い込んでしまう結果になってしまいます。

六、座法を行ずる際には、身体の動きを妨げるような服を着てはなりません。冬の場合でも、ウールのセーターやチョッキ、体操着だけにしておかねばなりませんし、女性の場合も、そうしたウールのセーターとか、チョッキ、サルワル（インドの女性服）、それにレオタードぐらいにしておかねばなりません。要するに、着る服はできるだけ少ない方がよいのです。

七、座法を行じた後すぐに食べ物を口にしてはなりません。というのも、消化器官はまだ緊張状態にありますので、そこに食べ物が入って来ますと、せっかくの座法の効果も薄れてしまうからです。ですから、座法の後、約三十分ほどしてから朝食を摂るようにして下さい。この時できることなら、朝食は牛乳だけにしておけば更によいでしょう。また、ヨーガ修行者の場合、唐辛子などの強い香辛料は摂らぬようにしなければいけません。

八、初心者は難しい座法を急にせぬようにして下さい。これらの座法は、その者の動静脈や神経、肺などを異常に緊張させるからです。ですから、座法は必ず簡単なものから始め、身体が柔軟になるにつれて、難しい座法を行ずるようにして下さい。

九、座法は、次から次へと忙しく行じてはなりません。一つの座法から次の座法へと、一つづつゆっくりと行ずるようにして下さい。また、単に本を見ただけで座法を行じ始めぬようにして下さい。必ず座法に熟達した導師から手解きを受けるようにして下さい。

十、初心者の場合、座法を行じた後は、二、三日筋肉が痛むかも知れません。しかし、決して心配することはありません。こうした筋肉痛は普通のことであり、修行を続けても一向に差し支えありません。身体が馴れてくれば、そうした痛みも三、四日で消えて無くなってしまいます。

十一、座法を行ずる場合、絨緞の上に毛布か敷物などを敷いておくようにします。そうすれば、もしも難しい座法を行じて床の上に倒れても、怪我をすることがありませんし、また、身体を床に横たえて行ずる座法の際にも、気持よくできるからです。

十二、座法によっては、身体の片方の側だけを使って行なってもよいですが、普通は、身体の右半分を使ったならば、必ず次に左半分も使うようにして、バランスよく座法を行なうことが大切です。それと同時に、色々な座法は順序正しく行ない、必ず、手足の関節はその前の座法の動きとは逆の動きをさせるようにします。例えば、『肩逆立ちのポーズ』の後は、『コブラのポーズ』とか『魚のポーズ』を行ずる、というようにです。

十三、骨折した経験のある者は、その部分を使って難しい座法を行じてはいけません。それというのも、一度骨折した部分は、再度骨折しやすいからです。

十四、毎日の座法の修行は、身体が適度に疲れる程度で止めておく必要があります。ですから、座法を行じた後では、すぐにその身体の疲れが取れるようでなければいけませんし、身体の動きが軽くなり、力が漲るように感じられなければいけません。つまり、すべての座法を行じ終えた後でも、殆ど疲れることも無く、かえって気分が爽やかになるようでなければいけません。

十五、行ずる座法から最大の効果を引き出すために、座法によって呼息か吸息をしておいて行なうようにします。このように調気に気をつけて行なわねばならぬ座法は、例えば、『太陽礼拝のポーズ』、『前屈のポーズNo.1』、『鉄人のポーズNo.2』、『円形のポーズ』、『コブラのポーズ』などがこの種の座法に入ります。この他にも、呼吸は自然のままで行なう座法もあります。いずれにしても座法を行ずる際には、調気によく注意して行ずることが大切です。

十六、座法を行じている時に汗が出てくるようでしたならば、タオルなどでよく汗を拭き取って下さい。汗を拭けば気持がよくなり、皮膚も荒さずに済みます。また、汗まみれの皮膚の上で細菌を繁殖させることも防げます。

十七、一連の座法修行の一番最後には、四肢を初め、全身をリラックスさせるように、必ず床に仰臥して休むようにして下さい。この時呼吸は、口を閉じて両鼻から行ない、ゆっくりと深い呼吸を続けます。この間、約五分から七分ほどリラックスします。この『休息のポーズNo.２』を座法や調気法を行じた後に行なえば、それだけ力が漲るようになります。ですから肉体が健康になるばかりでなく、均整がとれ、輝くばかりの強靱な肉体となります。そうなれば、勿論、長生きできるようになれるのです。

一、聖者のポーズ（Siddhasana）

まず右足の踵を肛門と生殖器の間に入れ、足の裏が左の内ももに触れるようにします。続いて左足の踵を生殖器の上の根元の部分に置き、左足先を右足のふくらはぎと太ももの間に差し込んで固定します。この時、頭と首そして背筋を真っ直ぐに伸ばして、眉間かまたは鼻の先端かどちらか注視しやすい方に眼を据えておきます。両手はジュニャーナ・ムドラーを組み、それぞれ膝の上に置き、両膝が床から離れないようにさせます。

【注】ジュニャーナ・ムドラー（人差指の先端を親指の第一関節につけ、残りの三本の指は真っ直ぐに伸ばしておきます。）

《効果》

瞑想をする際に最も有効な座り方ですので、このような名称が付けられています。この座法で座りますと、会陰は自然と収縮しますので、生気と精液とが頭部に向かって上昇して行きます。そうするとスシュムナー管が開き、生気と諸感覚器官、それに意思の働きが安定してきます。また、踵が生殖器の上の根元を圧迫しますので、生殖器神経の緊張がほぐれ、禁欲状態を保てるようになります。更にまた、行者は、苦楽とか寒暑といった二極の対立する感情に惑わされなくなります。

二、蓮華のポーズNo.1（Padmasana）

まず左足首を右足のももの付け根に乗せ、次いで右足首を左足のももの付け根に乗せて、両足の踵が互いに腹部直下にくるようにします。両足の裏は両ももの上に乗るようにさせ、丁度蓮華の花びらが開いた時のようにさせます。続いて背中と首、頭を真っ直ぐに伸ばし、両膝をしっかりと床につけ、鼻先を注視します。そして両手はブラフマンジャリの型をとって踵の上に置き、静かに座ります。

【注】ブラフマンジャリ（両手の手の平を上向きにして重ね、それを両足の踵の間に置きます。）

《効果》

この姿勢によって多くの病気が治りますが、特に腰部より下の神経を強化し、また、その働きをよくします。またこの姿勢によって呼吸が整い、意思や諸感覚器官の働きが平静になりますので精神集中し易くなります。また、脊柱を真っ直ぐにしますので、スシュムナー管内を生気が自由に通れるようになってきます。ですからこの姿勢は、調気法や瞑想を行じるのに最も適した姿勢なのです。瞑想を行ずる時のポーズにすべて共通していることは、脊柱、首、頭、腰は、必ず真っ直ぐにして保つということです。

三、吉祥のポーズNo.1（Swastikasana）

この姿勢はヨーガ・サラでは次のように述べられています。まず右足の先を左足のももとふくらはぎの間に入れ、同様に左足の先も右足のももとふくらはぎの間に入れます。次に胸、脊柱、首を真っ直ぐに保ち、両手でジュニャーナ・ムドラーを組み、それぞれの膝の上に置きます。

《効果》

この姿勢は比較的組みやすく楽ですので、修行者は調気法、制感、精神集中、瞑想、三昧の各行法を早く修得できます。ですから、『聖者のポーズ（Siddhasana）』とか『蓮華のポーズNo.1（Padmasana）』で座るのが難しい人は、この姿勢で座ればよいと思います。

四、安楽のポーズ（Sukhasana）

ヨーガ・サラには次の二通りのやり方が記されています。

その一、右足先を左足のふくらはぎの上に乗せますが、この時右足の踝の骨が左足を圧迫しないようにし、また、両足の親指が見えるようにします。次に両手の指を組み合わせ両足の重なったところに置き、両肩の力を抜いて、腰と首を真っ直ぐにして保ちます。この時、身体全体はあまり緊張させすぎたり、または、力を抜きすぎないよう注意します。

その二、この場合は、ともかく自分の座りやすい方法で両足を上下に重ねて座ります。あとは先に述べたやり方と同様にします。

以上のどちらか一方の姿勢を選んで静かに座って下さい。

《効果》

この姿勢は非常に座りやすいので、多くの行者がこの姿勢で座っております。行者によっては、この姿勢で、何日もの間三昧の境地に入って座り続けることができます。それというのも、この姿勢の場合、身体や生気、それに諸感覚器官がそう疲れずにすみますし、自然な呼吸を保つことができるからです。

五、蓮華のポーズNo.2（Kamalasana）

まず最初に、両足を前に伸ばして座ります。次いで右足を曲げて、左足のもも付け根の上に右足の踵を置きます。次に左足を曲げ右膝の上に左足首を乗せます。両手でジュニャーナ・ムドラーを組み、それぞれの膝の上に乗せます。

《効果》

この姿勢は比較的楽に組めますので、真言を誦唱したりする時に適しています。

六、牛顔のポーズ（Gomukhasana）

まず左足を曲げてその踵が右の尻の外側につくようにします。次に右足を曲げて左膝の上に乗せ、更にその踵が左の尻の外側につくようにします。両手の指は互いに組み合わせて右膝の上にかぶせるようにしておきます。次に、どちらの手でもよいのですが、例えば右手を肩ごしに上から背中に回し、次に左手を下から背中に回して、背中で両手の指を組みます。左右の手を逆にして背中で組み合わせてもかまいません。

《効果》

両膝、足を強くし、睾丸肥大を予防します。また、真言の誦唱や教典の学習を行なう時にも適しています。

七、金剛のポーズ（Vajrasana）

両膝を曲げて正座し、ふくらはぎともももとを重ね合わせます。この時、踵はできるだけ揃え、その上に尻を乗せます。両手の平はそれぞれの膝の上に置き、背筋を真っ直ぐにして、正面を見ます。

《効果》

この姿勢は、スールヤ・ベディー、バストゥリカー、クンバカ、レチャカなど、各種の呼吸法を修得する際に行なうと、とても効果が上がります。また、生気を上昇させ（Prānotthāna）たり、クンダリニーを覚醒させて、そこに霊光を生じさせるのにも効果があります。

八、勇者のポーズ（Virasana）

その一・左足首を右ももの上に置き、右足首は左膝の下にくるようにします。そして背筋を伸ばし、両手はジュニャーナ・ムドラーを組み、それぞれの膝の上に置きます。マハリシ・スワミ・ダヤーナンダ・マハラジは、よくこの姿勢で精神集中や瞑想などのヨーガ修行を行なっていました。

その二・まず左足を曲げ、その踵が右の尻に触れるようにしますが、この時爪先と膝は床から離さないようにします。次に右足首を左膝の下にいれて、左膝を乗せます。そして背筋を伸ばし、左手の平を左膝の上に置きます。右手は拳をつくり右膝の上に置きます。武人（Kshatriya）達がよく、この姿勢で座っております。

《効果》

こり姿勢は気力が萎えている時に気力を充実させてくれますし、また、長時間でも楽に座ることができます。

九、瑜伽のポーズ（Yogasana）

まず、『蓮華のポーズNo.1 (Padmasana)』で座ります。次に、両手の指を、身体の後方に向くようにさせ、手の平でそれぞれの足の裏を押さえます。眼は半眼（Unmani Mudrā）にし、眉間に意識を集中させます。導師によっては、この時鼻端を注視するように、とも言っています。呼吸は自然のままにまかせます。

《効果》

この姿勢で座れば、怠惰で眠気がつくような気持が消えてなくなりますし、また、長時間この姿勢で座り続けますと、クンダリニーが覚醒しやすくなります。

一〇、結跏蓮華のポーズNo.1（Baddhapadmasana）

まず『蓮華のポーズNo.1 (Padmasana)』で座り、両手を身体の後ろで交差させ、それぞれの足の親指を握ります。この時、両肩が水平になるようにします。ここで息を吸い、そのまましばらく止めておきます。

《効果》

眠気やだるさを無くしてくれますし、また、夢精や泌尿器系の病気を予防し、更に消化作用を促進させ、腹部にある内蔵の働きを強化し、また、心を安定させます。バルトリハリも、彼の著書『ヴァイラーグヤ・シャタカン』で何度もこの姿勢について言及しております。

一一、蛙のポーズNo.1（Mandukasana）

まず正座をして座ってから、両膝を大きく広げます。この時、両足の踵の上に尻を乗せて座っておきます。そして両手はそれぞれの膝の上に、膝を被うようにして置き、胸、首、頭を真っ直ぐに伸ばします。この姿勢を保ちながら吸息した息を止めておくことで、次のような効果が得られます。

《効果》

この姿勢をとることで、臍輪部から足先までの間で働くアパーナ気が下方へと向かって働きますので、腸内で老廃物が排泄されるようになります。また、プラーナ気がスシュムナー管内を上昇し始めます。更に、この姿勢をとることで、身体全体の働きがよくなってきます。

一二、爪先と膝で身体を支えるポーズ（Muktasana）

両足の裏同士を合わせ、爪先立ちして踵を肛門と生殖器との間にいれて身体を支えます。両膝は床につけて、背筋を伸ばします。そして両手はジュニャーナ・ムドラーを組んで、それぞれの膝の上に置きます。

《効果》

この姿勢でいつも座り続けますと、脚力と生殖器の働きが強化されます。

一三、手足を後ろに隠すポーズ（Hastapāda-Guptasana）』

まず正座をして座ってから、両膝を大きく広げ、両足の踵が尻の横に触れるようにしておき、次に両足の親指も互いに重ね合わせるようにして座ります。続いて両方の手を身体の後ろにまわし、それぞれの足の爪先を握ります。次に息を吸って止め、肛門部を緊張させて強く上方に引き上げ、生気が肛門からもれでないようにムーラ・バンダを行ないます。

《効果》

この姿勢はヨーガを行じるのにもっとも適しています。それというのも、生気を肛門部から頭部へと引き上げ、心の動きを静かにさせる効果があるからです。

一四、ゴラクシャ師のポーズ（Gorakshasana）

まず『安楽のポーズ（Sukhasana）』で座り、次いで両足の裏同士を合わせてから、今度は、踵が会陰の下にくるようにして、背筋を伸ばして座ります。両手はジュニャーナ・ムドラーを組んで、それぞれの膝の上に置きます。

《効果》

膝やももの神経と筋力を強め、また、夢精を防ぎ、淋病疾患に効果を現します。かつてシュリ・ゴラクシャ・ナータ師がよくこの姿勢を用いてヨーガを行じていましたので、彼の名がこの姿勢につけられています。

一五、マッチェーンドラ師の半ポーズ（Ardhamatsyendrasana）

左足の踵を右の尻の下に入れ、右足は左膝の外側に持ってきて、膝を立てて床に固定します。次に左手の肘を右膝の右外側にかけ、そのまま左腕を伸ばして、右足の爪先を左手で握ります。続いて、右手を背中に回し左足つけ根の上に置きます。それと共に顔を右へねじって回します。以上は「マッチェーンドラ師のポーズ」を半分だけ完成させた姿勢ですが、完全な『マッチェーンドラ師のポーズ』を行なうのは、初心者にとって非常に難しいですので、まずその半ポーズを説明したわけです。しかしこの半ポーズを行じ続けてゆけば、いずれは完全な『マッチェードラ師のポーズ』も行なえるようになってきます。シュリ・ゴラクシャ・ナータ師の導師であったマッチェーンドラ師がヨーガを行じる際にはいつもこのポーズを用いていましたので、後にこの姿勢に師の名がつけられたのです。

《効果》

腰や脊柱、もも、腕、首などの神経組織を強化します。また、脊柱を柔らかくさせ、腹部にある各内蔵に刺激を与え、その働きを活性化させます。更に胃腸の働きを良くし、身体を健康にさせ、また、泌尿器の病気に対しても効果があります。更に、生気や意思の働きを支配できるようになりますし、また、身体の左右の歪みを矯正します。

一六、禁欲者のポーズ（Guptasana）

まず左足の爪先を生殖器の下に入れます。その時踝は床につけ、足の裏は上向きになるようにします。次に、右足首を左足裏の上に置き、右足の踵が肛門と生殖器の間の部分にあたるようにします。そして、両手でジュニャーナ・ムドラーを組み、それぞれの膝の上に置き、身体を真っ直ぐにして座ります。この姿勢は、互いの足を組み替えてできるようにしておきます。

《効果》

この姿勢は、性的欲求を抑えますので、すべての修行者が行ずべき姿勢です。

以上十六種の姿勢を紹介致しましたが、これらはすべて座って行なう姿勢であり、瞑想修行の際に役に立つものばかりです。次に紹介する姿勢は、すべて、身体を強化させ、健康を増進させる姿勢になっております。

一七、丘のポーズ（Parvatasana）

まず、『蓮華のポーズNo.1（Padmasana）』で座ります。次に息を大きく吸い込んで、生気が胸いっぱいになるようにします。続いて、両手を伸ばして頭上に上げ、そのまま止息し、できるだけ長く、この姿勢を保ちます。息が苦しくなったなら、息を吐きながら、両手を降ろし、元の姿勢に戻ります。

《効果》

身体内で、生気の働きが活性化され、また、胸板が厚くなり、肺の内部も浄化されます。

一八、休息のポーズNo.1（Āsā-Āsana）

両足を身体の前に伸ばして座ります。次に右足を持ち上げ、足の裏が右手の脇の下へつくようにさせます。続いて右肘を右足の裏にしっかりと固定し、右手の平で右耳を押さえて固定します。この間左足はしっかりと床につけておきますが、右手足が固定されたなら、左膝を少し立てて、左手の平で左膝を上から押さえておきます。続いて、左右の手足を替えて行ないます。

長時間にわたって瞑想し続けた行者が、休みをとるときには、手足をこのように組んで休むのです。そのためこの姿勢に『休息の（Āsā）』とか、『禁欲の（Vairāgin）』といった名前がつけられているのです。この姿勢をとると行者は疲れなくなります。また、例え疲れていてもこの姿勢でその疲れが癒されますので、休息（Āsā）や禁欲（Vairāgin）のために役立つわけです。つまり横になって身体を休めなくとも、この姿勢で休息がとれるのです。

《効果》
身体全体の働きを活性化させます。特に手と足に力を漲らせることができます。そしてまた、身体の疲れを取り去ってくれます。

一九（1）、前屈のポーズ（Pasichimottanasana）

まず両足を身体の前に真っ直ぐに伸ばし、互いにぴったりと合わさるようにしておいて座ります。次に、両足の爪先をそれぞれの手で握ります。続いて息を吐いてムーラ・バンダとウッディーヤーナ・バンダを行ないながら前屈し、額を両膝につけます。そして、このままの姿勢をできるだけ長く保ちますが、息が苦しくなったなら、頭を少し持ち上げて息を吸い、再び呼息して両バンダを行ないつつ、もう一度額を両膝につけて姿勢を保ちます。

一九（2）、両膝を押さえる前屈のポーズ（Jānubaddha-Pasichimottanasana）

前述の（1）の要領で前屈を行ないますが、この姿勢では、両手をそれぞれの膝の横に当てて、横からしっかりと膝を押さえながら前屈します。この際にムーラ・バンダとウッディーヤーナ・バンダを行ないつつ、頭を両膝につける事は先の（1）と同じです。

一九（3）、爪先で手を組む前屈のポーズ（Pādabaddha-Pasichimottanasana）

（1）のように座り、両手の指をからませて、手を組んでおきます。次に、両バンダをしながら前屈をするのは（1）と同様ですが、この時組んだ両手は両足の裏に回して、しっかりと固定します。止息の息が苦しくなったならば頭を少し起こして吸息し、再び（1）同様に前屈します。

一九（4）、後ろで両肘を組む前屈のポーズ（Prishtahbaddha-Pasichimottanasana）

前屈のやり方は先の（1）と全く同じですが、この姿勢の場合は特に、背中に回した両手で、それぞれの肘を握って固定しておきます。呼吸とバンダのやり方も（1）と同じです。

一九（5）、爪先を上から押さえる前屈のポーズ（Pārshnibaddha-Pasichimottanasana）

まず、両足を体の前に真っ直ぐに伸ばしてから、両手で両足の爪先を上から被うようにして、両足の踵をしっかりと握ります。次に呼息して両バンダを行ない前屈して額を両膝につけます。止息の後、息が苦しくなったなら、吸いながら頭を起こし、再び前屈するやり方は（1）と同じです。

一九（6）、両手を横に広げる前屈のポーズ（Dvihasta-Prasārana-Pasichimottanasana）

この姿勢では、特に両手を左右に広げておいて前屈しますが、後のやり方は（1）と同様です。

一九（7）、後ろで手を組む前屈のポーズ（Prishtha-mushthibaddha-Pasichimottanasana）

（4）の姿勢では、身体の後ろで両肘をそれぞれの手で握って前屈をしましたが、この姿勢では、身体の後ろで両手の指をからませてから、両腕を伸ばして前屈します。後のやり方は（1）と同様です。

十九（8）、片足を伸ばした前屈のポーズ（Ekapāda-Pasichimottanasana）

まず両足を伸ばして座りますが、次に右膝を曲げて、その踵が右の尻につくようにします。続いて前屈しますが、その時両手で左足の親指を持っておきます。後のやり方は（1）と同じです。次に、左右の足を替えて行なうようにします。

一九（9）、半結跏した前屈のポーズ（Ardhabaddha-Pasichimottanasana）

まず、伸ばした右足の付け根の上に、左足首を乗せます。次に、左手を背中に回し、身体の後ろから左足の爪先を握ります。続いて右足の親指を右手で握り、（1）の要領で前屈します。次に、左右の足を替えて行ないます。

一九（10）、片足を頭の後ろに上げた前屈のポーズ（Pādagriva-Pasichimottanasana）

まず、両足を伸ばして座ってから、右足を持ち上げて、右足首を頭の後ろに回しておきます。そのまま前屈をしますが、この時両手は左足の裏で指同士をからませるようにさせます。あとは（1）と同じ要領で行ないます。この姿勢も左右、足を替えて行ないます。

一九（11）、片膝立ちで手の指を後ろで組む前屈のポーズ（Jānuprishthabaddha-Pasichimottanasana）

まず、両足を伸ばして座ってから右膝を立てます。次に、右手を右膝の外側から身体の後ろへ回し、同じく身体の後ろに回した左手の指と指同士をからませます。続いて前屈しますが、そのやり方は（1）と同じ要領で行ないます。次に、左右の足を替えて前屈します。

一九（12）、開脚した片足方向に前屈するポーズ（Viparitapadaprasārana-Pasichimottanasana）

まず両足を左右に開いて座ります。次に先の（1）の要領で身体を左足の方へ倒してゆきますが、この時両手は左足の裏で指をからませておきます。あとの要領は（1）と同じです。この場合も左右の足を替えて行ないます。

《効果》

これら一連の前屈の姿勢を行なうことで、胃拡張など胃に関するすべての病気が治ります。また、身体の均整がとれ、健康になり、柔軟性も増します。また、胃炎、脾臓肥大、生殖器の諸病、消化不良なども治りますし、更に足の神経や関節、筋肉等が強化されます。また、スシュムナー管が開き、生気が上昇しやすくなり、精液も身体の上部に上がって昇華されやすくなり、クンダリニーも覚醒されやすくなります。また、肉体は勿論、生気や諸感覚器官の働きも制御しやすくなりますので、精神集中力がついてきます。

二〇、マッチェーンドラ師のポーズ（Matsyendrasana）

まず、両足を伸ばし身体を真っ直ぐにして座ります。次に、左足首を右ももの付け根に乗せ、右膝を立て、この右足裏を左膝の左側の床につけます。続いて左肘を右膝の右側に持ってきて、左肘で右膝を左側へ押しながら、左手先で右爪先を握ります。更に右手を身体の後ろに回し、左足のふくらはぎに右手先をかけるようにしておきます。顔はできるだけ右側へねじって、後方を見るようにして保ちます。次に、左右の足を替えて行ないます。初心者にとって、このポーズは難しく思われますが、少しづつ練習してゆくことで、その内に簡単にできるようになってきます。かの偉大な行者、ゲーランダ師やアートマーラーム師なども、この姿勢に対し以上の説明と同じ趣旨の説明を加えております。

《効果》

消化吸収作用を促進させ、身体を健康にし、均整がとれ、輝くばかりの強い肉体を造り上げます。また、しわができるのを防ぎ、身体に敏捷性を与えてくれます。更に、禁欲の生活を守り、ヨーガの修行を続ける力を与えてくれます。

二一、ももを脇腹に押しつけるポーズ（Pavanamuktasana）

まず仰臥します。次に、大きく息を吸い息を止めておいてから、右膝を両手で抱え込み、そのももを腹部に押しつけます。この時同時に上体を起こし、右膝を鼻先につけます。左足は床から離さないようにして、真っ直ぐに伸ばしたままにしておきます。息を吐きながら右足を戻します。足を交互に替えながら、同じ動作を繰り返します。

《効果》

胃腸内のガスの詰まりを無くし、ガスを体外へ出してくれます。特に胃拡張の人には効果があり、胃腸内のガスを排出させると共に、胃のもたれを解消してくれます。コップ一杯の水を飲んでからこの姿勢を行なえば、特別の調気法をせずとも便通をよくしてくれます。

二二、亀のポーズNo.1（Kurmasana）

その一・まず、正座をして座ります。次に、足首を曲げて両足の踵が尻の外側につくようにし、爪先が横に開くようにします。続いて身体を前に倒してゆき、両肘を両ふくらはぎの外側の床につけ、両手の指を一杯に広げて、両膝先の床につけます。

その二・右足の踵で肛門の左側を押え、左足の踵で肛門の右側を押さえて正座します。この方法はハタ・ヨーガ・プラディーピカーに説明されています。

《効果》

この姿勢を行ないますと、肛門を収縮させることが自然にできるようになり、従って生気を上昇させ、クンダリニーの覚醒を容易にさせます。また、痔疾や痔ろうを防ぎます。

二三、爪先を耳元につけるポーズ（Dhanushakarshanasana）

まず、両足を身体の前に真っ直ぐに伸ばして座ります。次に、右手の人差指で左足の親指をつかみ、次いで右手首の上から左手の人差指で右足の親指をつかみます。次いで左足を右手で顔の方へ引き寄せ、左足の親指が右の耳につくようにさせます。この時丁度、弓を引いているような姿勢になるはずです。呼吸は足を耳に持ってくるときに息を吸い、姿勢を保つ時は息を止めておき、足を戻す時に息を吐くようにします。その後、足を替えて行ないます。

《効果》

腕、肩、膝、ももなどの筋肉が強化され、また、しなやかになります。更に、呼吸を止めて行ないますので、体内の生気の働きがよくなります。

二四、雄鶏のポーズ（Kukkutasana）

まず、『蓮華のポーズNo.1（Padmasana)』で座ります。次に、両手をそれぞれの側の、ももとふくらはぎの間に、肘のあたりまで深く差し入れます。続いて両手の平を床につき、身体を持ち上げてバランスをとります。この時真っ直ぐ前を見て、できるだけ長く、この姿勢を保ちます。

《効果》

腕と胸を強くし、また、消化作用と肝臓の働きをよくします。手や足の余分な脂肪を取り去り、また、手足の筋肉が強化されます。更に、胃腸内の寄生虫を駆除します。

二五、結跏し両手で身体を支えるポーズ（Tulasana）

まず、『蓮華のポーズNo.1（Padmasana)』で座ります。次に、両手の平を腰の両側の床につきます。息を吸って止め、両手の指に体重を乗せるようにして身体全体を持ち上げ、そのまま暫くこの姿勢を保ちます。息が苦しくなったならば、息を吐きながら、身体を床に下ろします。この姿勢では、姿勢を保持している時間を徐々に長くしてゆくようにします。

《効果》

腕、手の平、胸、肩などの筋肉を強化し、また、胃腸の内部を浄化させ、更に、首の筋肉も強くします。

二六、両足を伸ばし、両手で身体を支えるポーズ（Padaprasārana-Sarvangatulasana）

まず、両足を伸ばして、両足の膝と踵がしっかりと合わさるようにして座ります。次に、腰の左右の床に両手の平をつき、息を吸って止めてから、両手で身体全体を持ち上げます。両足は伸ばしたままでバランスをとりながら、暫くこの姿勢を保ちます。

《効果》

肩、腕、手の平の筋肉を強化し、また、血液の循環が速められますので血液が浄化されます。

二七、肩逆立ちのポーズNo.1（Sarvangasana）

まず仰臥します。次に、両足、腰、胴体を床から持ち上げ、両肘を床にしっかりと固定して、両手の平で背中を支えるようにして、腰を伸ばして胴体と足とが一直線になるようにします。この時、全身の体重は両肩と首で支えるようにします。身体を動かさないようにして、できるだけ長く、この姿勢を保つようにします。その後、ゆっくりと両足を降ろし、元の姿勢に戻ります。

《効果》

この姿勢は、特に血液を浄化させてくれます。また、脳や心臓、それに肺に新鮮な血液を送るのに最も効果的な姿勢の一つであると考えられています。また、視力を強め、消化不良、慢性の頭痛、胃炎、癩病などの治療にも役立ちます。

二八、鋤のポーズ（Halasana）

まず仰臥して、両手は身体の横に置き、手の平は床につけておきます。次に、両足を揃えて伸ばしたままで、ゆっくりと床から持ち上げ、爪先が頭の先の床につくようにします。この時、両足のももを合わせ、膝が曲がらずに足が一直線になるようにします。更に両手の指同士を身体の後ろでからませておきます。

《効果》

脊髄神経や背中の筋肉の働きが強化されます。また、血液の循環が良くなり、食欲が増し、消化作用が促進され、肥満が解消され、背中の痛みが取れ、弱った腸の働きがよくなります。

二九、両膝を両耳につける倒立のポーズ（Karnapidasana）

まず、『鋤のポーズ（Halasana）』を行ないます。続いて両足の膝を曲げ、両膝でそれぞれの側の耳を押さえるようにします。両手は身体の後ろに真っ直ぐ伸ばし、手の平を床につけておきます。

《効果》

背中、腰、首そして耳の働きを強化します。また、肥満を初め、肝臓、脾臓、そして消化不良などの病気を治します。また、脊椎を強化すると共に、しなやかにさせます。

三〇、片足を背中に回し、両手を床につけるポーズ（Ekapādagrivadandasana）

まず、両足を身体の前にそろえて背筋を伸ばして座り、次いで右足を持ち上げ首の後ろにかけます。次に、両手を床にしっかりとついて身体を持ち上げ、左足を後ろに伸ばします。続いて、両手で床を押しながら腰を少し後ろに引き、次に両肘を曲げて身体を少し下に降ろしてから持ち上げ、腰をやや下がるようにさせます。この時、両手の平と左足とを必ず床にしっかり固定させておきます。続いて、足を替えて行ないます。また、この姿勢をとりながら七六番の『身体を伸ばすポーズ（Dandasana)』を何回か行なうようにもします。

《効果》

首、胸、肩そして腕の筋肉が強化されます。また、がっしりとした頑丈な身体が造りあげられます。これは少し難しい姿勢ですが、身体を強くするにはとても有効な姿勢になっています。

三一、寝台のポーズ（Paryankasana）

まず、両足を身体の前に伸ばして座ります。次に、左足を手前に引きながら持ち上げ、足首を頭の後ろに固定します。続いて、左手の平をこめかみに当てます。次いで左ふくらはぎの上に左手上腕を乗せ、左足全体をしっかりと床につけておきます。更に、右足は真っ直ぐに伸ばしておき、右手をそのももの上にそえておきます。この姿勢もまた、足を替えて行ないます。

《効果》

胃腸並びに心臓の働きが強化されると同時に、浄化されます。行者達は、身体を休めるときや片方の鼻だけで呼吸する時に、この姿勢を用います。

三二、しゃがんで爪先立ちするポーズ（Utkatasana）

両足の踵の上に尻を乗せ、爪先立ちして床の上にしゃがみこみ、そのままできるだけ長く座り続けます。

《利用法》　水の中に入り、腰まで水がくるようにして、この姿勢で座ります。ここで肛門に管を差し込み、息を大きく吐いてからウッディーヤーナ・バンダをして、管を通して水を腸の中へ入れるようにさせます。これが上手にできるようになったら、今度は管の替わりに指だけを使っても行なえるようにします。この時、ナウリを行なってから腸内の水を体外へ出せば、これは身体浄化法の一つであるバスティ(Basti)の行法になります。この行法に熟達すれば、指や管などを使わなくとも、腸内に水を出し入れする事ができるようになります。更に、この姿勢で生殖器に導尿管を入れれば、ヴァジローリー・ムドラー（Vajrauli-Mudrā）の行法ができるようになります。

三三、鷺のポーズ（Vakasana）

両足を揃えて床に立ちます。次に、両手の平をしっかりと床につけ、両肘を少し曲げ、両膝をそれぞれの上腕部につけて、両手の平でしっかりと身体を支えながら、両足を床から浮かします。この時呼吸は自然にまかせ、この姿勢を保つ時間を少しづつ長くさせるようにします。

《効果》

腕の筋肉と神経の働きが強化され、また、胸部の働きが良くなります。

三四、白鳥のポーズ（Hansasana）

まず、両手を両膝の間の床につけてしゃがみ込みます。次に、両肘の外側にそれぞれの膝を乗せ、両手で身体の重みを支えながら、両足を床から浮かします。この姿勢をとると、身体全体がちょうど白鳥のように見えるのでこの名がつけられています。続いて、身体を前方に倒してゆき、鼻先を床に触れさせては上げ、また触れさせる、という動作を数回繰り返します。

《効果》

食物の好き嫌いや消化不良、そして扁桃腺の肥大などを治します。他には、前述の『鷺のポーズ（Vakasana)』と同じ効果があります。

三五、ラクダのポーズ（Ushtrasana）

まず床に膝立ちをします。次いで、踵を立てて爪先を床につけ、身体を後ろに倒して、両手で両踵を持って身体を支えます。次に、身体を更に床に向けて倒し、口を床に触れさせます。その後徐々に、身体を起こしてゆき、元の姿勢に戻ります。この姿勢も、息を吸って止めたままで行なうことができます。

《効果》

首の筋肉を強化し、胴回りの脂肪を取り去り、また、胃腸の消化作用を促進させ、各種の胃腸病を治します。また、胸部の肋骨が強化されます。更に、身体中の三種の機能原理が調和して働くようにさせてくれます。

三六、カラスのポーズ（Kākasana）

まず、先の『しゃがんで爪先立ちするポーズ（Utkatasana）』の姿勢をとってから、両手の平を床にしっかりと固定します。次に、両肘を両足の膝の内側に当て、息を吸って止めておきます。続いて、手で体重を支えながら、両足を床から浮かせ両足首を伸ばし、両足の爪先同士をつけて、しばらくこの姿勢を保ちます。

《効果》

前述の『白鳥のポーズ（Hansasana）』と同様の効果が得られます。

三七、魚のポーズ（Matsyasana）

まず『蓮華のポーズNo.1（Padmasana）』で足を組んでから、仰向けに床の上に寝ます。次に、両肘で床を押しながら胸部を押し上げ、頭頂部を床につけます。また、両手でそれぞれの足の爪先を握り、しばらくこの姿勢を保ちます。続いて身体を床に降ろし、今度は頭の上に両手を回し、それぞれの肘を手で握って、頭の下で手枕をします。この両方の姿勢を交互に続けるようにします。

《効果》

胃腸の働きを良くし、また、胴体や足の筋肉を強化します。

三八、匍匐のポーズ（Latasana）

まず仰臥してから『鋤のポーズ（Halasana）』を行ないますが、この時、両手足をよく伸ばし、しかも互いに横に広げるようにして姿勢を保ちます。

《効果》

身体の動脈や腸の内部を浄化し、また、その働きを強化します。また、皮膚病や鼻、耳、口、眼などの病気を治し、更に、背中や腰をしなやかにさせ食欲を増進させます。

三九、（雄）孔雀のポーズNo.1（Mayurasana）

その一・まず、両手の平を逆手にして床につきます。次に息を吸い、止めてから両肘を合わせその上に腹部を乗せます。そのまま、手で身体全体を支えながら身体を前に倒し、両足は揃えたままで床から浮かします。この時、身体全体を丁度一本の棒のように真っ直ぐにさせ、息は止めたままで、できるかぎり長くこの姿勢を保ちます。そして少しづつ姿勢を保つ時間を延ばしてゆくようにします。

《効果》

ハタ・ヨーガ・プラディーピカーによれば、この姿勢は次のような効果を現します。

『脾臓肥大などの疾患のすべてを取り除き、三種の身体内機能原理の不調から生ずる諸々の病気を治し、大食した粗悪な食物をことごとく灰化（消化）し、また、胃の火を起こして猛毒を中和することが出来る』

（ハタ・ヨーガ・プラディーピカー一―31）

更に、血液の循環をよくし、血液を浄化させます。また、身体全体が輝くばかりに均整のとれたものとなってきます。また、いつまでも身体に若さを漲らせ、長寿を全う出来ます。

その二・まず『金剛のポーズ（Vajrasana）』で座ります。次に両膝を広げ、両手の平を逆手にして身体の前の床につきます。あとは先の（1）と同じように、両肘を腹部に当て、両肘の上に身体を乗せ、両手で身体を支えます。

その三・やり方は、（その二）と同じですが、この場合は、両手でにぎり拳を作って身体を支えます。

四〇、（雌）孔雀のポーズ（Mayuri-Āsana）

この姿勢は、先の『（雄）孔雀のポーズNo.1（Mayurasana）』と少し異なるだけです。即ち、後ろに両足を伸ばす替わりに、雌孔雀の短い尾羽のように、両足を『蓮華のポーズNo.1（Padmasana）』で組んでおくということです。

《効果》

この姿勢の効果は先の『（雄）孔雀のポーズNo.1』のそれとまったく同じです。

四一、吉祥のポーズNo.2（Kalyānasana）

まず、両足を揃えて真っ直ぐに立ちます。次に、両足の踵を合わせたままで両膝を左右に広げます。続いて、身体を前に倒してゆき、両足の間に両手を通して、その手をそれぞれのももの内側から身体の後ろに回し、そこで両手の指同士をからませるようにします。この時、頭は両足の間にはさまるようにさせ、できるだけ長くこの姿勢を保つようにします。疲れを感じたならば、両手足の力をゆるめて、元の姿勢に戻りますが、暫くしたら再び行なうようにします。

《効果》

この姿勢は胃腸病で困っている人には最も効果があります。また、消化作用を促進させ、胃炎や血液の汚濁を予防します。

四二、鷲のポーズ（Garudasana）

まず、両足を揃えて立ちます。次に、右足を上げ、それを左足全体にからませます。同様に、両手も互いにからませ、手の平を互いに合わせるか、または、両手の指をからみ合わせます。このようにして左足だけで立ち、手首を鼻先につけて、両手の先が、ちょうど鳥のくちばしのように見えるようにします。暫くこの姿勢を保ってから、足を組み替えます。

《効果》

腕、足、手などの神経、細胞組織、筋肉それに骨を強化します。

四三、困苦のポーズNo.1（Sankatasana）

まず両足を揃えて立ちます。次に左足を上げ、先の『鷲のポーズ（Garudasana）』の要領で右足に巻き付けます。そして次に、両手を前に伸ばし、手の平同士を合わせてから、中腰になって暫くこの姿勢を保ちます。この時尻が両足首の真上にくるように注意します。続いて足を組み替えて行ないます。

《効果》

『鷲のポーズ（Garudasana）』と同様に、身体のすべての器官を強化します。

四四、頭上で腕組みするポーズ（Uttana-Mundakasana）

まず、背筋を伸ばして正座をします。次に両膝を大きく広げ、足の親指同士が軽く触れ合うようにさせます。更に、両手を頭頂部に上げて、互いの肘を手で握り合うようにします。ここで息を吸い、止息します。胸を張り、前方を見つめながら暫くこの姿勢を保ちます。

《効果》

胸の働きを強化し、血液を浄化させ、また、呼吸を止めておくことで、生気の働きを自由にコントロールする事ができるようになります。

四五、両足を背中で組み、両手で身体を支えるポーズ（Utthitadvipādagrivasana）

まず足を組んで座ってから、片足を持ち上げ、その足首を首の後ろにしっかりと固定します。次にもう片方の足も同様にして最初の足の上に重ねます。続いて両手の平を床につき、両肘を伸ばして身体を床から持ち上げます。暫くこの姿勢を保った後に身体を床に降ろし、両足を首からはずして暫く休みます。これを一～二回繰り返して行ないます。

《効果》

首、腰、胃、もも、指そして腕の筋肉を強化すると共に柔軟にしてくれます。また、生気の働きが活発になり、健康な身体になります。

四六、手で足を持ち上げ、片足立ちするポーズ（Utthita-ekapāda-hastasana）

まず、両足を揃えて立ちます。次に左足の親指を左手の人差指で握り、左足を持ち上げます。ここで息を吸って止め、左手足をよく伸ばします。この時右手は身体の後ろに回しておきます。暫くこの姿勢を保った後、息を吐きながら元の姿勢に戻り、続いて足を替えて行ないます。

《効果》

腰、膝そして足の筋肉が強化されます。

四七、ダチョウのポーズ（Shutarmurgasana）

まず、立ち上がってから身体を前に倒して、両手の指を床にしっかりと固定させます。次に両足をしっかり伸ばし、踵を持ち上げて、身体全体を両手足で支えるようにして姿勢を保ちます。更に、このままの姿勢で、あちらこちらへと歩きまわるようにします。

《効果》

腰、胃、足の筋肉を強化します。また、総じて身体を丈夫にしてくれます。

四八、円形のポーズNo.1（Chakrasana）

その一・まず仰臥します。次に両膝を立て、踵は尻に触れるようにさせます。続いて、両手を逆手にして、肩先で床にしっかりと固定したところで、両手足で身体を支えながら胴体を持ち上げます。床の上の両手足が互に触れ合うぐらい近づけ、ちょうど身体全体が円を描くような形にして姿勢を保ちます。

その二・まず足を広げて床に立ちます。次に、両手の平を肩越しに身体の後ろに向け、そのまま身体を後ろにゆっくりと反らせてゆきます。両手の平が床についたなら、そのまま徐々に両手足を近づけてゆき、ちょうど身体が円形になるようにさせて、その姿勢を暫く保ちます。

《効果》

胸、背中、胃、腰、首、腕、手、足、膝などの筋肉を強化します。また、身体の均整をとり、調子を整え、敏捷性を与えてくれます。更に、老化して腰が曲がったり、また、手足が震えたりするのを予防してくれます。

四九、正座して仰臥するポーズ（Supta-Vajrasana）

その一・まず『金剛のポーズ（Vajrasana）』で座り、息を吸って止めてから、そのまま仰向けに寝ます。次に、頭頂部を床につけ、両手をそれぞれのももの上に置きます。息が苦しくなったなら、息を吐いて、元の姿勢に戻ります。この動作を、繰り返し五～六回できるように、徐々に回数を増やしてゆきます。

その二・この姿勢では、尻の下に踵を置かずに、尻の両横に踵が出るようにしておきます。この姿勢に慣れるうちに、（その一）の姿勢がとれるようになってきます。

《効果》

このポーズは、『金剛のポーズ（Vajrasana）』から生ずるすべての効果が期待できます。足、手の平、膝、もも、胃、腰、背中そして首などの筋肉が強化され、また、その働きが良くなります。

五〇、正座して後ろに反るポーズ（Purna-Supta-Vajrasana）

まず膝立ちして、両手をそれぞれのももの上にしっかりとつけて置きます。次に、息を吸って止めておき、ゆっくりと身体を後ろに倒して背中が床につくようにします。次に、背中と腰を上げ、頭頂部を床につけ、両膝と頭頂部だけで身体全体を支えるようにします。息が苦しくなったなら元の姿勢に戻り、ゆっくりと息を吐きます。この動作を三～四回繰り返し行ないます。

《効果》

腹部の脂肪が取れ、また、腰、もも、そして膝などがしなやかになります。また、背中の痛みを和らげます。更に、身体の均整が取れ、健康になります。また、足の筋肉が強化され、肺の病気も治ります。

五一、シュロの木のポーズ（Tādasana）

まず両手足を揃えて立ちます。次に大きく息を吸いながら両手を上に伸ばし、手の平を開きます。この時、足の踵も上げ、顔は上に向けます。息は止め、そのままの姿勢で、そこここを歩き回ります。最後に息を吐きながら手と踵を降ろし、元の姿勢に戻ります。この間、身体は必ず真っ直ぐに保ったまま動き回るようにします。

《効果》

この姿勢を行じ続けると身長が伸びます。

五二、オウムのポーズNo.1（Shukasana）

まず、『しゃがんで爪先立ちするポーズ（Utkatasana）』で座りますが、この時、足の踵同士をぴったりと合わせておきます。次に、手の平をしっかりと床につけ、両手の指で身体全体を支えて持ち上げ、両腕はそれぞれの足につくようにさせます。この時、息を吸って止めておき、両手の指で身体を支えながらこの姿勢を保ちますが、この姿勢が、丁度オウムのような姿になるはずです。息が苦しくなったなら、息を吐きながら元の姿勢に戻ります。この要領で何回もこの動作を繰り返します。

《効果》

腕と指の筋肉が強化されます。

五三、胎児のポーズNo.1（Garbhasana）

まず仰臥してから、両手で両足を持ち上げ、頭を少し起こして、首の後ろに両足首をかけて固定します。次に、両手を身体の後ろに回し、腰の下で指同士をからませます。この時、腹部が強く圧迫されるはずですが、自然な呼吸を続けながら暫くこの姿勢を保ちます。

《効果》

身体全体がしなやかになり、また、強くなります。また、身体と生気の働きを制御できるようになります。ハルバンに私が住んでいた頃には、この姿勢のまま数時間、ガヤトリ・マントラを誦唱し続けたものです。

五四、仰臥して両足を上げるポーズ（Uttānapadasana）

まず、両足を揃え、仰臥します。両手を身体の横につけ、手の平は床につけておきます。次に、両足を伸ばしたままで、約六十センチほど床から上げて、その足先を見つめながら暫くこの姿勢を保ちます。

《効果》

これは『肩逆立ちのポーズNo.1（Sarvangasana）』と同様の効果があります。

五五、両足を背中で組んで合掌するポーズ（Dvipāda-Grivasana）

まず、両足を身体の前に伸ばして座ります。次に、左右の足を背中に回して、首の後ろで両足首を組み合わせます。次に、バランスを保ちながら尻だけを床につけ、胸の前で合掌し、暫くこの姿勢を保ちます。

《効果》

足や腰それに首の関節や神経が強化されます。また、身体がしなやかになり、均整もとれ、輝くばかりの堂々としたものになります。また、消化作用が促進され、身体の脂肪が取り除かれます。

五六、象のポーズ（Gajasana）

まず、背筋を伸ばして直立します。次に、両足は伸ばしたままで身体を前に曲げ、手の平を床につけます。続いて、両手足をしっかりと伸ばしたままの姿勢で、あちらこちらへと動き回ります。

《効果》

胃の働きを良くし、便秘を解消し、更に、食欲を増進させます。

五七、ワニのポーズ（Makarasana）

まず、両手足を伸ばして伏臥します。次に、両肩のあたりの床にそれぞれの手の平をつき、両肘を立てます。続いて、バランスをとりながら、手の平と足の爪先だけで身体全体を支え、トカゲのように床から飛び上がったり、または、手足を規則的に動かしながら歩き回ります。この時、必ず、身体全体は手の平と足の爪先だけで支え、同時に、身体全体を一枚の板のように硬くさせておきます。

《効果》

この姿勢は全身の筋肉を使いますので、身体全体からの発汗作用が有ります。特に両手足の筋肉が強化され、また、血液の循環が良くなり、そのため血液が浄化されます。

五八、亀のポーズNo.2（Pādaprasāran-Kachchapasana）

まず、両足を前に伸ばして座ります。次に、両足を約一メートルほど広げ、両手をそれぞれのももの下に入れ、身体の後ろの方に伸ばし、手の平は床にしっかりとつけます。更に、息を吸って止めておいてから、身体を前に倒し、胸を床につけて暫くこの姿勢を保ちます。顔は、真正面を見るようにしておきます。息が苦しくなったなら、吐きながら身体を起こして、元の姿勢に戻ります。

《効果》

手足の筋肉が強化され、また、胃や身体全体も強くなります。

五九、合蹠して足首を立てるポーズ（Yoni-Āsanaまたは、Bhagasana）

まず、両足を広げて座ります。次に両足の裏同士を合わせ、両足首を立てて、爪先を股間の前の床につけ、踵は臍の下あたりにつくようにさせます。この姿勢をとったなら、両手でジュニャーナ・ムドラーを組んで、それぞれの膝の上に置きます。

《効果》

足の各関節部分が強化されます。また、泌尿器系のあらゆる病気、それに痔疾や痔ろうなどが治ります。

六〇、足首をねじって尻に敷き座るポーズ（Bhadrasana）

まず、『合蹠して足首を立てるポーズ（Yoni-Āsana）』で座ります。次に、爪先を身体の後側にねじって尻の下に入れ、両足の踵が生殖器の下あたりにくるようにさせます。ですから、前からは踵だけが見えるようになるわけです。この姿勢がとれたなら、両手をそれぞれの膝の上に置き、息を吐いて止めておきます。もしできるならば、止息している間にナウリを行ないます。

《効果》

膝や爪先それに会陰に関係した病気、また、淋病や痔、痔ろうなど泌尿器の病気を予防します。更に、性的欲求を抑えてくれますので、禁欲生活が送り易くなります。

六一、胎児のポーズNo.2（Moodhagarbhasana）

まず、『蓮華のポーズNo.1（Padmasana）』で座り、次に、そのまま仰向けになって寝ます。続いて、両手をももとふくらはぎの間に通し、肘まで足の間から出してしまいます。この両手でそれぞれの側の耳を握むわけですが、両手で首に触れていてもかまいません。腰は床につけたままで、顔は前方に向けておきます。この姿勢を暫く保った後、姿勢を解いて再び仰向けに寝ます。この間、呼吸は、ゆっくり行なうようにします。

《効果》

身体全体をしなやかにして、強く、均整の取れた身体にさせます。また、肥満を解消し、怠惰で無気力な気持を無くしてくれます。また、ゆっくりとした呼吸が出来るようになり、更に、消化作用を促進します。この姿勢は、先の『胎児のポーズNo.1（Garbhasana）』より、更に良い効果を現わします。

六二、太もものポーズ（Jānu-Āsana）

まず、両足を揃え背筋を伸ばして、床に立ちます。次に、左足首を右足の付け根に当て、更に、左膝を右足の踵の上か、または、床の上にしっかりと固定します。次に、右手を右肩の上から、左手は左肩の下から身体の後ろに回し、両手の指を背中でからませます。こうして中腰のままで暫く姿勢を保ちますが、再び元の姿勢に戻ってから足を替えて同じ姿勢をとるようにします。

《効果》

この姿勢をとることにより、弱ったふくらはぎや、足の関節を正常の強さにします。

六三、ライオンのポーズ（Simhasana）

その一・まず、右足の踵を左の尻の下にして、同様に左足の踵を右の尻の下にして座ります。次に、両手の指を大きく広げてライオンの爪のようにそれぞれの膝の上に置きます。続いて、腹部を内側に引っ込め、胸は前方に向かって広げます。更に、口を大きく開け、舌をできるだけ長く前に出し、眼を大きく開けて眉間を見るようにします。

その二・まず膝立ちをします。次に、身体を前に倒し、両手を床についてライオンの手の平のように指を大きく開きます。そして背筋を伸ばし、膝を更に曲げて、両足の踵が尻に触れるようにします。次に、口と眼を大きく開き、舌をできるだけ前に出して、眉間に両眼を寄せます。

《効果》

胸板が厚くなり、反対に、腹部は細くなり、身体は強靱になり、更に、舌と眼の輝きが良くなります。また、この姿勢により吃音が治ります。更に、消化作用が促進され、視力が向上し、顔の色艶が良くなります。

六四、鉄人のポーズNo.1（Vajrāngasana）

まず、両足を揃えて立ちます。次に、左足を約一メートルほど前に出します。次に、息を吸いながら左膝を曲げ、胸を前に突出し、息を止めたままで手の肘を曲げて、両手を上にあげます。この姿勢をできるだけ長く保ちます。息が苦しくなったなら、息を吐きながら左足を後ろに引き、元の姿勢に戻ります。

《効果》

胸や肺が発達し、身体は健康になり、生気の働きが良くなります。

六五、木のポーズ（Vrikshasana）

まず、柔らかい毛布か座布団の上に正座して座り、両手を互いに約七十センチほど開いて身体の前の床につきます。次に、尻を上げながら、両手の間の床に頭頂部をつけ、両手の平と頭頂部で身体を支えながら、両足を上に伸ばします。そのまま暫くこの姿勢を保ちます。

《効果》

頭、首、胸の各筋肉と心臓、そして眼の働きがとても良くなります。また、血液が頭部に集まりますので、特にこの部分に栄養が良く行き渡るようになります。更に、消化作用が促進され、禁欲生活が守り易くなり、また、若白髪を防ぎます。

六六、サソリのポーズ（Vrishchikasana）

まず、正座して座り、次に身体を前に倒して、両手の平と両肘とを床にしっかりとつけます。その次に、両手に力を入れながら、身体全体を持ち上げてゆきます。更に、腰と両膝と両足とを頭の方へゆっくりと曲げてゆきます。このように手の平と両肘とで身体全体を支えながら、暫くの間この姿勢を保ちます。

《効果》

腕の力を強化し、脊椎をしなやかにします。また、怠惰な感情を消し去り、更に脾臓、肝臓、腎臓、胃などの病気を予防します。一般的には、身体を健康にし、また、強靱にします。

六七、カッコウのポーズ（Sārikasana）

まず、両足を互いに五十センチほど開いて、床にしゃがみ込みます。次に、両膝の内側の床に両手の平をつきます。続いて、肘を軽く曲げ、その上に両膝から少し下がった部分を乗せて身体を支え、身体を少しづつ前に倒しながら、爪先を床から離します。この姿勢をバランス良く保ちます。

《効果》

身体全体の細胞組織や神経組織が強靱になります。また、手足の関節の病気が治ります。

六八、（雄）孔雀のポーズNo.2（Pikasana）

まず、床に立ってから腰を折り、身体を前に倒してゆきます。次に、両膝を曲げて、この両膝の間に両手を差し込み、手の平を床につきます。続いて、両肘を足の太ももの部分につけ、爪先を床から浮かして両手の平で身体を支えます。この時、爪先を身体のやや後ろに伸ばし、鳥の羽根のような形にさせ、そのまま暫くこの姿勢を保ちます。

《効果》

手足の筋肉を強化し、また、関節をしなやかにさせます。

六九、半結跏してしゃがみ、爪先立ちするポーズ（Ekapāda-Angushthasana）

まず、爪先立ちしてしゃがみます。次に、左足の踵を肛門と生殖器との間につけ、右足首を左足のももか、または、膝の上に置きます。こうして左足の爪先で身体全体を支えてしゃがむのですが、両手はジュニャーナ・ムドラーを組み、右手は右膝の上に、また、左手は右足首の上に置き、暫くこの姿勢を保ちます。その後、足を替えて行います。

《効果》

禁欲生活が守り易くなり、自制心が強くなります。また、足の神経を強化し、足をしなやかにさせます。

七〇、亀のポーズNo.3（Uttānakurmasana）

まず、『蓮華のポーズNo.1（Padmasana）』で座ります。次に、両手をそれぞれの足のふくらはぎとももの間を通し、肘がその間から出るようにさせます。続いて、頭を少し前に曲げ、首の後ろで指同士をからませるようにします。このままの姿勢で、できるだけ長く座り続けるようにします。また、少しずつ姿勢を保つ時間を長くしてゆきます。

《効果》

身体の均整をとり、身体全体を丈夫で強靭にさせます。また、関節の痛みや痛風を防ぎます。更に、三種の身体内機能原理を調和させ、身体全体と諸感覚器官、それに生気の働きを制御する力をつけてくれます。この姿勢は、特に体風素と粘液素が分泌過多の者に効果があります。

七一、コブラのポーズ（Sarpasana）

まず伏臥して、額を床につけ、両手も肩の下あたりの床につきます。次に、息を吸って止めておき、肘を伸ばしながら、頭から首、胸、腰へと順番に身体を後ろに反らせてゆきます。この時、下半身はしっかりと床につけておき、両手の肘を伸ばし切って胸をよく後ろに反らせます。このままの姿勢を暫く保ったあと、息を吐きながら、身体を床に向けて、徐々に降ろしてゆきます。

《効果》

首、胸、胃、腰、もも、足、腕、手の平などの筋肉が強化され、また、その働きが良くなります。更に、背骨がしなやかになり、胃炎などの病気に罹り難くなります。

七二、倒立のポーズNo.1（Shirshasana）

その一・まず、折りたたんだ毛布か座布団を床に置きます。次に、互いに組んだ手の指の小指側から肘にかけて床につけ、頭をその両手の指の中に収まるように入れ、ゆっくりと両足を上げてゆきます。そして、身体全体が垂直になるように真っ直ぐに足を伸ばします。両肘と頭でバランス良く身体を支えながら、暫くこの姿勢を保ちます。

その二・（その一）の場合には手の指を組んで頭を固定しましたが、この場合には、両手の平と頭頂部とで身体を支えて倒立します。この倒立の仕方は、（その一）のやり方より少し難しくなっており、また、（その一）に比べてより以上の体重が首にかかってきます。この姿勢は『木のポーズ（Vrikshasana）』と同じものです。

その三・先の方法と違うのは、身体を支えている間、右足首を左のもものの上に置いておくという点です。これはヴィパリータカラニー・ムドラーと呼ばれている行法です。

《効果》

この姿勢による効果は、多くの本の中で言及されていますし、また、何時間も倒立したままでいるようにとも勧められています。しかし、私は、そのように長い間姿勢を保たねばならぬとは思いません。それというのも、頭部や顔面、眼や耳などはとても繊細な器官ですので、長時間倒立していますと頭部へ血液が集中し、眼球に慢性的な充血を引き起こします。また、体温が上がり眼球に痛みを生じさせます。更には、視力の低下や白内障、耳鳴りを引き起こしたりします。また、しばしば耳の中に膿がたまり、そのため耳が聞こえなくなったりもします。私は、この姿勢を長時間続けたために、今言ったような症状で苦しんでいる多くの人達を知っています。以下に述べるような実例によっても、私の説明を充分わかって頂けると思います。

あれは、パンジャブ地方のホッシャルプールの町でしたが、そこにランビールと言う十九か二十歳ぐらいの若者がいましたが、その若者は足首にできた腫物に苦しんでいました。彼は友人に、この姿勢を続ければその腫物が無くなるだろうと教えられたのです。その教えの通り、この姿勢を続けている間は、足首の痛みは治まるのですが止めたとたんに、再び痛み始めるのです。この事からして、倒立している間は、膿の中の毒は他の場所に運ばれて足は痛まないのですが、しかし今度は、その毒が血液によって頭部へ運ばれるので、他の病気を引き起こす恐れが考えられたのでした。また、この青年の父親で、医者のモティ・シン氏は、毎朝一時間もこの姿勢を保ちながら、ガヤトリ・マントラを誦唱し続けていました。私は彼に、そんな事はしない方が良いと忠告しましたが、彼は私の忠告を聞き入れませんでした。そのため彼は、とうとう白内障になり失明してしまったのです。

しかしそうは言っても、もしも私達がこの姿勢を適度に行ずるならば、寝付きが良くなりますし、また、一般的には、口、鼻、耳そして咽喉の病気が治ります。また、血液が上半身へと流れますので、その部分にある内臓の病気が治ります。また、知覚神経、動静脈の働きが活性化され、視力が良くなり、身体が健康となり、長生きができるようになり、禁欲生活を守り易くなります。また、輝くばかりの肉体となり、精神の集中力も高まります。また、精液が脳の方へと還元され、その結果、精液が昇華されるのです。そして、この昇華したエネルギーは、オージャス・シャクティと呼ばれていますが、この力が蓄えられると瞑想修行する力がつき、修行者は精神的にも肉体的にも活発な働きができるようになるのです。最後に注意しておきますが、この姿勢を行じた後は、必ず、心拍数が正常に戻るまで充分に休息を取るようにする事が必要です。

七三、太陽礼拝のポーズ（Surya-namaskārasana）

このポーズは十二の連続する動作より成り立っています。

（1）両足を揃えて、東を向いて立ちます。次に、胸の前で合掌し、両足の踵もぴったりと合わせ、息を吸っておきます。

（2）下半身はそのままで両手だけ上にあげ、上半身を後ろに反らせます。

（3）やはり下半身はそのままで、今度は反らした上半身を戻して、反対に、前に倒してゆき、両手の平を両足のすぐ横の床につけます。この時、両膝が曲がらないようにし、膝に顔をつけます。この時、踵が床から離れないように注意します。

（4）左足と両手は床につけたままで、右足をできるだけ後ろに伸ばします。この時、胸を後ろに反らせ、首も少し後ろに曲げて、顔は上に向けます。

（5）左足も後ろに伸ばし、両足の爪先、踵そして膝同士が互いにしっかりと合わさるようにさせます。この時、爪先から頭まで一直線になるようにし、眼は上に向けます。

(6)　身体を床に降ろし、両膝と胸と額とが床につくようにさせます。それ以外の身体の部分は床から浮かしておきます。

(7)　丁度、『コブラのポーズ（Sarpasana）』をする要領で、頭を起こし、胸から腹部にかけて身体を後ろに反らせます。

(8)　腰を床から浮かせ、踵は床にしっかりつけたままで、腰をしっかりと後ろに引きます。

(9)　右足を前に戻して、両手の間の床につけ、頭を上げ、背中を反らせ、胸を前に突き出します。

(10)　左足も前に引き寄せて両足を揃えて床につけます。この時、腰を充分に曲げ、膝に額がつくようにします。

(11)　上半身を起こし、両手を伸ばしたまま後ろに反ります。

(12)　身体を真っ直ぐになるようにし、両足を揃え、両手も身体につけて下に降ろし、直立します。

もしも、この一連の動作から最高の効果を引き出そうとするなら、連続する十二の動作をすべて息を止めたままで行なって下さい。しかし、それが難しければ、全過程を二～三呼吸で行なうか、または、呼吸は自然に任せて行なうかしてください。特に虚弱体質の人がこのポーズを行ないますと強くなれます。

《効果》

これら一連の動作は、全身運動になっています。ですから手足の均整がとれ、尚且つ手足の筋肉が強靭となります。また、最大の効果を生み出そうとするならば、これらの動作を息を止めたままで行ない、全体の動作を十～十五回繰り返し行なうとよいでしょう。

七四、月礼拝のポーズ（Chandra-namaskārasana）

この体操は、連続する十二の動作から成り立っています。

（1）両足を三十センチほど開いて直立し、両手を上に伸ばしてできるだけ後ろに反ります。

（2）足は伸ばしたままで、両腕を一回転させた後、身体を前に倒して、両手はそれぞれの足の横の床につけ、また、額も膝につけます。

（3）両手は床につけたままで、左足を後ろに伸ばし、右膝を曲げ、右足の踵が丁度尻の下にくるようにさせます。この時、体重は右足の爪先にかかるようにさせます。

（4）一度立ち上がり、再び右膝を軽く曲げ、左膝と左足の爪先を床に固定してから両手を上げて後ろに反ります。

（5）両手を身体の前の床につけ、前に出ている右足を、後ろの左足と並ぶようにさせ、ここで一度『身体を伸ばすポーズ（Dandasana）』を行ないます。次に、両手を床につけたまま、身体を前に移動させ『コブラのポーズ（Sarpasana）』の姿勢をとります。

（6）左足を身体前面の両手の間まで出し、左足の爪先に体重を乗せるようにします。この時、右足は後ろにしっかり伸ばしておきます。

（7）一度立ち上がり、左膝を曲げながら両手を上にあげ、そのまま身体を後ろに反せます。

（8）両手を右足の両側につき、右足を後ろに引いて両足を揃え、『身体を伸ばすポーズ（Dandasana）』をしてから、『コブラのポーズ（Sarpasana）』の姿勢をとります。

(9)　両膝を床につけたままで、膝を曲げて踵の上に尻が乗るようにして、額も床につけます。

(10)　踵の上に尻を乗せたままで両手を上に伸ばし、身体を後ろに反らせます。

(11)　身体を前に倒してゆき、両手を身体全面の床につけ、両足を揃えたまま前に飛んで両手の間に両足を引き寄せます。背筋を真っ直ぐにし、爪先に身体の体重を乗せてしゃがみます。

(12)　立ち上がり、胸の前で合掌して終わります。

この一連の動作を十～十五回繰り返して行ないます。

《効果》

全身の運動になるため、毎日欠かさずに行ずれば、身体は素晴らしく健康になり、また、手足の筋肉が良く動くようになり、消化作用が促進され、怠惰な気分が一掃されます。

七五、開脚するポーズNo.1（Prishthabaddha-pāda-prasārana-bhu-namaskārasana）

まず、両足を左右に大きく開いて座り、息を吐きます。次に、両手を背中に回し、それぞれの肘を反対の手で握ります。続いて身体を前に倒し、額を床につけて暫くこの姿勢を保ちます。

《効果》

腰やももの神経や筋肉が強化されます。また、便秘が解消され、腎臓の働きや排泄器官の働きが良くなります。

七六、身体を伸ばすポーズ（Dandasana）

まず、爪先立ちをして踵に尻をつけてしゃがみ込みます。次に、両手を伸ばしてできるだけ遠くの床に両手をつきます。続いて、息を吸いながら尻を持ち上げ身体を前に出し、首から頭を起こして後ろに反り、息を止めておきます。これは丁度『コブラのポーズ（Sarpasana）』の姿勢を保つようになるわけです。暫くこの姿勢を保った後、ゆっくりと最初の姿勢に戻ります。これらの動作は、吸息した後、息を止めたままで何回も繰り返し行なってもかまいません。その場合、あなたの能力に応じてその回数を増やしてゆけば良いのです。

《効果》

身体全体、特に両手と胸の筋肉が強化されます。呼吸を止めたままでこの動作を行ないますので、胸板が厚くなります。レスラーが筋肉を鍛えるために行なう、似たような体操がありますが、この動作との違いは、こちらは両手足の間隔をあまり広げることなく行なうことと、手足の位置を動かさずに行なうという点にあります。

七七、角度のポーズ（Konasana）

まず、両足を揃えて立ちます。次に、左足を約一メートル程前に出します。続いて、息を吸いながら左膝を曲げ、右手で左足首を握り、左手は身体にそって伸ばして左耳に軽く触れるようにさせます。この時、左手指の先に視線を合わせ、そのまま暫くこの姿勢を保ちます。次に足を替えて、同じ姿勢を行ずるようにします。

《効果》

肩の関節、神経や筋肉が強化されます。

七八、三角形のポーズNo.1（Trikonasana）

まず、両足を左右に一メートルほど開いて立ち、背筋を伸ばしておきます。次に、息を吸って両手を肩の高さまで水平に上げます。続いて、身体を左足の方へ倒してゆき、左手で左足首を持ち、身体で三角形を造るようにします。また、右手も真っ直ぐ伸ばしたままで、床と水平になるようにさせ、右手を右耳につけるようにさせて暫くこの姿勢を保ちます。その後、元の姿勢に戻りますが、次に、反対の右側に身体を倒して同じ事をします。この姿勢は三〜四回繰り返し行なうようにします。

《効果》

血液の循環が良くなり、また、背中、首、肩そして腕などの筋肉が強化されます。

七九、開脚するポーズNo.2（Viparita-pāda-prasārana-Āsana）

まず、背筋を伸ばし直立します。次に、両足を左右に徐々に広げてゆき、最後に、ももと尻が床にぴったりつくようにさせます。この時、両手は、それぞれの膝の上において姿勢を保ちます。この姿勢はかなり難しいですので、少しづつ身体を慣らすようにします。

《効果》

生殖器の神経を刺激して強化します。また、ヘルニアや前立腺肥大を治します。また、腎臓や腹部にガスがたまる病気等を予防し、弱くなった生殖器の働きを活性化させます。

八〇、両手で両足先を握る鋤のポーズ（Poorvottānasana）

まず、両足の膝、踵、爪先をぴったり合わせて仰臥します。次に、両足を上げて爪先が頭の先の床につくようにさせます。この時、両足は、真っ直ぐに伸ばしておきます。続いて、両手を頭の方へ伸ばして、それぞれの足の爪先を握ります。この時、両足を頭の先の床にできるだけ伸ばすようにさせ、顎がしっかりと胸に押しつけられるようにさせます。

《効果》

この姿勢によって、特に、上半身、中でも首、胸そして肩などが圧迫され、しなやかになります。また、血液が浄化され、それに伴い肺や心臓内が浄化されます。更に、心が落着き、また、若さを保つことができます。

八一、横転のポーズ（Dvipārshwasana）

まず、伏臥してから、両膝を曲げて、両手でそれぞれの足首を握ります。次に、息を吸って止めておいてから、身体を左右に数回、横転させます。この間、ずっと息を止めておき、息が苦しくなったなら、息を吐きながら身体を元に戻します。

《効果》

腹部の脂肪分を取り去りますので、腹部の肥満した人に効果があります。また、肝臓や胃腸の働きを強化し、便秘を解消し、胸板を厚くします。

八二、弓のポーズ（Dhanurasana）

まず、伏臥してから、両膝を曲げて両手でそれぞれの足首を握り、爪先を頭の方へ引っぱります。次に息を吸って止め、両肩と膝とを床から上にあげたままで、暫くこの姿勢を保ちます。この時、両手足をしっかり伸ばし、身体が丁度弓の形になるようにさせます。この姿勢をできるだけ長く保ってから、ゆっくりと息を吐きながら元の姿勢に戻ります。

《効果》

脊椎と胃に力が加わり、背骨が強化されます。また、脊椎がしなやかになり、胃の中のガスが取り除かれ、便秘や消化不良が解消されます。更に、肩、手足、ももの筋肉や神経の働きが良くなります。

【注意】心臓病や高血圧症を患っている人は、このポーズをしないように注意して下さい。

八三、会陰を圧迫するポーズ（Moolapida-Bhunaman-Āsana）

まず、『ゴラクシャ師のポーズ（Gorakshasana）』を行ないます。次に、両手で爪先を持って肘をそれぞれのももにつけ、息を吐きながら顎を喉のくぼみにぴったりとくっつけます。この時、胸部と腹部を収縮させて、息を全部吐き切ってしまいます。続いて、身体を前に倒してゆき、鼻の頭を床につけてできるだけ長くこの姿勢を保ちます。息が苦しくなったなら、息を吸いながら元の姿勢に戻ります。これを何回か繰り返し行ないます。

《効果》

この姿勢を繰り返し行なうことで、身体全体が強靱になります。また、腹部の脂肪が取り除かれ、消化作用が促進されますので、食欲も増します。

八四、手足を上にあげ、両手で爪先を握るポーズ（Pādhastasana）

まず仰臥して、息を吸って止めておきます。次に、両足を揃えたままで上にあげます。続いて、頭、首、胸と、身体を起こしながら両手を上げて、それぞれの足の爪先を握ります。この時、膝に鼻先をつけるようにしてみて下さい。このままできるだけ長くこの姿勢を保ちます。息が苦しくなったなら、息を吐きながら、ゆっくりと元の姿勢に戻ります。この要領で、同じ動作を数回行ないます。

《効果》

胃腸の働きを良くし、また、強化します。

八五、爪先を鼻につけるポーズNo.1（Prishthabaddha-pādangushtha-nāsikāsparshasana）

まず、仰臥してから、両膝を曲げて、両膝を身体の両側の床につけ、ふくらはぎはそれぞれの脇の下で固定します。次に、両手は腰の後ろに回して、手の指同士をからませ、息を吐きながら頭を上げて、鼻に爪先を触れさせます。

《効果》

腹部に大きな力がかかりますので、腰が徐々に細くなってきます。

八六、上にあげた両足を、両手で支えるポーズ（Hastabhujasana）

まず、両足を前に伸ばして座ります。次に、両手をそれぞれの膝の下に入れ、上腕部にふくらはぎを乗せるようにして両足を持ち上げます。続いて、息を吸って止めておいてから、両手先をそれぞれの側の耳に触れておくか、または、首の後ろで指をからませます。これができたなら、両足の踵を胸の前で合わせ、床についた尻だけで身体をバランス良く支え、できるだけ長くこの姿勢を保ちます。

《効果》

肩と手の筋肉を特に強化し、また、胃の働きを良くします。

八七、足首を枕にするポーズ（Supta-ekapāda-shirasana）

まず、両足を前に伸ばして座ります。次に、左足首を右足のもの付け根に置き、仰臥します。次に、右足首を首の後ろにかけて、両手を伸ばして腰の後ろに回し、両手の指をからませます。この時、両手の上腕部でしっかりと両膝を押さえつけておきます。この要領で、次に、足を替えて行ないます。

《効果》

この姿勢を続けて行なうことで、肝臓や腎臓の病気が治り、また、便秘が解消されます。

八八、中腰で爪先立ちするポーズ（Ardhotthitasana）

まず、背筋を伸ばし、足を揃えて直立します。次に、息を吸って両手を伸ばしたまま上げてゆき、手の平を頭の上で合わせます。続いて、膝を曲げて中腰になりながら爪先で立ち、両手が水平になるように肩の位置まで降ろします。この時、両足の踵が互いにつくようにします。両膝の間は、約五十センチ程開くようにさせます。そして、息を止めて暫くこの姿勢を保ちます。これを繰り返し行ないます。

《効果》

特別に調気法をせずとも、コップ一杯の水を飲んだ後、この姿勢をとれば、便秘を解消することができます。また、両手足の筋肉を強化します。

八九、鶴のポーズ（Kronchasana）

まず、背筋を伸ばして直立します。次に、両手を床にしっかりとつけ、両膝をそれぞれの肘の上に置き、両手で身体を支えながら両足が床から浮くようにさせます。更に、爪先がそれぞれの手首につくようにさせて、暫くこの姿勢を保ちます。

《効果》

手の筋肉を強化し、胸を厚くし、また、生気の働きを活発にさせます。

九〇、合蹠した足を腹につけるポーズ（Nābhipidasana）

まず、両足を揃えて前に伸ばして座ります。次に、両手でそれぞれの足先を握り、臍の前で足の裏同士を合わせます。続いて、足をもう少し手前に引いて踵と爪先がそれぞれ胃と胸に触れるようにさせます。この姿勢をできるだけ長く保ちます。

《効果》

手と足の筋肉を強化し、生気がスシュムナー管を通りやすくさせ、また、精液の通り道である精導管の通りを良くします。

九一、長方形のポーズ（Pādahastachatushkonasana）

まず、両足を前に伸ばして座ります。次に、左膝を曲げて踵が尻の横につくようにします。続いて、右足首を右手の肘にかけて持ち上げ、次に、左手を頭の後ろから回してきて両手の指を頭の横でからませます。これができたなら、息を吸って止め、暫くこの姿勢を保ちます。その後、足を替えて同じ動作を行ないます。
《効果》
両手足の関節をしなやかにし、また、強くします。更に、腸を初め、他の内臓器官も強くします。

九二、片足を背中に回すポーズNo.1（Ekapādagrivasana）

まず、両足を前に伸ばして座ります。次に、左足の膝を曲げて、踵を股間に当てます。続いて、右足を上げて足首を首の後ろに回して固定します。次に、胸の前で合掌し、この姿勢を暫く保ちます。その後、足を替えて同じ動作を行ないます。
《効果》
肩と胸の筋肉を強化し、また、足の筋肉をしなやかにさせます。

九三、膝と胸を圧迫するポーズ（Vakshasthala-jānupidasana）

まず、床に腰を降ろしてしゃがみ込みます。次に、両手の指をからませて胸につけ、両肘はそれぞれの膝の間に入れます。続いて、両膝でそれぞれの肘を押して、肘同士が互いにつくようにさせます。この動作を何回か行ないます。
《効果》
肩や手の関節を強化し、また、しなやかにさせます。

九四、半開脚して前屈するポーズNo.1（Viparitahastabhunamanasana）

まず、両足を前に伸ばして座ります。次に、両手を背中に回し、合掌します。続いて、両足を約五十センチほど開き、息を吸い、次に吐きながら身体を前に倒して額を床につけて息を止め、暫くこの姿勢を保ちます。息が苦しくなったなら、息を吸いながら身体を起こし、続けて何回もこの動作を繰り返します。

《効果》

消化作用を促進させ、便秘を治し、また、腹部の脂肪を取り除きます。

九五、頭頂部を膝で押す倒立のポーズ（Shirapidasana）

まず、仰臥してから、『肩逆立ちのポーズ（Sarvangasana）』と『鋤のポーズ（Halasana）』とを続けて行ないます。次に、両膝を曲げてゆき、両膝を頭の先の床につけます。この姿勢をできるだけ長く保ちます。

《効果》

胃の病気を治すのに非常に効果的な姿勢です。また、身体を強靭にさせます。

九六、頭、両肘、両膝、爪先を床につけるポーズ（Suptapādangushthasana）

まず、両足を前に伸ばして座ります。次に、両膝を曲げて踵を尻の両脇に持ってきますが、この時踵を床から浮かせて爪先だけを床に固定させます。続いて、息を吸い両手で足首を持って身体を後ろの床に寝かせ、頭頂部を床につけて暫くこの姿勢を保ちます。息が苦しくなったなら元の姿勢に戻り息を吐きます。

《効果》
足に関する各種の病気を治し、また、胃やもも、膝を強くします。

九七、鳥のポーズNo.1（Khagasana）

まず、『蓮華のポーズNo.1（Padmasana）』で座ります。次に、足はそのままで前に倒れて伏臥し、両手で脇腹を押さえ、息を止めて頭、首、胸を床から上にあげつつ、大きく息を吸って止め、暫くこの姿勢を保ちます。次に、息が苦しくなったなら、吐きながら身体を床に降ろします。

《効果》
腎臓や腸が浄化され、また、その働きが強化されます。更に、泌尿器の病気が治り、また、三種の身体内機能原理の働きが調和されるようになります。

九八、結跏して倒立するポーズ（Padmashirasana）

まず、『蓮華のポーズNo.1（Padmasana）』で座ります。次に両手をつき、両手で身体を持ち上げます。続いて、除々に頭を床に降ろして床につけ、次に両肘の上にそれぞれの膝を乗せて暫くこの姿勢を保ちます。但し、この姿勢は二～三分以上続けないようにします。

《効果》
頭、眼、胸などの働きが強化され、また、消化作用が促進され、便秘が解消し、更に、風邪を治し、また、予防もします。

九九、中腰の片足立ちで休息するポーズ（Ekapādavirāmasana）

まず両足を揃えて立ちます。次に左足首を右足の膝の上にしっかりと固定します。続いて両手を頭の上で合掌させ、右膝を少し曲げて中腰となり、暫くこの姿勢を保ちます。

《効果》

これは、休息するための姿勢ですが、また、胸、もも、そして膝などの筋肉も強化します。

一〇〇、枕のポーズ（Upadhānasana）

まず仰臥し、左足首を首の下に回して、丁度枕のようにさせて固定します。この時、右足は伸ばしたままで右手をそのものの上に置き、左手も伸ばして床につけ、暫くこの姿勢を保ちます。

《効果》

この姿勢は快い休息を与え、また、身体を軽くし、健康にさせます。

一〇一、両手で足首に触れるポーズNo.1（Ekapādadvihastabaddhasana）

まず、両足を一メートル以上広げて立ちます。次に、身体を左足の方に向け、左足も爪先を左方向に向け直します。続いて、左膝を曲げて左足首を両手で持ち、胸を張って背筋を伸ばし、左足前方を見て暫くこの姿勢を保ちます。この要領で右を向いて同じ動作を繰り返します。

《効果》全身の関節や神経の働きを強化します。

一〇二、背骨を前屈させるポーズ（Merudandavakrasana）

まず、両足を揃えて立ちます。次に右膝を曲げて左ももの上で左足と交差させ、右足を左の床に降ろします。続いて、両手を両膝の下から前に出して合掌させ、暫くこの姿勢を保ちます。

《効果》

全身の神経と関節を強化し、また、しなやかにさせます。

一〇三、石のポーズ（Shilasana）

まず、両足を前に伸ばして座ります。次に、両足を持ち上げて首の後ろに回して固定します。続いて、息を吐きながら身体を前に倒してゆき、頭を床につけます。次に両手をそれぞれの足の下に入れ、両肘が両足の下になるようにさせます。そのまま暫くこの姿勢を保ちます。

《効果》

消化作用を促進させ、身体を健康にさせます。

一〇四、片足立ちし、両手を頭の後ろで組むポーズ（Pādasantulanasana）

まず、両手足を揃えて直立します。次に、右肘に右足首を掛けて足を持ち上げ、右足首が胸の前にくるようにさせます。続いて、左手を頭の後ろに回して右手と指同士をからませます。この姿勢は息を吸って止めたままで行ないます。息が苦しくなったなら姿勢を元に戻して息を吐き、足を替えて同じ動作を繰り返します。

《効果》
両手足の筋肉を強化し、また、全身をしなやかにさせます。

一〇五、鉄人のポーズNo.2（Mahāvirasana）

まず、背筋を伸ばして立ちます。次に、右足を約一メートル程前に出して右膝を曲げます。続いて、息を吸いながら両手で拳を作り、肘を曲げて胸を張り、息を止めます。この姿勢をできるだけ長く保ちます。息が苦しくなったなら、息を吐きながら右足を後ろに引いて元の姿勢に戻ります。その後、足を替えて同じ動作を繰り返します。

《効果》
胸板を厚くさせ、生気の働きを活発にさせ、手や肺の筋肉の働きも活発にさせます。更に、肺の中の体風素、粘液素の分泌不調によって起こる病気を防ぎ、顔に艶が出て生き生きとさせます。

一〇六、両膝を両手で抱え、爪先立ちするポーズ（Jānubaddhapādangulasana）

まず、両足を揃えて立ちます。次に、息を吐きながら腰を落として爪先立ちし、両膝を両手で抱え込みます。続いて、爪先はそのままで息を吸いながら立ち上がり、身体を伸ばしてから息を吐いて踵を降ろし、元の姿勢に戻ります。

《効果》
胃腸の病気を予防し、また、爪先の筋肉を強化します。

一〇七、両手を背中で組んで上体を回すポーズ（Utthitakumbhakasana）

まず、両足を約七十センチほど開いて立ちます。次に両手を後ろにして、両手の平でそれぞれの肘を握ります。続いて、息を胸から喉まで大きく吸って止めておき、腰を支点にして上半身をゆっくりと回します。この時注意する事は、めまいがしたり、前のめりに倒れないように、上半身はゆっくりと回すことです。やり方としては、一呼吸のうちに同方向に一回上体を回し、同様にして逆方向に一回まわします。しかし最初のうちは呼吸とは関係無く行ない、慣れるに従って呼吸と共に行なうようにします。

《効果》

これは胃の病気を治すのに最も有効な動作です。また、腹部の贅肉を取り去り、胸板を厚くし、食欲を増進させてくれます。

一〇八、両膝を開き、爪先立ちして頭上で合掌するポーズ（Pādangushtha-utthitasana）

まず、足を揃えて立ちます。次に、息を吸いながら爪先立ちして息を止め、両膝を曲げて中腰になります。続いて、両手を上にあげて合掌し、できるだけ長くこの姿勢を保ちます。息が苦しくなったなら、息を吐きながら元の姿勢に戻ります。

《効果》

足のもも、ふくらはぎ、爪先を強化します。また、足の震えや全身の神経が弱くなっているのを治します。

一〇九（A）両足を回転させるポーズNo.1（Dvipādachakrasana）

まず、足を揃えて仰臥します。次に腹部から胸部にかけて息を大きく吸い込んで止めておきます。続いて、両手の平を腰の両側の床につけておき、両足を床から四十センチ程上げて、両足で大きな円を描くように回します。最初に同じ方向に数回まわし、次は反対方向に回します。

《効果》

これは腎臓に関する疾患に対し、非常に効果的な動作です。また、女性に対しても、卵巣の働きを整え、月経の不順を治し、腰の回りの余分な脂肪を取り除きます。

一〇九（B）飛翔のポーズ（Ekapādotthitahastapādaprasāranasana）

まず、両足を揃えて立ちます。次に右足を後ろにし、膝を曲げて右手でその爪先を持ちます。次に、左手を耳の横で真っ直ぐ上に伸ばしたまま身体を前に倒し、右足の踵と膝をできるだけ高く持ち上げます。その後、足を替えて同じ動作を行ないます。

《効果》

身体の平衡感覚を養い、また、腰を柔らかくします。

一一〇（A）ドゥルヴァ師のポーズNo.1（Dhruvasana）

まず、両足を揃えて立ちます。次に、右膝を曲げて、右足首を左ももの付け根に当てて固定し、足の裏が上に向くようにさせます。続いて、両手を胸の前で合掌させ、暫くこの姿勢を保ちます。

《効果》

これは、ガンジス河やジャムナ河、ゴダワリ河などの川岸において、聖音オームを唱えたり、ガヤトリ・マントラやイシュタ・マントラを誦唱し続ける時に使える姿勢です。と言うのも、この姿勢で真言を誦唱している間は怠惰な感情が起こらないからです。神様を深く信仰した聖者ドゥルヴァ師がこの姿勢を好んでとっていましたので、この姿勢に師の名前がつけられているのです。

一一〇（B）ドゥルヴァ師のポーズNo.2（Ekapadotthita-Ardhabaddha-Padmasana）

まず、足を揃えて立ちます。次に左膝を曲げて左足首を右のももの付け根に当てて固定し、足の裏が上を向くようにさせます。続いて、左手の平を上に向けて腹部に当て、息を吸いながら右手を伸ばして上にあげ、息を止めてこの姿勢を暫く保ちます。息が苦しくなったなら、吐きながら元の姿勢に戻り、足を替えて同じ動作を繰り返します。

《効果》　先の（A）と同じです。ところで、私はサプタサロヴァル（聖都ハリドワルにある地名）において、このポーズを何年も保ち続けている一人の聖者に出会ったことがあります。その聖者の、上にあげている手は痩せ細り、身体を支えている方の足は腫れあがっていました。この聖者はその後、場所をアラハバードに変えてこの苦行をやり続けていました。

一一一、両手で足首に触れるポーズNo.2（Vāmadakshinapārshwashwasagamanasana）

まず、両足を約一メートル程開いて立ちます。次に、右手の平を左手の甲の上に重ねて、指同士をからませます。続いて、両手を上にあげ、身体を右足の方へ向けつつ息を吸い、息を止めてから身体を倒して顔を右膝につけます。この時両手は右足の爪先の上に置き、暫くこの姿勢を保ちます。息が苦しくなったなら、身体を起こして元の姿勢に戻り、両鼻から息を吐きます。次に左足の方に向いて、同じ動作を繰り返します。

《効果》

身体全体を強靭にするのに効果的です。

一一二、八の字のポーズ（Ashtavakrasana）

まず、背筋を伸ばして立ちます。次に右足を左足の上に乗せ、両膝を重ね合わせて右足を左側の床に降ろします。そのまま腰を落として中腰となり、右手の肘を右膝の上に置き、右手の平を顎と右ほほに当てます。左手は右足首を握り、このまま暫くこの姿勢を保ちます。次に、足を替えて同じ動作を繰り返します。

《効果》

足の神経の働きが良くなり、また、前立腺の肥大を防ぎます。

一一三、片肘で支えたカラスのポーズ（Pārshwakākasana）

まず、背筋を伸ばして立ちます。次に身体を前に倒して両手を床につけます。続いて、両手を揃えて身体の左側に持ってゆき、左膝を右肘につけ、両手でバランスをよく身体を支えながら両足を持ち上げ、暫くこの姿勢を保ちます。次に、身体の右側で同じ動作を繰り返します。

《効果》

この姿勢により血液循環が促進されますので、その結果、血液が浄化されます。また、手や足の筋肉が強靱となります。

一一四、三角形のポーズNo.2（Pādatrikonasana）

まず、『金剛のポーズ（Vajrasana）』で座ります。次に、踵を尻のやや外側の床につけ、爪先を身体の横に向けて座り直します。続いて、両手の平を合わせ、その両手を太ももの間に入れ、頭、首、背筋を真っ直ぐにさせて座ります。次に、息を吐いて腹を引っ込めるウッディーヤーナ・バンダをします。

《効果》

もも、膝、足首の筋肉を強化し、足首の関節をしなやかにさせます。また、足首の脱臼を防ぎ、長時間歩いたり走ったりしても疲れなくさせます。

一一五、開花した蓮華のポーズ（Vikasitakamalasana）

まず、尻を床につけ、両膝を立てて座ります。次に、両膝の下から両手を通し、両足のふくらはぎがそれぞれの肩につくように両手で両足を持ち上げます。続いて、両手の平も上に向け、首を真っ直ぐに伸ばして、暫くこの姿勢を保ちます。こうして身体全体で、丁度、蓮の花が開いたような姿勢をとるのです。

《効果》

背中、背筋、腰などが強くなります。

一一六、コウモリのポーズ（Chamagadarasana）

まず、両足を前に出して座り、足の裏同士を合わせます。次に、身体を少し前に倒し、両手をそれぞれの側の膝の下に通し、横向きに伸ばしておきます。続いて、両膝で両肘を床に押しつけるようにし、頭を起こして暫くの間この姿勢を保ちます。

《効果》

消化作用を促進させ、手足の関節を強め、腸内に留っているガスを押し出し、また、胸板を厚くし、身体を健康にさせます。

一一七、両手で身体を支えるポーズNo.1（Hastasthita-Pādotthanasana）

まず、両手を床にしっかりとつけます。次に、右膝を右肘の上に置いて両足を床から浮かせます。続いて、左膝を右足の踵の上に置き、左足の踵は尻の上方に、また、爪先は真上に向けて暫くこの姿勢を保ちます。

《効果》

膝、手の筋肉を強化し、また、それらの関節もしなやかにさせます。

一一八、身体を反らせ、臍を見るポーズ（Nābhidarshanasana）

まず、両足を前に伸ばして座ります。次に、両手の平を身体の後ろの床につきますが、指は身体の後方に向くようにさせておきます。続いて、息を吸いながら腰を持ち上げ、両手と両足の踵だけで身体を支えます。この時、身体全体を後ろに反らせ、頭を起こして臍を見ながら暫くこの姿勢を保ちます。

《効果》

血液の循環が良くなり、身体全体に栄養が行き渡るようになります。また、首の神経が強化され、糖尿病が予防できます。

一一九、臍輪のポーズNo.1（Supta-ekapādākarshanasana）

まず、両手足を伸ばして伏臥します。次に、左手で右足首を握り、息を吸いながら両手足を上にあげ、暫くこの姿勢を保ちます。息が苦しくなったなら、吐きながら両手足を床に降ろします。

《効果》

便秘を解消させ、また、脊椎、首、胸、そして胃を強くします。

一二〇、バッタのポーズ（Shalabhasana）

まず、両手を身体に添わせ、足を揃えて伏臥します。次に、手の甲を床につけておき、息を吸って止め、両手の甲で床を押しながら、両足を床から浮かせます。続いて、頭を少し起こし、首を伸ばして、暫くこの姿勢を保った後に、元の姿勢に戻ります。

《効果》

足の筋肉や関節を強化し、糖尿病を治し、また、三種の身体内機能原理の分泌不調の乱れから生ずる各種の疾患を治します。

一二一、両手で倒立し、開脚するポーズ（Hastotthitordhwapādaprasāranasana）

まず、『しゃんがんで爪先立ちするポーズ(Utkatasana)』で座り、両手を身体の前の床につきます。次に、少し息を吸い両手で身体を支えながら、ゆっくりと逆立ちをします。逆立ちができたならば、できるだけ両足を横に広げて姿勢を保ちます。但し、この姿勢は続けて三分以上行なわないようにします。

《効果》

手の筋肉を強化し、胸板を厚くし、また、肺や生気の働きを活発にし、更に、記憶力を高めます。

一二二、昆虫のポーズ（Shatpadasana）

まず、『金剛のポーズ（Vajrasana)』で座ります。次に、両足の踵を尻の外側につけ、爪先はそれぞれ身体の外側に向け、尻を床につけます。続いて、両手をそれぞれの足の下に入れて左右に伸ばし、手の平を床にしっかりとつけます。更に、胸を床につけ、背筋を伸ばしてこの姿勢を暫く保ちます。

《効果》

全身の筋肉を柔らかくし、全身に力を漲らせ、各関節を強化します。

一二三、立位で前屈し、額を膝につけるポーズ（Utthita-jānushira-samyuktasana）

まず、背筋を伸ばして立ちます。次に、息を吐きながら身体を前に曲げ、両手を爪先から約三十センチほど前に離して床につけます。続いて、額を両膝につけ、暫くこの姿勢を保ちます。息が苦しくなったなら、息を吸いながら元の立位に戻ります。この動作を数回繰り返し行ないます。

《効果》

消化作用を促進させ、また、腹部の贅肉を取り除きます。

一二四、片膝を上腕に乗せて、倒立するポーズ（Bakapādaprasāranasana）

まず、背筋を伸ばして立ちます。次に、身体を前に倒して両手を床につき、両膝を曲げてそれぞれの上腕の上に固定し、両手で身体のバランスを取りながら両足を床から浮かせます。続いて、右足だけ後ろに伸ばし、この姿勢を保った後、爪先を床につけて元の姿勢に戻ります。この姿勢は、息を止めたままで行ないます。また、足を替えて行なうようにします。

《効果》

手の力を強め、また、生気の働きを活発化させ、その働きを制御できるようになります。更に、手足の筋肉が強化されます。

一二五、棒のポーズ（Supta-Ekapāda-Urdhwasana）

まず、両足を身体の前に伸ばして座ります。次に、左膝を曲げて踵を尻の外側につけておくか、または、肛門の下に入れておきます。続いて、足はそのままで仰臥し、右手を伸ばして右足の親指を握り、息を吸って右足を上に伸ばします。この時、左手は床につけておき、喉を伸ばして頭頂部を床につけ、そのまま暫くこの姿勢を保ちます。息が苦しくなったなら、右足と身体を元の姿勢に戻し、次に、足を替えて同じ動作を繰り返します。

《効果》

足の神経が強化されます。

一二六、半結跏して膝を床につけ、前屈するポーズ（Prishthabaddhajānubhunamaskārasana）

まず、背筋を伸ばして立ちます。次に、右足首を左足のももの上に固定し、腰を落として右膝を左の足首横の床につけます。続いて、息を吸い、両手を身体の後ろに回し、それぞれの手で肘を握り合います。次に、身体を前に倒してゆき、左足の爪先に頭をつけ、この姿勢を息を止めたままで、できるだけ長く保ちます。息が苦しくなったなら身体を起こしてから息を吐き、続いて、足を替えて同じ動作を繰り返します。

《効果》

両手足の筋肉を、均整の取れた強靱なものにさせます。

一二七、ナウリをして腹直筋を握るポーズ（Samānasana）

まず、『聖者のポーズ（Siddhasana）』で座り、ナウリを行ないます。ここで、腹直筋を両手で強く握り、息が苦しくなったなら腹部を元に戻し、同じ動作を数回繰り返して行ないます。

《効果》

消化作用を促進させ、胃腸の働きを良くします。

一二八、三種のバンダをするポーズ（Urdhwotthānasana）

まず、背筋を伸ばし、足を揃えて立ちます。次に息を吐き両手を頭の上にあげて、両手でそれぞれの肘を握ります。続いて、三種のバンダ（つまりジャーランダラ・バンダ、ウディーヤーナ・バンダ、ムーラー・バンダ）を同時に行ないます。次に、爪先立ちをして全身を上に伸ばします。息が苦しくなったなら、バンダを解いて元の姿勢に戻りますが、同じ動作を数回繰り返し行ないます。

《効果》

身長が伸び、手足の働きが良くなります。

一二九、両手で身体を支えるポーズNo.2（Utthitabhujotthānasana）

まず、『しゃがんで爪先立ちするポーズ（Utkatasana）』で座り、両手を足の約三十センチほどの前の床につきます。次に右足を上げて右肘に右膝裏をかけ、同様にして、左膝裏も左肘にかけて、両足は床から浮かせて互いに上下に絡み合わせます。呼吸は自然に行なうか、または、吸った息を止めたままにしてこの姿勢を保ちます。
《効果》
手と足の筋肉を強化し、また、臍輪部から足先までの間で働くアパーナ気の流れを良くします。

一三〇、立位で股の間に頭を入れるポーズ（Hastabaddhashirapādasana）

まず、背筋を伸ばし両足を少し開いて立ちます。次に、身体を前に倒し、両手を両足の間から入れて身体の後ろに出し、それぞれの足の爪先を手の平で覆うようにして床につけます。ここで息を吸って止めておき、もう少し身体を倒して頭を両足首の間に入れ、そのまま暫くこの姿勢を保ちます。息が苦しくなったなら、吐きながら身体を起こして元の姿勢に戻ります。
《効果》
肺の働きを良くし、生気の働きを整えます。

一三一、両足裏を臍につけるポーズ（Kandapidasana）

まず、両足を身体の前に伸ばして座ります。次に、両手でそれぞれの足の爪先を握り、手前に引っ張って胃のあたりまで持ち上げてきます。続いて、足の甲が身体の前面に向くように、ゆっくりと両足をねじりますが、この時、両膝はしっかりと床に固定させておきます。最初のうちは、両手で爪先を握っておかないと、この姿勢を保てないと思いますが、慣れてくれば次第に手を添えなくともできるようになってきます。

《効果》

足に関する各種の疾患を治します。また、ももと膝の痛みを取り除きます。

一三二、臍輪のポーズNo.2（Nābhi-Āsana）

まず、手足を前後に伸ばして伏臥します。次に、息を大きく吸って止め、両手足を床から上げ、臍のあたりで身体を支えます。続いて、その姿勢で身体を前後に揺らし、身体を丁度、波間に揺れるボートのようにさせ、できるだけ長い間、前後に揺らし続けます。息が苦しくなったなら、息を吐いて元の姿勢に戻ります。

《効果》

消化不良や胃の疾患を治します。更に脾蔵や肝臓の働きを良くします。

一三三、足の裏を頭につけるポーズNo.1（Viparitapādamastakasparshasana）

まず、伏臥して、両手の平を肩のあたりの床につきます。次に、両手で床を押しながら身体を後ろに反らせますが、下腹部が床から離れないようにさせます。続いて、両膝を曲げ、頭も後ろに反らせ、額に両足の爪先がつくようにさせます。これは難しいポーズですので、少しづつゆっくりと練習するようにします。

《効果》

全身を柔らかくし、また、動きを軽快にさせ、脊椎をしなやかにさせて、消化作用を促進させます。

一三四、鹿のポーズ（Mrigasana）

まず、『金剛のポーズ（Vajrasana）』で座り、身体を前に倒して、胸を両膝につけ、身体のバランスを取りながら尻と両足先とを床から浮かせます。

《効果》

喉、肩、手、胸、背中、そして腰などの神経を強靱にさせます。

一三五、爪先を片手で握り片足立ちするポーズ（Pādangushthashikhasparshasana）

まず、両足を揃えて立ちます。次に、右足を身体の後ろに上げ、右手を頭の後ろに回して右足の親指を握ります。続いて、右足の裏を後頭部に引き寄せつつ、左手を上に伸ばし自然な呼吸を続けながら、暫くこの姿勢を保ちます。その次に足を替えて同じ動作を繰り返します。これは、難しいポーズですから、少しづつ練習するようにしてください。

《効果》

胸板を厚くし、また、脊柱や腰をしなやかにさせます。

一三六、片足立ちして身体を水平に保つポーズ（Ekapādasana）

まず、背筋を伸ばして立ちます。次に、息を吸いながら、両手を頭の上に伸ばして合掌し、左足を後ろに伸ばし、両手先から左足先まで真っ直ぐにしたまま、身体を前に倒してゆきます。床と身体が平行になったら息を止め、暫くこの姿勢を保ちます。息が苦しくなったなら、吐きながら元の姿勢に戻ります。次に足を替えて同じ動作を繰り返します。

《効果》

腰や手足の筋肉を強靱にさせます。

一三七、片膝に額をつけるポーズNo.1（Utthita-Ekapāda-Jānushirasana）

まず、両足を揃えて立ちます。次に、右足の親指を右手で握り、右足を伸ばしたまま床と平行になるように持ち上げます。続いて、息を吸って止めておき、左手も右手に添えて、右足を更に上にあげつつ頭を下げ、額を右膝につけ、暫くこの姿勢を保ちます。息が苦くなったなら、息を吐きながら元の姿勢に戻ります。次に、足を替えて同じ動作を繰り返します。

《効果》

この姿勢は、特に足と腰とを強めるのに有効です。

一三八、橋のポーズNo.1（Setubandhasana）

まず、『肩逆立ちのポーズ(Sarvangasana)』をし、両手でしっかりと腰を支えておいてから、ゆっくりと両足を下に降ろしてゆき、両足を床につけます、この時、両足に支えられた腰が上にあがり、身体が丁度、橋のような形になります。

《効果》

このポーズを行じ続けることで脊椎や腰が強靱になります。更に、消化作用が促進され、腸の疾患が癒され、腹部の贅肉が取れて、背中の痛みを予防します。

一三九、半円のポーズNo.1（Utthitardhachakrasana）

まず、肩幅に足を広げて立ち、両手を真っ直ぐ上に伸ばし、息を吐きながら身体を前に倒します。次に、息を吸いながら両手は伸ばしたままで身体を後ろにできるだけ反らせます。この時両膝を曲げないようにします。

《効果》

肝臓や腎臓、また、腸の働きを良くします。

一四〇、ウッディーヤーナ・バンダのポーズ（Apānasana）

まず、『聖者のポーズ（Siddhasana）』で座り、息を全部吐き切ります。次に、ウッディーヤーナ・バンダをして、両手でそれぞれの肋骨の下の脇腹を強く握ります。この姿勢をできるだけ長く保った後、ゆっくりと息を吸いながら元の姿勢に戻ります。これを五～七回行ないます。

《効果》

肥大した脾臓や肝臓、また、胃の疾患を治します。また、三種の身体内機能原理の内の体風素や粘液素が分泌過多の場合、それを治します。

一四一、後ろに反って、爪先を両手で握るポーズ（Pādahastaprishthachakrasana）

まず、膝立ちをします。次に息を吸って両手を上に伸ばし、そのまま身体を後ろに倒して、両手でそれぞれの足の爪先を握ります。この時、両肘を床につけて身体を支え、身体前面の筋肉が良く伸びるようにして、丁度身体が半円を描くようにさせます。できるだけ長くこの姿勢を保ったあと、息を吐きながら身体を元に戻します。これらの動作は、呼吸を自由にしたままで行なってもかまいません。

《効果》

身体全体を強靱にさせます。

一四二、肩を回すポーズ（Skandhasanchālanasana）

まず、『金剛のポーズ（Vajrasana）』で座ります。次に両手をそれぞれの膝の上に置き、息を止めておいてから、どちらか一方の肩を同じ方向に、続いて逆方向にと、すばやく回します。続いて、他方の肩でも同じ動作を行ないます。

《効果》

肩を強くし、肩の関節が痛くなるのを予防し、また、胸部や肺部も強くします。

一四三、倒立して合蹠するポーズ（Hastotthita-Urdhwapādatala-Samyuktasana）

まず、中腰になり爪先立ちし、両手の平を身体の前の床につけます。次に、手の平に体重を乗せてゆき、逆立ちをして両足を真っ直ぐ上に伸ばします。続いて、足の裏同士を合わせ、踵を尻に近づけ、この姿勢を二〜三分間保ちます。

《効果》

この姿勢を行じ続けることで、均整のとれた身体が造られます。また、胃の病いを治し、食欲が出るようにさせ、手の筋肉を強め、意思の働きを穏やかにさせます。

一四四、膝に額につけるポーズNo.2（Ekapādotthānajānushirasana）

まず、両足を前に伸ばして座ります。次に、左足を曲げて踵を尻の左外側につけます。続いて、両手で右足の親指を握って右足を持ち上げ、頭を少し前に倒し、鼻を右膝につけたままで、暫くこの姿勢を保ちます。次に、足を替えて同じ動作を繰り返します。

《効果》

膝の筋肉を強靱にさせます。また、足の神経も強くなります。

一四五、飛行機のポーズNo.1（Yānoddiyānasana）

まず膝立ちし、踵を上げて爪先を床につけます。次に、右膝を左足の踵の上おいて固定します。両腕を身体の左右に伸ばして身体のバランスをとりながら、できるだけ長くこの姿勢を保ちます。次に、足を替えて同じ動作をもう一度繰り返します。

《効果》

リュウマチから生ずる膝の痛みを解消し、また、腰を強くし、均整のとれた手足を造ります。

一四六、両足の爪先を鼻につけるポーズ（Hastapādabaddhasana）

まず仰臥します。次に、息を吸って止めておいて、両手で両足先を持ち、足の裏を合わせて手前に引っ張り、頭を上げないでも爪先が鼻につくまで引いてきます。そして、できる限り長くこの姿勢を保ちますが、息が苦しくなったなら、吐きながら元の姿勢に戻ります。もしも両足が鼻につかない場合は、片足づつやるようにします。

《効果》

腰痛を和らげ、背骨をしなやかにし、消化作用を促進させます。

一四七、両手で倒立するポーズ（Hastashirshasana）

まず直立します。次に、身体を前に曲げて、両手を互いに五十センチ程離して床につきます。続いて、両手で身体を支えながら足を上げてゆき、逆立ちをして両足を閉じます。この時、呼吸は自然に行なうようにします。

《効果》

この姿勢は、『倒立のポーズNo.1（Shirshasana）』より、もっと効果的です。つまり、血液の循環がより速くなるので、すばやく血液が浄化されるのです。また、若白髪を予防し、顔の色艶も良くなります。更に、咳や風邪を予防し、また、消化不良や頭痛を解消させ、脳に栄養を与え、腕の筋肉を強化します。

一四八、起き上がり小法師のポーズ（Pādanamaskārasana）

まず、足の裏同士を合わせ、爪先を両手で握って座ります。次に、息を吸って止め、頭を後ろに倒しながら勢いをつけて身体を反転させ、手を伸ばして足の爪先を頭の先の床につけます。続いて、身体を元に戻して起き上がり、今度は身体を前に倒して頭が床につくようにさせます。このように身体を素早く前後に動かし、この動作を四～五回繰り返して行います。

《効果》

腹部の贅肉を取り去り、また、消化作用を促進させます。

一四九、結跏蓮華のポーズNo.2（Hastabaddhapadmasana）

まず、『蓮華のポーズNo.1（Padmasana）』で座ります。次に、両手の上腕部で両足の膝を前から押さえつつ、組んだ足を腹部に引き寄せ、尻で身体を支えておきます。この時、顔は上に向け、また、息は吸って止めておき、この姿勢を保ちます。

《効果》

消化器系の働きを良くさせます。他の効果は『胎児のポーズNo.1（Garbhasana）』と同じです。

一五〇、自転車こぎのポーズ（Pādasanchālanasana）

まず、直立し、息を吸って止め、身体を前に倒してゆきます。両手の平を約四十五センチほど開いて、床に固定させます。次に、両手を真っ直ぐ伸ばしたままで片足づつ素速く前後に動かします。この動作を呼吸を止めたままで、何回も繰り返し行ないます。

《効果》

手足と腰の筋肉を強化します。

一五一、頭上で手を組んで上体を回すポーズ（Mushtibaddhahastachakrasana）

まず、両足を約七十センチ程開いて立ちます。次に、両手の指をからませ、両手を真っ直ぐ身体の前に伸ばします。続いて、息を吸って両手を頭の上にあげ、腰を支点にして上半身で円を描くようにして回転させ、どちらか一方向に数回まわした後、今度は逆方向に同じ回数だけ上半身を回します。

《効果》

胸部を厚くし、また、肩の筋肉を強化させます。更に、コップ一杯の水を飲んで、この動作を行なえば、特別な調気法をしなくとも、便秘を解消させることができます。

一五二、船のポーズ（Naukasana）

まず仰臥します。次に、両手の親指同士をからませて、両手の平を開くようにさせて、両手を揃えて頭上に伸ばし、頭も起こしておきます。続いて、両足の爪先を両手の平の高さまで上げ、両手足をしっかりと伸ばしたままで、この姿勢を保ちます。この時、身体全体がちょうど船のように見えるはずです。この姿勢は、息を吸って止めたまま行ないますが、息が苦しくなったなら、息を吐きながら元の姿勢に戻ります。

《効果》

げっぷやしゃっくりを止め、また、大腸や小腸の働きを良くします。

一五三、両手を回転させるポーズ（Dvihastachakrasana）

まず、両足を約五十センチほど開いて立ちます。次に、肩の力を抜いて両手を前に伸ばし、肩を支点にして、両手を伸ばしたまま、左右交互に回します。

《効果》

肩の筋肉を強靱にさせ、また、体内にたまったガスによる障害を防ぎ、更に、胸板を厚くします。

一五四、首を回すポーズ（Grivachakrasana）

まず、両足を少し開いて直立し、首を左右どちらかの方向に、ゆっくり回します。この時、息を吸って止めたまま行なってもかまいません。

《効果》

首の神経を強靱にさせます。更に、声の質を良くし、首の周りのしわを防ぎ、眼や歯などの働きも強くさせます。

一五五、片足を伸ばしたフクロウのポーズ（Ullukapādaprasāranasana）

まず、両膝を曲げて腰を浮かして床にしゃがみ、両足の間の床に手の平をつけます。次に、左足を外側から左手に巻き付けるようにさせ、右肘は右足の内ももに当てて身体全体を両手で支え、両足を床から浮かせます。続いて、右足を右手から離して身体の後ろに伸ばします。この姿勢を暫く保った後に、足を替えて同じ動作を繰り返します。

《効果》

胸や手の筋肉を強化します。特に、息を止めてこの姿勢を保てば、生気の働きを強めることができます。また、足の筋肉も強くなります。

一五六、四肢で身体を支え、身体を回すポーズ（Sarvangachakrasana）

まず、『身体を伸ばすポーズ（Dandasana）』と同じ姿勢をとります。次に、両手を床にしっかりとつけたままで、両足で身体の回りに円を描くように両足を動かして行き、身体全体を両手を軸に一回転させます。身体が半回転した時点で、身体が仰向けになりますが、この時でも、両手は床につけたままにしておきます。ですからこの姿勢の場合は、足先だけを動かして、身体で大きな円を描くようにするのです。この動作は左右の方向に同じように数回行います。

《効果》

全身の運動になりますので、手足の筋肉が強くなり、また、血液の循環が良くなりますので血液の浄化が促進されます。全般的に身体の各部分の働きが良くなります。

一五七、四肢と頭で身体を支え、身体を回すポーズ（Hastashirshachakrasana）

まず、柔らかい布か毛布を床に敷いておき、俯伏せになり、頭頂と両手の平を床につけます。次に、頭を軸にして両足で円を描くようにしながら身体を動かしますが、先の（一五六）の姿勢と同様に、半円を描いた時、身体は仰向けとなり、更に円を描く最終段階では再び身体が俯伏せになります。なお、最初に同じ方向に数回まわり、その後、反対方向にも同じ回数だけ回るようにします。この姿勢も先の（一五六）の姿勢の時と同じように、身体で円を描く時には、両手と頭とを必ず床につけたままで行なうようにします。

《効果》

全身運動になりますが、特に首の筋肉の運動になります。また、消化作用が促進され、顔の色艶が良くなります。

一五八、頭と足で身体を支え、身体を回すポーズ（Shirshachakrasana）

まず毛布を床に広げ、頭と両足を床につけておきます。次に、両手を身体の後ろに回し、片手で他方の手首を握っておきます。続いて、頭をしっかりと床につけたまま、円を描くようにしてどちらか一方向に足を動かしてゆきます。逆方向でも同じ動作を繰り返します。この姿勢は先の（一五七）の姿勢よりも少し難しいかもしれませんが、少しづつ行なってゆけば次第にできるようになってきます。

《効果》

頭、首、胸、足などの筋肉を強くし、脳の働きや記憶力を良くし、身体の各部分の筋肉をしなやかにさせます。

一五九、前腕で倒立するポーズ（Utthitashirshasana）

まず、両手の平と両肘、そして、頭を床にしっかりとつけておきます。次にこのままの姿勢で倒立し、足をその爪先までしっかりと伸ばします。続いて、頭を床から浮かし、手の平と前腕だけで身体を支えておきます。この時ゆっくりとした呼吸を続け、身体より少し前の床を見るようにして、暫く倒立し続けます。

《効果》

手、胸、首の筋肉を強くし、また、血液が頭部へと流れるので脳の働きがよくなり、記憶力が増します。

一六〇、開脚するポーズNo.3（Vistritapādasana）

まず、両足をできるだけ広く左右に開いて座ります。次に、両手でそれぞれの足の爪先を握り、息を吸って止めておいてから身体を前に倒し、顎を床につけて、暫くこの姿勢を保ちます。その後、元の姿勢に戻ってから呼息し、今度は左右の足の膝前の床に顎をつけるように、それぞれの方向に身体を倒します。続いて今度は両手を後ろに回し、両手同士を握りあってから身体を前に倒し、顎を床につけます。

《効果》

便泌を解消し、また、腰をしなやかにさせます。

一六一、両手で身体を支えるポーズNo.3（Hastasthita-urdhwapadāmasana）

まず、『蓮華のポーズNo.1（Padmasana）』で座ります。次に、両手を身体から少し前の床につき、バランスをとりながら逆立ちをし、この姿勢を暫く保ちます。これは、かなり難しい姿勢ですので、完全にできるようになるまで、少し時間がかかるかもしれません。

《効果》

腕力を強くし、消化作用を高め、また、胃腸の疾患を治します。更に、身体全体を健康に保ち、強靱にします。

一六二、開脚して身体をねじり、額を床につけるポーズ（Vistritapādapārshwabhunamaskār-asana）

まず、両足を身体の前に広げて座ります。次に、左足の後ろ側の床に両手を少し開いてつき、息を吸って止めておいてから、身体を左にねじって両手の間の床に額をつけて、暫くこの姿勢を保ちます。息が苦しくなったなら、吐きながら元の姿勢に戻ります。次は、右側に身体をねじって同じ動作を繰り返します。

《効果》

胸部、肋骨、腰などを強くし、それらの部分の歪みを矯正します。また、腸に関する疾患を予防します。

一六三、黒蜂のポーズ（Bhringasana）

まず、『金剛のポーズ（Vajrasana）』で座ります。次に、両手の平と両肘とを両膝前の床につき、胸も膝につけます。続いて、口から大きく息を吸いながら頭を少し起こし、息を止めて、できるだけ長くこの姿勢を保ちます。

《効果》

臍輪部から足の爪先までの間で働くアパーナ気を清浄にし、また、腸の働きを良くし、胃に関する疾患を防ぎ、便秘を解消させます。

一六四、先端のポーズ（Ugrasana）

まず、両足を約一メートル程開いて、良く伸ばして座ります。次に、足首を立てて爪先を上に向け、両手の平で足の裏を被い、身体を前に倒し額を床につけ、暫くこの姿勢を保ちます。この時、息を吐いて止めておき、苦しくなったなら息を吸いながら頭を起こし、その姿勢で暫く息を吸って止めておき、再び息を吐きながら身体を前に倒してゆきます。この動作を二〜三回繰り返します。

《効果》

胃の働きを良くし、体内にガスが滞ったりして起こる身体の不調を防ぎ、また、腹部の贅肉がとれ、手足の筋肉の働きが良くなります。

一六五、四肢を抱え込むポーズ（Sarvangabaddhasana）

まず、『鋤のポーズ（Halasana）』をしてから次に、腰を少し上げて両膝を頭に近づけ、踵を尻にぴったりとつけます。この時、両手で両足をしっかりと抱え込み、この姿勢をできるだけ長く保ちます。

この姿勢は難しいですから、少しづつ練習してゆくようにします。

《効果》

身体が震えるのを治し、また、腹部の贅肉をとり、身体を健康にします。

一六六、生気のポーズ（Prānasana）

まず、両足を揃えて身体の前に伸ばして座ります。次に、左足首を右足の付け根の上に置き、そのまま右膝を立てて右足の踵が右の尻に付くようにさせます。続いて、右の脇の下に右膝を入れ、右手の指を右足裏に足の内側から差し込みます。背筋を伸ばして左手は左膝上におき、息を吸って止め、暫くこの姿勢を保ちます。

《効果》

手の筋肉を強化し、心臓の働きを良くし、脈動を規則正しくさせます。更に、呼吸を活発にさせます。

一六七、四肢を上げて開くポーズ（Sthita-urdhwapāda-vistritasana）

身体の前で両足を左右にできるだけ大きく開いて座ります。次に、息を吸って止めておき、両手の人差指でそれぞれの足の親指を握り、両足をできるだけ高く持ち上げて、暫くこの姿勢を保ちます。

《効果》

腰、脊椎、そして胃などの働きを良くし、また、その働きを強くさせます。

一六八、湾曲のポーズ（Vakrasana）

まず、両足を身体の前に伸ばして座ります。次に、両手を身体の前の床につき、両足のももで右手をはさむようにして、両足を身体の右側にもってきます。この時、左足が右足首の上になるようにして足首同士を絡ませておきます。続いて両手で身体を支えながら、両足を右横に伸ばしたままで、右肘の高さまで両足を上げてゆきます。呼吸は自然に続け、暫くこの姿勢を保ちます。次に、足を替えて同じ動作を繰り返します。

《効果》

小腸と大腸の働きを強化し、便秘を解消させ、消化作用を促進させ、更に、手足の筋肉を強化します。

一六九、膝に額をつけるポーズNo.3（Shirshabaddha-Utthitajānusparshasana）

まず、仰臥して、頭の下で両手を組み、それぞれの肘を両手で握るようにしておきます。次に息を吸って止めておいてから、尻で身体をバランスよく支えつつ、頭と両足を上げ、両膝と鼻とを近づけて、暫くこの姿勢を保ちます。息が苦しくなったなら、吐きながら元の姿勢に戻ります。

《効果》

胸、腰などの筋肉を強化し、よく働くようにさせます。

一七〇、橋のポーズNo.2（Dvikonasana）

まず、両足を揃えて立ちます。次に、身体を前に倒して、爪先から約一メートル程先の床に頭をつけ、両手を両膝に当てておきます。そのままできるだけ長くこの姿勢を保ちます。

《効果》

首の神経を良く働くようにさせます。更に、血液の循環を良くさせ、手足の筋肉を強化します。

一七一、両足を後ろに伸ばすポーズ（Sarangasana）

まず、指先が自分の身体の方に向くようにして、両手の平を床にしっかりと固定します。次に、両肘を合わせて腹部に当て、両足を床から離して上にあげてゆきます。続いて、顎を床につけ、両膝を曲げて足の裏が後頭部につくようにさせます。この時、息は吸って止めておき、暫くこの姿勢を保ちます。

《効果》

手足の運動になり、その筋肉が強化されます。また、食欲が増し、消化作用が促進されます。

一七二、膝に額をつけるポーズNo.４（Utthitadvijānushirasparshasana）

まず、両足を身体の前に伸ばして座ります。次に、両手を身体の後ろにつき、息を吐いて両足を揃えたまま上げてゆき、頭を少し前に倒して、額を両膝につけ、暫くこの姿勢を保ちます。

《効果》

首、腹部、背中そして脊椎の筋肉を強化します。

一七三、半倒立のポーズ（Utthitapādahastabaddhabhunamaskārasana）

まず、両足を約一メートル程開いて立ちます。次に、息を吐きながら身体を前に倒してゆきます。この時、両手は足に添って下に降ろし、それぞれの足首を握るようにします。続いて更に、腰を曲げて頭を床につけ、暫くこの姿勢を保ちます。息が苦しくなったなら、息を吸いながら頭を起こし、元の姿勢に戻ります。

《効果》

色々な関節をしなやかにし、強くします。また、肺や生気の働きを良くします。

一七四、収縮のポーズ（Sankochasana）

まず、左脇腹を下にして横に寝ます。次に、左足首を右ももの付け根に当て、右足を左ももの付け根に当てて、両足を組みます。続いて、左手を身体の後ろに回し、右手は右膝にまきつけるようして背中に回し、身体の後ろで両手の指同士をからませます。ここで息を吐き、頭を左膝につけて暫くこの姿勢を保ちます。息が苦しくなったなら、息を吸いながら頭を起こし、元の姿勢に戻ります。次に、姿勢を替えて同じ動作を繰り返します。

《効果》

全身の筋肉を強靭にさせます。また、血液循環が良くなりますので、その結果、血液が浄化されます。

一七五、四肢を最大限に伸ばすポーズ（Hastapāda-vistritasana）

まず、『鋤のポーズ（Halasana）』をします。次に、両足を左右にできるだけ広げます。同様に、両手も左右に広げ、それぞれの足の親指を握り、暫くこの姿勢を保ちます。この時、息は吸って止めたままにしておきます。

《効果》

頭、首、脳の働きを良くし、また、消化器系の働きも良くします。

一七六、木の半ポーズ（Urdhwapādatalasamyuktasana）

まず、身体の前五十センチ程の床に両肘をつけ、両手の指をからみ合わせておきます。次に、頭を両手の平の間の床につけ、バランスをとりながら身体を逆立ちさせます。続いて、両足を左右に大きく広いてから膝を曲げ、足の裏同士を合わせて、踵を肛門の近くまで下げ、暫くこの姿勢を保ちます。

《効果》

全身の運動になります。

一七七、片手を上げる後ろ反りのポーズ（Ekahastaprishthakonasana）

まず、両足を約五〇センチほど開いて立ちます。次に、息を吸って止めておき、左手を左膝の後ろにしっかりとつけ、右手を上に伸ばして身体をできるだけ後ろに反らせます。暫くこの姿勢を保った後、息を吐きながら身体を前にして倒してゆき、両手で右足首を持ち、額を右膝につけて保ちます。次に、息を吸いながら右手を右膝の後ろにつけ、左手を上に伸ばして身体をできるだけ後ろに反らせます。暫くこの姿勢を保った後、息を吐きながら身体を前に倒してゆき、両手で左足首を持って額を左膝につけて保ちます。この動作を繰り返します。

《効果》

腰、足、肺、生気の働きを良くします。

一七八、孔雀が歩くポーズ（Mayurachālasana）

まず、両手の平を床にしっかりとつき、両手で身体を支えながら、ゆっくりと逆立ちをします。次に、両膝を曲げて足を後ろに倒し、頭を上げて斜め前を見ながら両手で歩きます。修行してゆくうちには、次第に長い距離が歩けるようになります。

《効果》

この姿勢を行じ続けることで、胸部、肩、手などの筋肉が強化され、生気の働きが良くなり、また、身体が軽く、細くなり、更には、活動的になり、輝くばかりの肉体になります。また、食欲も旺盛になり、激しい労働ができるようになります。

一七九、結跏蓮華のポーズNo.3（Januprishthabaddhapadmasana）

まず、『蓮華のポーズNo.1（Padamasana）』を組んで座ります。次に、そのまま仰臥して息を吸って止め、両手を足の上から腰の後ろにまわし、背中で両手の指同士をからませるようにします。そのまま暫くこの姿勢を保ちます。

《効果》

肥満を解消し、消化を促進させ、痔やヘルニヤ、また、腎臓に関する病気を防ぎます。

一八〇、握りこぶしでバランスをとるポーズ（Tolangulasana）

まず、『蓮華のポーズNo.1（Padmasana）』で座り、両手でそれぞれ握り拳をつくり、尻の下にあてがいます。次に、身体のバランスをとりながら仰臥して、息を吸って止め、膝と頭の高さが同じになるように、両膝と頭とを床から上にあげます。息が苦しくなったなら、吐きながら頭と両膝を床に降ろします。

《効果》

両手の指を強くし、胃の働きを整え、また、便秘を解消させます。

一八一、両手で身体を支えるポーズNo.4（Dvihasta-utthita-pādaprasāranasana）

まず、爪先立ちして、床にしゃがみます。次に、両手を両足の間の床にしっかりとつき、両肘の上にそれぞれの足の内ももを押しつけて固定しながら、両足を床から浮かします。そのまま両足を大きく広げて、暫くこの姿勢を保ちます。

《効果》

全身の疾患を治し、また、身体を健康にさせ、強くさせます。

一八二、足を交差させて立つポーズ（Prishthapādasthitasana）

まず、両足を揃えて立ち、次に、片足をもう一方の足の上に重ね、膝同士が重なり合うようにさせます。この時、両足の甲が床につき、両足の裏が上向きになるようにして身体を支えます。胸の前で合掌し、暫くこの姿勢を保ちます。

《効果》

膝の筋肉を強くし、長時間歩けるようにさせます。

一八三、膝に足首をはさむポーズ（Ekapādajānubaddasana）

まず両足を揃えて立ち、次に、右膝の裏に左足首を当てがい、そのまましゃがんで中腰の姿勢をとります。続いて、息を吸って止めておき両手を頭の上に伸ばして頭上で合掌し、暫くこの姿勢を保ちます。次に、足を替えて同じ動作を繰り返します。

《効果》

足や腰の各所の筋肉を強化します。

一八四、鳩のポーズ（Kapotasana）

まず床に両膝をつき、両足の踵と爪先とをそれぞれ合わせておきます。次に、両手を足の間に通し、手の平でそれぞれの足の裏を被うようにします。続いて息を吸って止め、頭を上げて暫くこの姿勢を保ちます。息が苦しくなったなら息を吐きながら頭を降ろします。

《効果》

胸部、首、両手足の神経を強化します。

一八五、爪先で半円を描くポーズ（Shayanapādasanchalanasana）

まず、仰臥します。次に、両足を床より少し浮かせ、左足は少し下、右足はやや高く上げておきます。続いて、左右の足を上下に、素早く上げたり下げたりします。この運動が済んだなら、今度は右足を床に降ろし、左足は床から上げたままで、左足爪先で半円を描くように回します。続いて、左足を床に降ろし、右足を上げて同様の動きをさせます。

《効果》

腰の神経や筋肉の疾患を治し、また、便秘やリューマチによる膝の痛みを解消させます。

一八六、腰の横で足首を立てて座るポーズ（Pādangushthasthitanitambasana）

まず、両足を揃えて、身体の前に伸ばして座ります。次に片膝づつ曲げて、それぞれ腰の横で、足首を立てて、爪先が床につくようにさせます。続いて胸の前で合掌し、背筋を伸ばしてこの姿勢を保ちつつ、両鼻で吸気、止気、呼気を繰り返し、調気法を行ないます。

《効果》

足、膝、足首、爪先の筋肉を強化します。

一八七、両手で身体を支えるポーズNo.5（Utthitahastadvipārshwapādaprasāranasana）

まず、身体の前で両足を左右に開いて座ります。次に両手を床にしっかりとつき、両膝を両肘の上において、両手で身体を支えながら、両足を床から浮かせます。続いて、左膝を曲げて左腕をはさみ込み、暫くこの姿勢を保ちます。次に曲げる足を替えて同じ動作を繰り返します。

《効果》

身体の左右の歪みを治し、特に、手の筋肉を強化します。

一八八、半開脚して前屈するポーズNo.2（Pādatalasamyuktabhunamanasana）

まず、両足を揃え身体の前に伸ばして座ります。次に両膝を曲げて足の裏同士を合わせ、爪先を両手で握り、踵は身体から少し離しておきます。続いて、息を吸い、すぐに吐きながら頭を両膝の間に入れ、額を床につけますが、この時、それぞれの肘で膝を上から押さえつけておきます。この姿勢を暫く保った後、息が苦しくなったなら、吸いながら身体を起こします。

《効果》

便秘を解消させ、胃腸の働きを良くします。また、身体全体を健康にさせます。

一八九、空飛ぶ鷺のポーズ（Baka-uddiyānasana）

まず、両足を揃えて立ちます。次に右足を持ち上げて、右足首を首の後ろに回し、固定します。続いて、左足一本でバランスをとりながら立ち、両手を左右に広げます。そして、息を吸って止めておき、頭を起こして前方をしっかり見詰めます。息が苦しくなったなら、吐いて右足を戻し、続いて、足を替えて同じ動作を繰り返します。

《効果》

首と胸の筋肉を特別に強化します。また、体風素や粘液素の分泌過多症を治します。

一九〇、飛行機のポーズNo.2（Yānasana）

まず、両足を揃えて伏臥します。次に両手を肩より少し後ろにして左右に広げます。続いて、息を吸いながら頭と胸と両手足を床から浮かせ、腹部で身体を支え、この姿勢を暫く保ちます。この時、両鼻で吸気、止気、呼気の調気法を繰り返し行ない、能力に応じて、できるだけ長くこの姿勢を保ちます。

《効果》

身体の働きが非常に活発になり、身体全体が軽やかになります。

一九一、片手で上体を支えるポーズ（Ekahastadandasana）

まず、中腰になり爪先立ちをします。次に左手の平を身体の前の床につき、右手は身体の後ろに回します。続いて、左手と両足の爪先だけで身体を支えながら、身体を何回も上下に動かします。次に、足を替えて同じ動作を繰り返します。
《効果》
全身の筋肉、特に手の筋肉を強化しますが、また、生気の働きを活発にさせます。

一九二、水汲みのポーズ（Bhujadandasana）

まず、右足を前にして、両足を前後に約一メートル程開いて立ちます。次に、両手の平でそれぞれ握り拳をつくり、右手を前に、左手は後ろに伸ばして、右膝を曲げて腰を落とします。続いて、息を吸って止め胸を張って、両手を変わる変わる前後にすばやく動かします。息が苦しくなったなら、吐いて元の姿勢に戻り、前後の足を替えて同じ動作を繰り返します。
《効果》
肩、手、胸の筋肉を強化します。

一九三、結跏して立つポーズ（Uttishthapadmasana）

まず、『蓮華のポーズNo.1（Padmasana）』で座ります。次に両手で床を押しながら腰を上げ、両膝を床について立ちます。胸の前で合掌して、できるだけ長くこの姿勢を保ちます。
《効果》
腰、膝、足首の筋肉を強化します。

一九四、結跏して倒立するポーズNo.1（Urdhwapadmasana）

その一・まず、『倒立のポーズ（Shirshasana）』で逆立ちしてから、両足を『蓮華のポーズNo.1（Padmasana）』に組んで、この姿勢を保ちます。

その二・まず、『肩逆立ちのポーズ（Sarvangasana）』をしてから、足を『蓮華のポーズNo.1（Padmasana）』に組んでこの姿勢を保ちます。

《効果》

便秘を解消し、消化作用を促進させ、腸内を浄化してその働きを良くします。

一九五、鳥のポーズNo.2（Khanjanasana）

まず、両足を少し開いて爪先立ちをしてしゃがみます。次に、両手をそれぞれの足の膝の内側に差し入れ、手の平がそれぞれの足の甲と爪先とを被うようにして床につけます。この時、両膝が両肩につくまで両手をしっかり膝の間に差し込んでおきます。また、手の四本の指は前向きにし、親指は後向きになるようにさせます。この指の格好が丁度、鳥の爪のように見えるわけです。続いて、胸を前に張り出させ、背筋を伸ばし、尻を上げて暫くこの姿勢を保ちます。

《効果》

便通をよくします。

一九六、困苦のポーズNo.2（Vikatasana）

まず、足を揃えて立ちますが、この両足を前後に開いてゆきます。即ち、左足を前に、右足を後ろに伸ばしますが、両足が床についたならば、胸の前で合掌し、真っ直ぐに前を向いてできるだけ長く、この姿勢を保ちます。続いて、前後の足を替えて同じ動作を繰り返します。これはとても難しい姿勢ですので、ゆっくりと少しづつ行ずるように注意します。いずれ、ももの筋肉が柔らかくなれば、難なくこの姿勢を保つ事ができるようになります。

《効果》

ももの関節をしなやかにさせ、ももと膝の神経を強くし、また、夢精などせぬようになりますし、また、ヘルニアや睾丸に関する疾患を予防します。

一九七、ヒバリのポーズNo.1（Chatakasana）

まず、両足を身体の前に伸ばして座ります。次に、左膝を曲げて踵を肛門の下に入れ、右足は後ろに真っ直ぐに伸ばしておきます。続いて、頭を起こして上を見ながら息を吸って止め、暫くこの姿勢を保ちます。

《効果》

腰、脊椎、腹部の筋肉を強くし、また、胸部の筋肉を強化し胸板を厚くします。

一九八、腹筋を強めるポーズ（Shayanotthānasana）

まず、仰臥して、両手を頭の上に伸ばしておきます。次に、息を吐きながら、身体を起こして、そのまま頭を両膝につけます。次にゆっくりと息を吸いながら後ろに戻し、再び仰臥して、最初の姿勢に戻ります。この動作を十五～二十回繰り返し行ないます。

《効果》

腹部の贅肉を取り、また、消化作用を促進させます。

一九九、両足をからませるポーズ（Pādagumphita-utthitasana）

まず、膝立ちをします。次に、左足首に右足首をからませて、右足の爪先を床につけておきます。こうして両膝をしっかり床に固定しつつ、首、背筋、腰を真っ直ぐに伸ばし、胸の前で合掌して、できるだけ長くこの姿勢を保ちます。続いて左右の足を替えて、同じ動作を繰り返します。

《効果》

足の関節を強靱にします。また、睾丸の肥大を防ぎ、腎臓の働きをよくします。

二〇〇、立位で後ろに反るポーズ（Viparitahastapādasana）

まず、両足を約六十センチほど開いて立ちます。次に、身体を徐々に後ろに倒し、両手でそれぞれの足首を持つか、または、床に手の平がつくまで身体を倒します。この姿勢をできるだけ長く保ちます。これは、難しい姿勢に属します。

《効果》

この姿勢には幾つもの良い効果が期待できます。まず、脊椎を強靱にし、背中が曲がるのを防ぎます。また、老化を防ぎ、いつまでも若々しさを保ち、身体を丈夫にさせます。更に、胃腸に関する色々な疾患を治します。

二〇一、倒立のポーズNo.2（Ekapādashirshasana）

まず、爪先立ちでしゃがみます。次に、両手の指同士をからませて、身体の前の床につけ、手の平の間の床に頭をつけて、頭と両肘で身体を支えながら逆立ちし、両足を真っ直ぐ上に伸ばします。続いて、左足首を右足のももの付け根に当ててから、右足を徐々に身体の右側に倒してゆき、右足先を床につけて、暫くこの姿勢を保ちます。

《効果》

頭痛を予防します。特に慢性的な頭痛に悩む人は、鼻の穴に綿を詰めてからこの姿勢を行なうと良い効果が生じます。その他にもこの姿勢は、消化作用を促進させます。

二〇二、両足を回転させるポーズNo.2（Pādavakrakapāli-Āsana）

まず、爪先立ちしてしゃがみ、身体を前に倒して、両手を約五十センチほど開いて床につきます。次に頭も床につけ、頭と両手の平で身体を支えながら逆立ちをします。続いて、両足を左へ右へと交互にねじりながら回転させます。

《効果》

脳へと栄養を良く送り込み、記憶力を高めます。また、足の筋肉を強化します。

二〇三、結跏して倒立するポーズNo.２（Viparita-urdhwa-padmasana）

まず、『蓮華のポーズNo.１（Padmasana)』で座ります。次に身体の前の床に両手の平と両肘とをしっかりと固定し、身体を支えながら腰を上げてゆき、倒立します。続いて頭を少し床から離して上げ、そのまま暫くこの姿勢を保ちます。

《効果》

胃、胸部、腰などの疾患を予防します。また、それらの部分の軽い疾患ならば治りますし、また、身体が健康で強くなります。

二〇四、爪先を引っぱるポーズ（Uttita-ekapāda-akarshanasana）

まず、両足を揃えて立ち、そのままで身体を前に倒し、両手でそれぞれの足の親指を握ります。次に、息を吸って止めてから、右手で右足を持ち上げ、右耳に右足先をつけます。そしてこの姿勢をできるだけ長く保ちます。続いて、手足を替えて同じ動作を繰り返します。

《効果》

足の神経と筋肉とを強靱にさせます。

二〇五、両手で身体を支えるポーズNo.６（Urdhwa-Ekapāda-Āsana）

まず、両手の平を身体の前の床に約五十センチほど開いてつき、その間の床に頭もついて逆立ちしますが、最初は両膝を両肘の上に乗せておきます。次に、右足だけ真っ直ぐ上に伸ばし、そのまま暫くこの姿勢を保ちます。その後右膝を右肘の上に戻してから、元の爪先立ちの姿勢に戻り、足を替えてもう一度同じ動作を繰り返します。

《効果》

禁欲生活を容易に守れるようにさせ、また、身体を強くし、活力を増加させます。

二〇六、爪先を鼻につけるポーズNo. 2（Dvipādanāsāgrasparshasana）

まず、両足の裏同士を合わせ、両手でそれぞれの足先を持ちます。次に、息を吸って止めておき、両足を顔の方へひっぱり上げ、頭を少し前に倒して、両足の親指を鼻先につけ、暫くこの姿勢を保ちます。その後、息を吐きながら足を床に戻します。この姿勢を行なう場合、呼吸は自然のままでもかまいませんし、止めたままで行なってもかまいません。

《効果》

腹部の贅肉をとり、腰をしなやかにさせ、また、食欲を増進させます。

二〇七、両手を広げて前屈するポーズ（Utthitahastaprasāranasana）

まず、両足を約六十センチほど開いて立ちます。次に、両手を左右に広げて伸ばし、息を吸って止めておきます。続いて、両手は伸ばしたままで身体を前に倒し、右手先を左足先につけます。この時左手は上に伸ばしたままにしておき、顔は左に向けます。すぐに続いて左手先を右足先につけ、この動作を繰り返し行ないます。

《効果》

身体全体を健康にしますが、特に胃の働きを良くします。

二〇八、五体投地のポーズ（Sāshtāngadandawatasana）

まず、両足を揃えて伏臥しますが、この時両手を頭の上に真っ直ぐに伸ばし、手の平同士を重ねておきます。次に自分の前に立つ導師の左足に左手で、また、右足に右手で軽く触れます。

《効果》

この姿勢は、導師とか、または、寺院に祭られている神像に敬意を払う時に用いられます。この姿勢をとる事で尊大な心が消え、謙虚になれます。また、導師に対する尊敬の気持ち、そして、献身と愛情の心を強く持てるようになります。

二〇九、開脚して身体をねじるポーズ（Vistritapādahastasparshasana）

まず、両足を左右にできるだけ広げて座ります。次に、両手も左右に広げそのまま腰を右にねじって、両手と顔とを右に向けるようにします。続いて今度は、同じ要領で左へねじって姿勢を保ちます。このように上体を左右へ交互に数回ねじります。

《効果》

消化作用を促進させ、腸の働きを良くします。

二一〇、トカゲのポーズ（Chatushpādasana）

まず、両手足を左右に大きく広げて伏臥します。次に、息を吸って止め、両足の爪先と手の平だけで、身体全体を支えるようにして身体を持ち上げ、そのまま暫くこの姿勢を保ちます。息が苦しくなったなら、吐きながら身体を床に下ろします。この動作を数回繰り返し行ないます。これは難しい姿勢ですので少しづづ練習するようにします。

《効果》

身体を強靱にさせ、生気を身体中に満ち溢れさせ、血液を浄化します。

二一一、片手で身体全体を支えるポーズ（Ekahasta-sharira-utthan-Āsana）

まず、伏臥し、次に、左手の平を床につけ、左肘を腹部に当てておきます。続いて、右手を身体の前に伸ばしておいて、左手だけで身体を支える『(雄)孔雀のポーズ№1(Mayurasana)』をして、できるだけ長くこの姿勢を保ちます。その後、手を替えて、同じ動作を繰り返します。

《効果》

胃炎、肝臓、膵臓、腸などの疾患を治します。また、三種の身体内機能原理が調和して働くようにさせますし、また、肥満を予防し、機敏な身体にさせます。

二一二、片方の手足を伸ばすポーズ（Ekapādahastadandasana）

まず、足を揃えて立ちます。次に、右足を身体の前に約六十センチほど出して膝を曲げておき、左足は後ろに伸ばしておきます。続いて、左手の平を右足のすぐ左側の床につき、右手は拳を造って、背中に回しておきます。次に息を吸って止めておき、両足と左手で身体を支えながら『身体を伸ばすポーズ（Dandasana）』を行ないます。続いて、手足を替えて同じ動作を繰り返します。

《効果》

全身を強くしますが、特に両手、両足、胸部の筋肉を強化します。

二一三、両足の踵同士を重ねるポーズ（Parshnipidasana）

まず、『しゃがんで爪先立ちするポーズ（Utkatasana）』で座ります。次に、左足の踵を生殖器の前につけます。続いて、右足を身体の後ろによく伸ばして膝を床につけておきます。次に、右膝を曲げて、左足の踵の上に右足の踵を乗せ、右足の爪先を腹部で押さえつけておきます。この時、両手はそれぞれの膝の上に置き、顔は左側に向けて、この姿勢をできるだけ長く保ちます。その後、左右の足を替えて同じ動作を繰り返します。

《効果》

肝臓や膵臓などの疾患を治し、また、足の関節を強靱にさせます。

二一四、半円のポーズNo.2（Ardhachakrasana）

まず、仰臥します。次に、両膝を立て両足の踵同士が合わさるようにして、尻につけます。続いて、頭項部を床にしっかりとつけて、腰を上げ、両足と頭だけで身体を支えて、丁度身体が半円を描くようにさせ、この姿勢を保ちます。

《効果》

これは『円形のポーズNo.1（Chakrasana）』と同じ効果があります。

二一五、肩逆立ちのポーズNo.2（Viparitakaranasana）

まず、両足を揃えて仰臥します。次に両足と腰を持ち上げて、両手で腰を支え、両足の親指を見つめながら、この姿勢をできるだけ長く保ちます。

《効果》

『肩逆立ちのポーズNo.1（Sarvangasana）』と同じ効果があります。

二一六、膝に額をつけるポーズNo.5（Prishthabaddajānusparshasana）

まず、足を揃えて立ちます。次に、両手を身体の後ろに回し、それぞれの手で肘を握っておきます。続いて息を吐いて止め、身体を前に倒して膝に額をつけたまま、暫くこの姿勢を保ちます。

《効果》

手足が機敏に動くようになりますが、特に、胃腸の働きが良くなります。

二一七、両足の爪先を手で触れるポーズ（Shayanapādasamyuktahastasparshasana）

まず、仰臥して、両手を左右に広げて肩の線で一直線になるようにさせます。次に、息を吸って止めてから、両足を揃えたままで床から上にあげ、上体はそのままで腰をねじって、両足の爪先を左手の指に届くように左床に下ろします。続いて、両足の爪先を身体の真上に戻し、今度は、右床に下ろして右手の指に両足の爪先が触れるようにさせます。この動作を息を止めたままで何往復か行ない、息が苦しくなったなら、吐きながら元の姿勢に戻ります。

《効果》

腹部と腰とに、とても良い効果が得られます。

二一八、死体のポーズ（Shavasana）

まず仰臥します。次に、息をできるだけ多く吸い込んで、全身を一本の木のように硬くします。こうして身体が硬化すれば頭を持ち上げると胴体も硬直したまま持ち上げられるようになりますし、また、足の方を持ち上げると頭を下にして一本の木のような状態で身体が逆さにまでなるのです。

《効果》

全身の筋肉の働きを制御できるようになり、また、生気の働きも制御できますので、身体が丈夫になってきます。

二一九、踵を頭頂部につけるポーズ（Vistritahastapādachakrasana）

まず、伏臥します。次に、身体に沿って両手を足の方に伸ばし、そのままの姿勢で、まず、両足を持ち上げ、続いて膝、腰、更に胴体を上にあげてゆきます。遂には両手と肩と顎だけで、身体を支えるようにさせます。次に、両足の膝を曲げて、両足の踵を頭頂部につけ、この姿勢を保ちます。これは難しい姿勢ですから少しづつ練習するようにします。

《効果》

首、胸、脊椎、手足の筋肉を強靱にさせます。また、身体全体を自由自在に動かせるようになりますので、身体全体を丁度、ゴム人形のように、曲げたりねじったり自由にできるようになります。

二二〇、背骨をねじるポーズ（Dviparshwaprishthābhimukhasana）

まず、両足を揃えて身体の前に伸ばして座ります。次に、身体を左側へねじって、両方の手の平を床につけ、暫くこの姿勢を保ちます。その後今度は右側に身体をねじって、同じ姿勢を保ちます。これを交互に数回繰り返し行ないます。

《効果》

腹部の贅肉を取り除くのに最も効果的な姿勢です。

二二一、蛙のポーズNo.２（Manduki-Āsana）

まず、踵の間に尻を落とし、床の上に正座します。次に、両膝を合わせ両手の平を膝の前の床につきます。続いて、身体を前に倒し胸を両膝につけ、息を吸って止めておいてから、頭を起こして暫くこの姿勢を保ちます。

《効果》

腰や手足の関節が強靭になります。

二二二、オウムのポーズNo.２（Shakuni-Āsana）

まず、伏臥します。次に、両手を左右に広げ、両膝を曲げて両肘の内側にそれぞれの足の甲をかけます。次に、頭と胸を起こし、両手も、その指をしっかり広げて伸ばし、身体が丁度、鳥が羽根を広げているような格好にさせます。この姿勢をできるだけ長く保つのです。

《効果》

肩、手の筋肉が強化されます。

二二三、蛾のポーズ（Patangasana）

まず、『蓮華のポーズNo.１（Padmasana）』で座ってから、伏臥します。次に、背中に両手を回して合掌します。続いて、息を吸いながら頭と両膝とを床から上げ、この姿勢をできるだけ長く保ちます。

《効果》

腹部の贅肉を取り除き、消化器系の働きを良くし、また、手の筋肉や手首の筋肉を強化します。

二二四、結跏して倒立するポーズNo.3（Viparita-padmashaya-urdhwamukhasana）

まず、『蓮華のポーズNo.１(Padmasana)』で座ってから、伏臥します。次に、身体の後ろに両手を回し、それぞれの足のふくらはぎをしっかりと握ります。続いて、胸、首、頭それに両膝も床から少し上げ、腹部で身体を支えるようにして、この姿勢を暫く保ちます。

《効果》

頭、首、胸、腰などの筋肉を強化します。

二二五、両手で身体を支えるポーズNo.7（Uttamāngasana）

まず、『蓮華のポーズNo.１(Padmasana)』で座り、両手の平を身体の前の床にしっかりとつき、両手で身体を支えながらゆっくりと両膝を持ち上げてゆきます。両膝がそれぞれの肘の上に固定したなら、できるだけ長くこの姿勢を保ちます。

《効果》

手足の筋肉を強くし、また、消化作用を促進させます。

二二六、足の親指だけで身体を支えるポーズ（Dvipādangushthasthitasana）

まず、両膝を曲げてしゃがみ、次に、踵を上げ爪先立ちしますが、この時、親指を残して残りの四本の足の指を床から浮かし、足の親指だけで身体全体を支えます。続いて、両手を左右に広げて肩の線まで上げ、両足の膝を開かぬようにして暫くこの姿勢を保ちます。

《効果》

両足の爪先の筋肉を強くし、また、忍耐強くなります。

二二七、身体を二つ折りにするポーズ（Hastapādamerudandasana）

まず、仰臥してから『鋤のポーズ（Halasana）』の姿勢をとります。次に、両手をそれぞれの内ももの間に入れ、手の平を身体の横の床につけます。この姿勢をできるだけ長く保ちます。

《効果》

腹部に贅肉がつくのを防ぎ、また、手足の関節を強化します。

二二八、両手で身体を支えるポーズNo.8（Hastasthitatiryakurdhwangasana）

まず、爪先立ちして床にしゃがみ、次に両手を床について両手で身体を支えながら逆立ちをします。続いて、少し肘を曲げて全身が斜めになるようにして姿勢を保ちます。この時、足先が床から約一メートル四十五センチ程の高さになるまで身体を傾けます。

《効果》

特に手足と肩の筋肉を強化し、また、顔面に生気を満たし、その色艶を良くします。

二二九、空飛ぶ鶴のポーズ（Kronchuddiyānasana）

まず、爪先立ちしてしゃがみ込み、次に、両手を身体の前の床に約一メートルほど広げてつきます。続いて、両膝をそれぞれの手の上腕の上に乗せ、両手で身体を支えながら床から足を浮かして、尻をできるだけ高く持ち上げます。そのまま暫くこの姿勢を保ちます。

《効果》

全身の筋肉運動になり、身体全体の筋肉が強靱になります。

二三〇、ティッティバ鳥のポーズ（Tittibhasana）

まず、伏臥します。次に、両膝を曲げて踵を尻につけ、両手を背中に回し、その指同士をからませます。続いて、息を吸って止め、頭を床から上げて、丁度コブラが鎌首を持ち上げたような格好にさせます。暫くこの姿勢を保ってから、息を吐いて元の姿勢に戻ります。

《効果》

脊椎、胸、腰、腹、そして、首などの筋肉が強化されます。

二三一、両手で身体を支えるポーズNo.9（Urdhwapadmamukhabhusparshasana）

まず、『蓮華のポーズNo.1（Padmasana）』で座ります。次に、両手を身体の前の床に約三十センチ程開いてつき、両手で身体を支えながら逆立ちをします。この時、足はしっかりと組んだままで身体を真っ直ぐ上にあげ、顎を床につけて、暫くこの姿勢を保ちます。

《効果》

首、顔面の神経を強め、弱い胸部の筋肉を正常にさせ、また、全身の筋肉を強化します。

二三二、蓮華のポーズNo.3（Shiraprishthapadmasana）

まず、『蓮華のポーズNo.1（Padmasana）』で座ってから、仰臥します。次に、両手で腰を支えながら身体を持ち上げ、腰を曲げて両膝を床につけるか、または、頭につけるようにして、できるだけ長くこの姿勢を保ちます。

《効果》

腰をしなやかにし、首と腹部の筋肉を強くします。また、胃腸の働きを良くします。

二三三、爪先を頭頂部につけるポーズ（Viparitapādangushthashirasparshasana）

まず、伏臥して、両膝を曲げ、頭の上で両足の爪先を両手で握ります。更に、頭と胸とももとを床から引き上げ、爪先を頭につけるようにします。腹部で身体のバランスをとりながら、暫くこの姿勢を保ちます。これは難しい姿勢に属します。

《効果》

全身の運動になっていますので身体全体が強靭になり、均整がとれ、丈夫になります。

二三四、結跏蓮華のポーズNo.4（Padmajānubaddha-utthitasana）

まず、『蓮華のポーズNo.1（Padmasana）』で座ります。次に、両手を床につき、両手で身体を支えながら身体を床から持ち上げます。この時、組んだ両足をできるだけ高く引き上げるようにします。

《効果》

胃腸の病気を防ぎ、また、手足の筋肉を強化します。

二三五、小人症のポーズ（Vāmanasana）

まず、膝立ちをし、両手でそれぞれの足首を持ち、踵を引き寄せて尻につけます。この姿勢のままであちらこちらへと歩き回ります。

《効果》

膝がリューマチになるのを予防します。また、既にリューマチになってしまっている人の場合には、この動作を続けることで治りますし、膝の筋肉を強くします。その結果、例えば険しい山も容易に登れるようになり、また、疲れることも無くなるはずです。

二三六、片足を背中に回すポーズNo.2（Utthita-ekapāda-grivasana）

まず、両足を身体の前に伸ばして座ります。次に、左足首を持ち上げて、首の後ろにしっかりと固定します。この時、右足は身体の前の床に伸ばしたままにしておきます。続いて、両手の平を尻の両側の床につき、身体を両手で支えながら持ち上げ、できるだけ長くこの姿勢を保ちます。次に、足を替えて同じ動作を繰り返します。

《効果》

腰とももの痛みがすぐに取れます。また、首、胸、肩などの筋肉が強化されます。

二三七、足を短くするポーズ（Pādakunchanasana）

まず、両足を身体の前に伸ばして座ります。次に、右膝を曲げて、踵を身体の前に持ってきます。続いて、左足を後ろに曲げて踵が左尻の横にくるようにさせます。次に、頭と背筋とを真っ直ぐにし、胸の前で合掌してから、息を吸って止め、できるだけ長くこの姿勢を保ちます。

《効果》

足の筋肉を強くします。

二三八、両手で両足先を持ち、額につけるポーズ（Pādatalasamyuktamurdhasparshasana）

まず、両足の裏同士を合わせて座ります。次に、両手でそれぞれの足の爪先を握り、両足先を引き上げて額につけます。そのまま尻だけでバランス良く身体を支え、暫くこの姿勢を保ちます。

《効果》

腹部と腰とももの関節を正常にします。

二三九、会陰と腹部を足で圧迫するポーズ（Moolabandhanābhitādanasana）

まず、左膝を床につけ、左足の踵を会陰の下にいれて爪先立ちをします。次に、右膝を身体の後の床につき、踵は腰に、爪先は腹部に当てて固定します。この時、右手の肘で右足首を上から押さえつけておきます。こうして両膝と左足の爪先で身体を支えながら、胸の前で合掌し、姿勢を保ちます。

《効果》

この姿勢を行じ続けることで、足の関節が強まり、腹部の疾患が予防されます。更に、この姿勢はムーラ・バンダと共に行なうと、クンダリニーの覚醒を助け、また、生気を身体の上方へと上げるのを助けてくれます。

二四〇、膝を曲げて、両手で身体を支えるポーズ（Urdhwavajrasana）

まず、両手を床にしっかりとつき、両手で身体を支えながら逆立ちします。この時、両膝を曲げて踵が尻につくようにします。また、この時息を吸って止めておき、できるだけ長くこの姿勢を保ちます。息が苦しくなったなら、息を吐きながら元の姿勢に戻りますが、同じ動作を数回繰り返し行ないます。

《効果》

胸、心臓、腰、そして手の筋肉を強化します。また、胸板を厚くします。

二四一、ヒバリのポーズNo.2（Chakori-Āsana）

まず、『(雄)孔雀のポーズNo.1（Mayurasana）』の場合と同じく、臍の両側に左右の手の肘を当てがいます。続いて、息を吐きながら両足を後ろに伸ばし、また、頭は前に出して身体全体を両手で支えます。次に、両膝を曲げて足の裏同士を合わせ、踵は尻につけてそのままこの姿勢を保ちます。息が苦しくなったなら息を吸い、元の姿勢に戻ります。

《効果》

『(雄) 孔雀のポーズNo.1 (Mayurasana)』と『(雌) 孔雀のポーズ (Mayuri-Āsana)』を行なう場合と効果は同じです。

二四二、開脚して後ろ反りをするポーズ (Vivritakaranasana)

まず、両足を約六十センチほど開いて立ちます。次に、息を吸って両手を開いて頭の上に伸ばし、身体を後ろに反らします。続いて、息を吐きながら身体をすばやく前に倒し、両手を足の間に入れて身体の後ろに出します。次に、再び息を吸いながらすばやく身体を後ろに反らせます。このように、息を吸いながら後ろ反りをし、また、吐きながら前曲げをします。この動作を何回も繰り返し行ないます。

《効果》

肺と胸部、そして生気の働きを活発にします。また、胃や腹部の痛みを取り除き、消化作用を促進させ、腹部の贅肉を取ります。

二四三、膝に額をつけるポーズNo.6 (Prishthabaddha-ekapāda-jānusparshasana)

まず、両足を揃えて立ちます。次に、両手を背中に回し、両手でそれぞれの肘を握ります。続いて、息を吐きながら身体を前に倒してゆき、額を右膝につけますが、この時左足は真っ直ぐ伸ばしたまま、身体の後ろで腰の高さまで上げておきます。次に、足を替えて同じ動作を繰り返します。

《効果》

脊椎の痛みや、腹部にたまるガスが原因となっている腰の痛み、また、頭痛などを解消させます。

二四四、両手で身体を支えるポーズNo.10（Dvipādabhujotthānasana）

まず、両足を横に広げて立ちます。次に、左右の足のももを左右の手の上腕部に乗せます。こうして両手を床につき、両足を左右にできるだけ開いて床から浮かせた姿勢を保ちます。

《効果》

腹部の贅肉を取り、消化作用を促進させ、また、手の筋肉を強化します。

二四五、チャクラ鳥のポーズ（Chakravākasana）

まず、爪先立ちして床にしゃがみます。次に、手の平と前腕部とを床について、身体を支えながら両足を床から浮かします。この時、両膝はそれぞれの脇の下に固定し、踵は尻に近づけておきます。

《効果》

腹痛や便秘を治します。また、肩と手の筋肉が強化されます。

二四六、両手で身体を支えるポーズNo.11（Dvihasta-ekapādā-utthitasana）

まず、両足を身体の前に伸ばして座ります。次に、左足首を右ももの付け根の上に置き、右膝を曲げて、その膝を右肩の上に乗せます。続いて両手を床につき、左足首が腹部を圧迫するようにして、身体を持ち上げ、できるだけ長くこの姿勢を保ちます。

《効果》

腹部の贅肉を取り、身体を柔軟にし、また、軽くします。

二四七、膝に額をつけるポーズNo.7（Dvihastabaddhasupta-ekapādajānusparshasana）

まず、両手を頭の後ろで組んで、仰臥します。次に、息を吸いながら右膝を曲げて膝を胸の上まで引き上げ、頭も少し起こして鼻先を右膝につけ、この姿勢を暫く保ちます。息が苦しくなったなら、息を吐きながら元の姿勢に戻り、次に、足を替えて同じ動作を行ないます。この動作を数回繰り返し行ないます。

《効果》

肝臓、腎臓、腰、脊椎、首、肺そして胸部の働きを良くします。

二四八、片膝立ちをし、背中で両手を握るポーズ（Prishthabaddhasana）

まず、両足を揃えて床に座ります。次に左膝を曲げ、足の裏を上にして、踵の上に尻を落として座ります。続いて右膝を立てて、右足を身体の左横に移し、両足の踵同士が触れ合うように近づけます。次に、左手を右膝にかけて身体の後ろに回し、背中で両手の指同士をからませます。続いて、首と背筋をのばし、そのままこの姿勢をできるだけ長く保ち続けます。次に足を替えて同じ動作を繰り返します。これは難しい姿勢ですので、少しづつ行ずるようにします。

《効果》

両手足や、特に肩、手、それに腸などを強くします。

二四九、足首をももに乗せるポーズ（Pādavikalangasana）

まず、両足を身体の前に伸ばして座ります。次に、右足を身体の後ろに伸ばし、右膝を曲げて、踵を尻につけておきます。続いて左膝を曲げ、足首を右ももの付け根にかけます。そのまま両膝を床にしっかりと固定しておき、胸の前で合掌して暫くこの姿勢を保ちます。次に、足を替えて同じ動作を繰り返します。

《効果》

体風素が原因となっている足の痛みを取り除き、また、その疾患を治します。また、神経の働きが弱いために生ずる足の震えを解消させます。

二五〇、休息のポーズNo. 2（Poornavishrāmasana）

これは、座法修行の最後に行なう姿勢です。座法が終わったなら仰臥して、肉体も心も充分にリラックスさせたまま、十五～二十分間身体を横たえておきます。呼吸は自然のままにゆったりとさせ、丁度眠りにつく直前のような意識状態になるようにさせます。

《効果》

例えば、調気法やムドラーなどを行じた後や、長い三昧境に入った後の疲れなど、あらゆる修行から生ずる疲れを取るのに最も効果的な姿勢です。そして、意思や諸感覚器官に再び新たな活力を与えてくれます。

二五一、手足を伸ばすポーズ（Sahajasana）

まず、両足を揃え、両手を身体につけて仰臥します。次に、両鼻で息を吸いながら右手を上に伸ばし、手の甲が床につくようにさせます。その後すぐに息を吐きながら、右手を元の位置に戻します。続いて、左手も同じように動かし、次に、両手も同じように動かします。続いて同じく、両鼻で息を吸いながら右足を伸ばしたままで上げてゆき、床と垂直になるまで上げます。その後すぐに、息を吐きながら右足を床に戻します。次に、左足も同じように動かします。この姿勢は、以上の五つの連続する動作が一組みの動きとなっていますが、こうした動作を順序良く三〜五回繰り返し行ないます。

《効果》

これらの動作は、子供から老人までの、どんな人達でも行なうことができますし、また、調気法も採り入れられている行法になっています。また、病弱な人でも簡単にできる動作ばかりです　ところで、私達が病気になるのは、私達自身の健康管理に手抜かりがあるからです。ですからもしも、肺の機能が悪化すれば、中にたまっている二酸化炭素を十分に吐き出すことができなくなりますので、その結果、ヒステリー症状や目眩、また、高血圧症や心臓病、結核などの病気に罹り易くなります。ですから、逆にこれらの病気に苦しむ人は、これらの動作を朝と夕方のお腹が空っぽの時に行なえば、大きな効果が得られるのです。

二五二、爪先を肩につけるポーズ（Suptapādangushthasana）

まず、仰臥します。次に、右膝を曲げて右足首を胸の上におき、今度は右手を首の後ろから身体の後ろに回して右足の爪先を握ります。この時、左手足は真っ直ぐに伸ばして床につけておき、この姿勢を暫く保ちます。続いて、手と足とを組み替えて、同じ動作を繰り返します。これらの動作を、初心者の場合は左右で二回づつ行なうようにし、その後徐々にその回数を増やしてゆくようにします。

《効果》

手足の関節の運動になりますので、手足を強靱にさせます。また、腹痛の治療にも役立ちます。

二五三、額と両足で身体を支え、後ろに反るポーズ（Shirshapādasana）

まず、仰臥してから、次に両膝を床から約三十センチほど上げて立て、胸の上で腕を組みます。続いて、息を吸いながら腰を床から浮かして身体を後ろに反らせ、身体全体が半円を描くようにさせます。この時注意したいのは、頭頂部ではなく、額を床につけるようにすることです。息が苦しくなったなら、息を吐きながら元の姿勢に戻ります。

《効果》

この姿勢は、『肩逆立ちのポーズNo.１(Sarvangasana)』を行じた後に行なうようにして下さい。と言うのは、この姿勢によって、咽喉や頸部を反対方向に曲げることになるからです。また、この姿勢の場合、『肩逆立ちのポーズNo.１』と同じように、甲状腺とか副甲状腺、首の周りの筋肉の運動にもなっています。

ところで、頸部の咽頭の両側には四つの副甲状腺がありますが、これらの副甲状腺は、私達の身体の発育を成長させるホルモンを分泌する、とても重要な器官です。これらの腺は、別名『マンヤ・ナーディ（Nanya Nādi）』と呼ばれていますが、この部位が肥大すると結核性の扁桃腺炎になったりします。この病気になると、急性の場合、呼吸が困難になり手術が必要になってきます。

この姿勢の場合は咽頭部の運動になりますので、暫く続けて行なえば腫れも引いてきます。また、この病気を治すには『肩逆立ちのポーズNo.1』や『首を回すポーズ（Grivachakrasana）』も有効です。更に、毎日ガジャカルニーとクンジャル・クリヤーを代わる代わる行なうのも効果的です。このようにしてこれらの行を続ければ、やがて数日も立たぬうちに楽になってしまいます。

二五四、足の甲同士を合わせるポーズ（Kandapida-urdhavanamaskārasana）

まず、足の裏同士を合わせて座ります。次に、両足先を両手で握り、臍のあたりまで引き上げます。続いて両膝は床につけたままで、両足首をそれぞれゆっくりと回して、足の甲同士が合わさるようにさせます。これができたならば、両手を頭の上に伸ばして合掌し、この姿勢を保ちます。この姿勢は初めのうちは難しいかもしれませんが、行じ続ければ、次第に易しくできるようになるはずです。最初はこの姿勢を二～三分間保ち、最後には十～十五分間保てるようにします。

《効果》

足の関節炎の痛みが取れます。また、足の動脈が強くなり、痛風に罹ることも無くなります。

二五五、開脚するポーズNo.4（Vistritapāda-urdhvanamaskārasana）

まず、足を揃えて立ちますが、両足を左右にゆっくりと開いてゆき、最後には、尻が床につくまで足を完全に開き切ります。続いて、両手を頭の上に伸ばして合掌し、この姿勢をできるだけ長く保ちます。この姿勢は難しいので、忍耐づよく、段階を追ってできるように修行してゆく事が大切です。

《効果》

会陰のまわりの動脈と静脈を最大限に伸展させます。また、睾丸の働きを良くし、精子や卵子に関する疾患を治します。また、足全体の動脈と静脈が正常に働けるようにします。

二五六、ジャッカルのポーズ（Bhairavasana）

まず、両足を約八十センチ程開いて立ちます。次に、両手の指同士をからませ、両鼻から息を吸いながら両手を上げてゆきます。続いて、身体を左側に向け左膝を曲げ、右膝と右足の爪先は床につけて、身体を後ろに反らします。そしてこの姿勢を暫く保ちます。次に、息を吐きながら元の姿勢に戻り、身体の向きを替えて同じ動作を繰り返します。これを左右それぞれ三回づつ行ないます。

二五七、横三角形のポーズ（Pārshvatrikonasana）

まず、両足を約八十センチほど開いて立ちます。次に、左手は横に伸ばして肩の高さまで上げ、右手は真っ直ぐ上に伸ばします。続いて、呼吸は自然に行ないながら左膝を曲げ、身体を左に倒して、左手で左足首を握ります。

この時、上に伸ばした右手と右脇腹、そして右足先とが一直線になるようにして、この姿勢を保ちます。次に、足を替えて同じ動作を繰り返します。この動作を左右それぞれ三回づつ行ないます。

《効果》

腰痛、心臓、足に関する疾患を治すのにとても効果的な姿勢です。

二五八、両手で身体を支えるポーズNo.12（Ekotthita-ekapādaprasāranasana）

まず、『しゃがんで爪先立ちするポーズ（Utkatasana）』を行ない、次に、両手を身体の前の床に肩幅ほど開いてつきます。続いて、右膝を左肘の上に乗せて固定し、左足は身体の後ろに伸ばして保ちます。次に、足を替えて同じ動作を繰り返します。

最終的には、この姿勢を三～四分間保てるようにします。

《効果》

手の筋肉を強化し、足の関節の痛みを取り、また、血液の循環が良くなりますので、全身に活力が満ちてきます。

二五九、足の裏を頭につけるポーズNo.2（Ekapādaviparitamastakasparshasana）

まず、両足を身体の前に伸ばして座ります。次に、右膝を曲げて踵を会陰に当てます。続いて、左足を後ろに伸ばし膝を曲げます。両手を頭の上から身体の後ろに回し、左足の爪先を握り、左足の裏を頭につけて、できるだけ長くこの姿勢を保ちます。次に、足を替えて同じ動作を繰り返します。

ところで、手や足のどこかを骨折したことのある者は、この姿勢をとることで再び同じ箇所を骨折する恐れがありますので、なるべくしない方が良と思います。

《効果》

この姿勢は臍輪の周りを伸ばしますので、そこにある各種の内分泌腺が刺激され、良く働くようになります。また、消化液、胆汁、精子に関する疾患が治ります。女性がこの姿勢をとれば、生理が不順になることがありません。

二六〇、半月のポーズ（Ardhachandrasana）

まず、『金剛のポーズ（Vajrasana）』で座ります。次に、腰を浮かして膝立ちし、両手を上に伸ばして、身体を後ろに反らせ、両手でそれぞれの足の裏を持ち、この姿勢をできるだけ長く保ちます。

《効果》

この姿勢は、特に足の関節が痛む人々に効果を現わします。また老化を防ぎ、身体がしなやかになり、いつまでも若さが保てます。他の効果は、『円形のポーズNo.1（Chakrasana）』と同じです。

二六一、円形のポーズNo.2（Ekapāda-utthāna-chakrasana）

まず仰臥して、『円形のポーズNo.1(Chakrasana)』をして身体を床から持ち上げます。次に、両肘を曲げて、上腕部を床にしっかりとつけます。そのまま両手で右足の踵に触れ、左足は真っ直ぐ上に伸ばして、できるだけ長くこの姿勢を保ちます。続いて、足を替えて同じ動作を繰り返します。また、姿勢を保つ時間を、少しづつ長くしてゆくようにします。

《効果》

『円形のポーズNo.1（Chakrasana）』と同様の効果があります。また、この姿勢を行じた後に、バストゥリカーやトゥリバンダ・レチャカ調気法を行ずれば、肺に関する疾患がすばやく癒されます。更に、この姿勢は胸幅を広くし、脊椎をしなやかにする上で効果があります。

二六二、片肘で片足を支えるポーズ（Dvipāda-ekahastasthita-urdhvahastasana）

まず、両足を左右にできるだけ開いて立ち、次に右手の平を床につき、右肘の上に右足の膝を乗せ、左足と右手だけで身体を支えます。この時、左手は真っ直ぐ上に伸ばしておきます。その後、足を替えて同じ動作を繰り返します。

《効果》

この姿勢は、股の関節と腰の運動とになっており、身体の敏捷性を増し、身体に力を与えます。また、肩関節に関する疾患も治します。

二六三、両手で身体を支えるポーズNo.13（Hastādhāra-urdhvapādavakrasana）

まず、『しゃがんで爪先立ちするポーズ（Utkatasana）』で座ってから、両手の平を身体の前の床に肩幅ほどに開いてしっかりとつけ、両手で身体を支えながら逆立ちします。次に注意深くゆっくりと腰から足にかけて曲げてゆき、両足をできるだけ前に出して、腰を最大限に曲げて姿勢を保ちますが、この姿勢は長くとも三分間以上は続けないようにします。

《効果》

『倒立のポーズNo.1（Shirshasana）』はヨーガの聖師によれば『座法の王』と呼ばれ、最高の姿勢であるとされています。しかし、この姿勢も、決して『倒立のポーズNo.1』にひけをとるものではありません。しかし、両手だけで身体を支える倒立ですので、先の姿勢に比べたらその姿勢を保つ時間は短くなってしまいます。それにしてもこのポーズから生じる効果は『倒立のポーズNo.1』と同じで、血液が頭部、大脳、小脳、知覚神経へと流れますので、脳の内部に充分に栄養が行き渡ります。その結果、記憶力が良くなり、ヒステリー、目眩、神経痛、神経炎などの疾患が治ります。更に、脳下垂体の働きも良くなります。

二六四、仰臥して両足を動かすポーズ（Shayanapādasanchālanasana）

（1）　まず仰臥します。次に、右足を伸ばしたまま力強く上にあげてゆき、床と垂直にしてから、素早く床に下ろします。続いて、左足も同様に動かします。この動作を左右それぞれ五回づつ行ないます。

（2）　次に、両足を揃えての上げ下ろしも行ないます。これを少なくとも六回以上行ないます。

（3）　次に、両足を上げておき、左右に大きく開いては閉じます。この動作を八回行なった後で両足を床に下ろし、リラックスします。

（4）　両足を伸ばしたままで上にあげ、爪先を頭の先の床につけ、すぐに戻して床に下ろします。この動作を少なくとも八～十回行ないます。

（5）　両足を伸ばしたまま床から約七十センチほどのところに浮かしておきます。次に、膝を曲げないで両足を上下に十三～十五回、素早く交差させて動かします。

(6)　両足を上げて、自転車のペダルを踏む動きを十回行ないます。

(7)　両足を伸ばしたまま、床から垂直になるまで上げておきます。次にはさみで紙を切る時ように、両足を左右に交差させます。初め、右足が左足の前にくるようにし、次にその反対になるようにして往復十回行ないます。

(8)　両足を床と垂直になるまで上げてから、勢いをつけて両膝を曲げ、踵でお尻を叩き、すぐ膝を伸ばします。

(9)　両足を揃えて仰臥しておきます。次に、右手足を伸ばしたまま上げてゆき、身体の上で右手が右足先に触れたなら、すぐに右手足を床に下ろします。続いて、左手足も同様に動かします。これを左右それぞれ五回づつ行ないます。

(10)　今度は両手足を同時に上げ、身体の上で両手でそれぞれの爪先に触れたなら、すぐに両手足を床に下ろします。これを六回行ないます。

(11)　両手を揃えて仰臥します。次に、できるだけ頭と踵を動かさないようにして、腰を左右に交互にねじります。左右へそれぞれ五回以上動かします。

(12)　頭の下で両手を組み、それぞれの手で肘を握ります。次に、左膝を立て身体を右にねじって左膝を床につけます。この時、左足の甲を右膝の裏にかけておきます。続いて身体を戻し、左膝を左側の床につけてから、すぐに左膝を起こして同じ動作を繰り返します。右膝も同様に数回動かします。

(13)　頭の下で両手を組み、両膝を立てて足の裏をしっかりと床につけておきます。次に両膝を合わせたまま、腰を右にねじって右膝を床につけます。続いて腰を左にねじります。この要領で左右それぞれ五回づつねじります。

(14) 両足を揃えて仰臥してから、左膝を曲げ、両手で左膝を抱え、手前に引いて胸に左ももを押しつけます。この時頭を上げ、顎を左膝につけます。続いてすぐに、右膝を使って同じ動作を繰り返します。これを左右それぞれ四回づつ行ないます。

(15) 今度は両膝を曲げて両手で抱え込み、両手は反対の手の肘を握ります。この時、両足のももを胸に押しつけておいて、頭を上げ顎を両膝につけます。続いて、すぐに両足を床に下ろし、再び同じ動作を繰り返します。この動作を七~八回行ないます。

(16) 仰臥してから、左足先を両足で持ち、左足先を手前に引いて踵を胸に押しつけるようにします。次に、頭を上げて鼻先を左足の親指につけます。続いて左足を床に戻し、今度は右足で同じ動作を繰り返します。これを左右それぞれ四回づつ行ないます。

(17) 今度は両足先を両手で持ち、胸の方へ引き寄せます。次に、頭を上げて鼻先を両足の親指につけます。続いて両足を床に戻し、この動作を八~十回づつ行ないます。

(18) 仰臥して、頭の上で両手を組みます。次に、右足を伸ばしたまま床から垂直になるまで上げ、そのまま右床に倒して右足首を床につけ、続いて左床に倒し、右爪先を左床につけ、再び身体の真上に戻してから、元の位置に戻します。この動作を左右の足でそれぞれ五回づつ行ないます。

(19) 仰臥してから、両手を肩の線まで上げて左右にまっすぐ伸ばして広げます。次に、左足を伸ばしたまま身体の上にあげ、右床に倒して、その爪先を右手の上に乗せます。続いて、すぐに身体の上に戻し、右足横の元の位置へと戻します。次は、右足を使って同じ動作を繰り返し、この動作を左右の足でそれぞれ五回づつ行ないます。

(20)　仰臥して、両手は身体につけておきます。次に、両足を揃えたまま真っ直ぐ身体の上にあげ、両足を右床に倒し、両足の爪先が肩の高さの床につくようにさせます。続いて、同じ要領で両足を左床に倒します。この動作を左右五回づつ行ないます。

(21)　仰臥してから両足を揃えて上げ、床から約五十センチほど浮かしておきます。次に、両足で円を描くようにして、最初右回りに、両足を揃えて回し、続いて左回りに回します。この動作を左右それぞれ五回づつ行ないます。

(22)　仰臥の状態からゆっくりと身体を起こし、そのまま身体を前に倒してから、再び元の姿勢に戻ります。この動作を五回以上繰り返し行ないます。

(23)　仰臥して、両膝の後ろに両手をまわし、手首同士を握り合っておきます。次に、両足の爪先を頭の先の床につけ、すぐに両足を身体の前の床に戻しますが、この間、両手首は離さぬようにします。この動作を五回繰り返し行ないます。

(24)　仰臥してから、両膝を立て、足の裏をしっかりと床に固定します。次に、頭の上で手を組み、肘をそれぞれの手で握って固定します。腰を上げ、すぐに床にドスンと降ろします。この動作を十回繰り返します。続いて、腰を上げたまま保ち、頭と両足の位置は動かさないようにして、腰を左右に素早く揺すります。この動作を十～十五回行ないます。

《効果》

以上の一連の動作は、十二～七十五歳ぐらいまでの誰にでもできる動作です。現在私は八十八歳ですが、まだこれらの動作を行なっています。これらの動作により、老化による脊椎の変形や背柱、足、膝、肘、その他の関節などの炎症、また、静脈瘤、胃腸病、腎臓の弱化、ヘルニヤ、更に精子や卵子に関連する疾患、便秘などを予防します。また、全身の関節を健康に保ち、女性の生理を規則正しくさせ、腰や背中の筋肉をしなやかにさせます。また、消化作用を促進させ、食欲を増進させます。また、太鼓腹にならないようにさせます。これらの一連の動作により、今まで述べてきたすべての効果が得られますので、規則正しく続けるように努力して下さい。

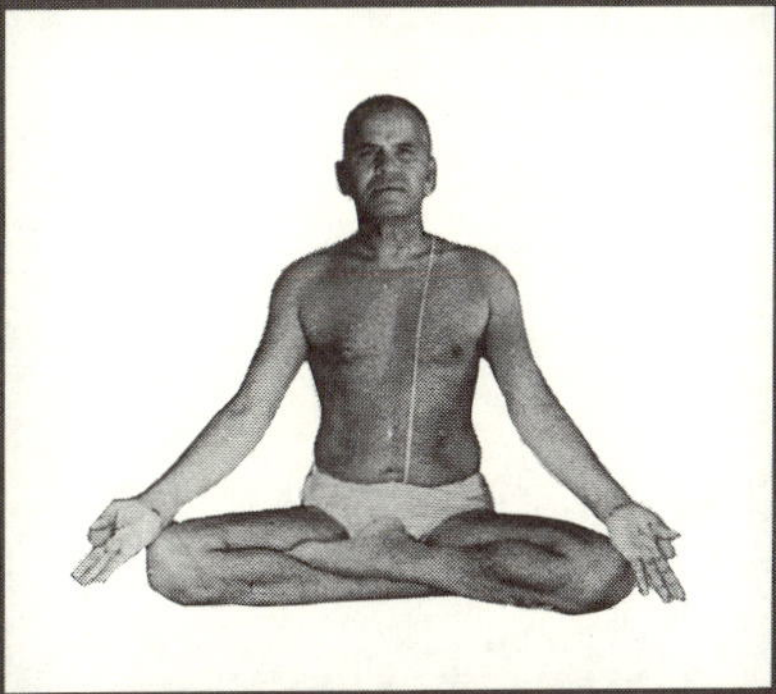

1．聖者のポーズ
(Siddhasana)

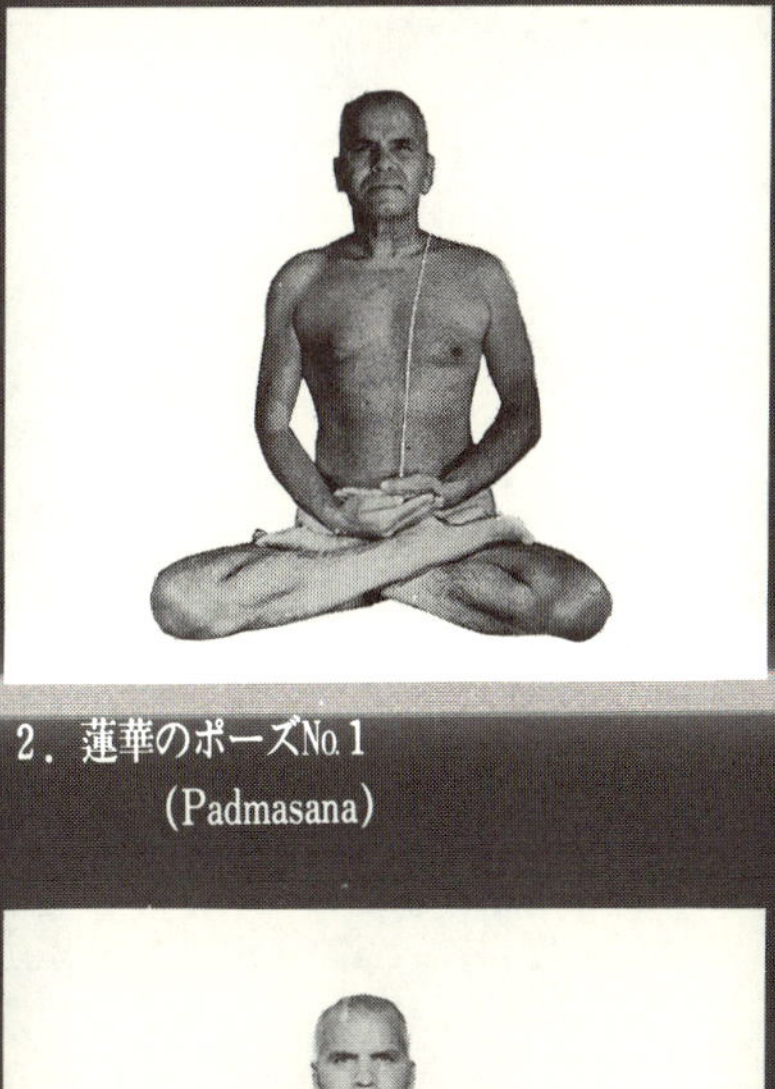

2．蓮華のポーズNo.1
(Padmasana)

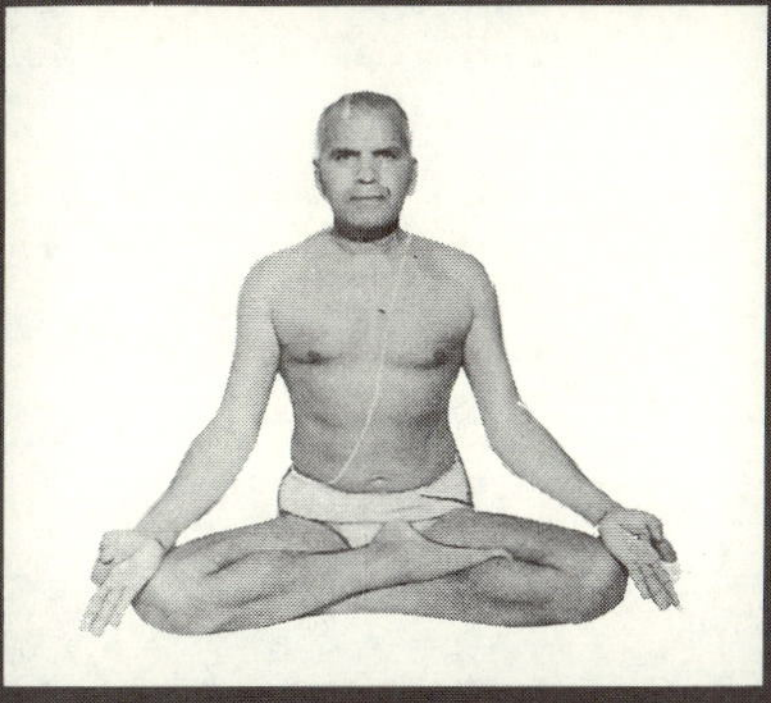

3．吉祥のポーズNo.1
(Swastikasana)

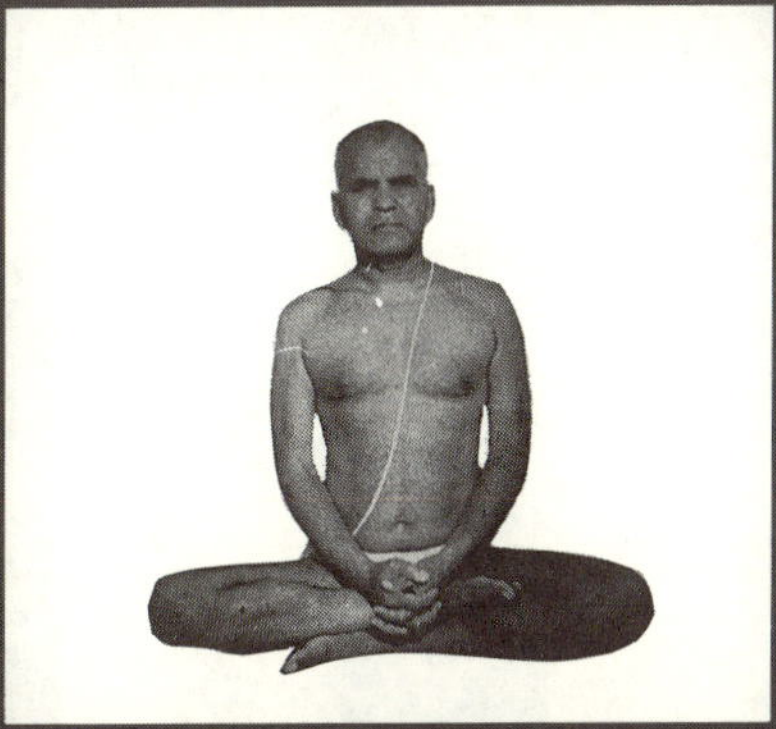

4．安楽のポーズ
(Sukhasana)

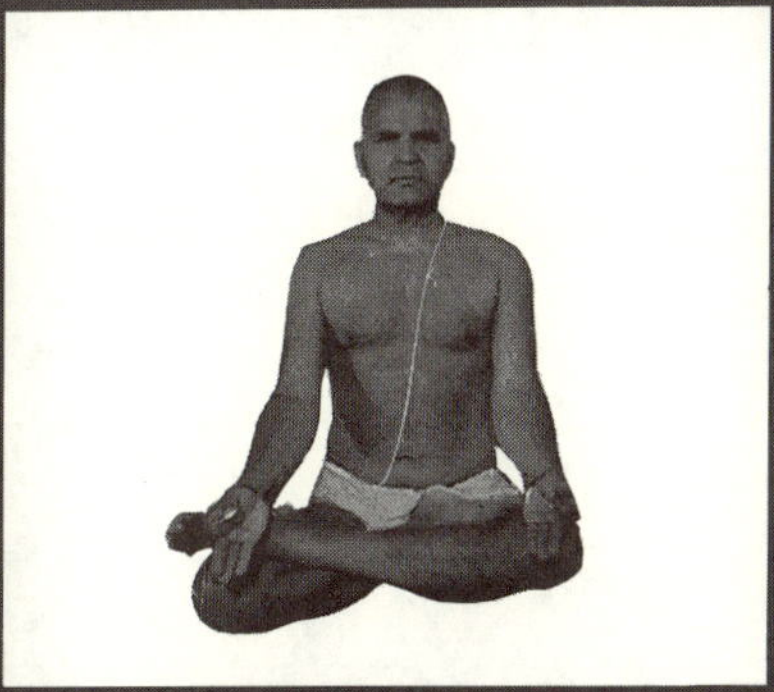

5．蓮華のポーズNo.2
(Kamalasana)

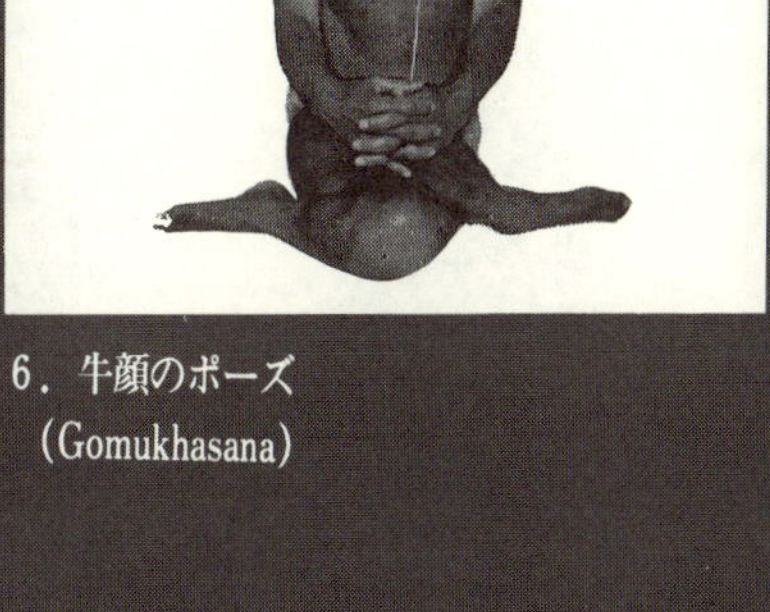

6．牛顔のポーズ
(Gomukhasana)

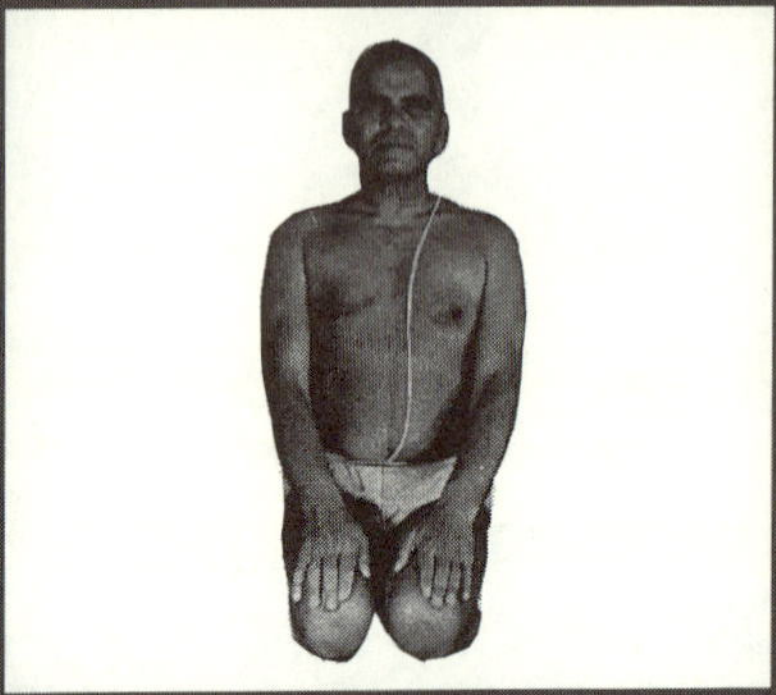

7．金剛のポーズ
(Vajrasana)

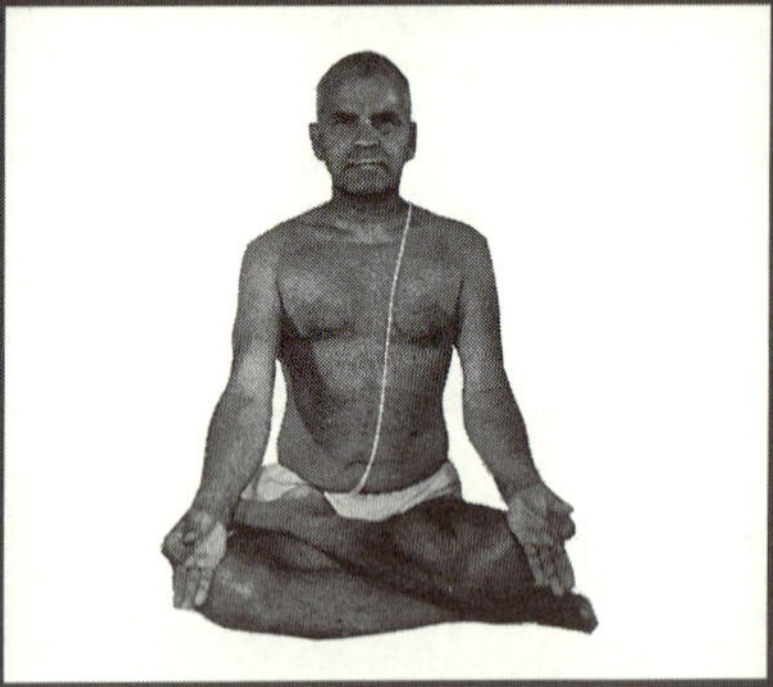

8．勇者のポーズ
(Virasana)

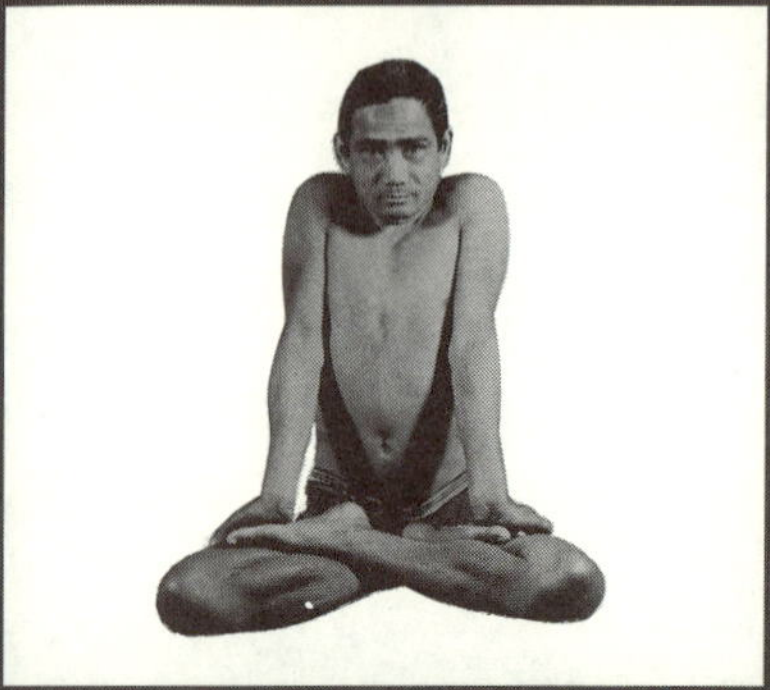

9．瑜伽のポーズ
(Yogasana)

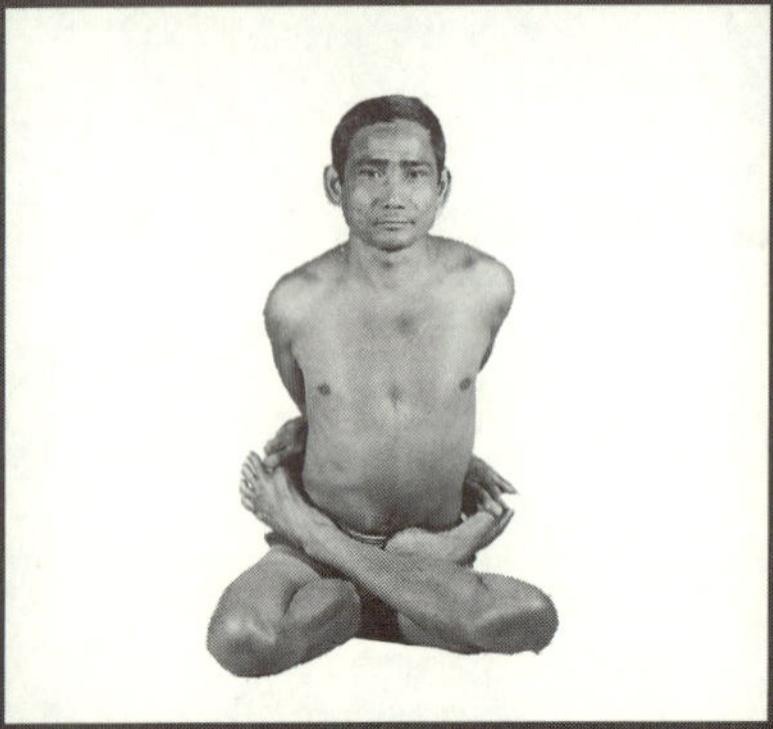

10. 結跏蓮華のポーズNo.1
(Baddhapadmasana)

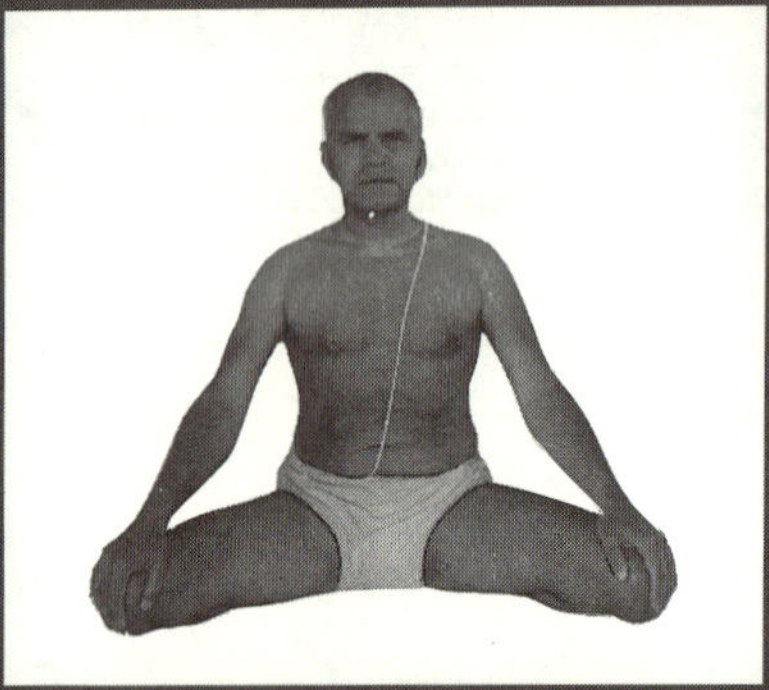

11. 蛙のポーズNo.1
(Mandukasana)

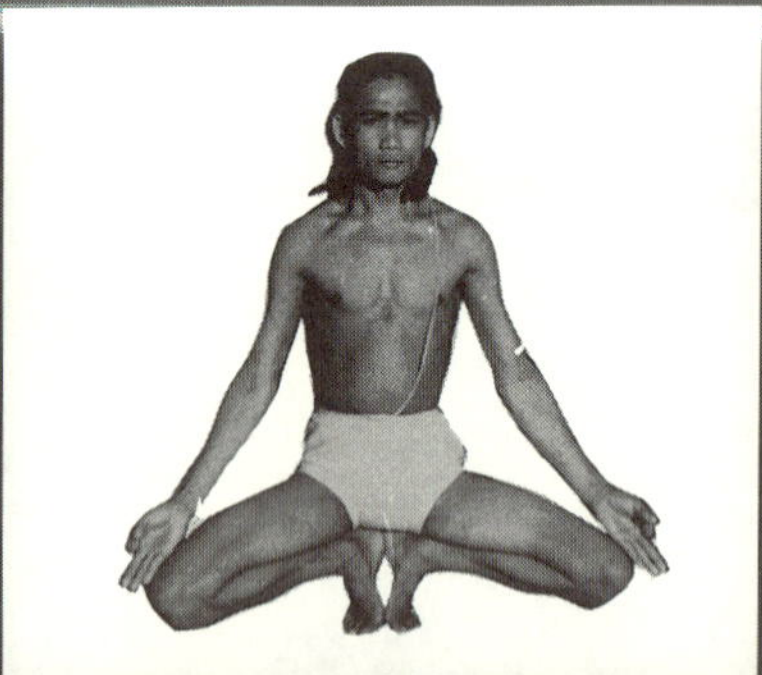

12. 爪先と膝で身体を支えるポーズ
(Muktasana)

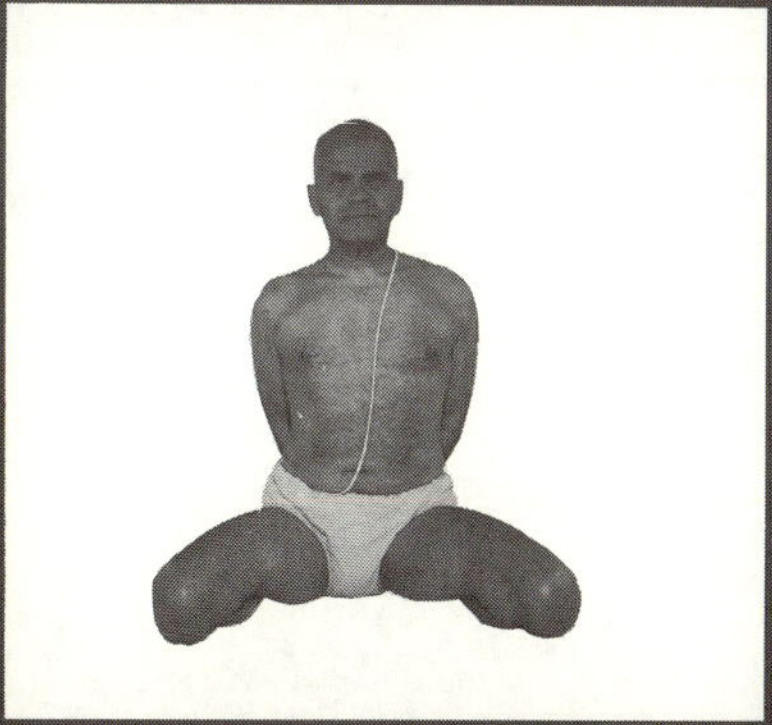

13．手足を後ろに隠すポーズ
（Hastapāda-Guptasana）

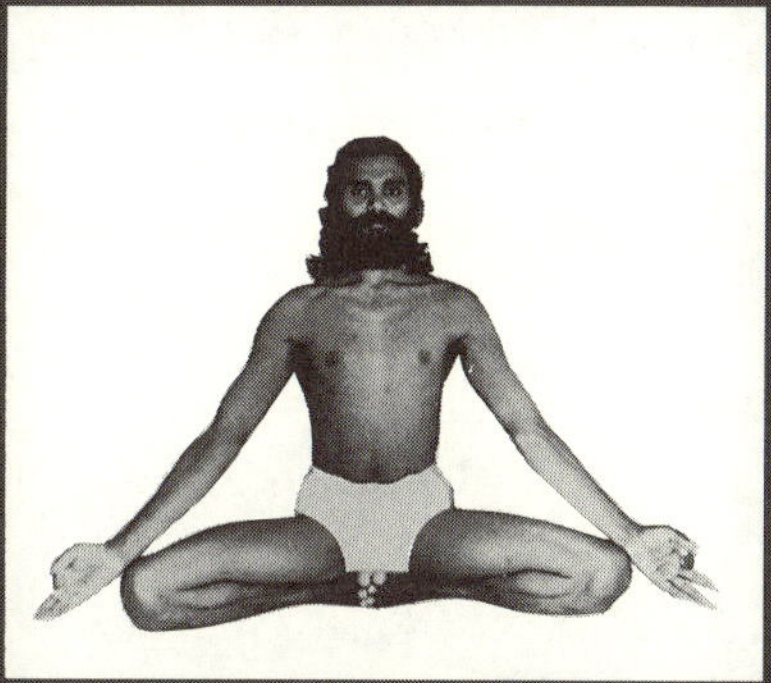

14．ゴラクシャ師のポーズ
（Gorakshasana）

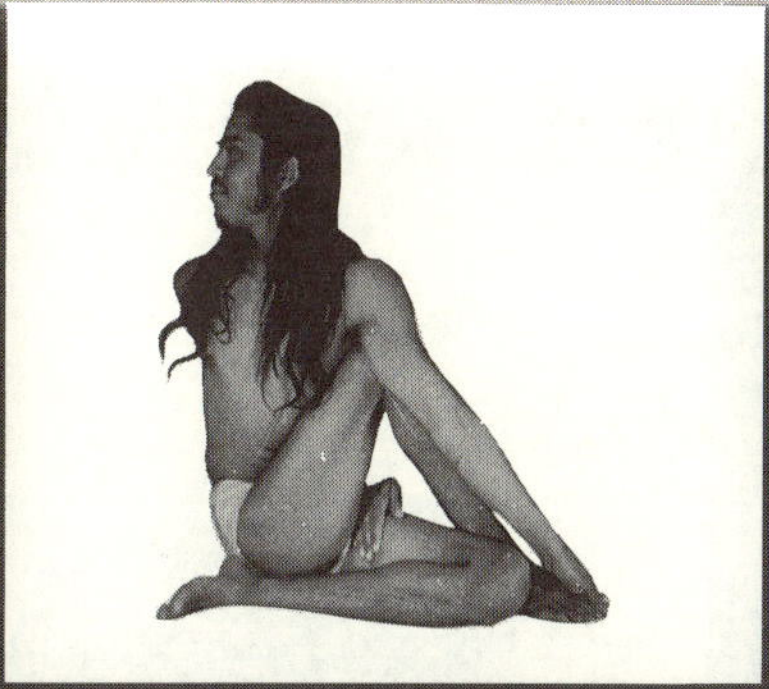

15．マッチェーンドラ師の半ポーズ
（Ardhamatsyendrasana）

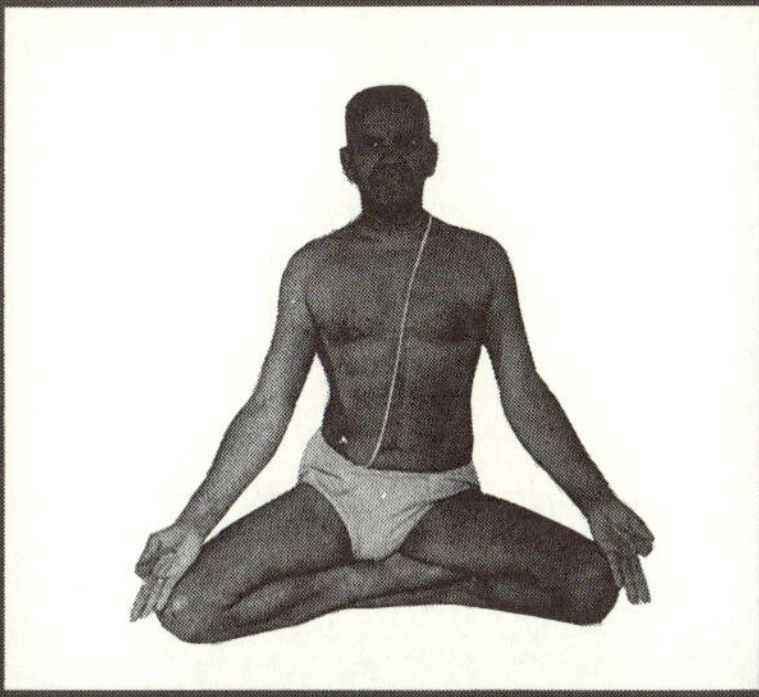

16．禁欲者のポーズ
（Guptasana）

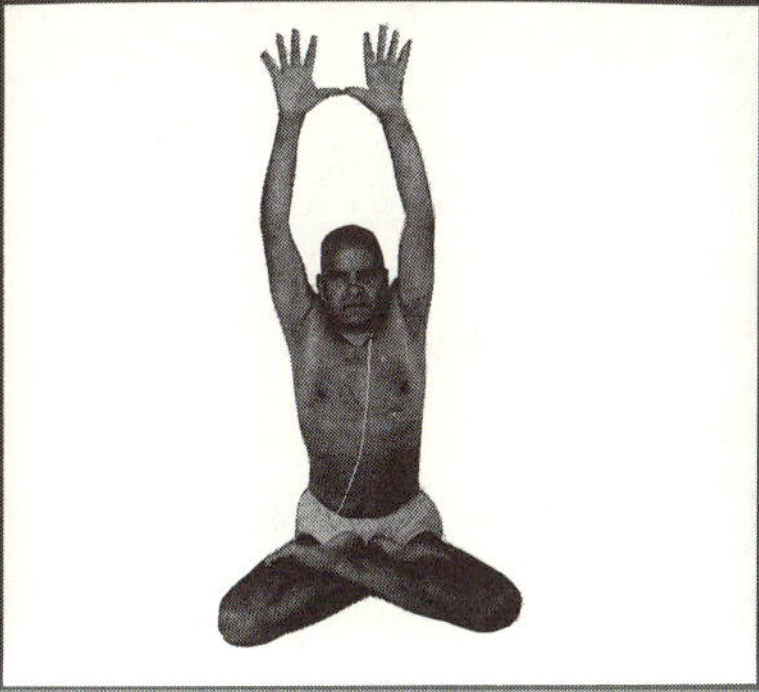

17．丘のポーズ
（Parvatasana）

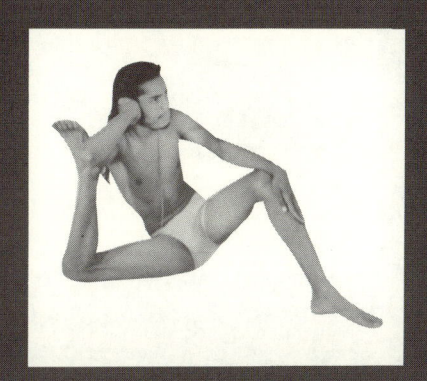

18．休息のポーズNo.1
（Āsā-Āsana）

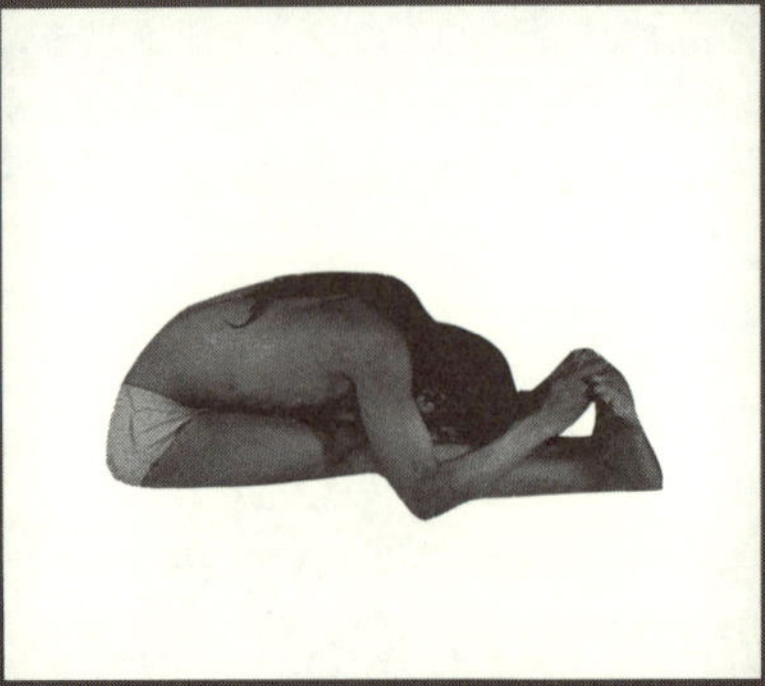

19.（1）前屈のポーズ
(Pasichimottanasana)

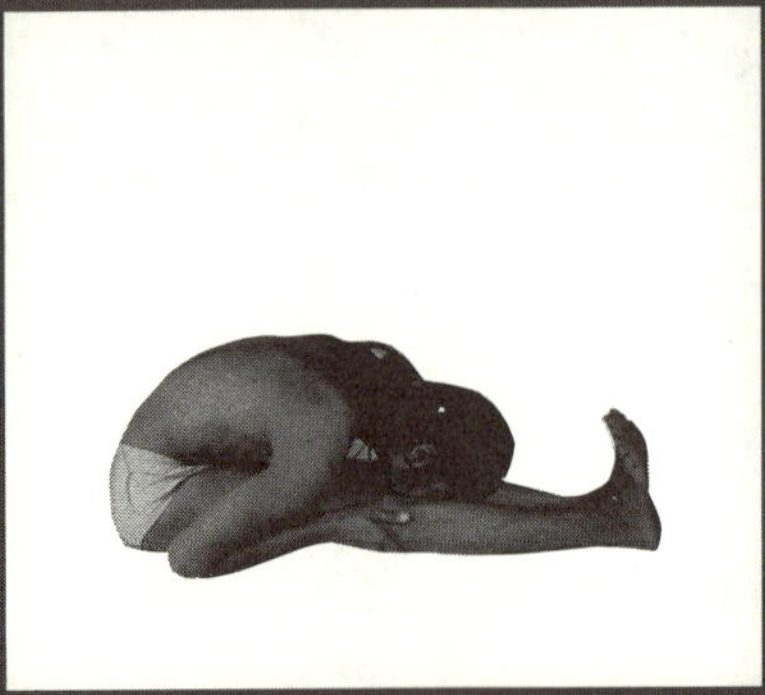

19.（2）両膝を押える前屈のポーズ
(Jānubaddha-Pasichimottanasana)

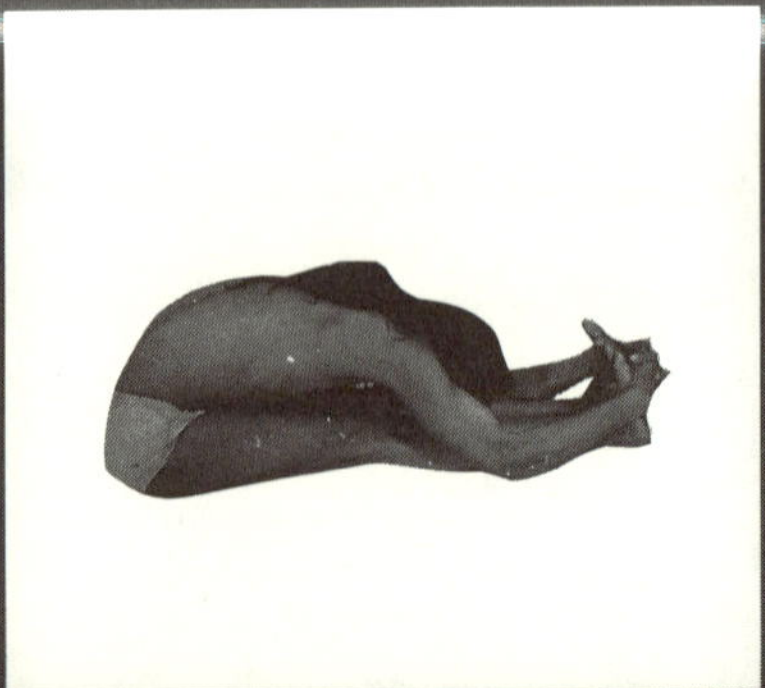

19.（3）爪先で手を組む前屈のポーズ
(Pādabaddha-Pasichimottanasana)

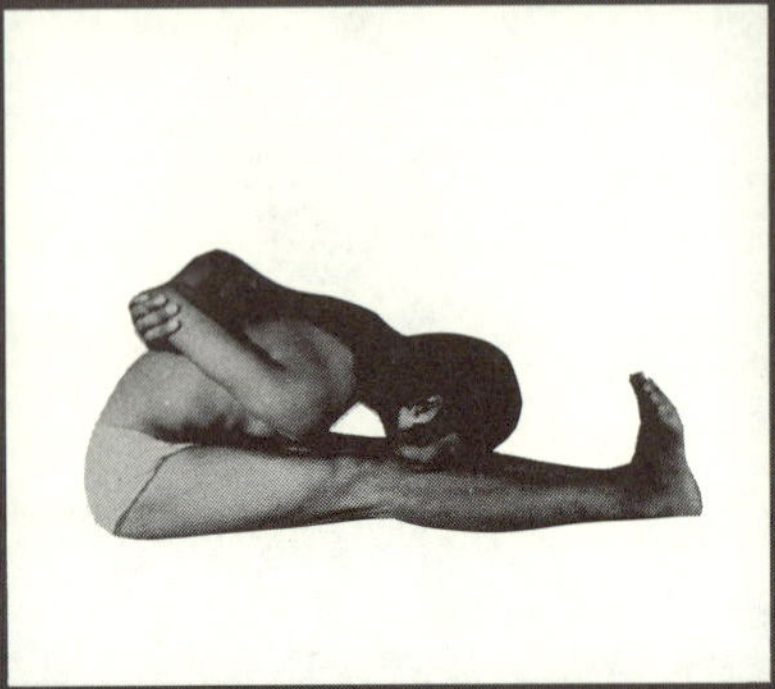

19.（4）後ろで両肘を組む前屈のポーズ
(Prishthabaddha-Pasichimottanasana)

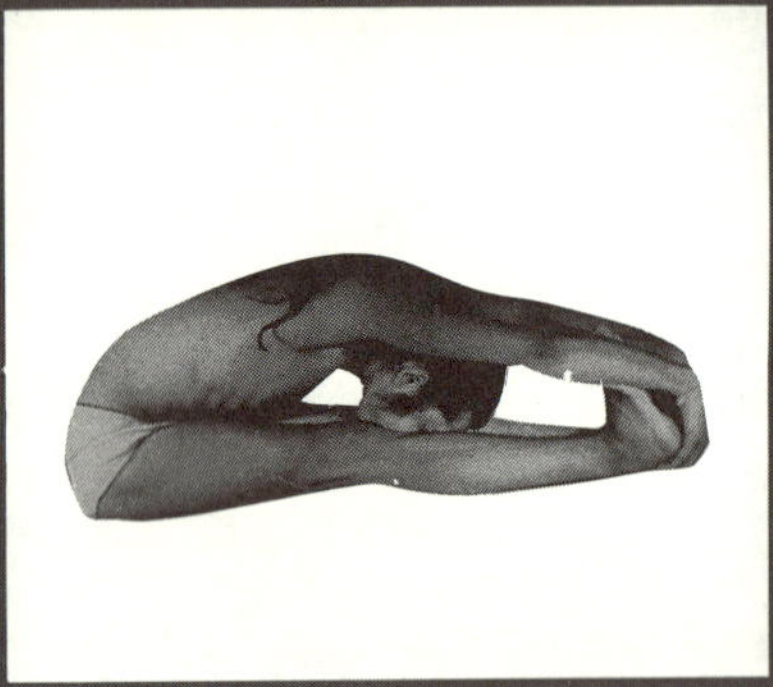

19.（5）爪先を上から押える前屈のポーズ
(Pārshnibaddha-Pasichimottanasana)

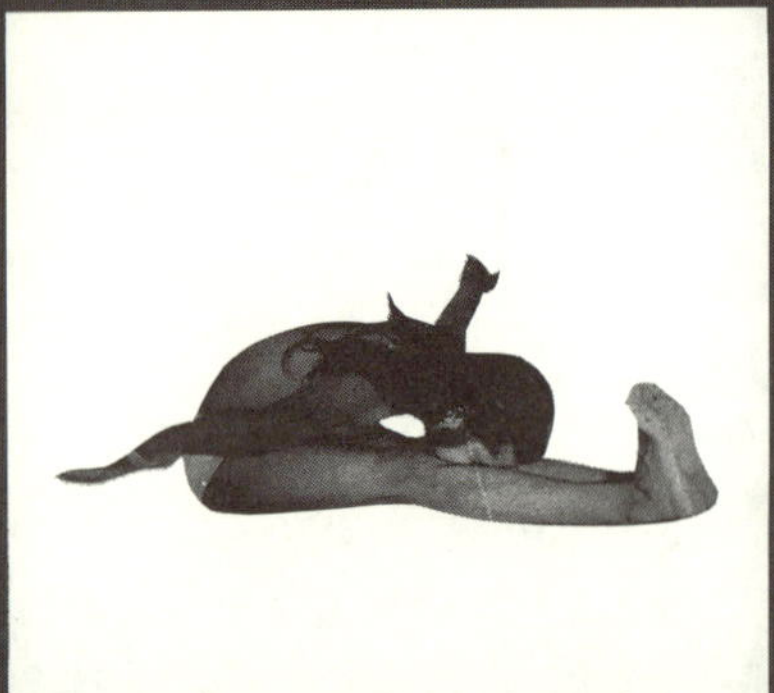

19.（6）両手を横に広げる前屈のポーズ
(Dvihasta-Prasārana-Pasichimottanasana)

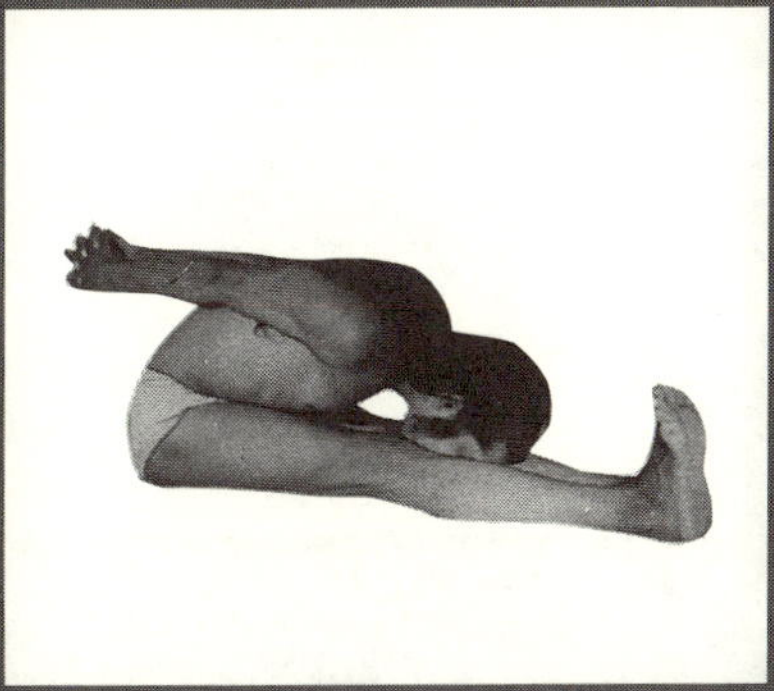

19.（7）後ろで手を組む前屈のポーズ
（Prishtha-mushthibaddha-Pasichimottanasana）

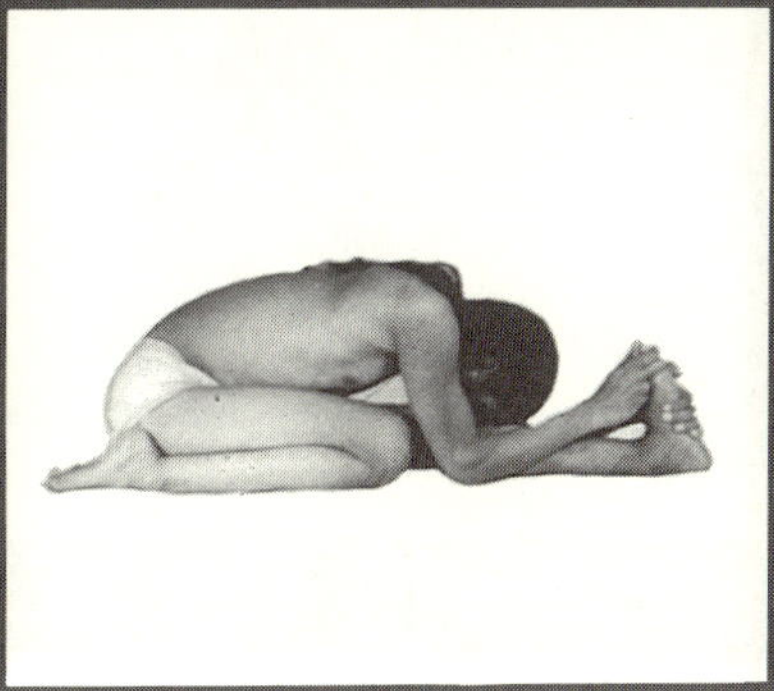

19.（8）片足を伸ばした前屈のポーズ
（Ekapāda-Pasichimottanasana）

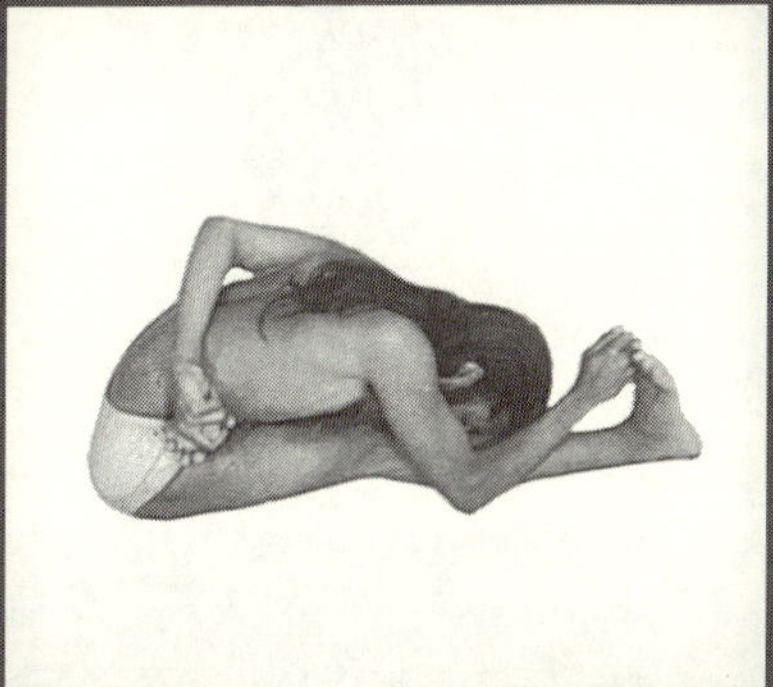

19.（9）半結跏した前屈のポーズ
（Ardhabaddha-Pasichimottanasana）

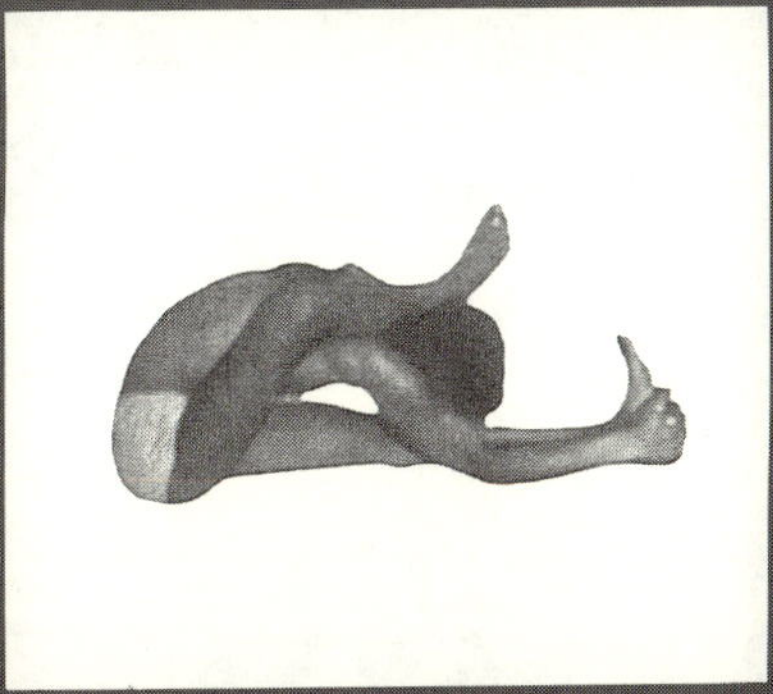

19.（10）片足を頭の後ろに上げた前屈のポーズ
（Pādagriva-Pasichimottanasana）

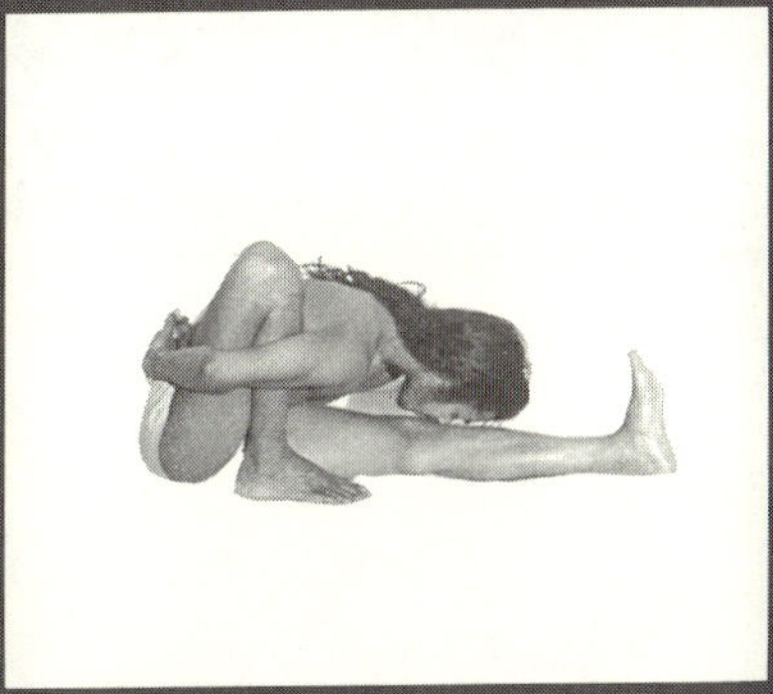

19.（11）片膝立ちで手の指を後ろで組む前屈のポーズ
（Jānuprishthabaddha-Pasichimottanasana）

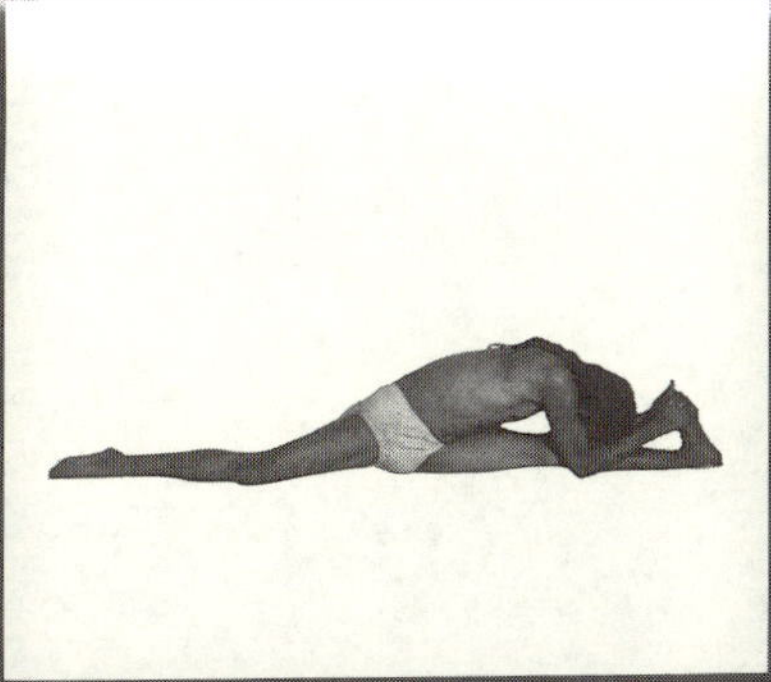

19.（12）開脚した片足方向に前屈するポーズ
（Viparitapadaprasārana-Pasichimottana）

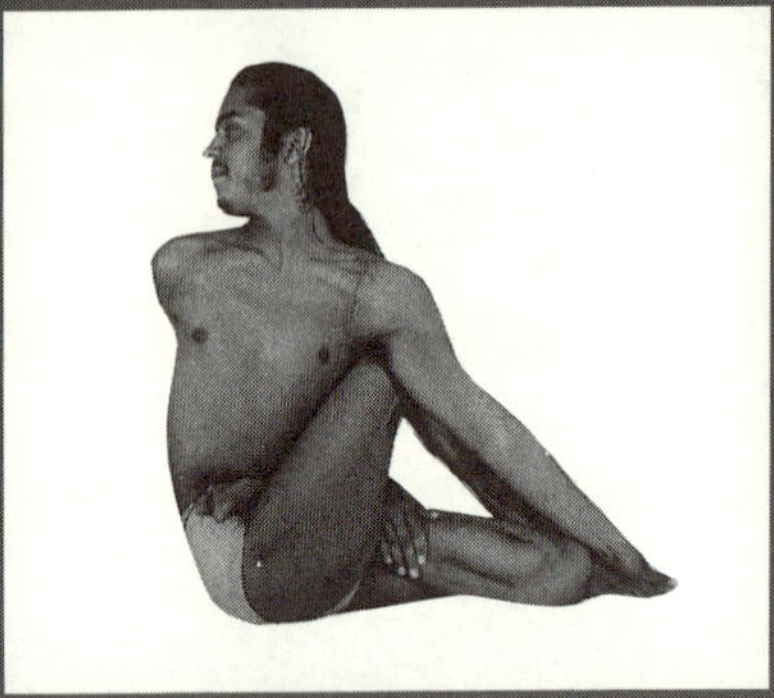

20．マッチェーンドラ師のポーズ
（Matsyendrasana）

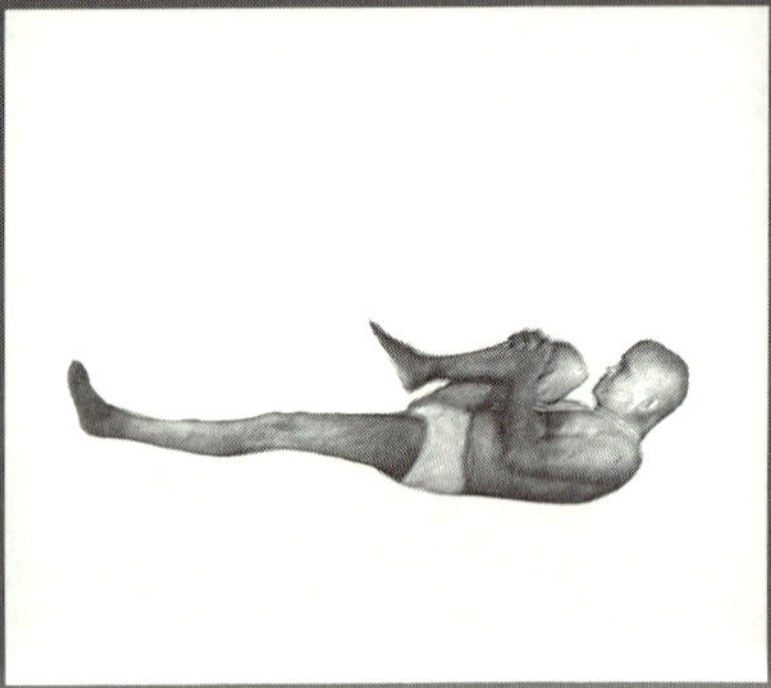

21．ももを脇腹に押しつけるポーズ
（Pavanamuktasana）

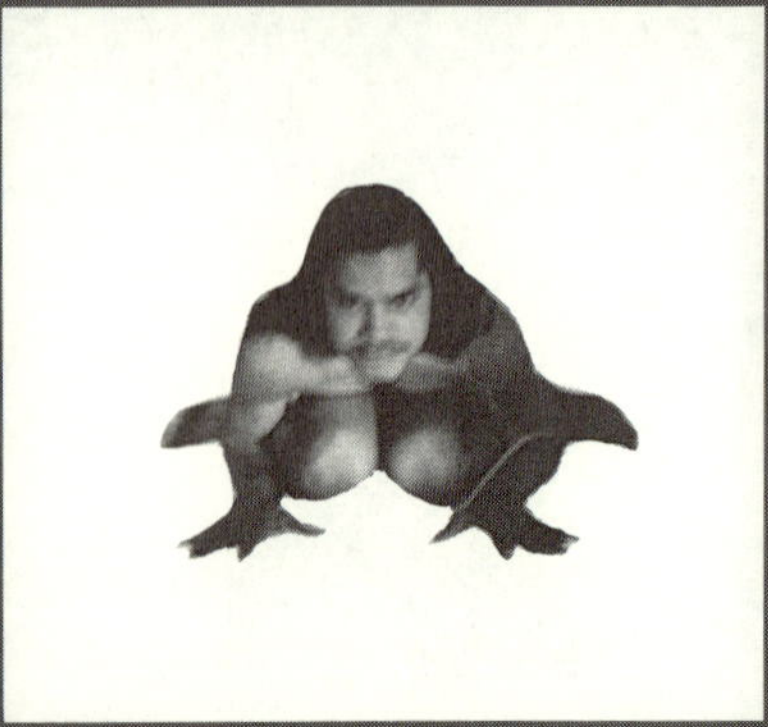

22．亀のポーズNo.1
（Kurmasana）

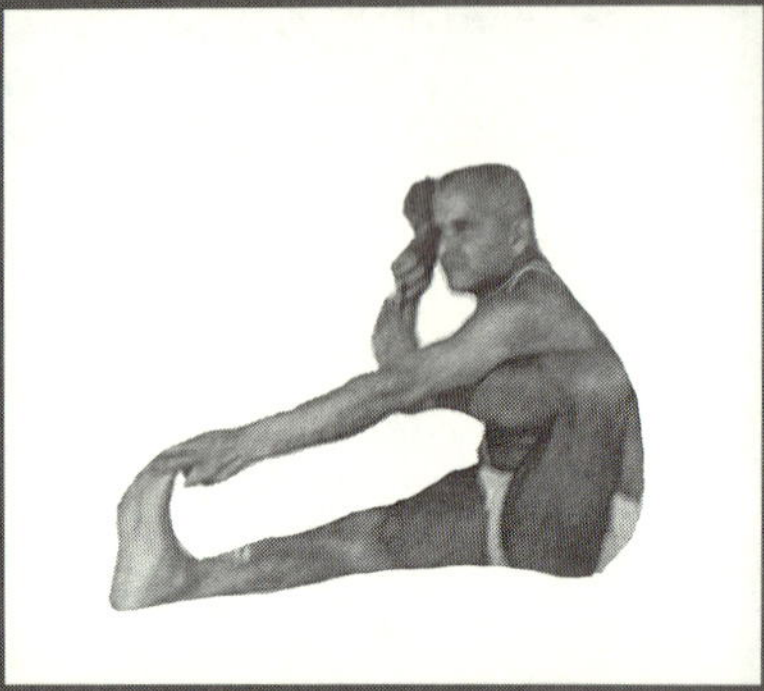

23．爪先を耳元につけるポーズ
（Dhanushakarshanasana）

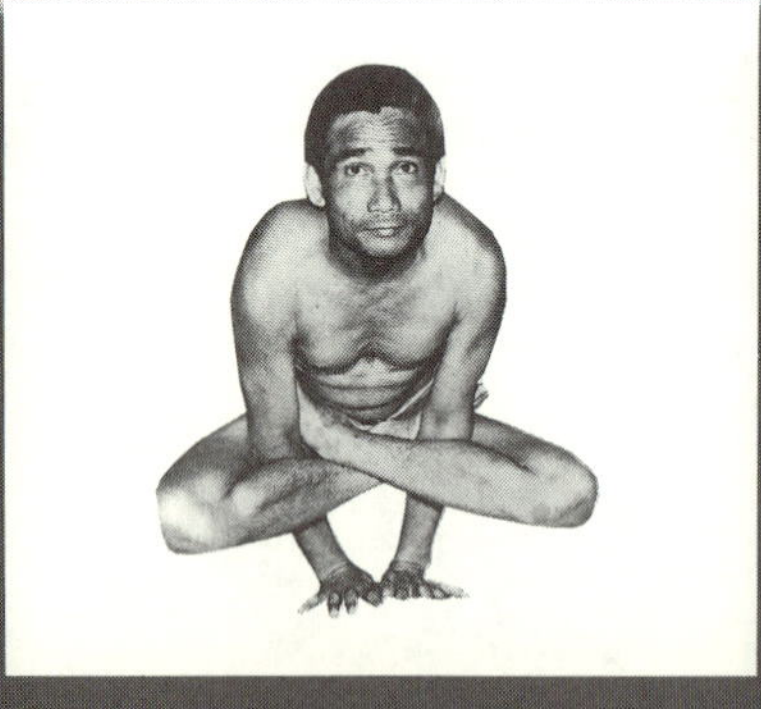

24．雄鶏のポーズ
（Kukkutasana）

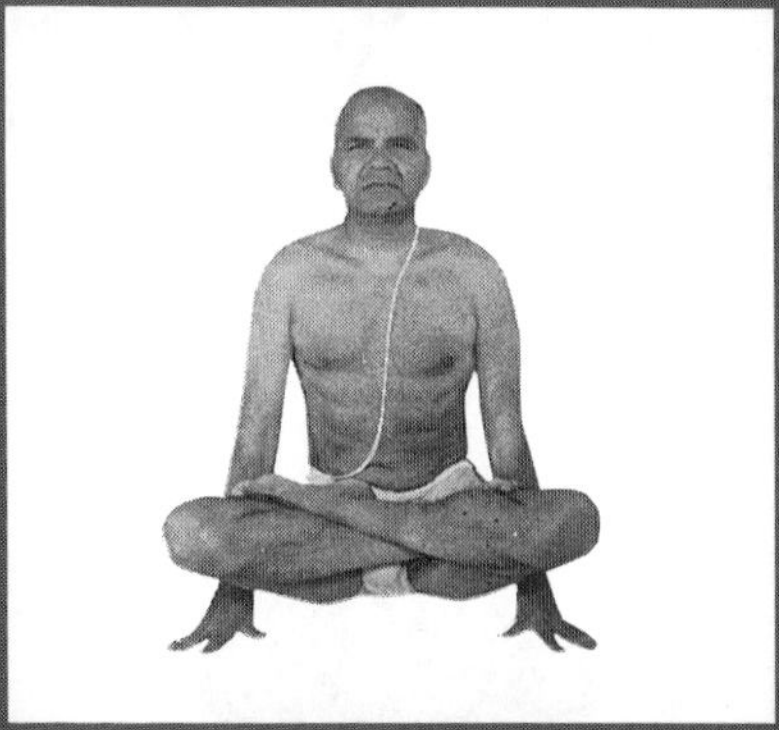

25. 結跏し両手で身体を支えるポーズ
(Tulasana)

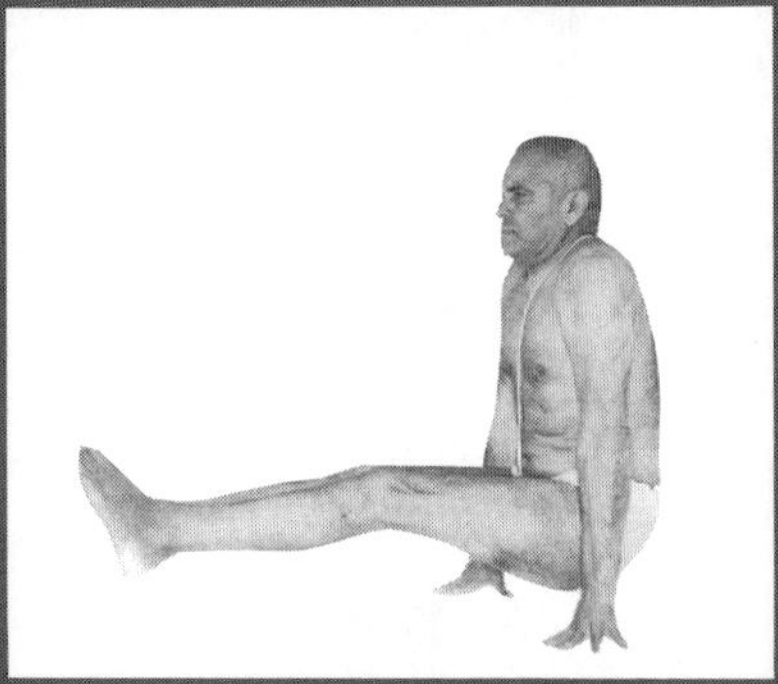

26. 両足を伸ばし、両手で身体を支えるポーズ
(Padaprasārana-Sarvangatulasana)

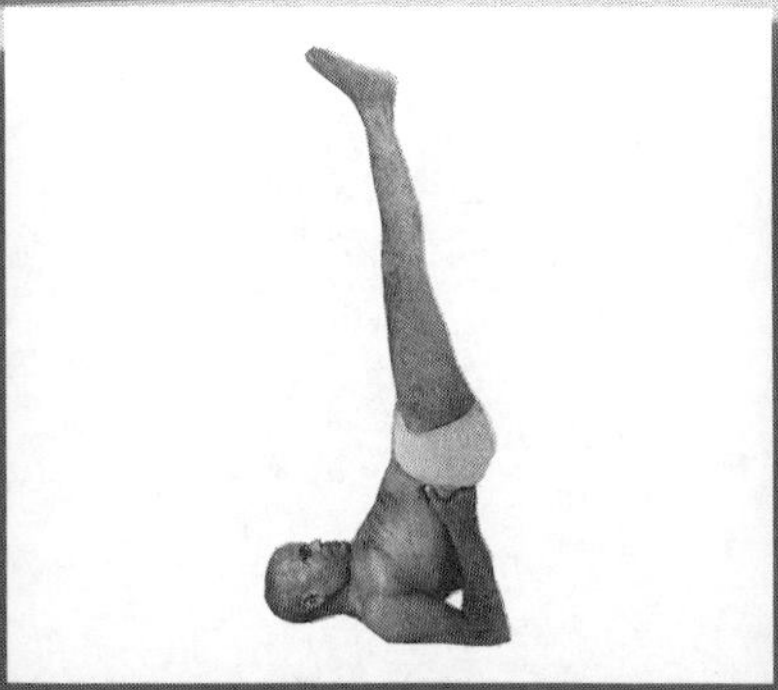

27. 肩逆立ちのポーズNo.1
(Sarvangasana)

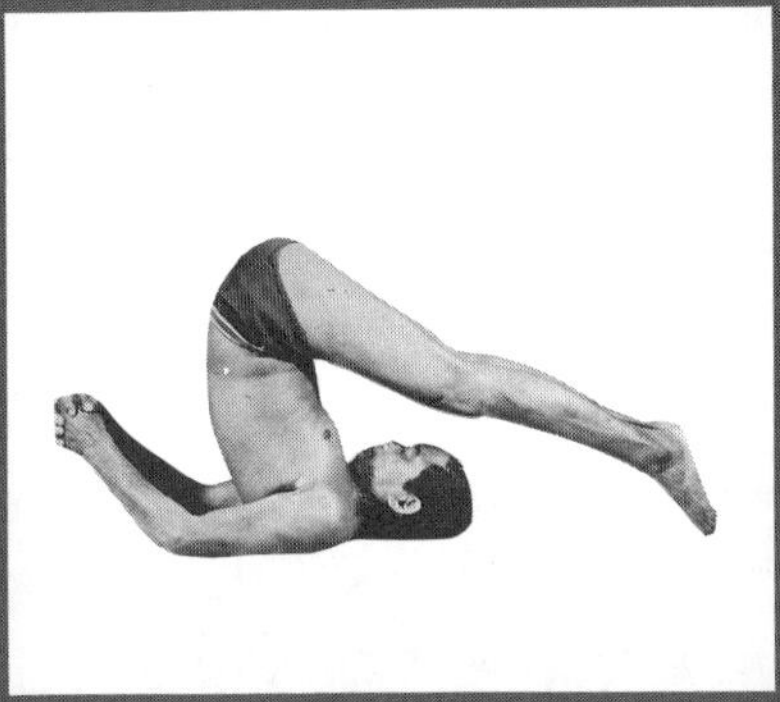

28. 鋤のポーズ
(Halasana)

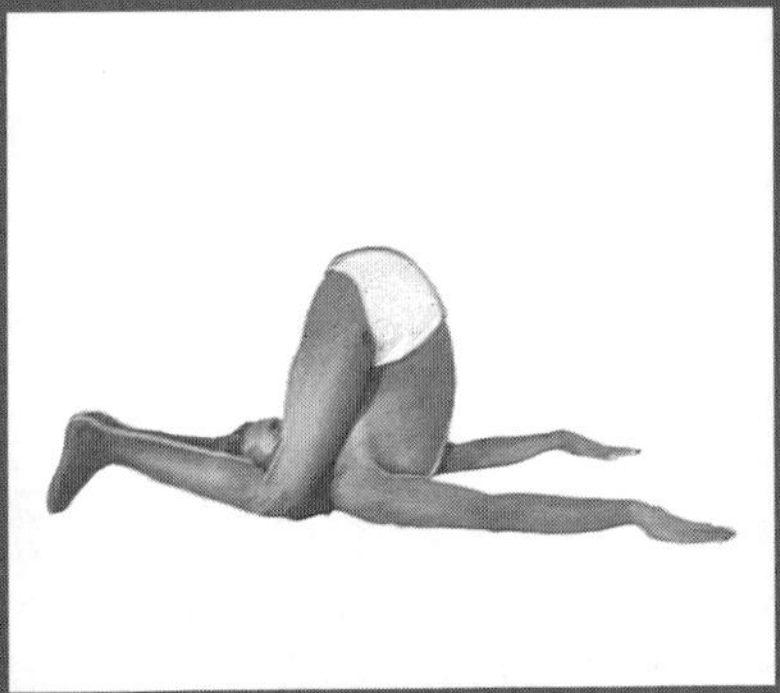

29. 両膝を両耳につける倒立のポーズ
(Karnapidasana)

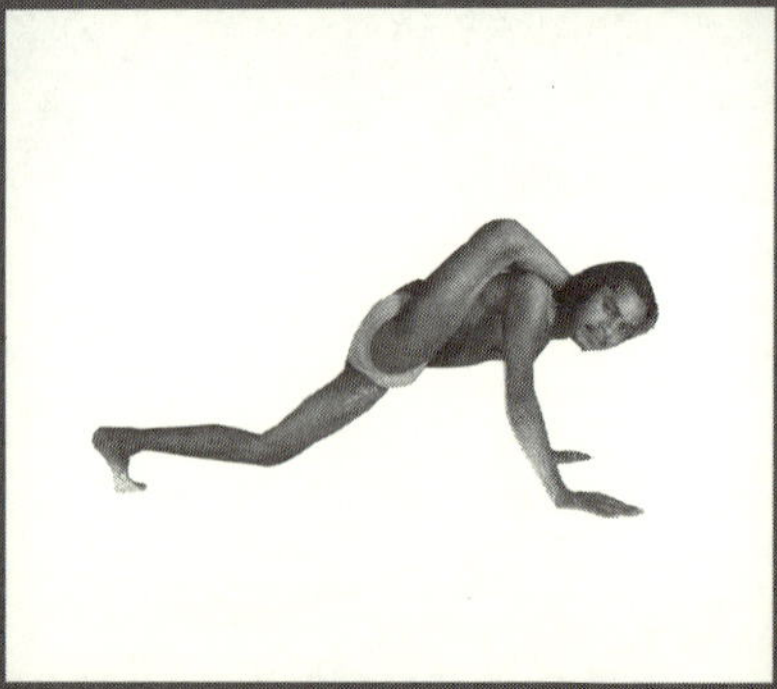

30. 片足を背中に回し、両手を床につけるポーズ　(Ekapādagrivadandasana)

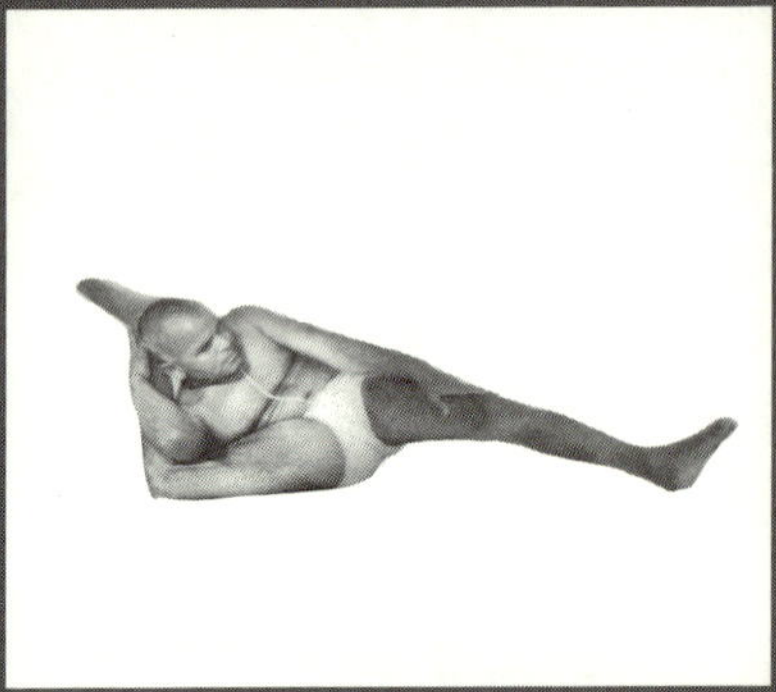

31.（1）寝台のポーズ
(Paryankasana)

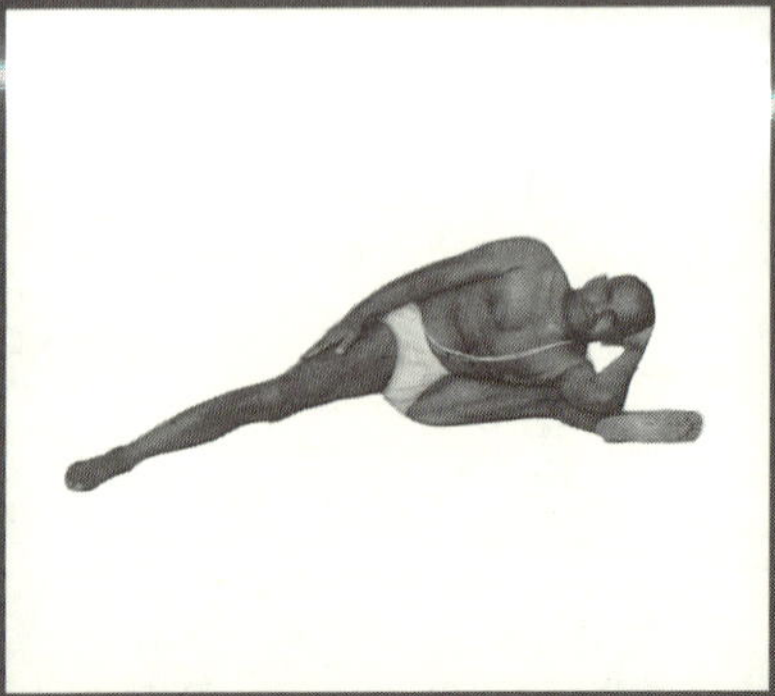

31.（2）寝台のポーズ
(Paryankasana)

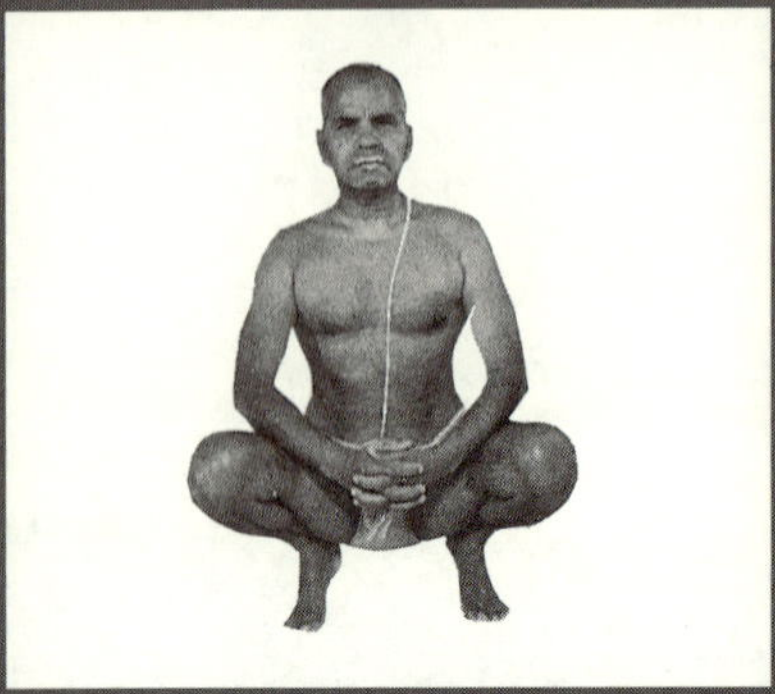

32. しゃがんで爪先立ちするポーズ
(Utkatasana)

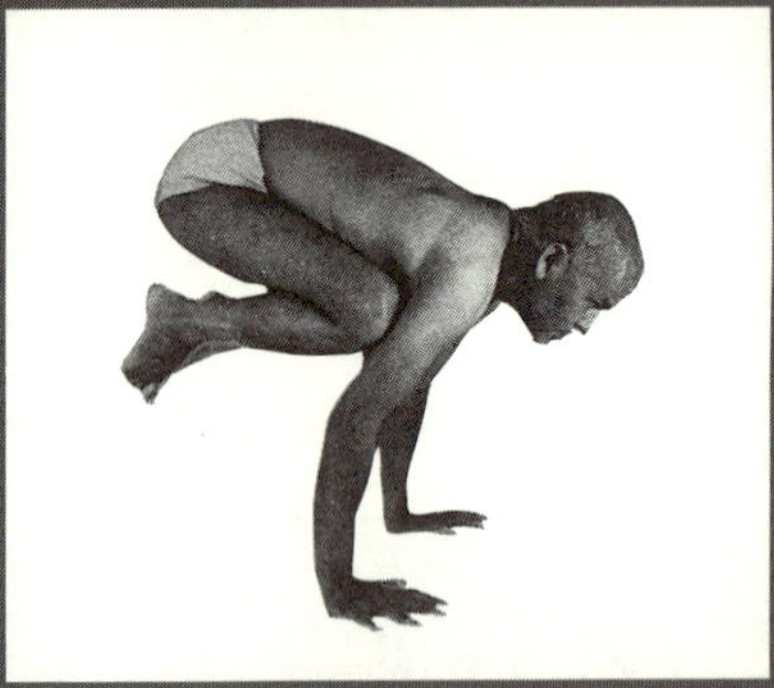

33. 鷺のポーズ
(Vakasana)

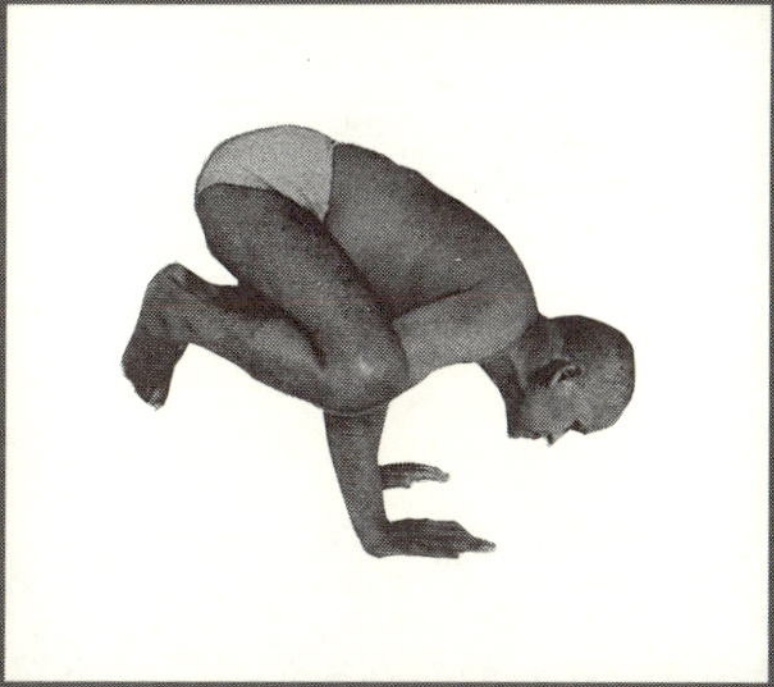

34. 白鳥のポーズ
(Hansasana)

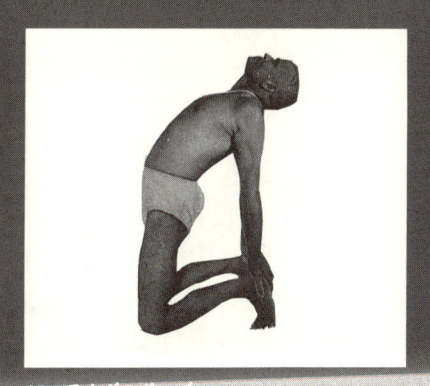

35. ラクダのポーズ
(Ushtrasana)

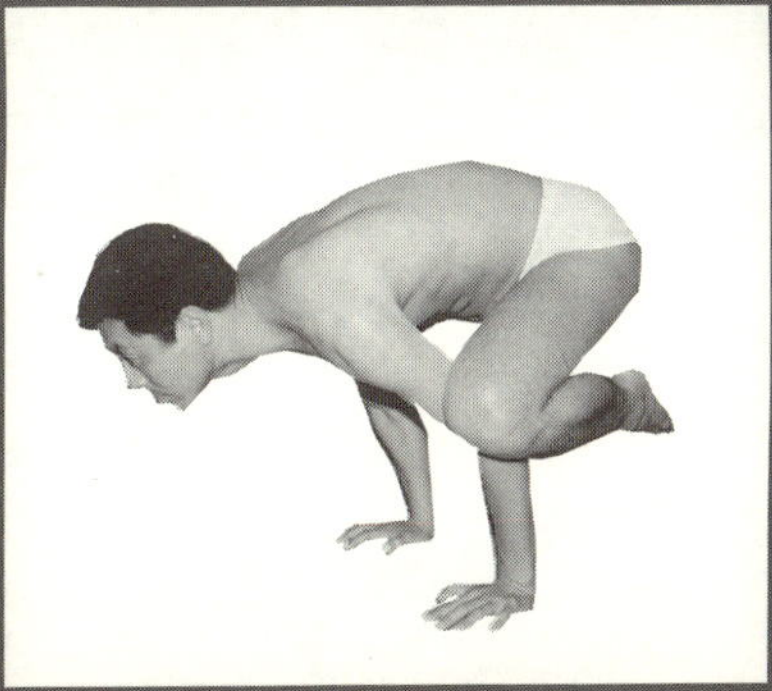

36. カラスのポーズ
(Kākasana)

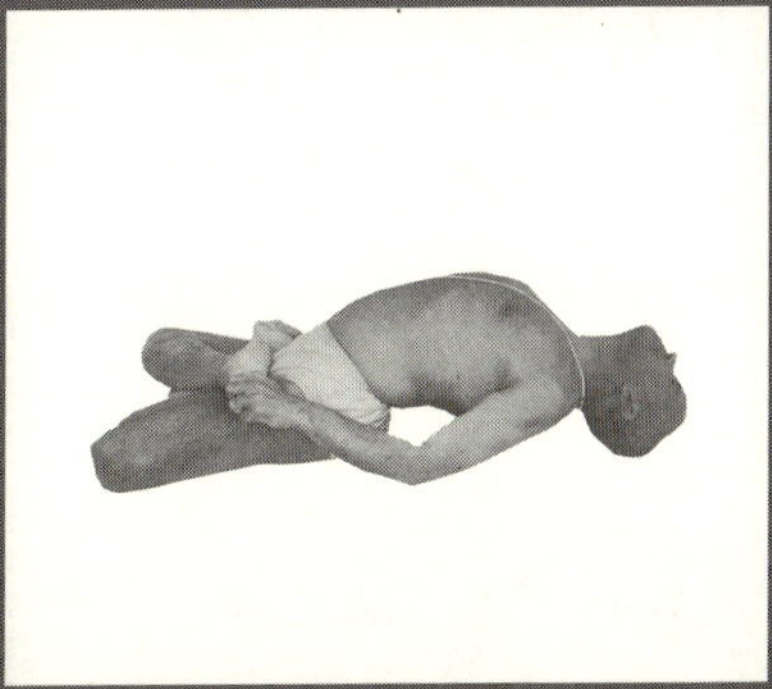

37. 魚のポーズ
(Matsyasana)

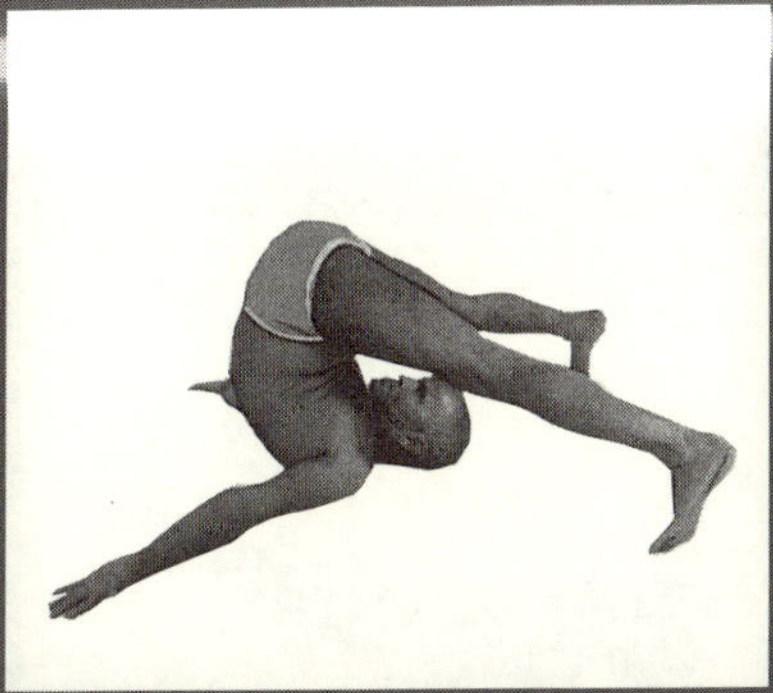

38. 匍匐のポーズ
(Latasana)

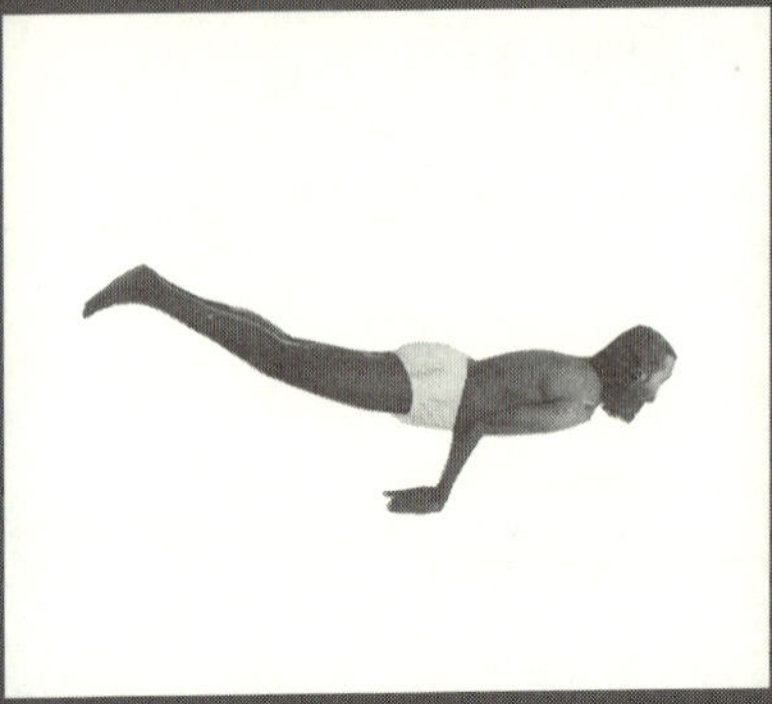

39.（1）（雄）孔雀のポーズNo.1
（Mayurasana）

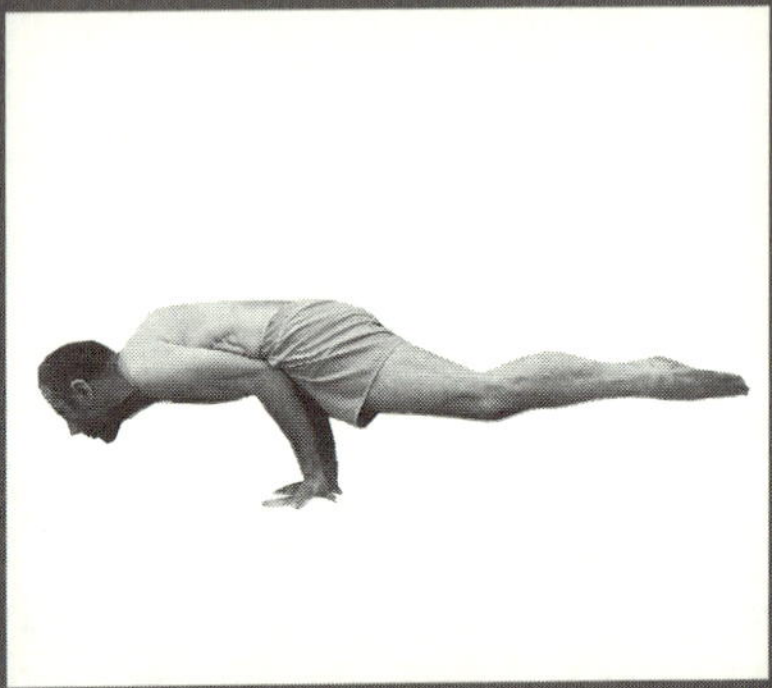

39.（2）（雄）孔雀のポーズNo.1
（Mayurasana）

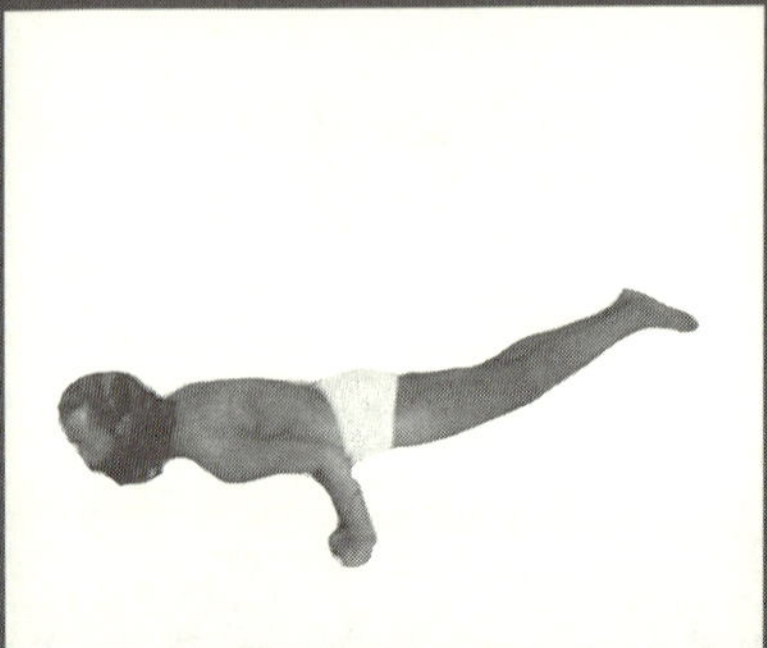

39.（3）（雄）孔雀のポーズNo.1
（Mayurasana）

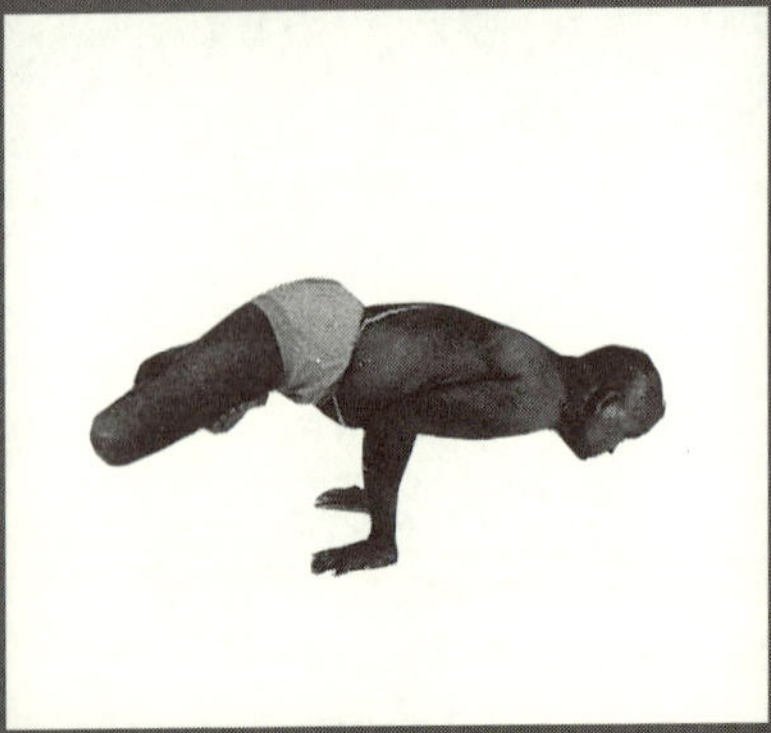

40.（雌）孔雀のポーズ
（Mayuri-Āsana）

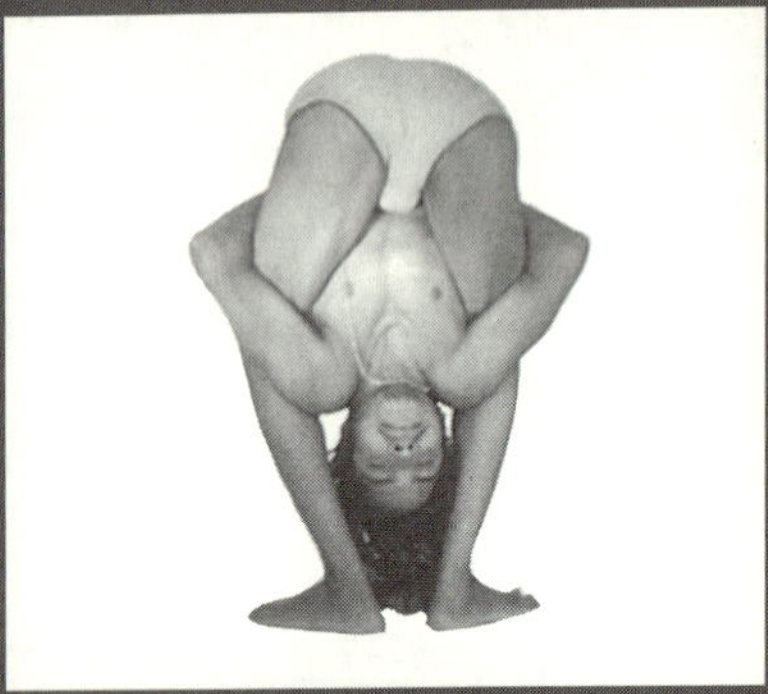

41. 吉祥のポーズNo.2
（Kalyānasana）

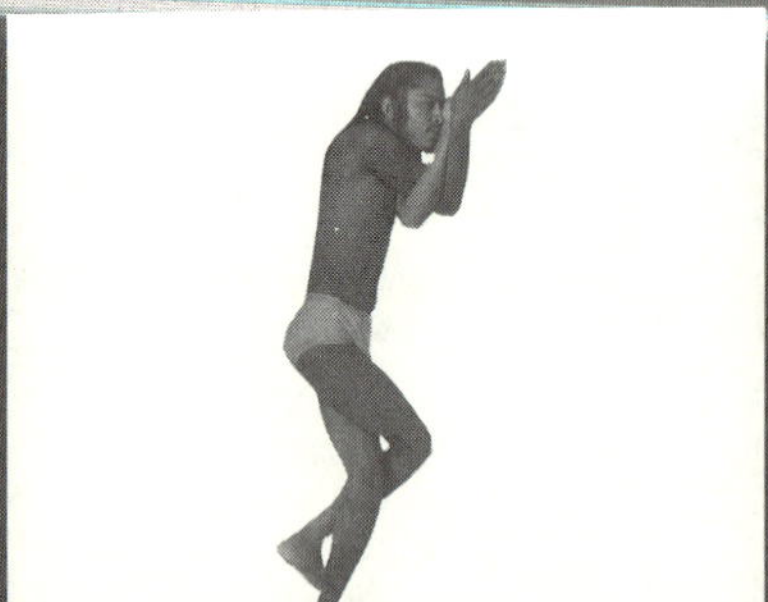

42. 鷲のポーズ
（Garudasana）

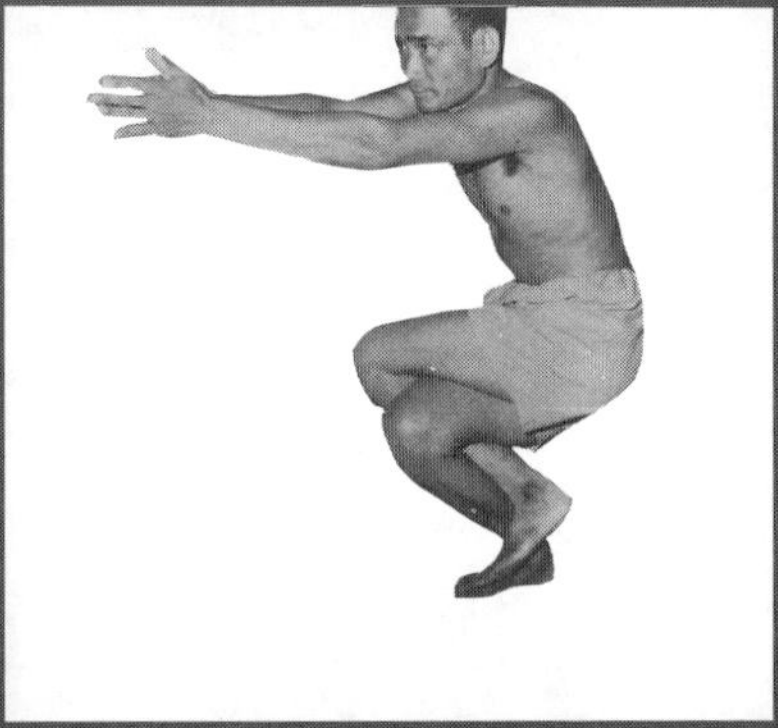

43. 困苦のポーズNo.1
(Sankatasana)

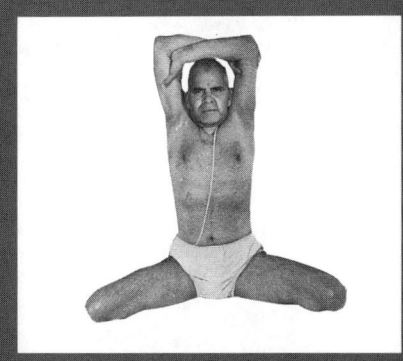

44. 頭上で腕組みするポーズ
(Uttana-Mundakasana)

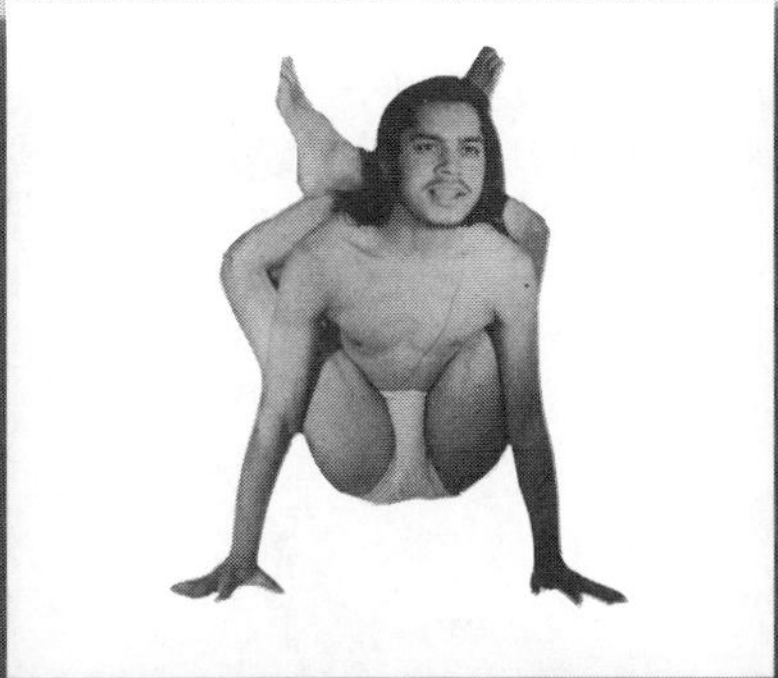

45. 両足を背中で組み、両手で身体を支えるポーズ (Utthitadvipādagrivasana)

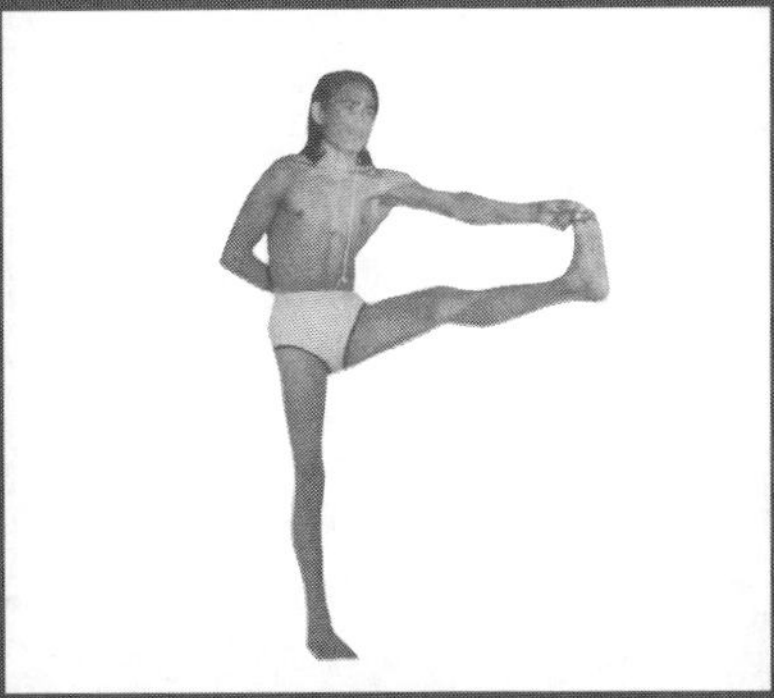

46. 手で足を持ち上げ、片足立ちするポーズ
(Utthita-ekapāda-hastasana)

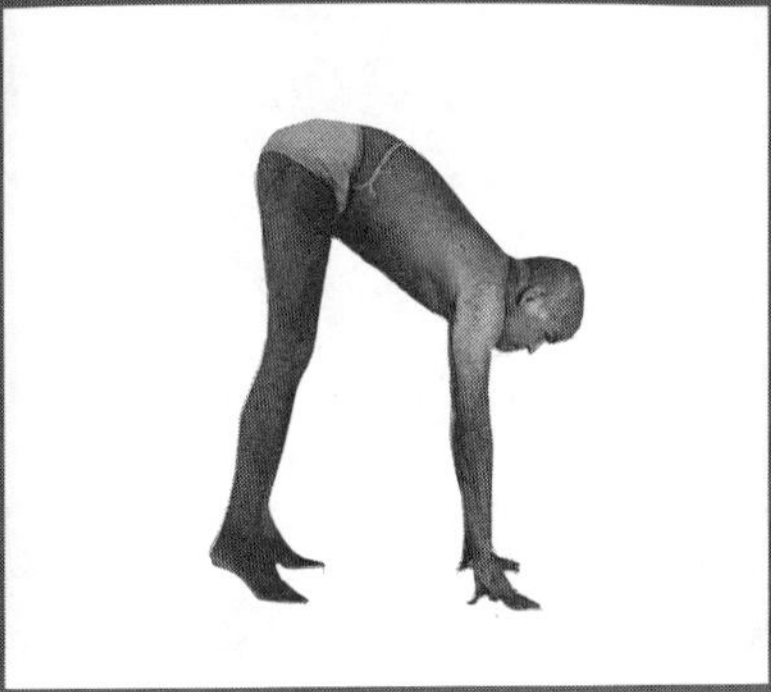

47. ダチョウのポーズ
(Shutarmurgasana)

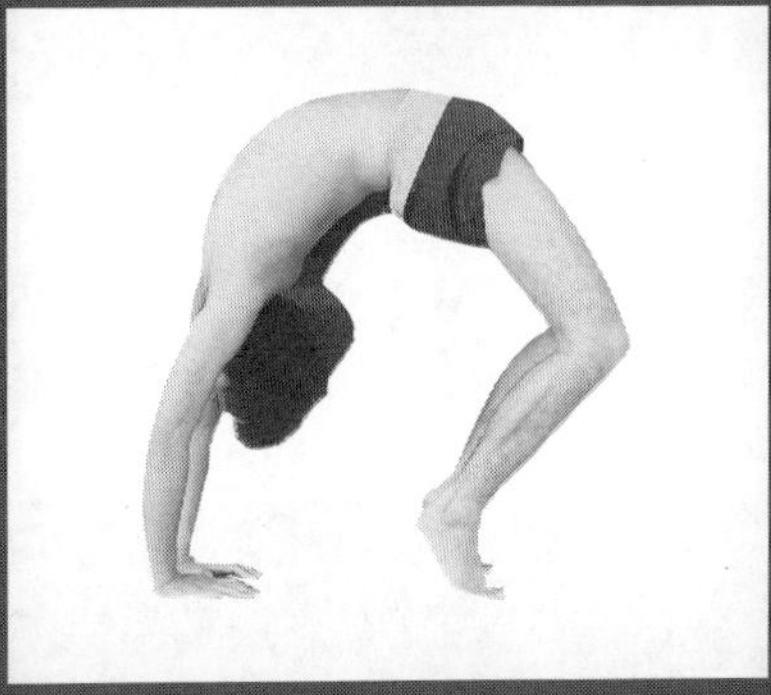

48. 円形のポーズNo.1
(Chakrasana)

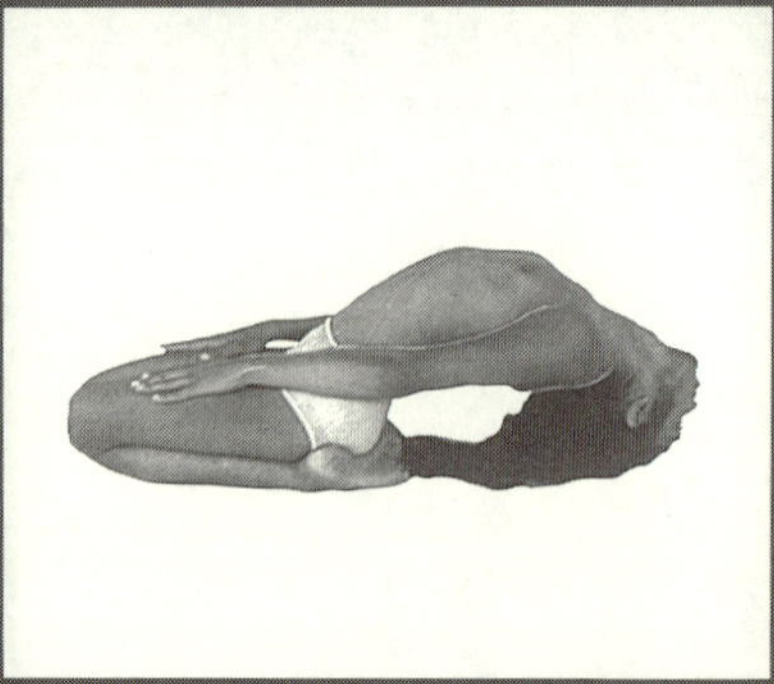

49．正座して仰臥するポーズ
（Supta-Vajrasana）

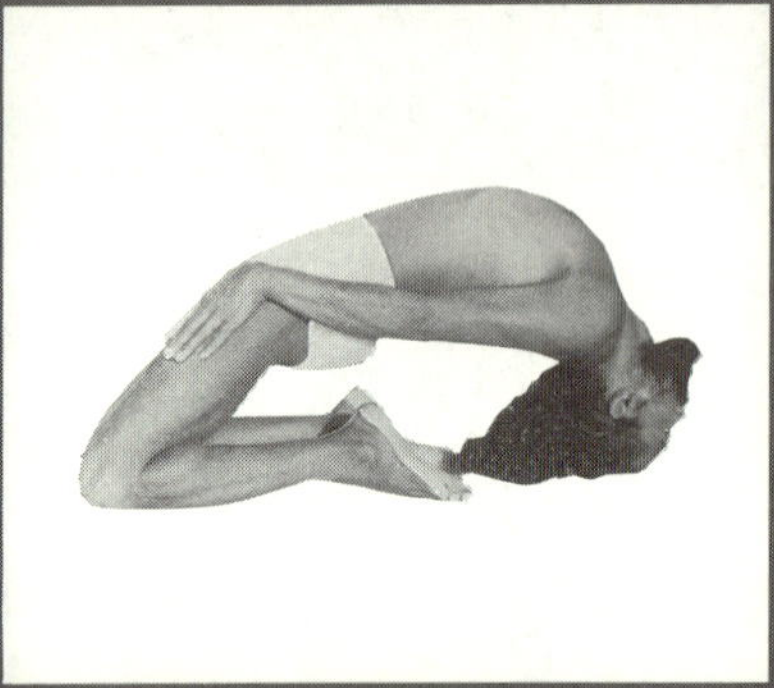

50．正座して後ろに反るポーズ
（Purna-Supta-Vajrasana）

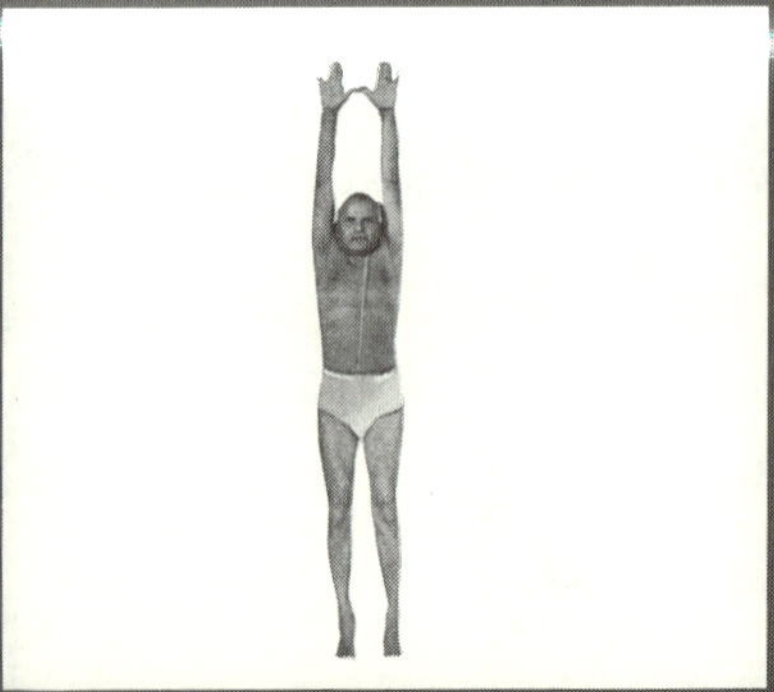

51．シュロの木のポーズ
（Tādasana）

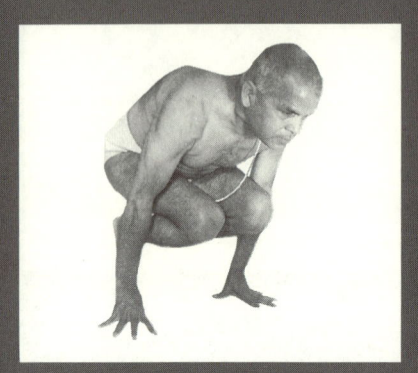

52．オウムのポーズNo.1
（Shukasana）

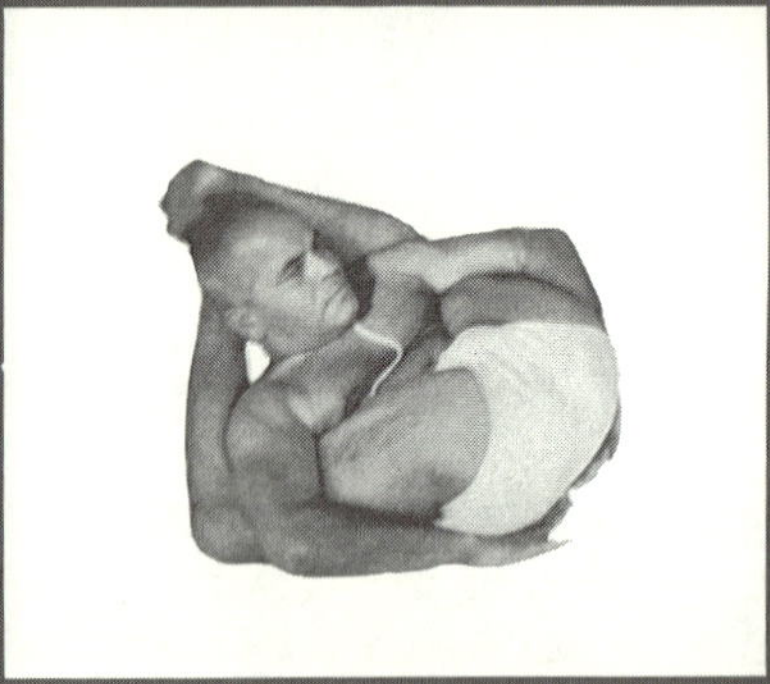

53．胎児のポーズNo.1
（Garbhasana）

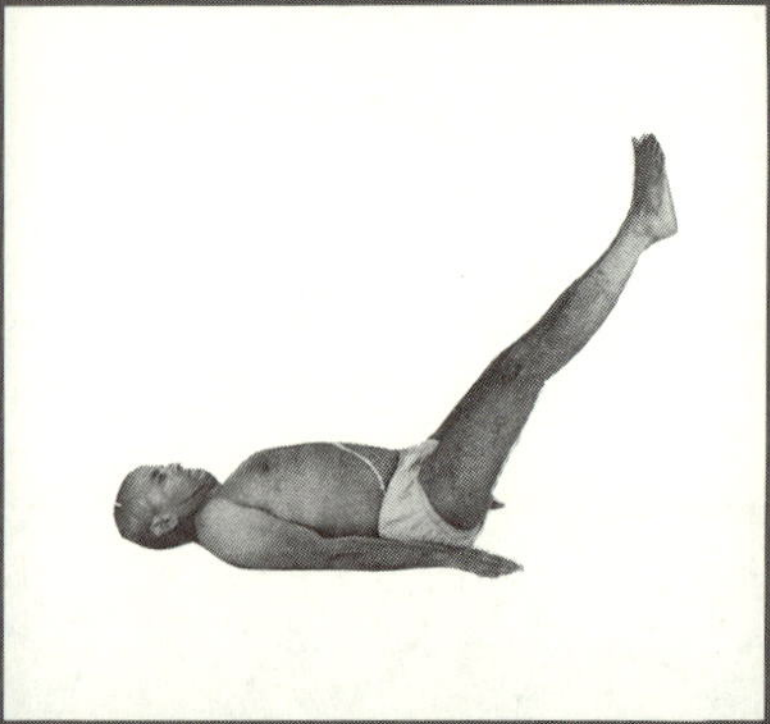

54．仰臥して両足を上げるポーズ
（Uttānapadasana）

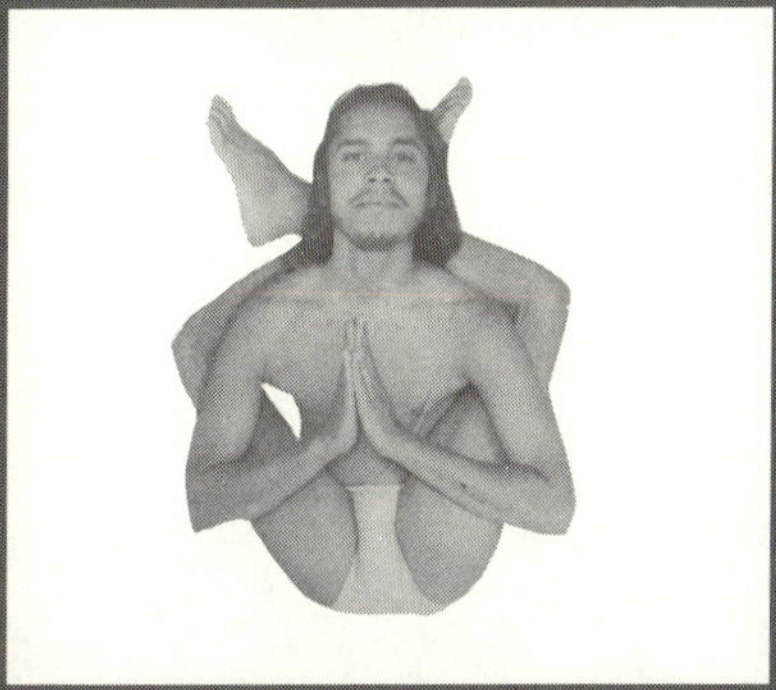

55. 両足を背中で組んで合掌するポーズ
(Dvipāda-grivasana)

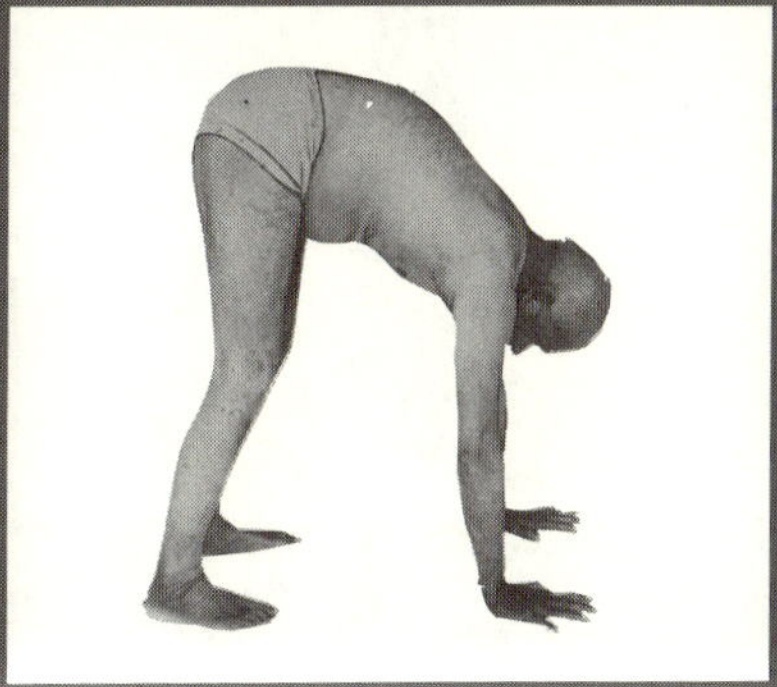

56. 象のポーズ
(Gajasana)

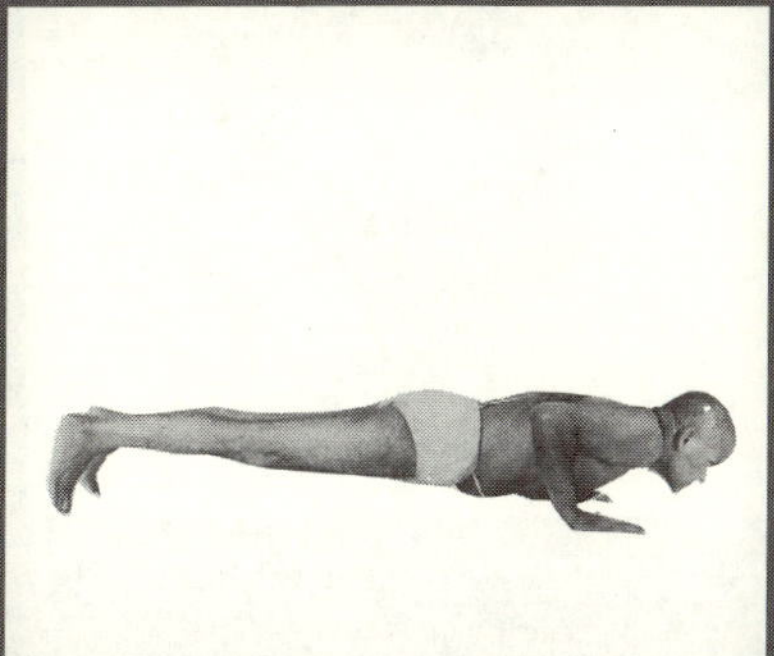

57. ワニのポーズ
(Makarasana)

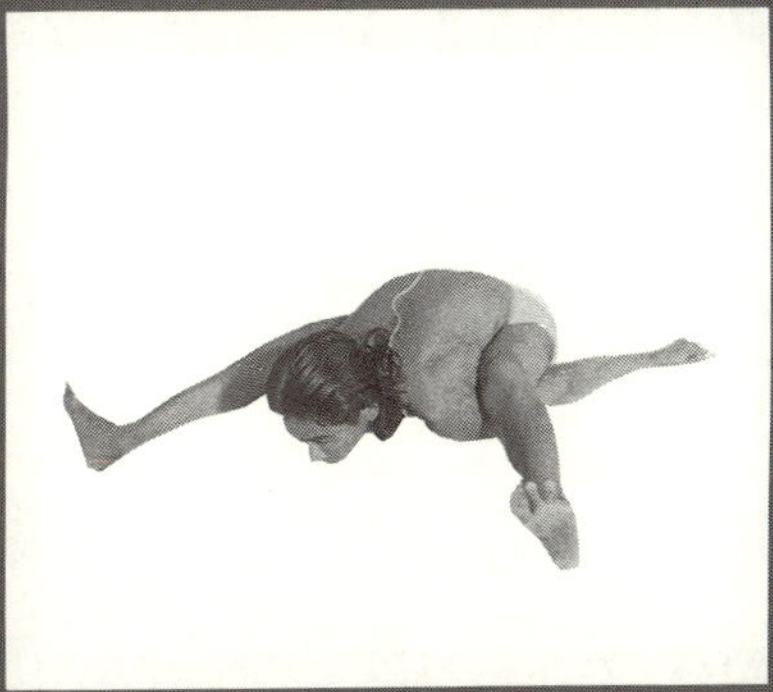

58. 亀のポーズNo.2
(Pādaprasāran-kachchapasana)

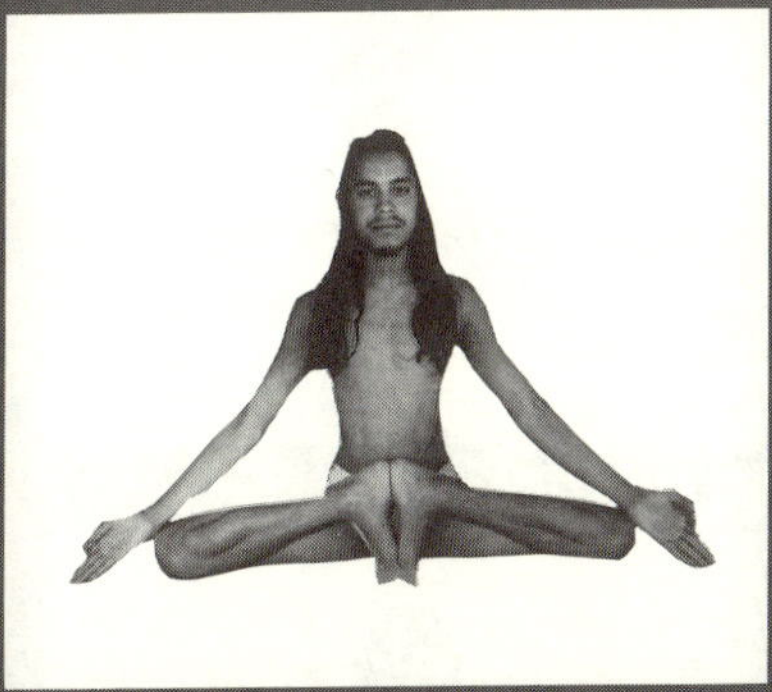

59. 合蹠して足首を立てるポーズ
(Yoni-Āsana又はBhagasana)

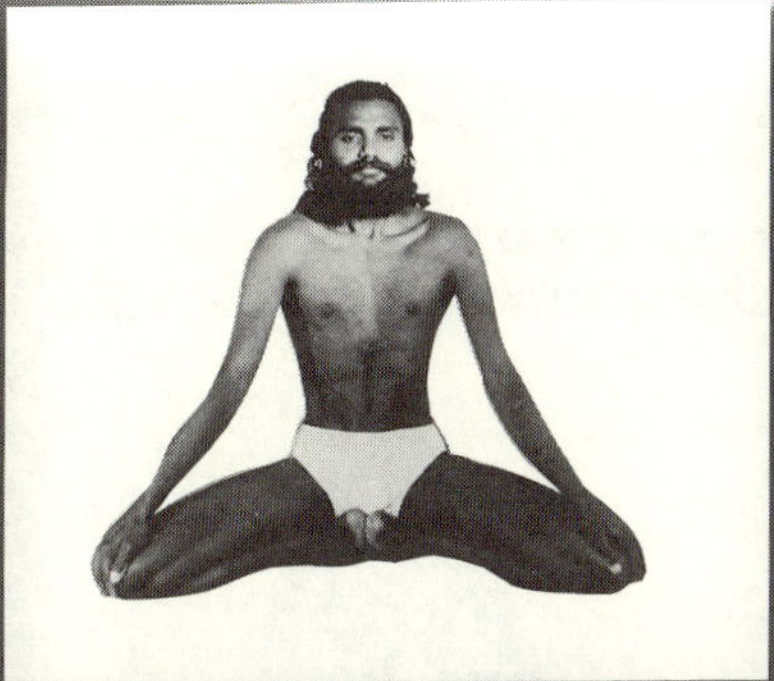

60. 足首をねじって尻に敷き座るポーズ
(Bhadrasana)

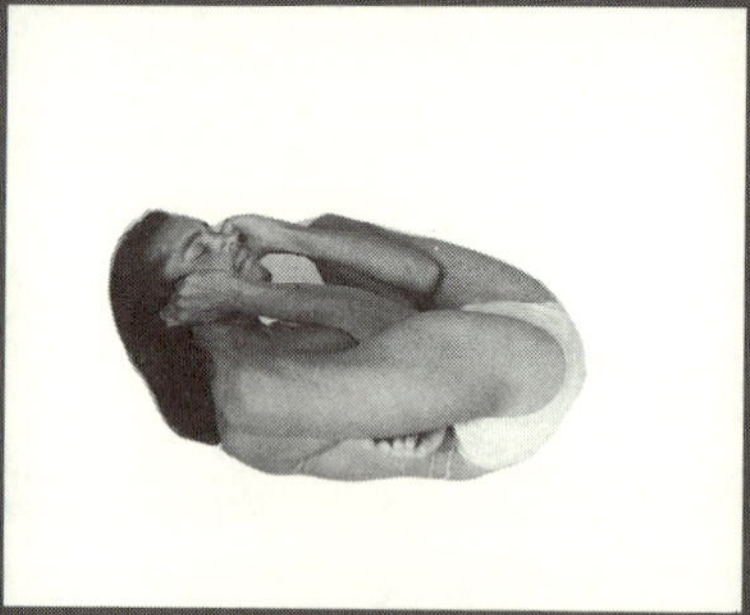

61. 胎児のポーズNo. 2（Moodhagarbhasana）

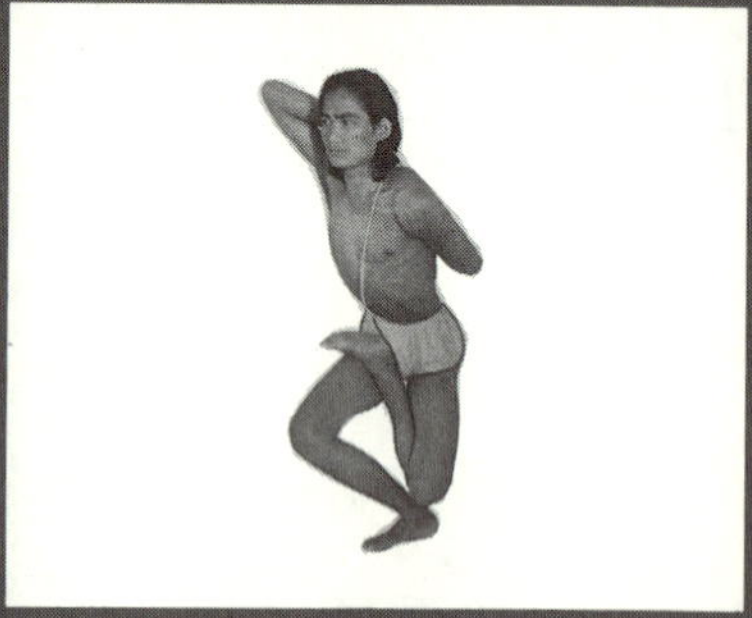

62. 太もものポーズ（Jānu-Āsana）

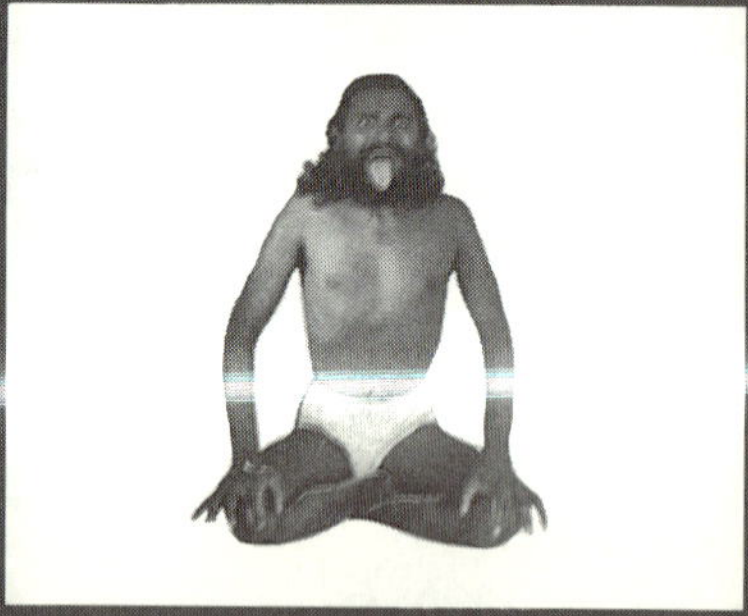

63.（1）ライオンのポーズ（Simhasana）

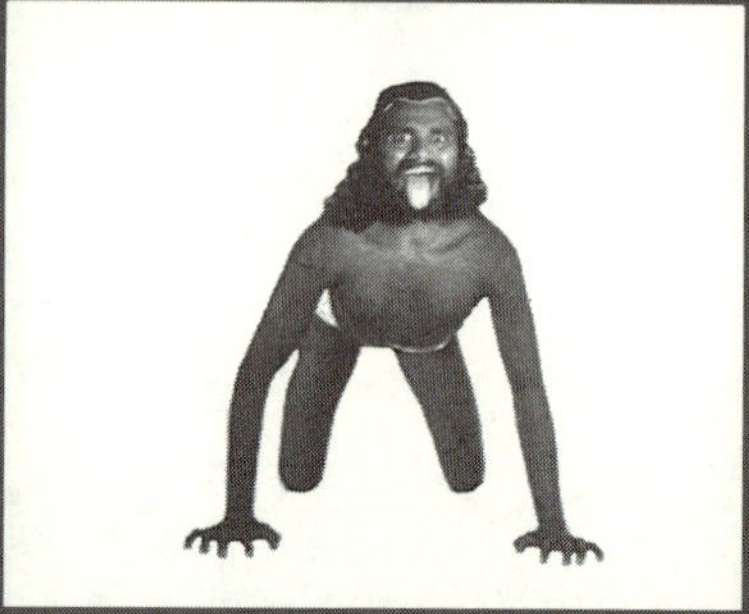

63.（2）ライオンのポーズ（Simhasana）

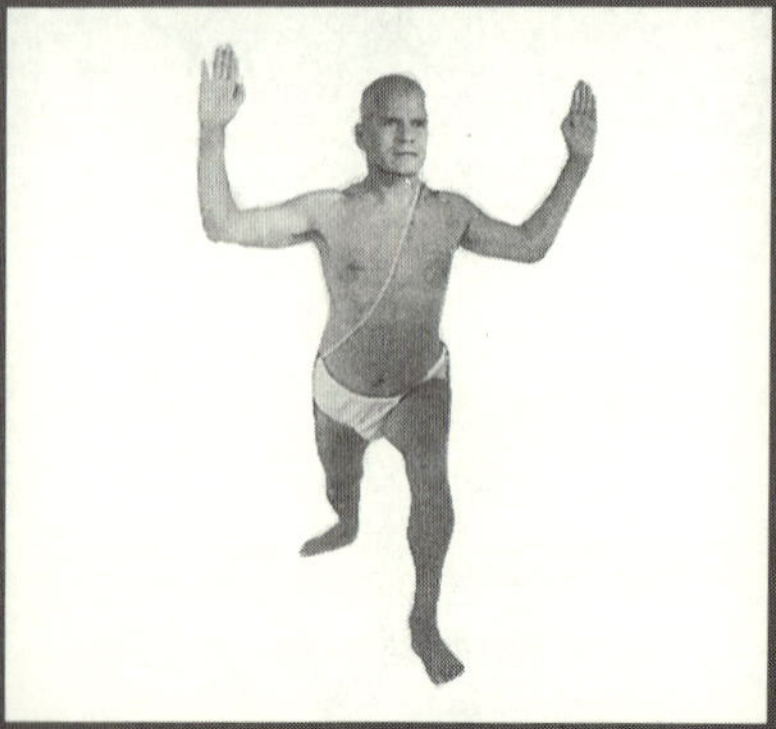

64. 鉄人のポーズ
（Vajrāngasana）

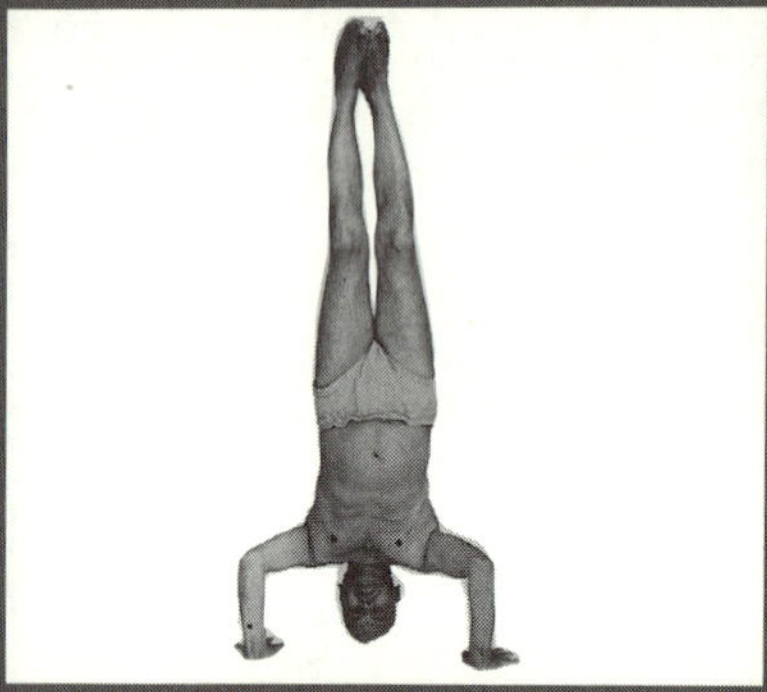

65. 木のポーズ
（Vrikshasana）

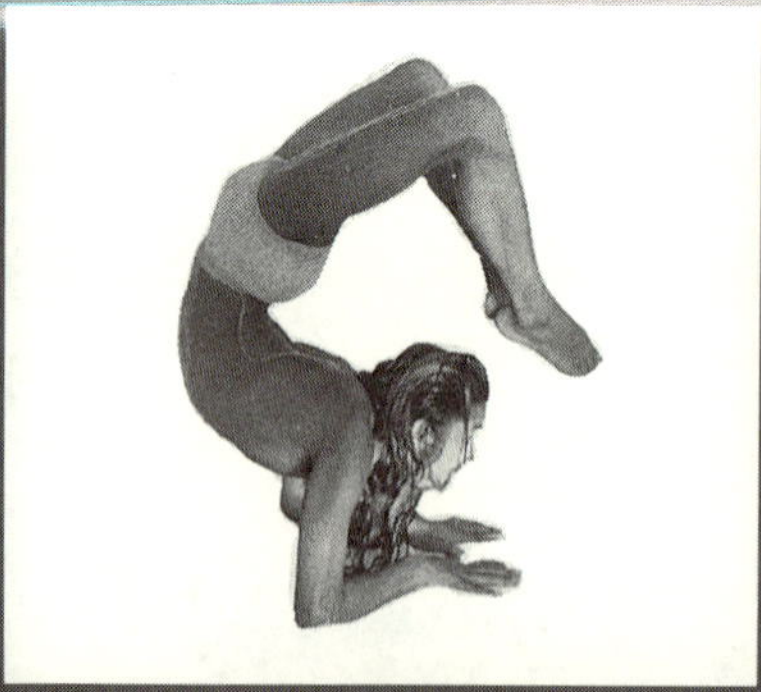

66. サソリのポーズ
（Vrishchikasana）

郵 便 は が き

恐縮ですが
切手を貼っ
てお出しく
ださい

1 6 0 - 0 0 0 4

東京都新宿区
四谷 4－28－20
(株) たま出版
ご愛読者カード係行

書 名			
お買上 書店名	都道 府県 市区 郡 書店		
ふりがな お名前		大正 昭和 平成 年生 歳	
ふりがな ご住所	□□□-□□□□	性別 男・女	
お電話 番 号	(ブックサービスの際、必要)	Eメール	

お買い求めの動機
1. 書店店頭で見て 2. 小社の目録を見て 3. 人にすすめられて
4. 新聞広告、雑誌記事、書評を見て(新聞、雑誌名)

上の質問に 1. と答えられた方の直接的な動機
1. タイトルにひかれた 2. 著者 3. 目次 4. カバーデザイン 5. 帯 6. その他

ご講読新聞	新聞	ご講読雑誌

たま出版の本をお買い求めいただきありがとうございます。この愛読者カードは今後の小社出版の企画およびイベント等の資料として役立たせていただきます。

本書についてのご意見、ご感想をお聞かせ下さい。 ① 内容について
② カバー、タイトル、編集について
今後、出版する上でとりあげてほしいテーマを挙げて下さい。
最近読んでおもしろかった本をお聞かせ下さい。
小社の目録や新刊情報はhttp://www.tamabook.comに出ていますが、コンピュータを使っていないので目録を　希望する　いらない
お客様の研究成果やお考えを出版してみたいというお気持ちはありますか。 ある　ない　内容・テーマ（　）
「ある」場合、小社の担当者から出版のご案内が必要ですか。 希望する　希望しない

ご協力ありがとうございました。

〈ブックサービスのご案内〉

小社書籍の直接販売を料金着払いの宅急便サービスにて承っております。ご購入希望がございましたら下の欄に書名と冊数をお書きの上ご返送下さい。

ご注文書名	冊数	ご注文書名	冊数
	冊		冊
	冊		冊

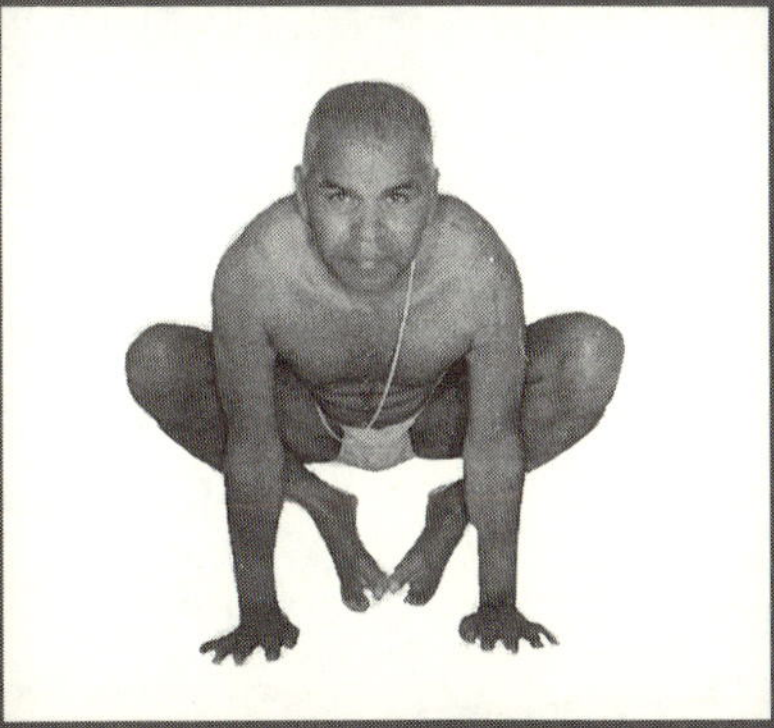

67. カッコウのポーズ
(Sārikasana)

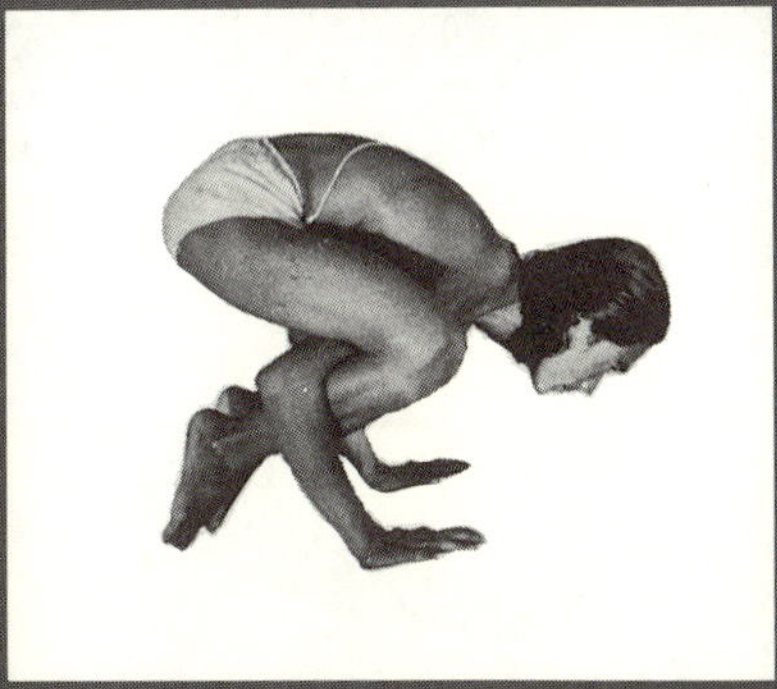

68. (雄) 孔雀のポーズNo. 2
(Pikasana)

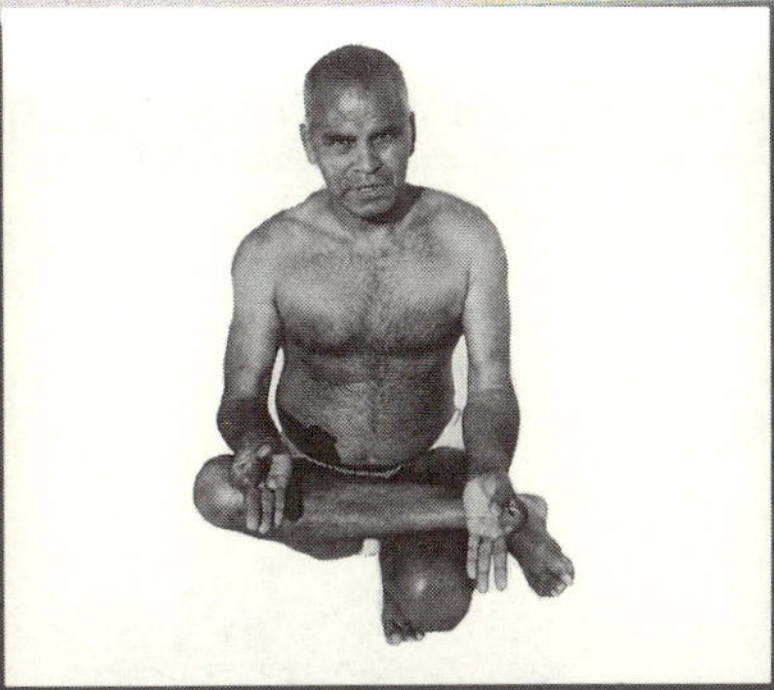

69. 半結跏してしゃがみ、爪先立ちするポーズ
(Ekapād-Angushthasana)

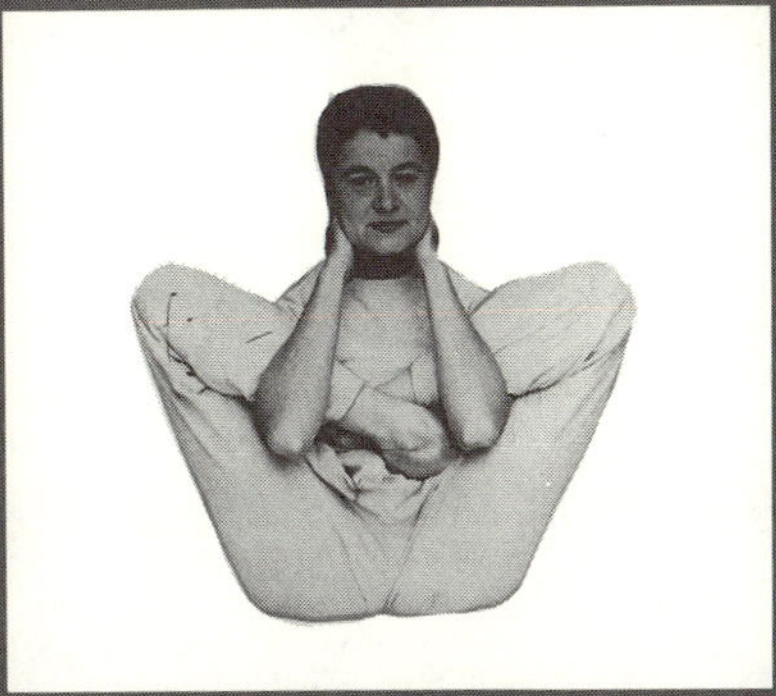

70. 亀のポーズNo. 3
(Uttānakurmasana)

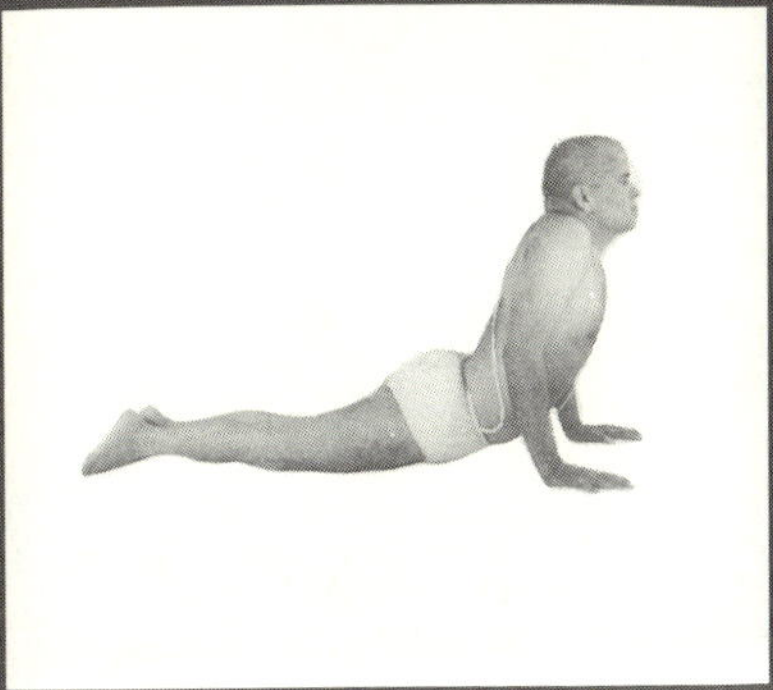

71. コブラのポーズ
(Sarpasana)

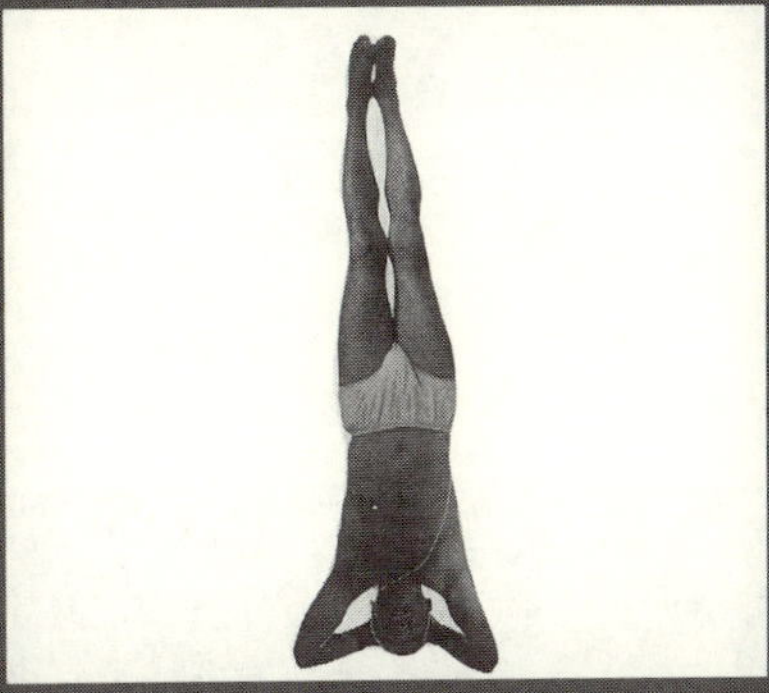

72. 倒立のポーズNo. 1
(Shirshasana)

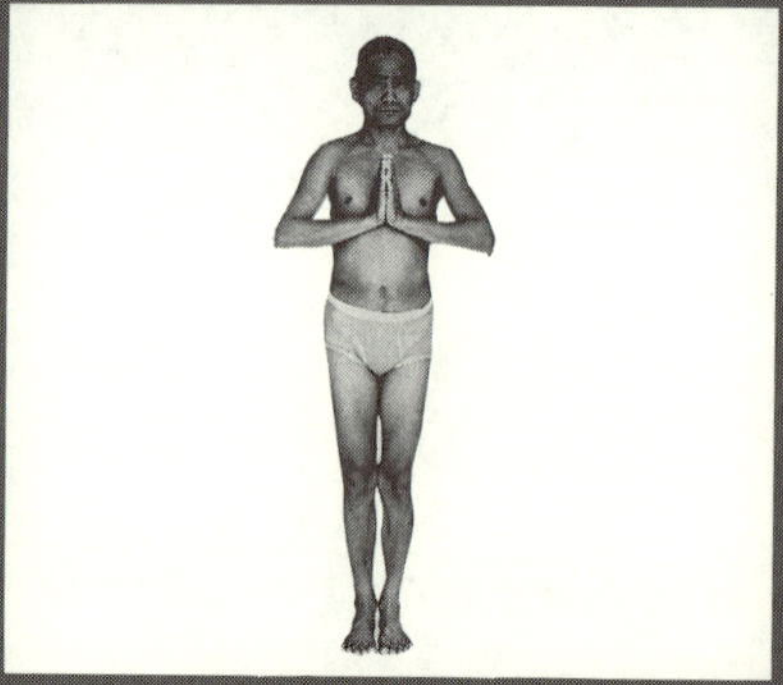

73.（1）太陽礼拝のポーズ
(Surya-namaskārasana)

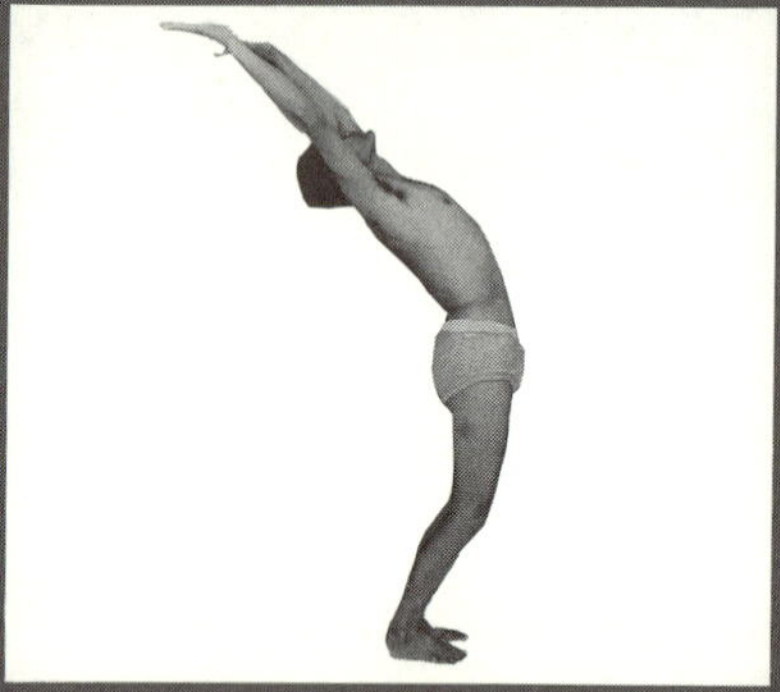

73.（2）太陽礼拝のポーズ
(Surya-namaskārasana)

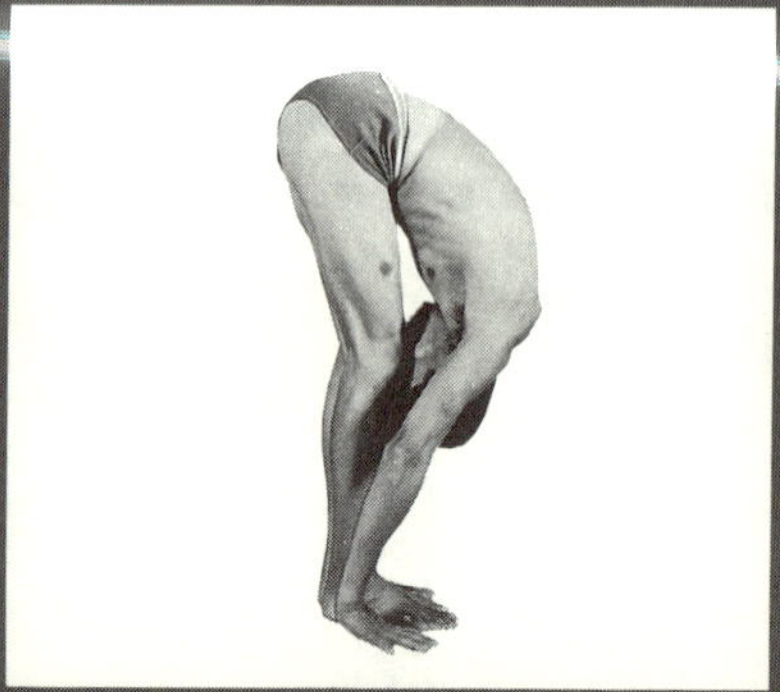

73.（3）太陽礼拝のポーズ
(Surya-namaskārasana)

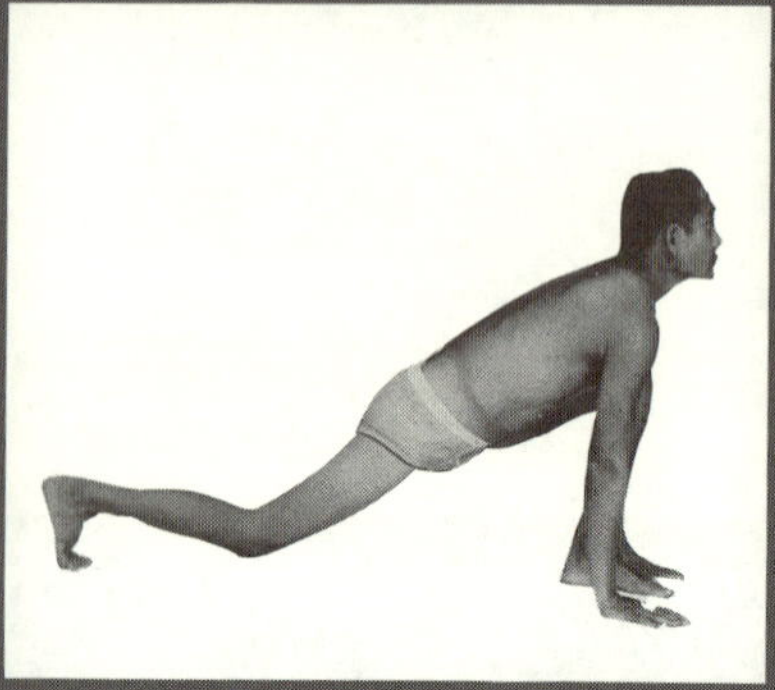

73.（4）太陽礼拝のポーズ
(Surya-namaskārasana)

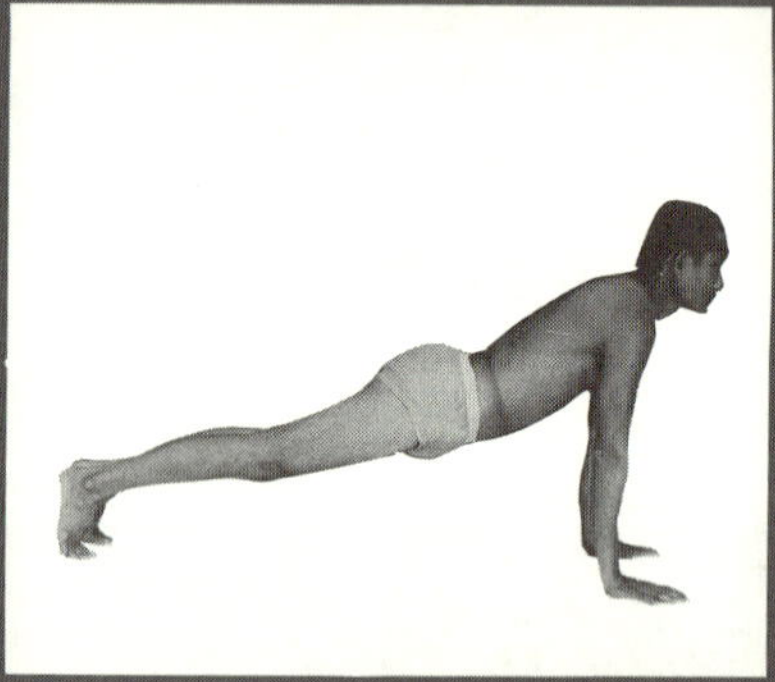

73.（5）太陽礼拝のポーズ
(Surya-namaskārasana)

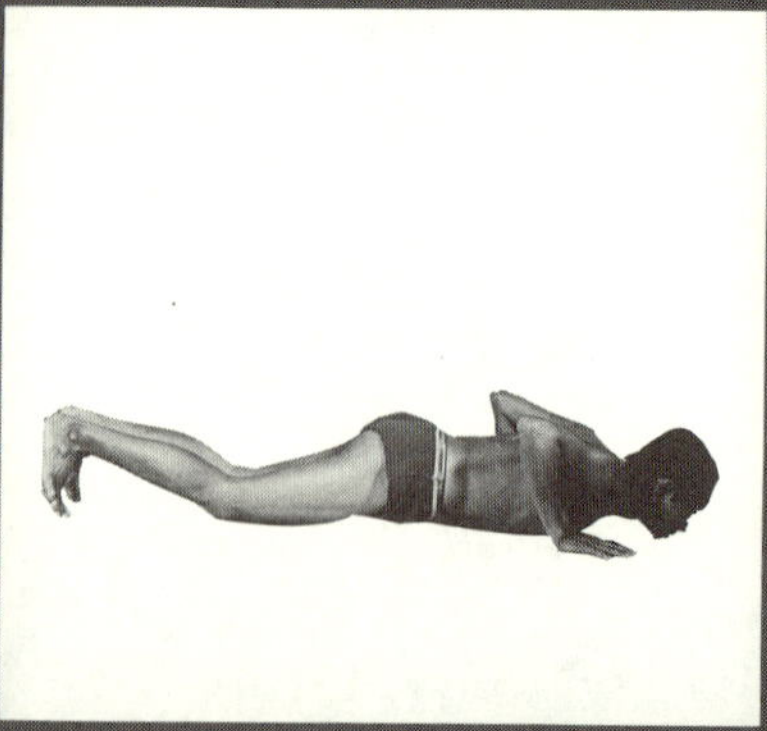

73.（6）太陽礼拝のポーズ
(Surya-namaskārasana)

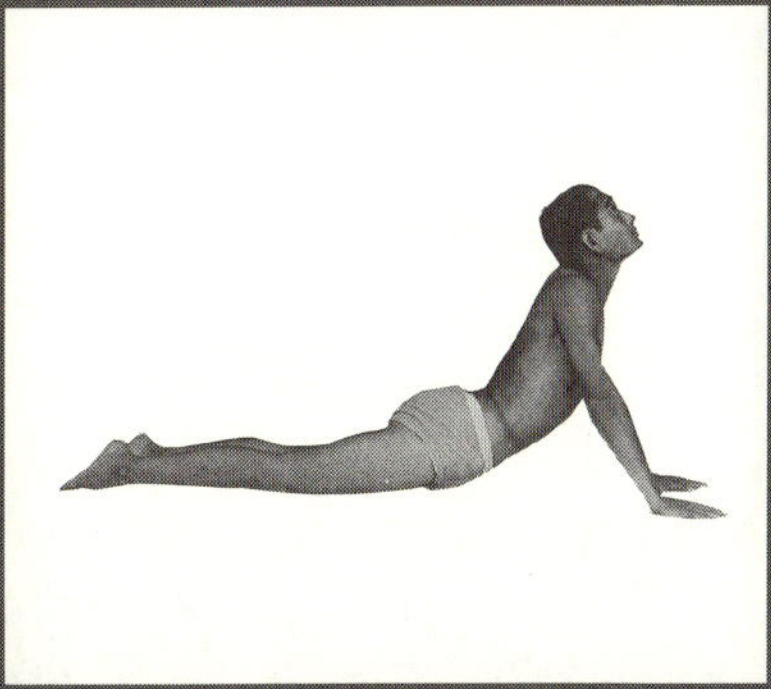

73.（7）太陽礼拝のポーズ
（Surya-namaskārasana）

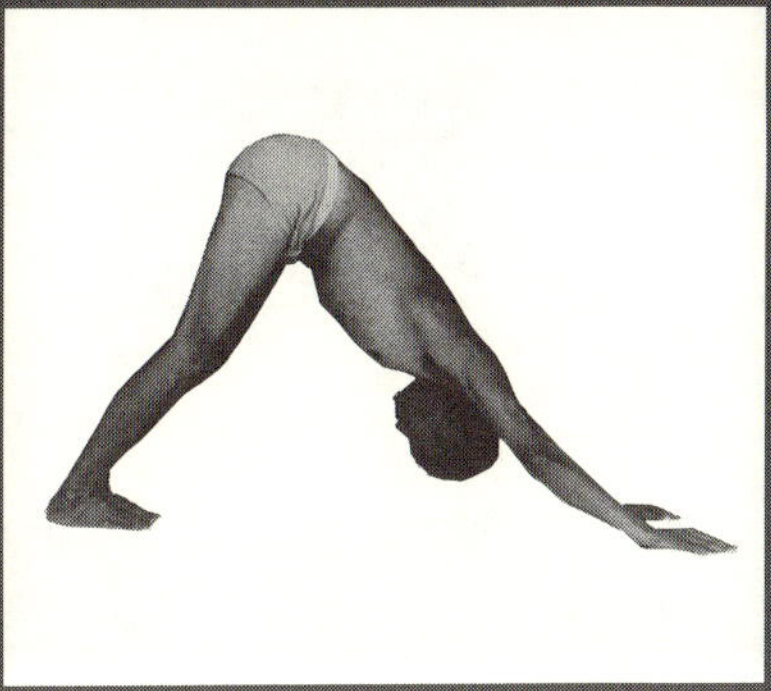

73.（8）太陽礼拝のポーズ
（Surya-namaskārasana）

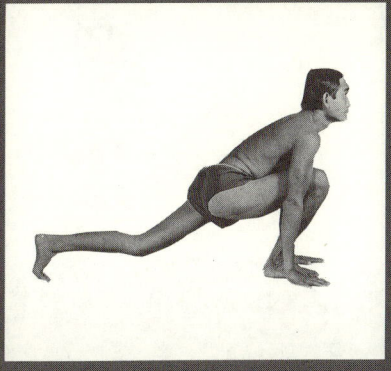

73.（9）太陽礼拝のポーズ
（Surya-namaskārasana）

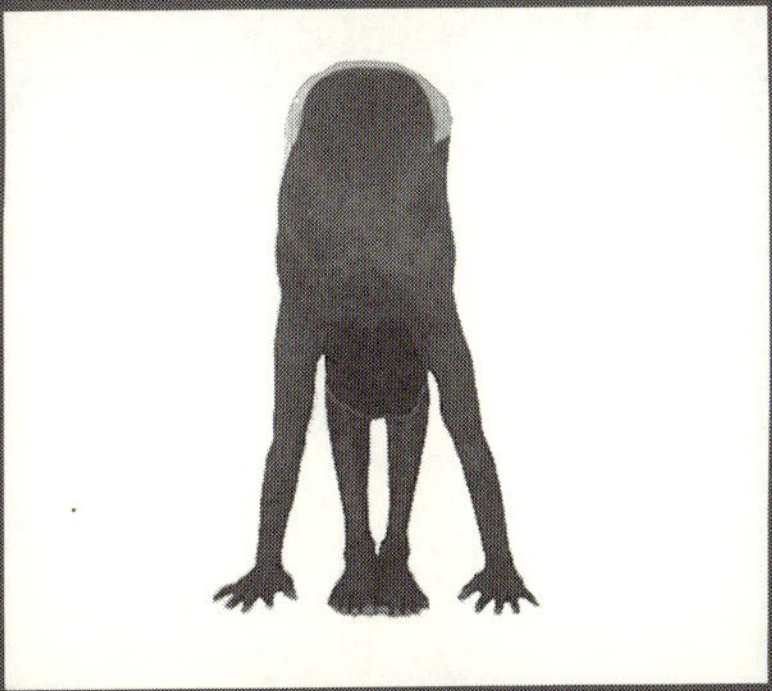

73.（10）太陽礼拝のポーズ
（Surya-namaskārasana）

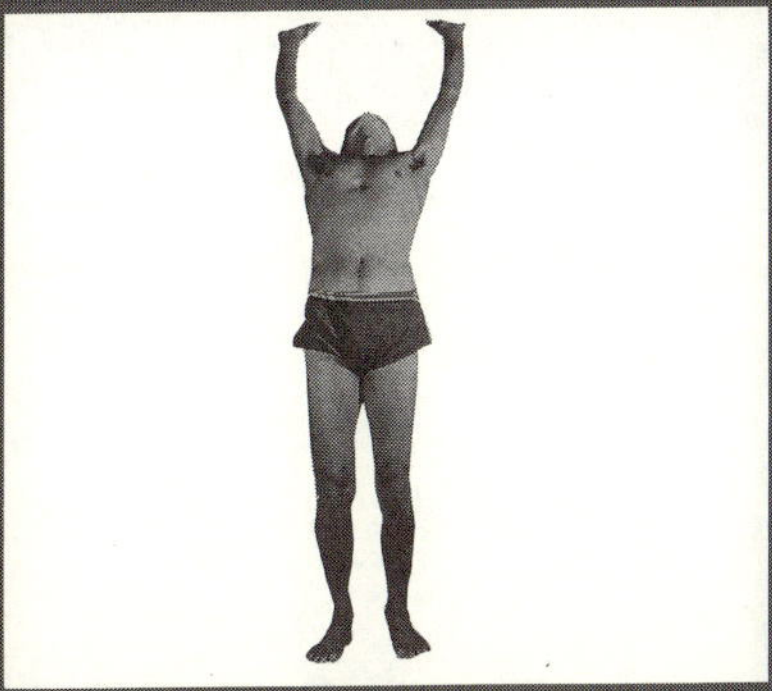

73.（11）太陽礼拝のポーズ
（Surya-namaskārasana）

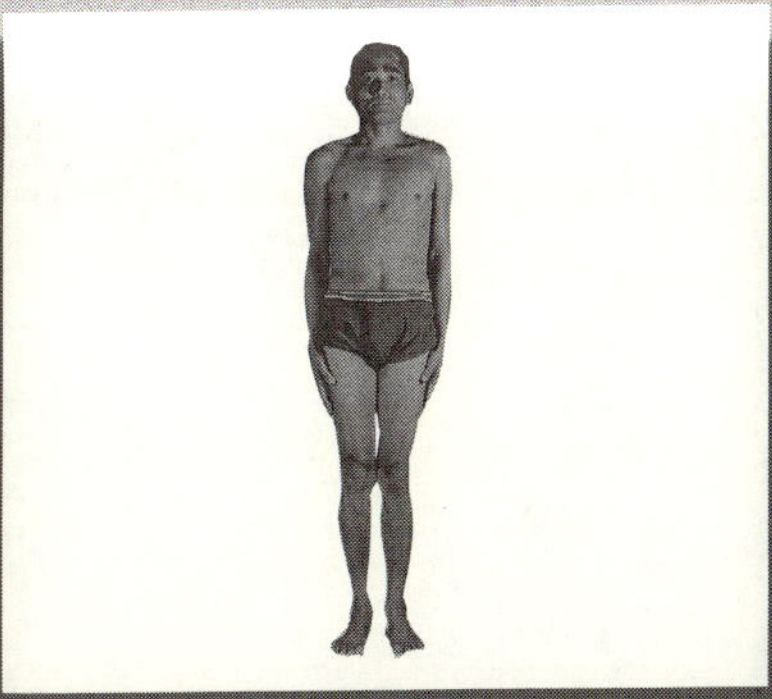

73.（12）太陽礼拝のポーズ
（Surya-namaskārasana）

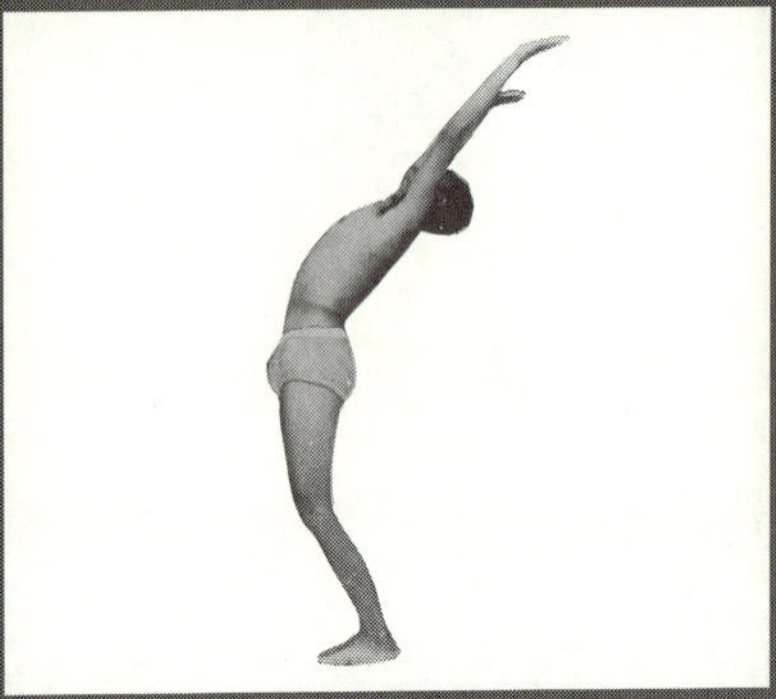

74.（1）月礼拝のポーズ
（Chandra-namaskārasana）

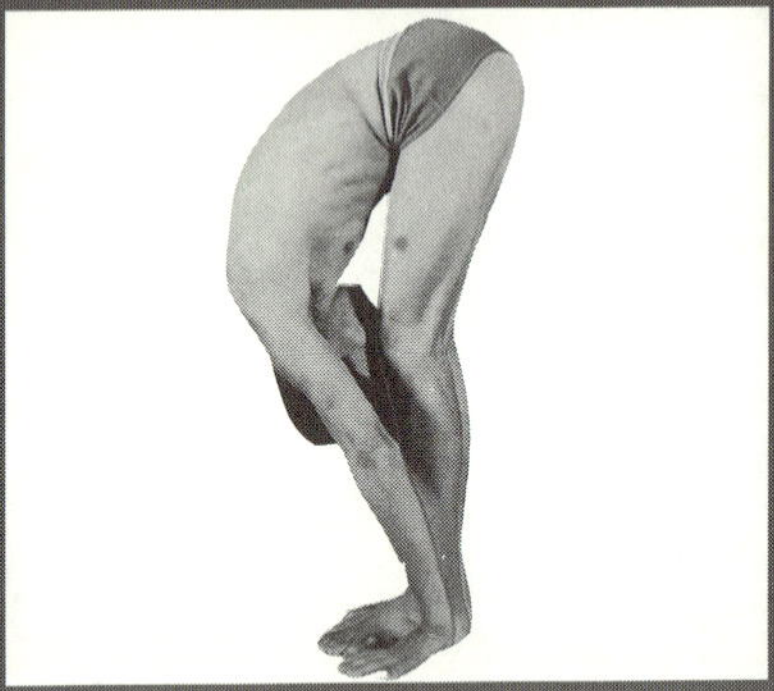

74.（2）月礼拝のポーズ
（Chandra-namaskārasana）

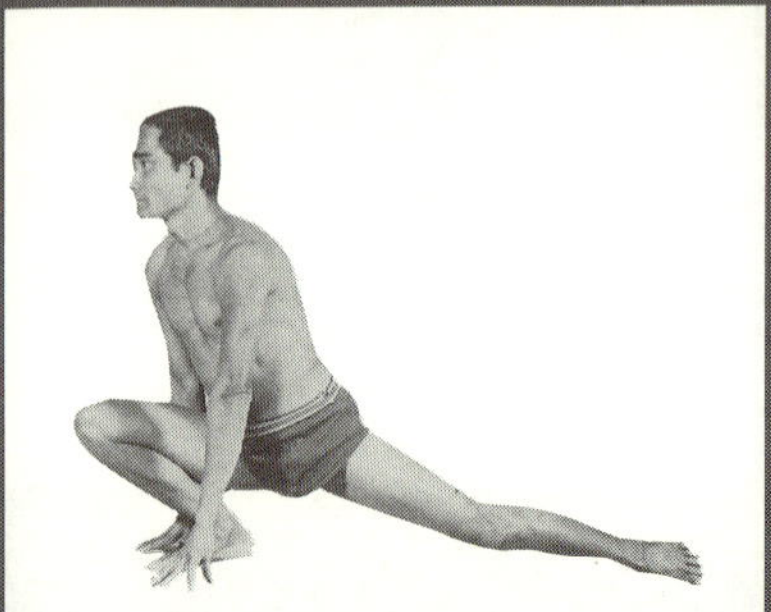

74.（3）月礼拝のポーズ
（Chandra-namaskārasana）

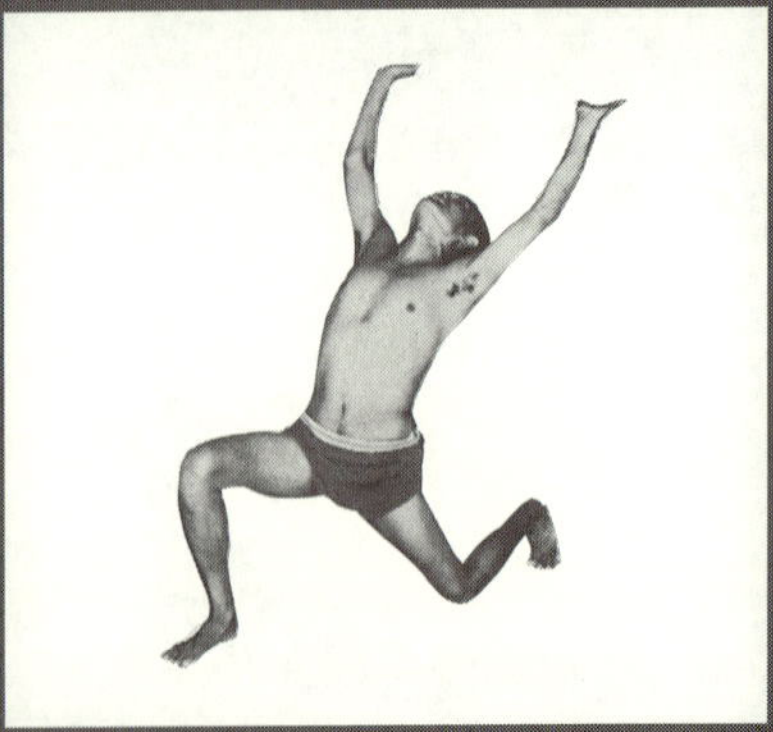

74.（4）月礼拝のポーズ
（Chandra-namaskārasana）

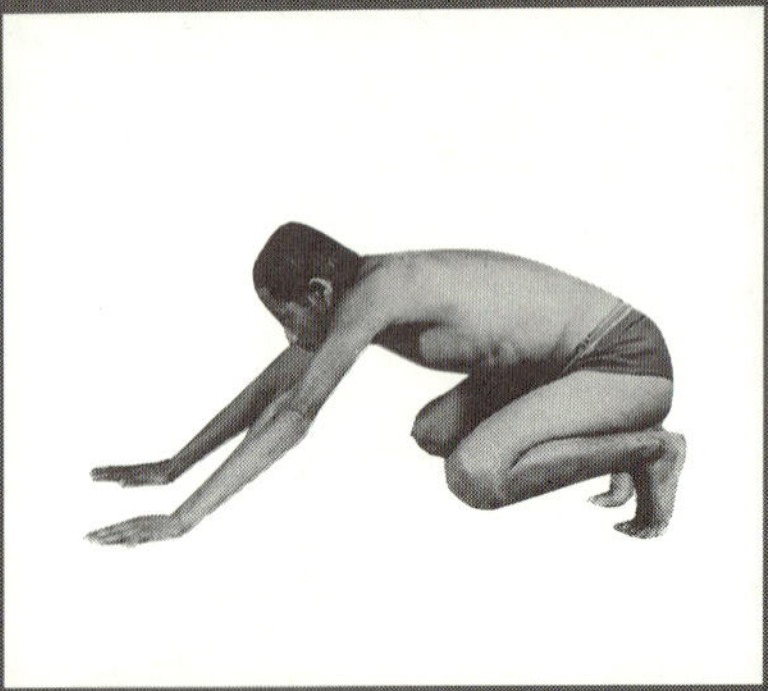

74.（5）月礼拝のポーズ
（Chandra-namaskārasana）

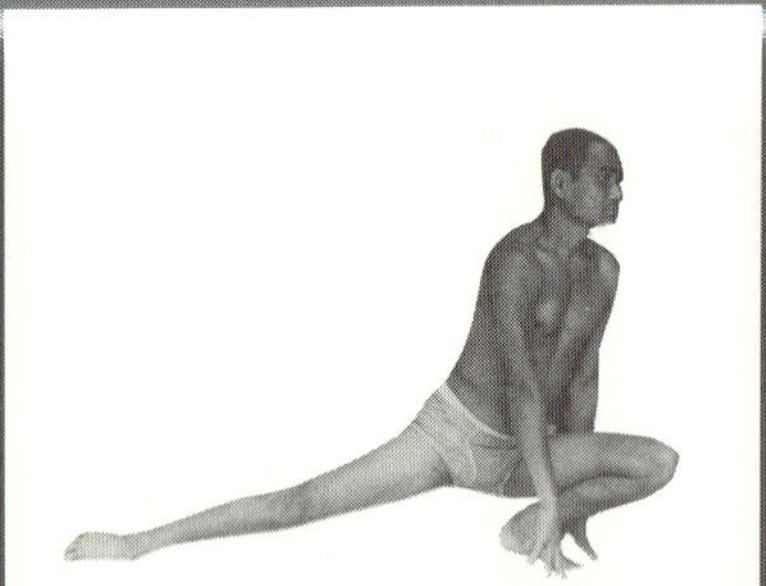

74.（6）月礼拝のポーズ
（Chandra-namaskārasana）

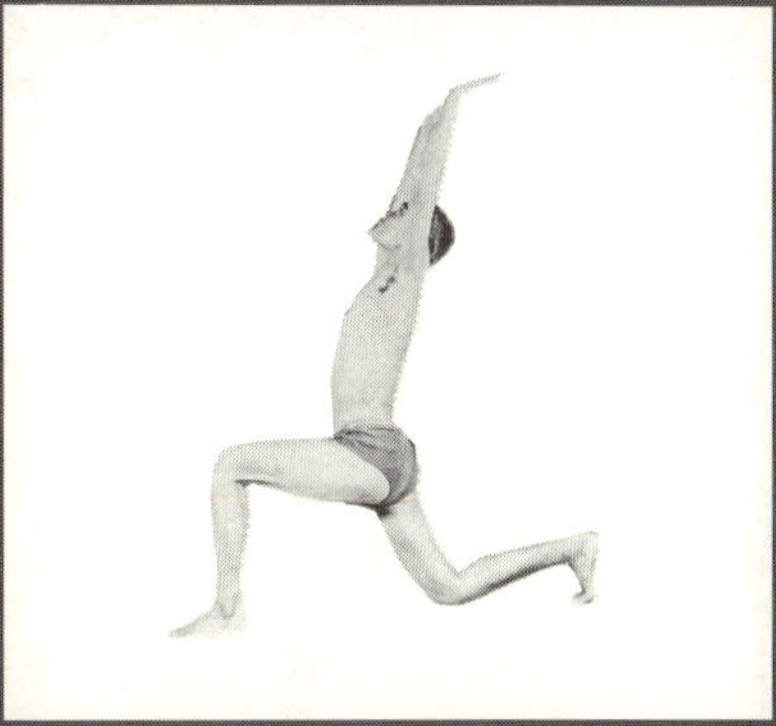

74.（7）月礼拝のポーズ
（Chandra-namaskārasana）

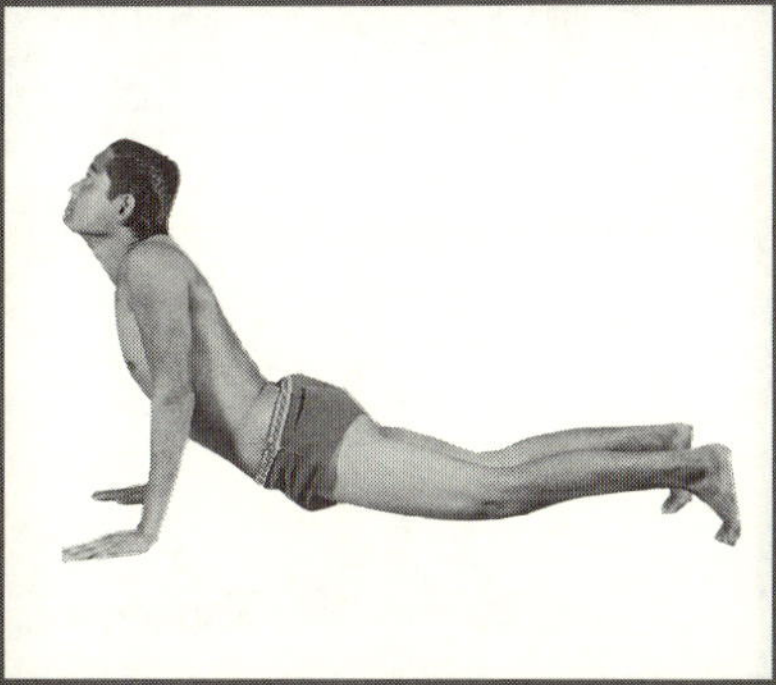

74.（8）月礼拝のポーズ
（Chandra-namaskārasana）

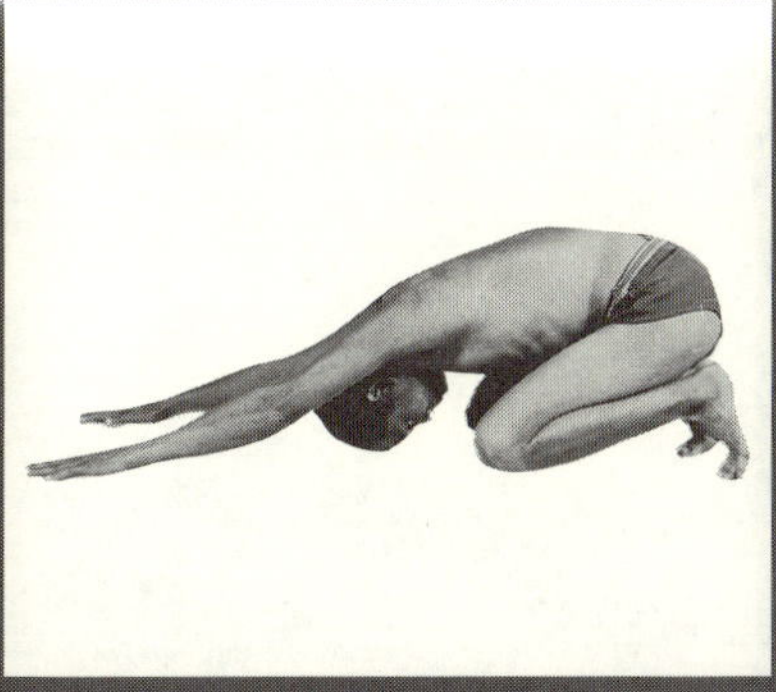

74.（9）月礼拝のポーズ
（Chandra-namaskārasana）

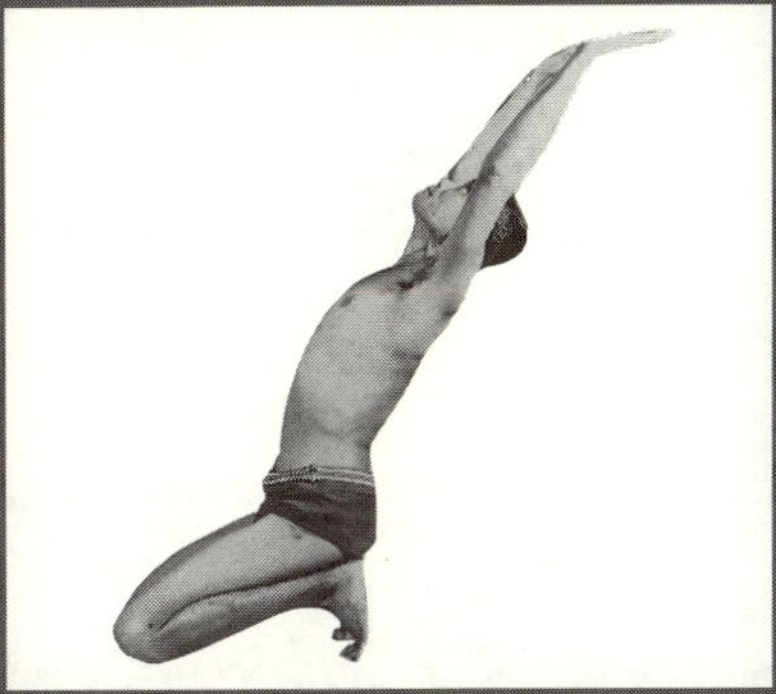

74.（10）月礼拝のポーズ
（Chandra-namaskārasana）

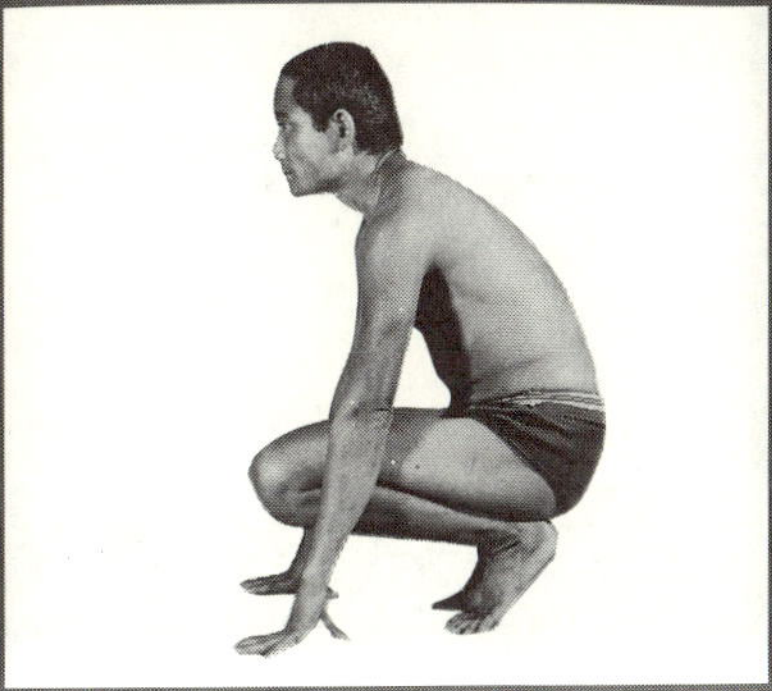

74.（11）月礼拝のポーズ
（Chandra-namaskārasana）

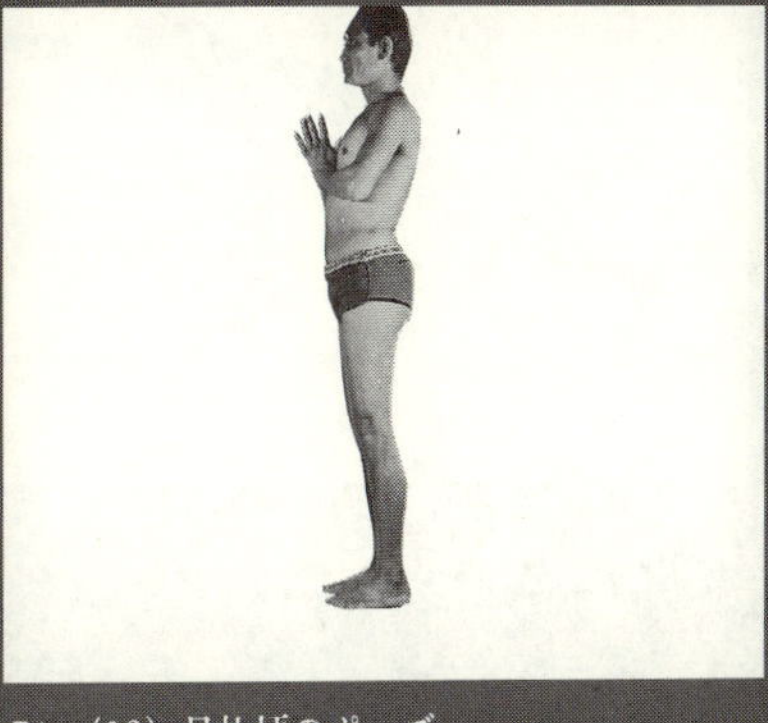

74.（12）月礼拝のポーズ
（Chandra-namaskārasana）

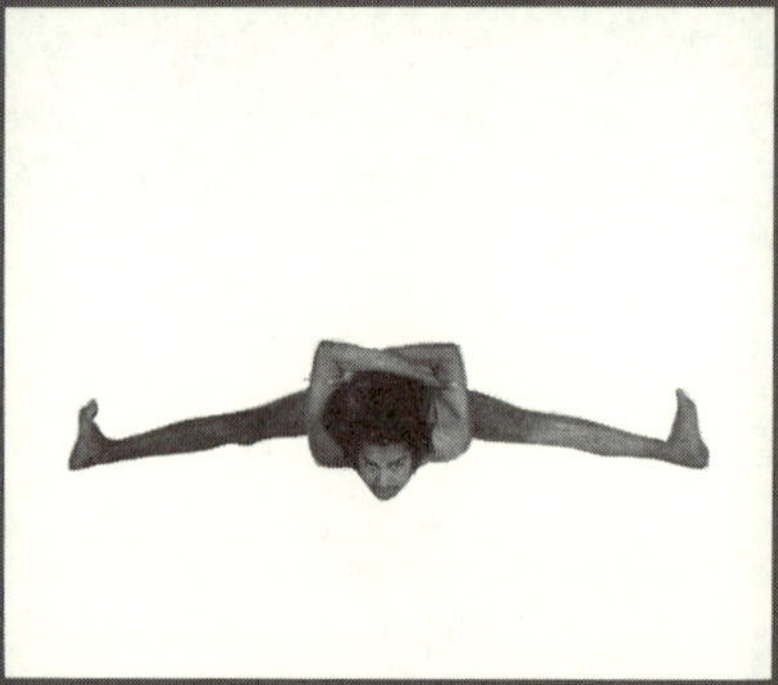

75. 開脚するポーズNo.1
(Prishtabaddha-pāda-prasārana-bhu-namaskārasana)

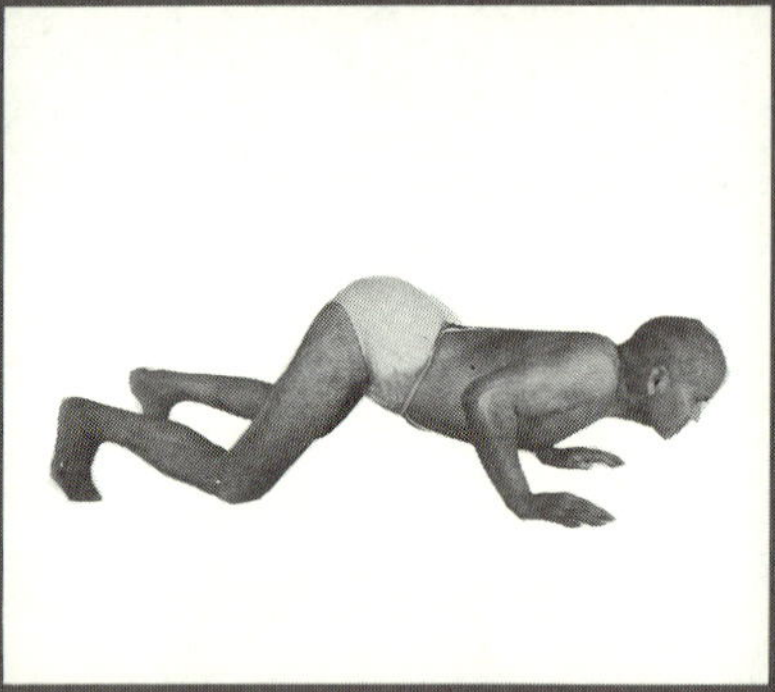

76. 身体を伸ばすポーズ
(Dandasana)

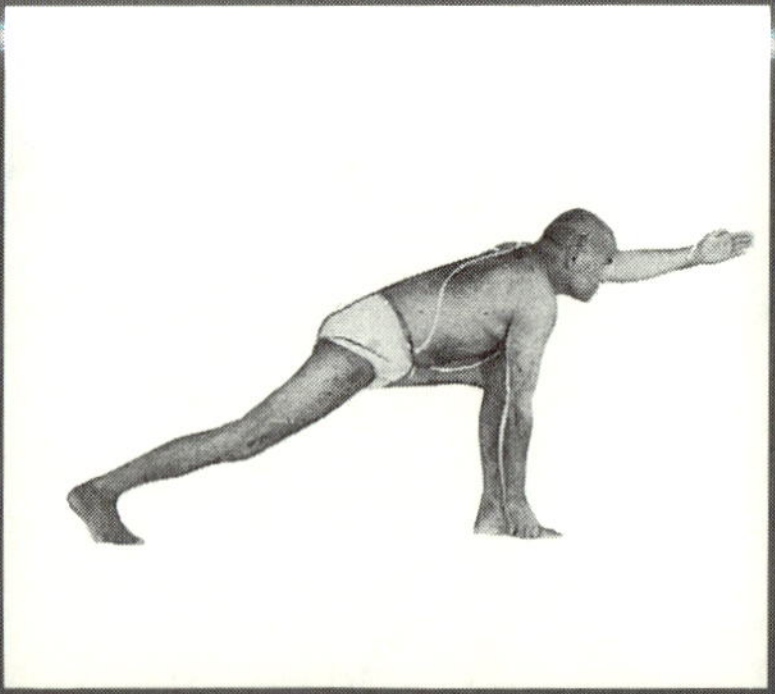

77. 角度のポーズ
(Konasana)

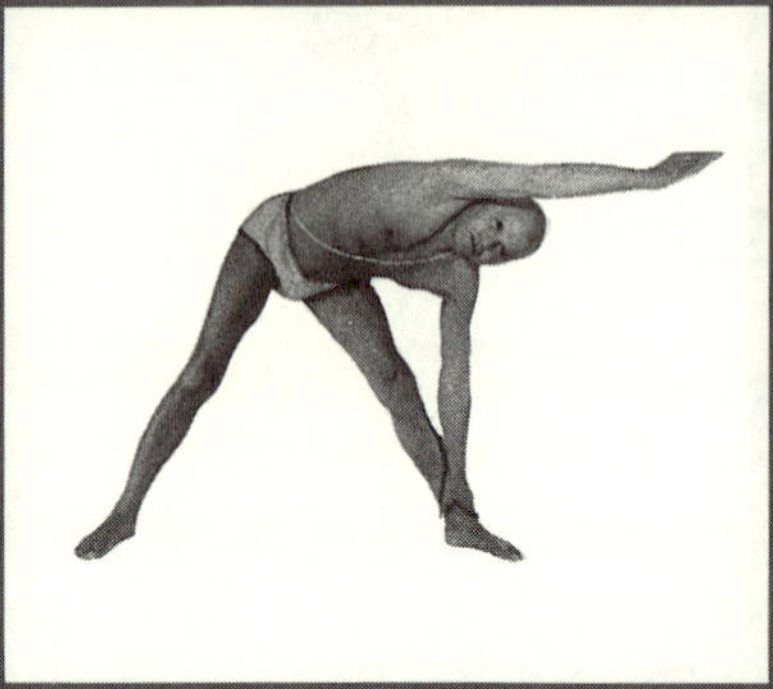

78. 三角形のポーズNo.1
(Trikonasana)

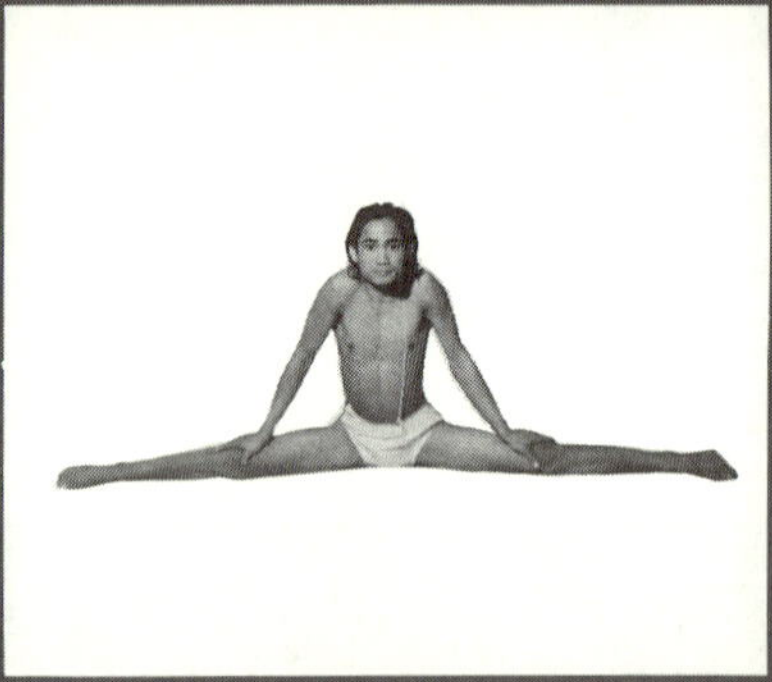

79. 開脚するポーズNo.2
(Viparitapāda-prasārana-Āsana)

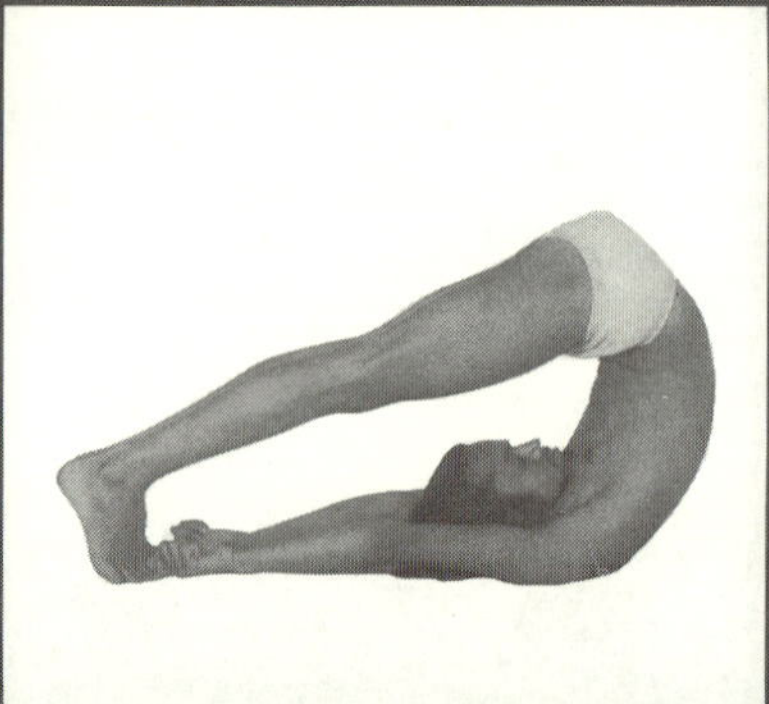

80. 両手で両足先を握る鋤のポーズ
(Poorvottānasana)

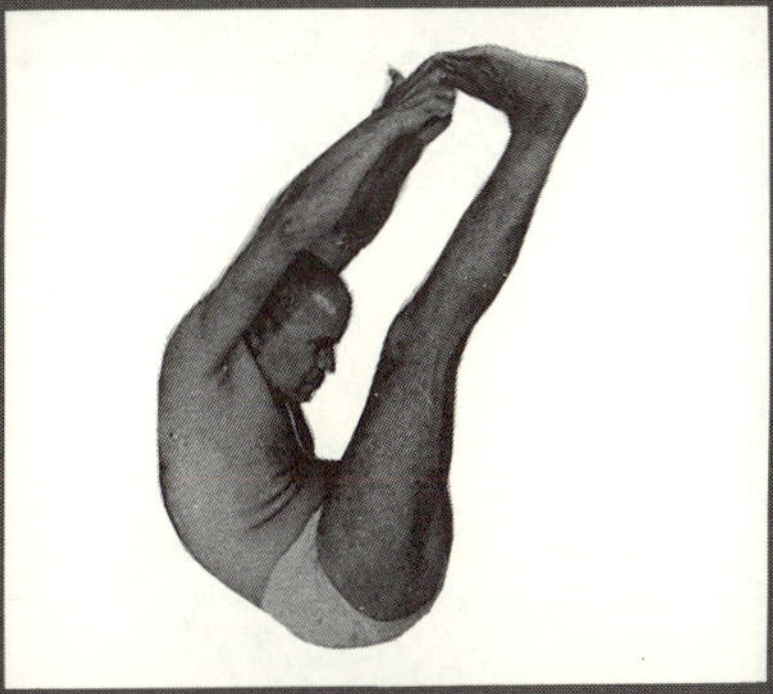

84．両手足を上にあげ、両手で爪先を握るポーズ
（Pādhastasana）

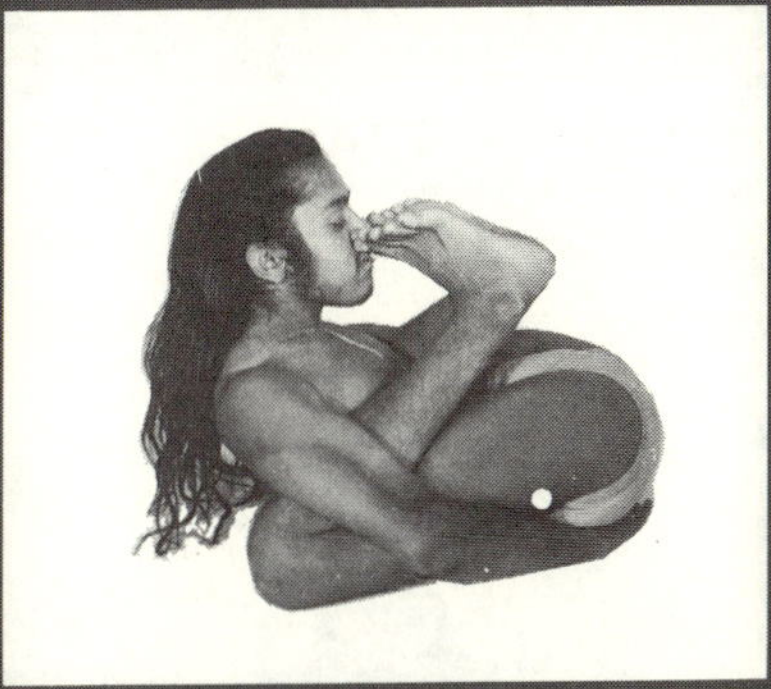

85．爪先を鼻につけるポーズNo.1
（Prishthabaddha-pādangushtha-nāsikāsparshasana）

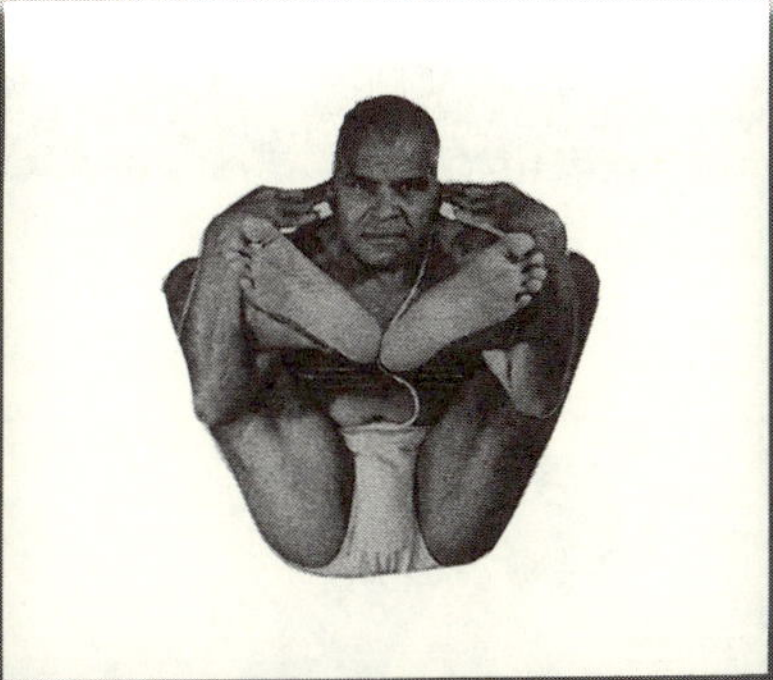

86．上にあげた両足を、両手で支えるポーズ
（Hastabhujasana）

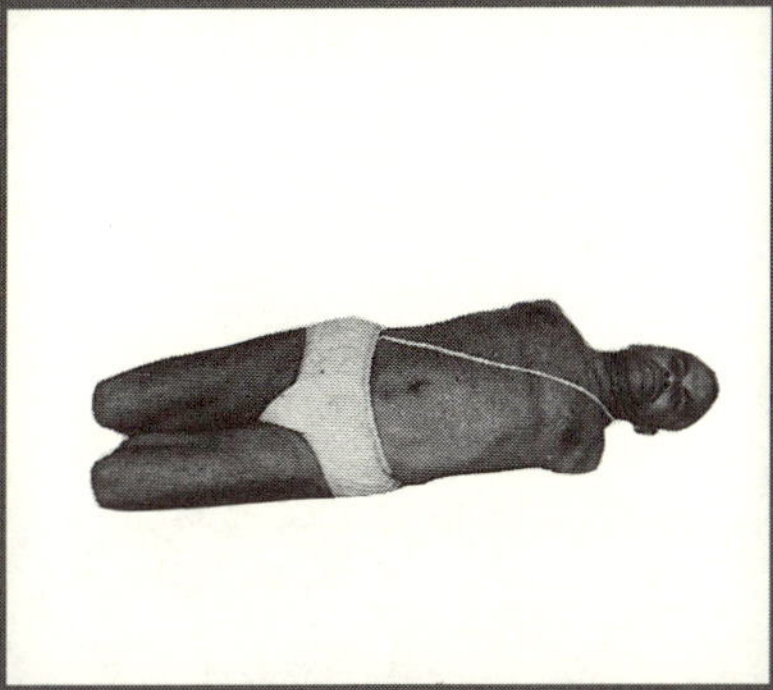

81．横転のポーズ
（Dvipārshwasana）

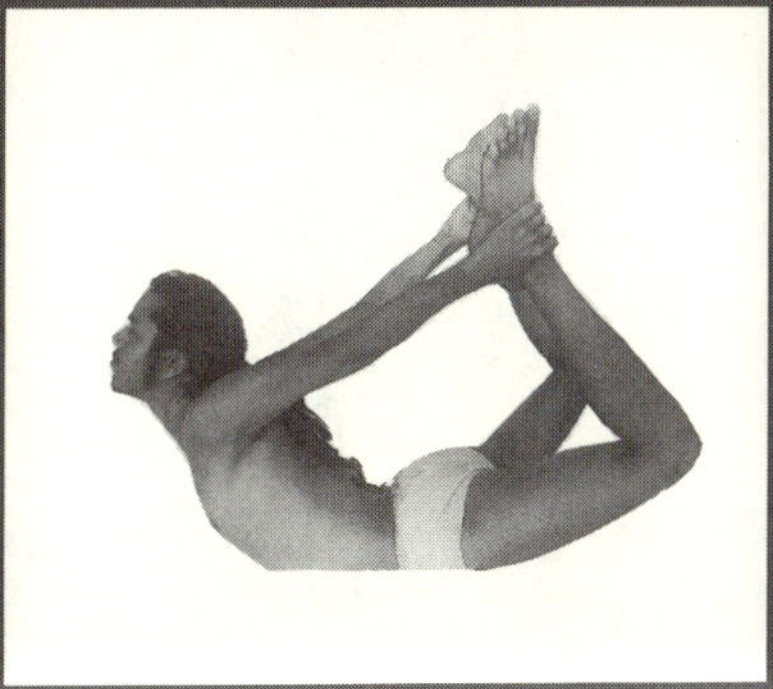

82．弓のポーズ
（Dhanurasana）

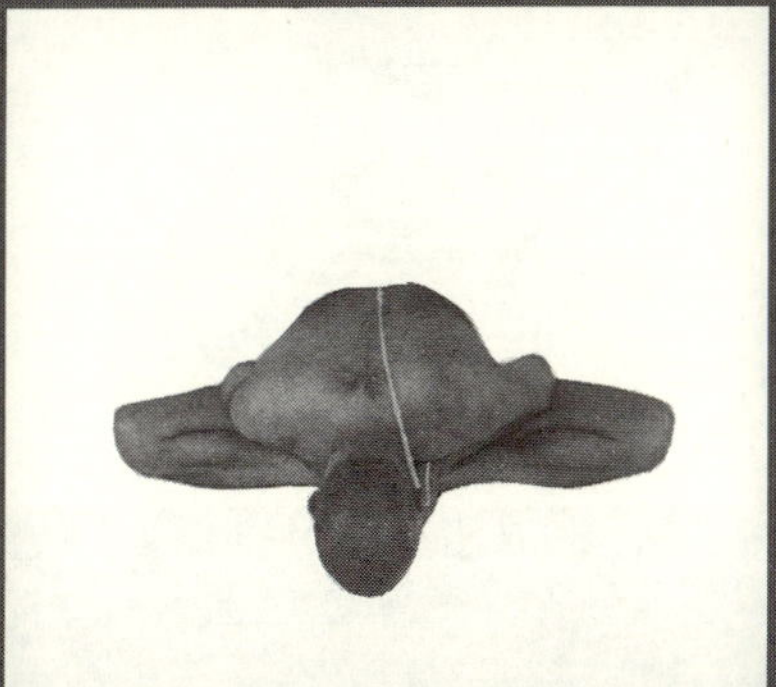

83．会陰を圧迫するポーズ
（Moolapida-Bhunaman-Āsana）

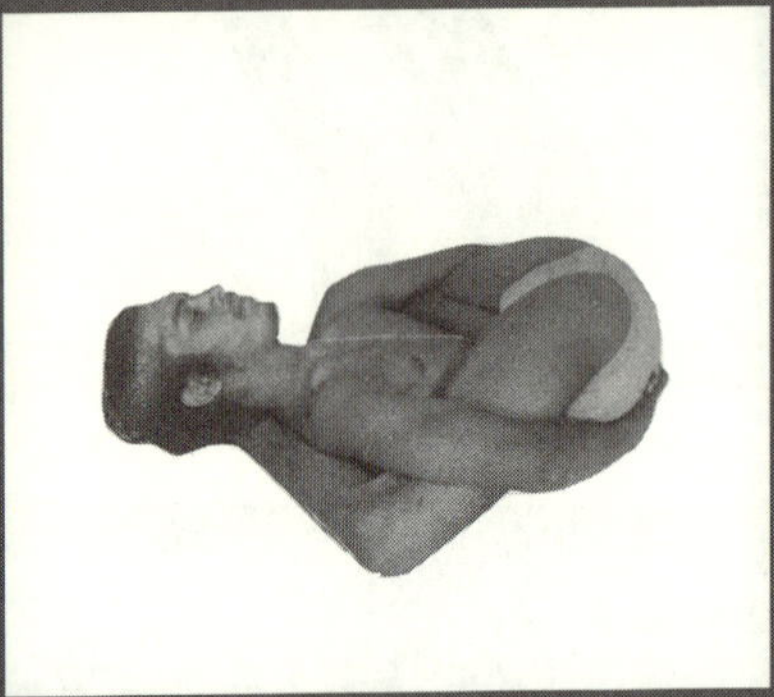

87. 足首を枕にするポーズ
(Supta-ekapāda-shirasana)

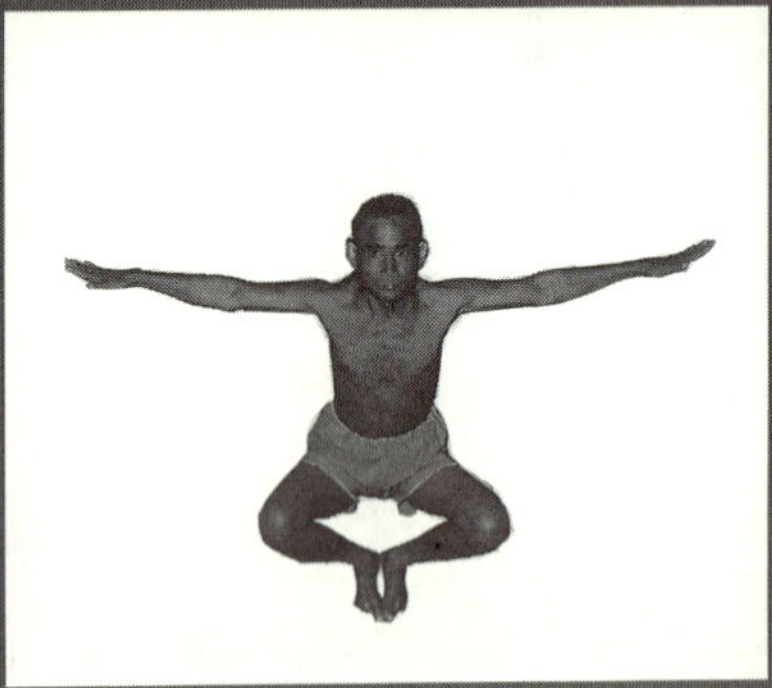

88. 中腰で爪先立ちするポーズ
(Ardhotthitasana)

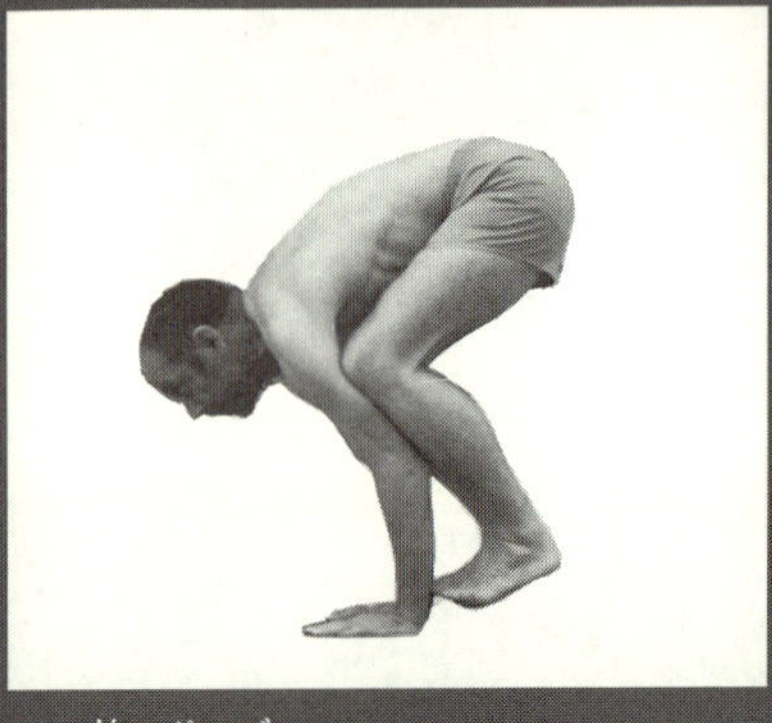

89. 鶴のポーズ
(Kronchasana)

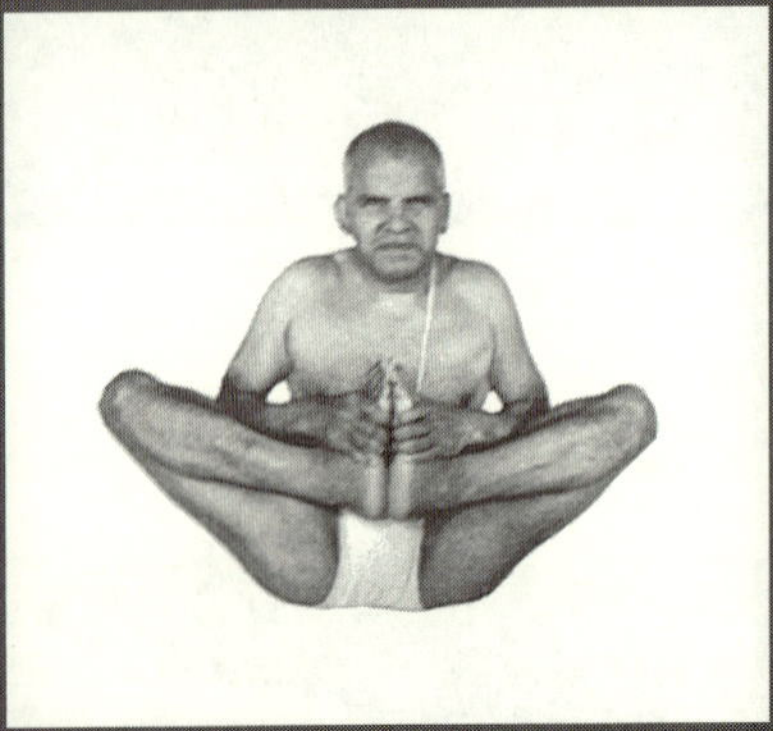

90. 合蹠した足を腹につけるポーズ
(Nābhipidasana)

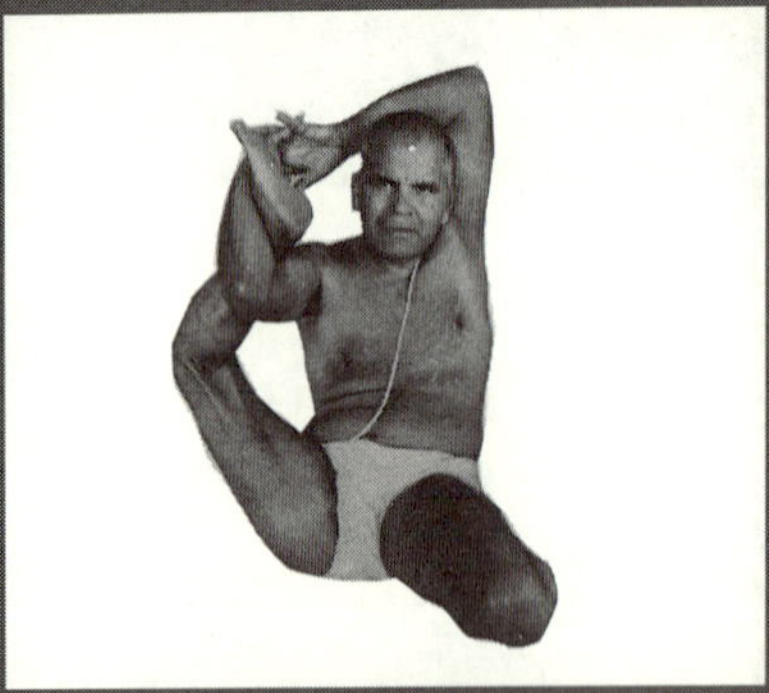

91. 長方形のポーズ
(Pādahastachatushkonasana)

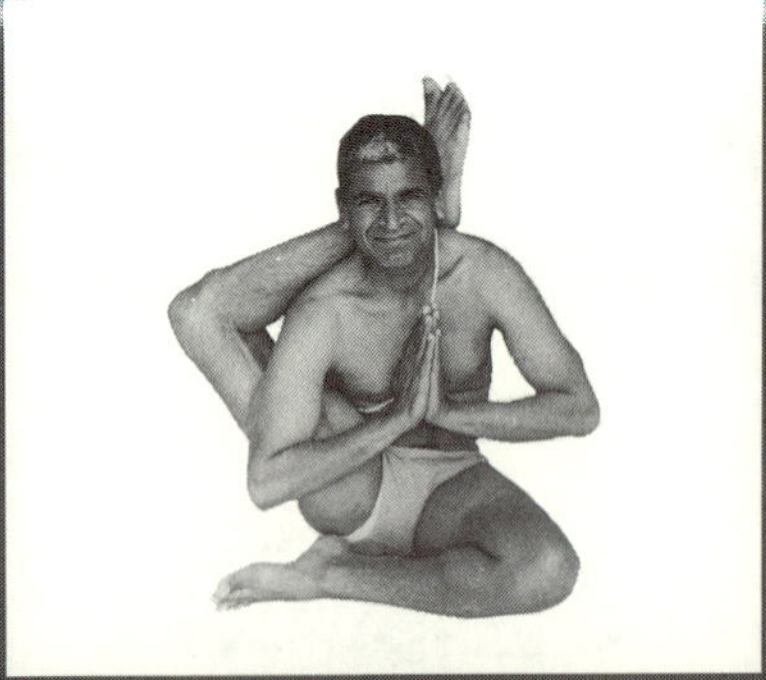

92. 片足を背中にまわすポーズNo.1
(Ekapādagrivasana)

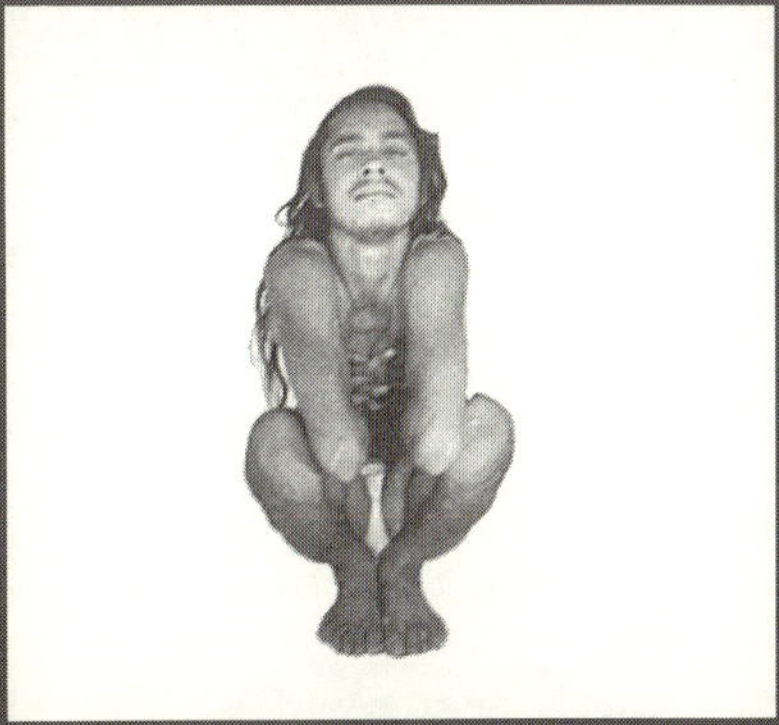

93. 膝と胸を圧迫するポーズ
（Vakshasthala-jānupidasana）

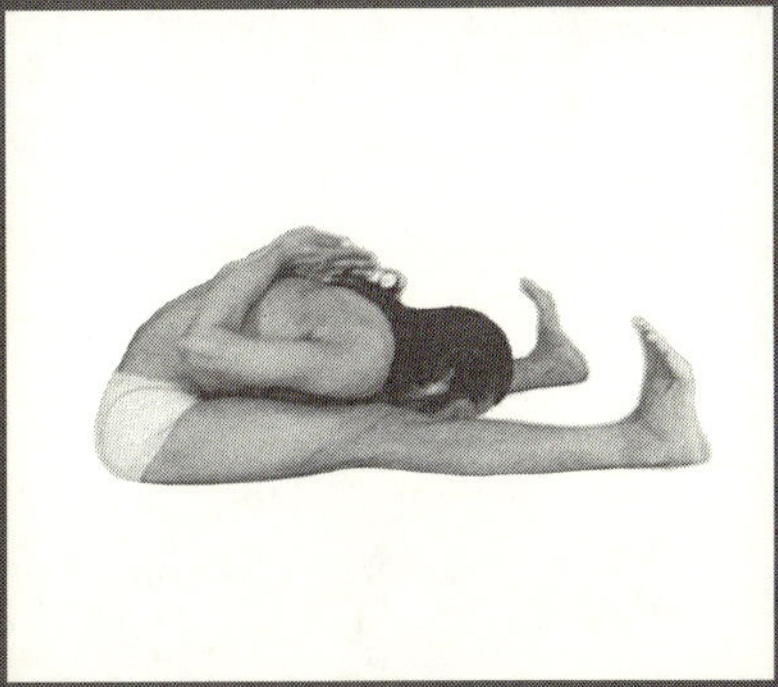

94. 半開脚して前屈するポーズNo.1
（Viparitahastabhunamanasana）

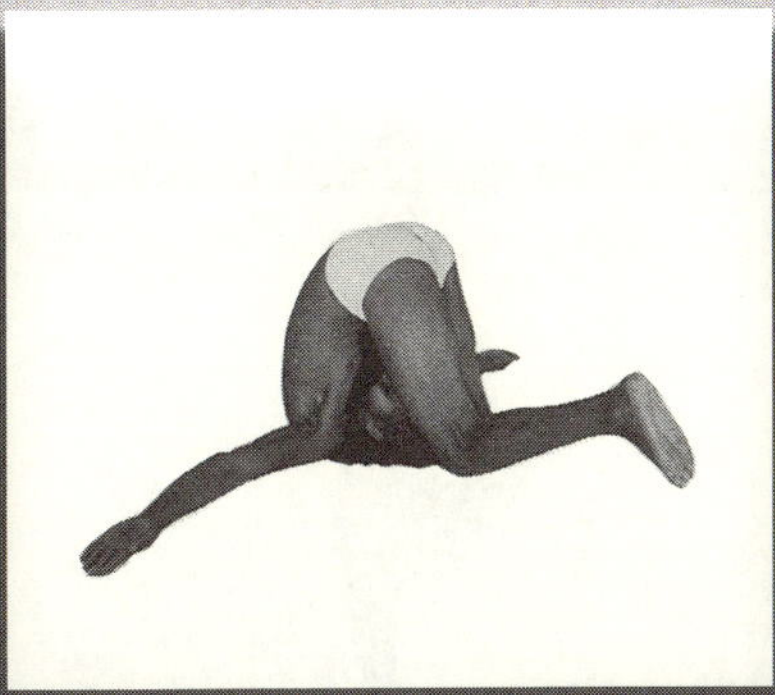

95. 頭頂部を膝で押す倒立のポーズ
（Shirapidasana）

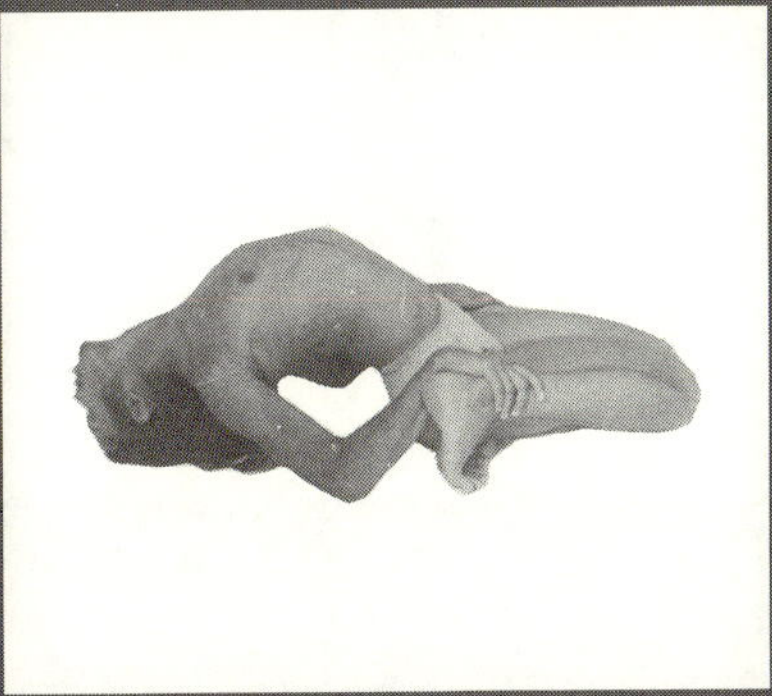

96. 頭、両肘、両膝、爪先を床につけるポーズ
（Suptapādangushthasana）

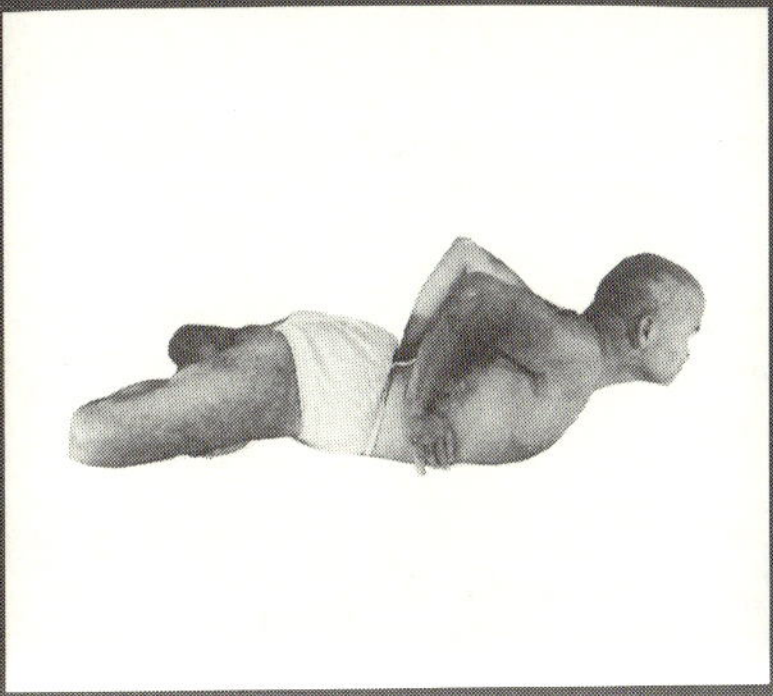

97. 鳥のポーズNo.1
（Khagasana）

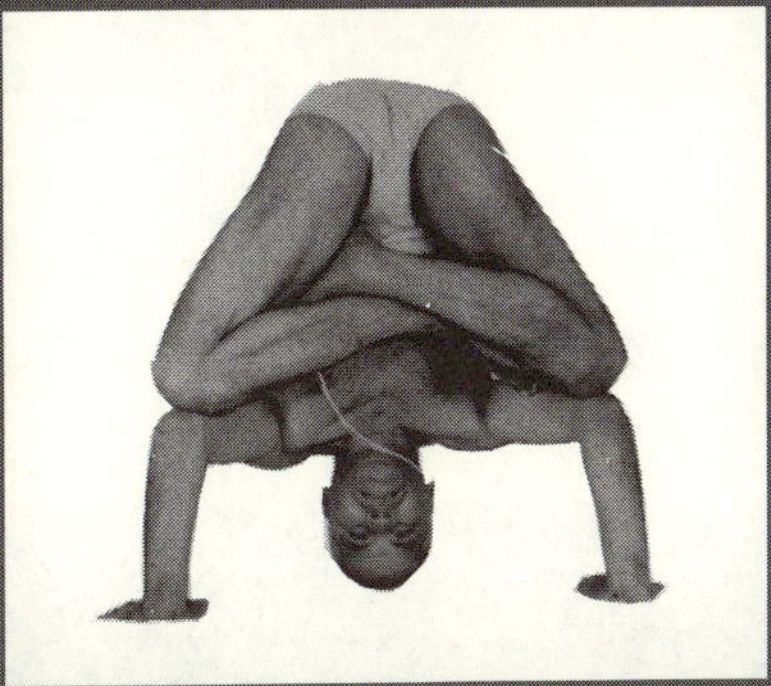

98. 結跏して倒立するポーズ
（Padmashirasana）

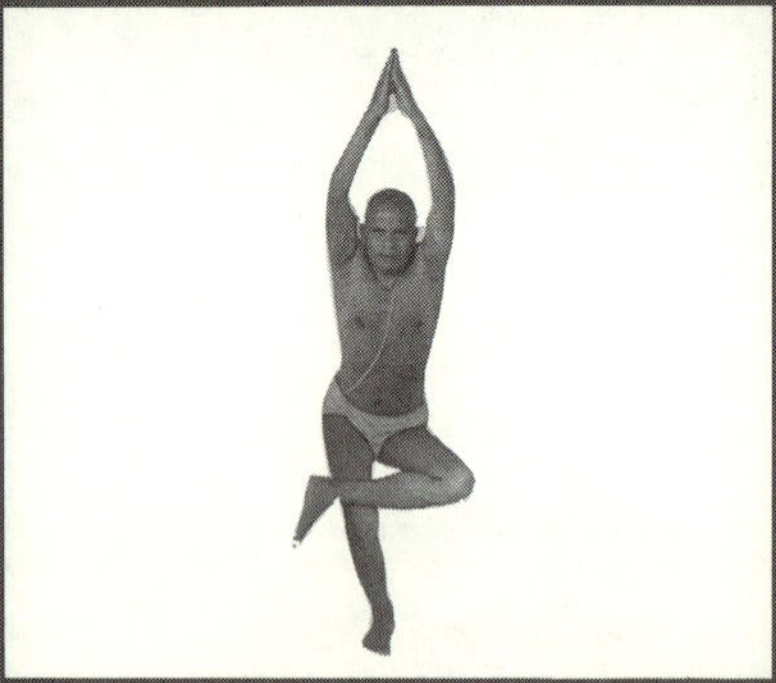

99. 中腰の片足立ちで休息するポーズ
(Ekapādavirāmasana)

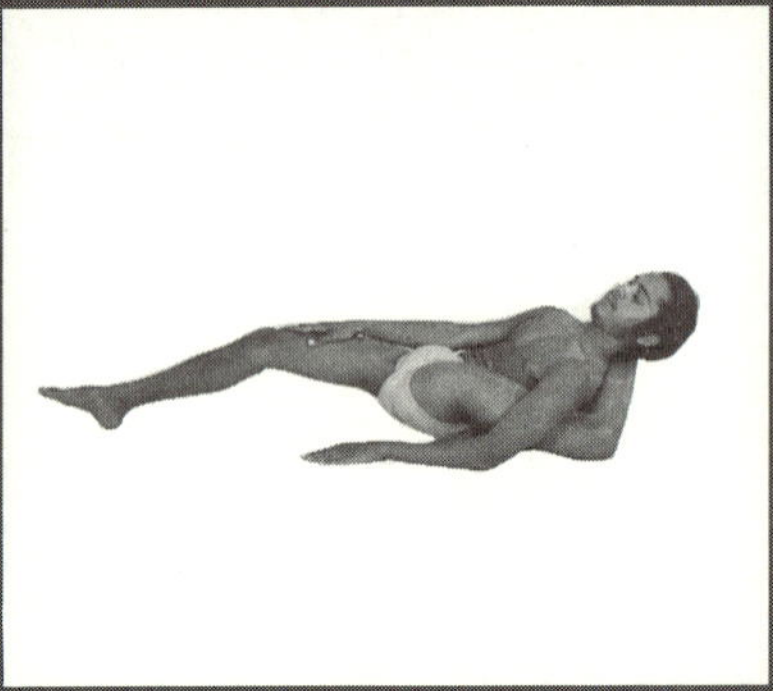

100. 枕のポーズ
(Upadhānasana)

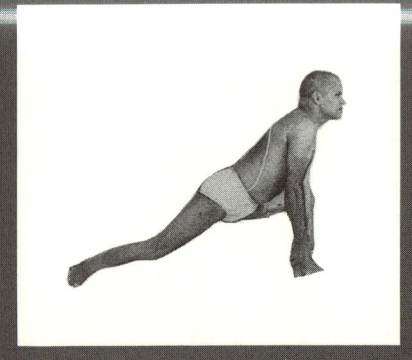

101. 両手で足首に触れるポーズNo.1
(Ekapādadvihastabaddhasana)

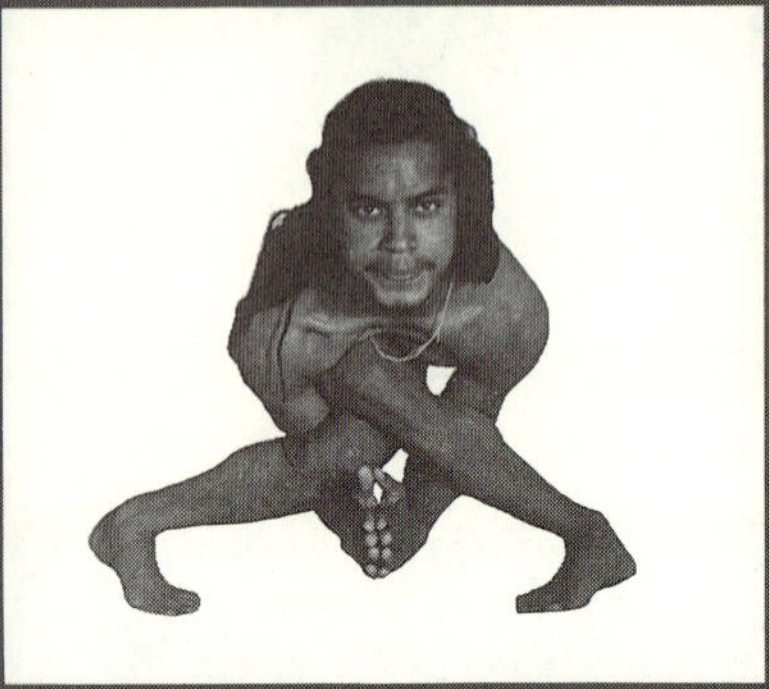

102. 背骨を前屈させるポーズ
(Merudandavakrasana)

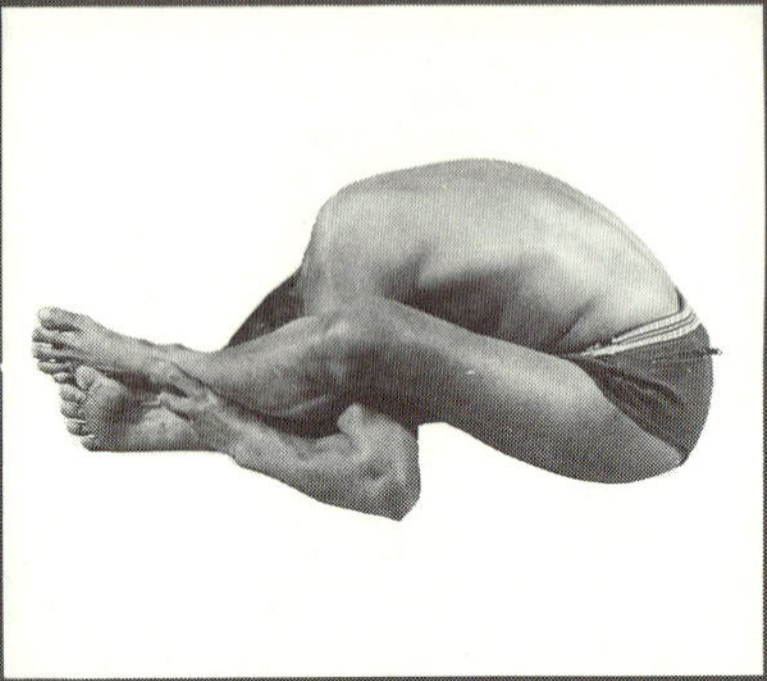

103. 石のポーズ
(Shilasana)

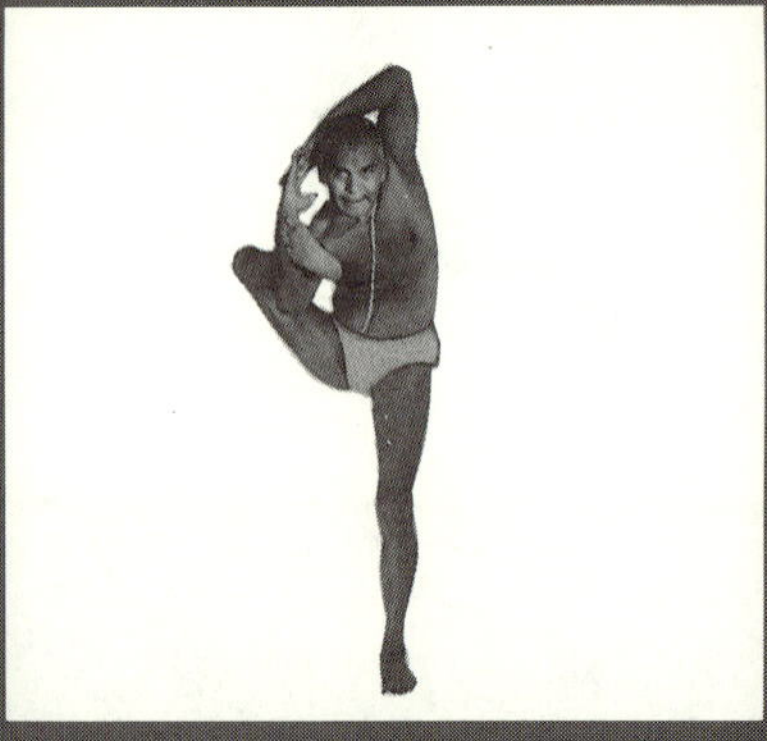

104. 片足立ちし、両手を頭の後ろで組むポーズ
(Pādasantulanasana)

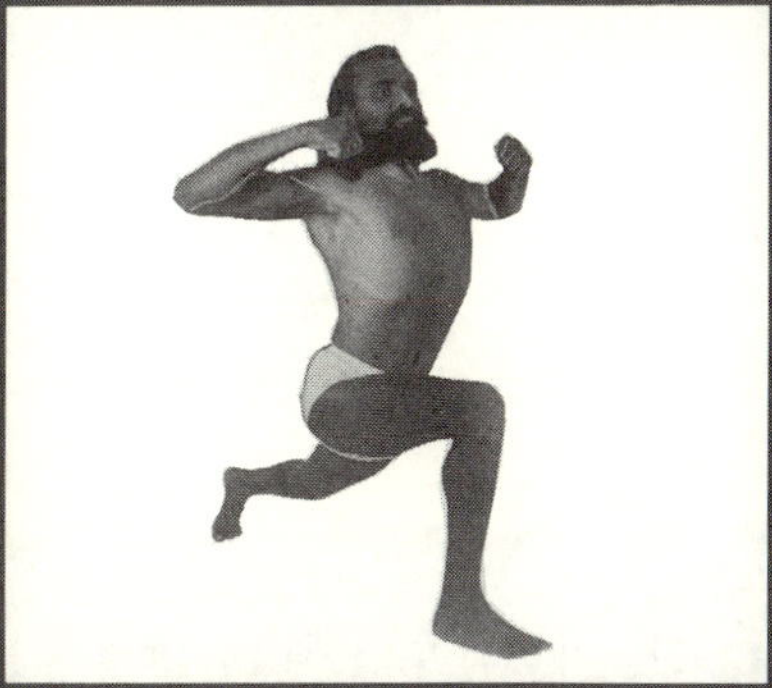

105. 鉄人のポーズNo.2
（Mahāvirasana）

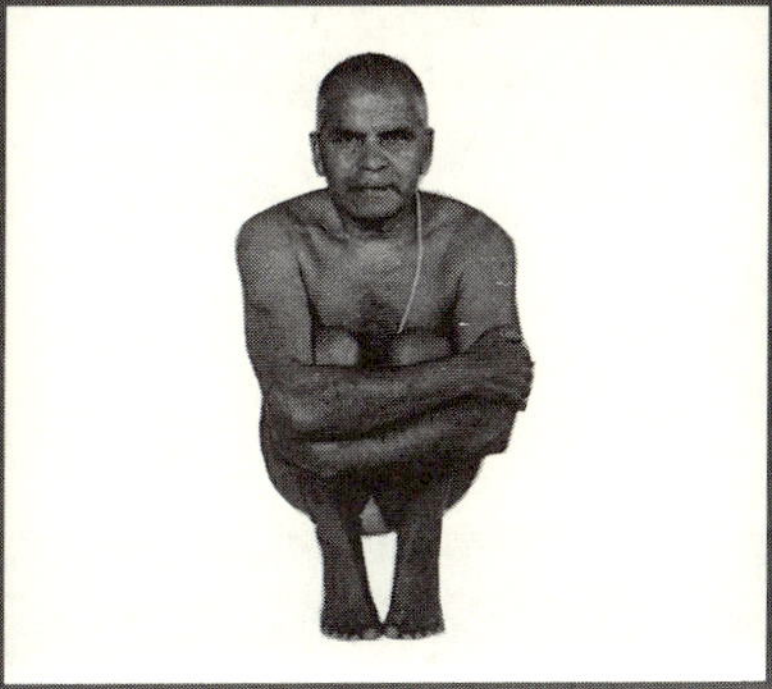

106. 両膝を両手で抱え、爪先立ちするポーズ
（Jānubaddhapādangulasana）

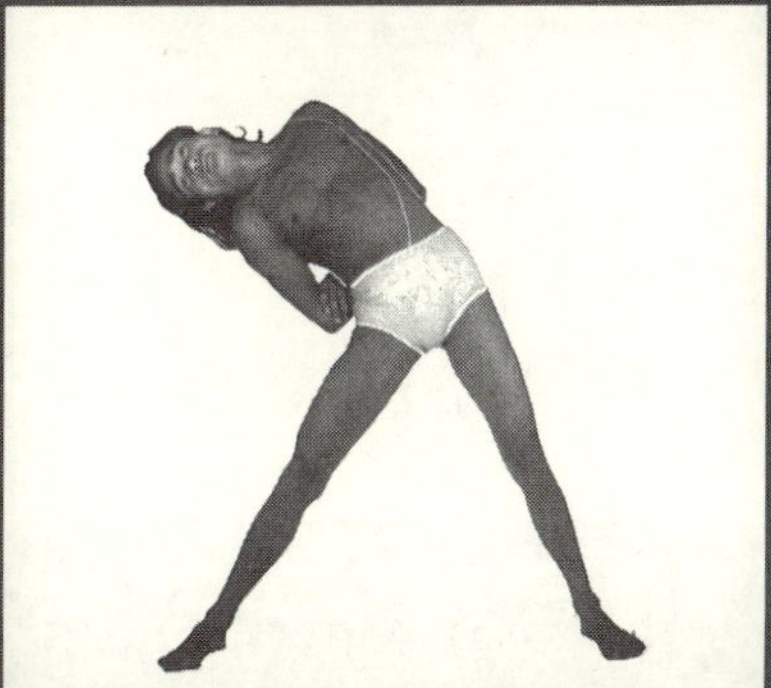

107. 両手を背中で組んで上体を回すポーズ
（Utthitakumbhakasana）

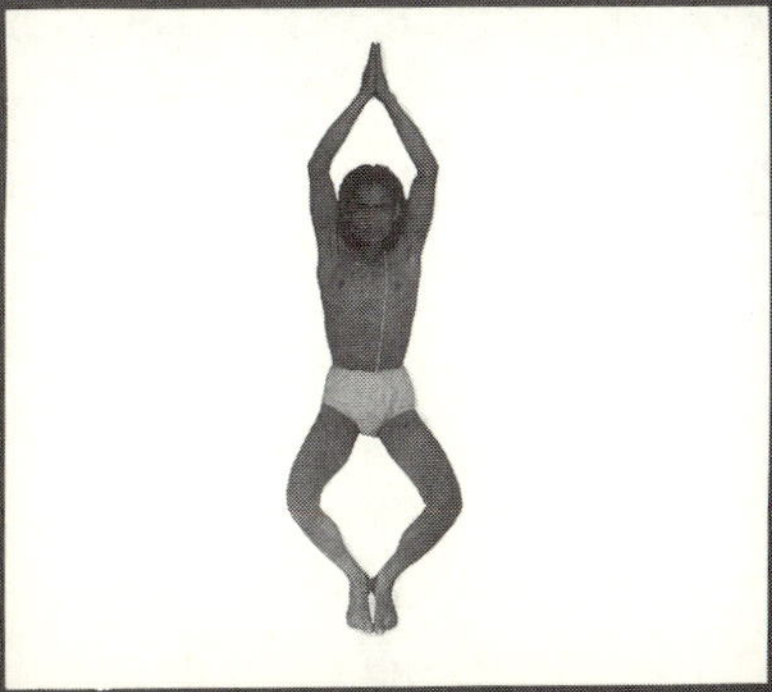

108. 両膝を開き、爪先立ちして頭上で合掌するポーズ（Pādangushtha-utthitasana）

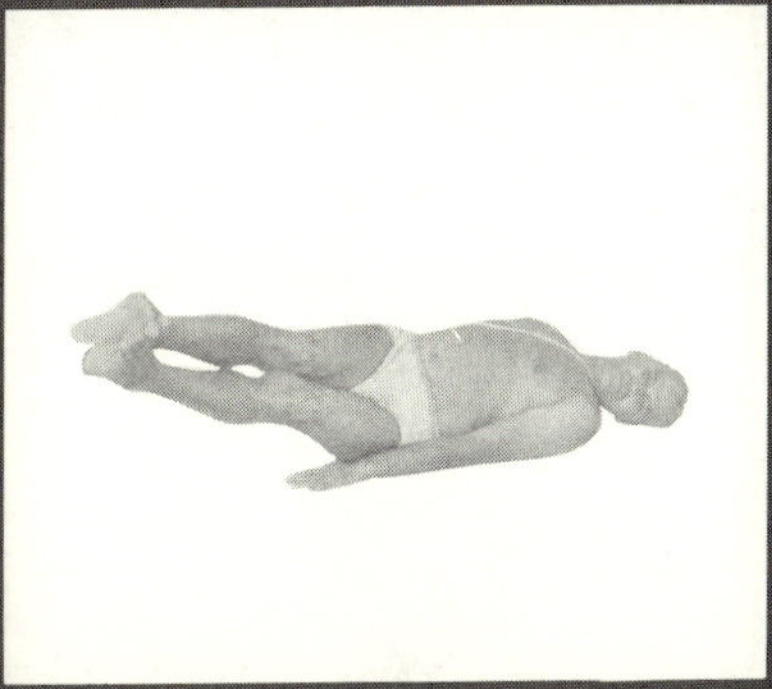

109.（A）両足を回転させるポーズNo.1
（Dvipādachakrasana）

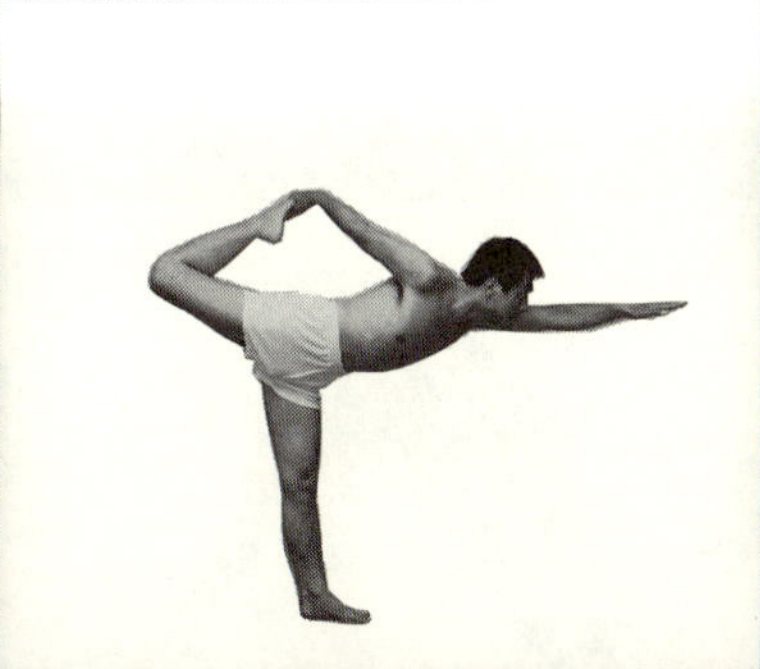

109.（B）飛翔のポーズ
（Ekapādotthitahastapādaprasāranasana）

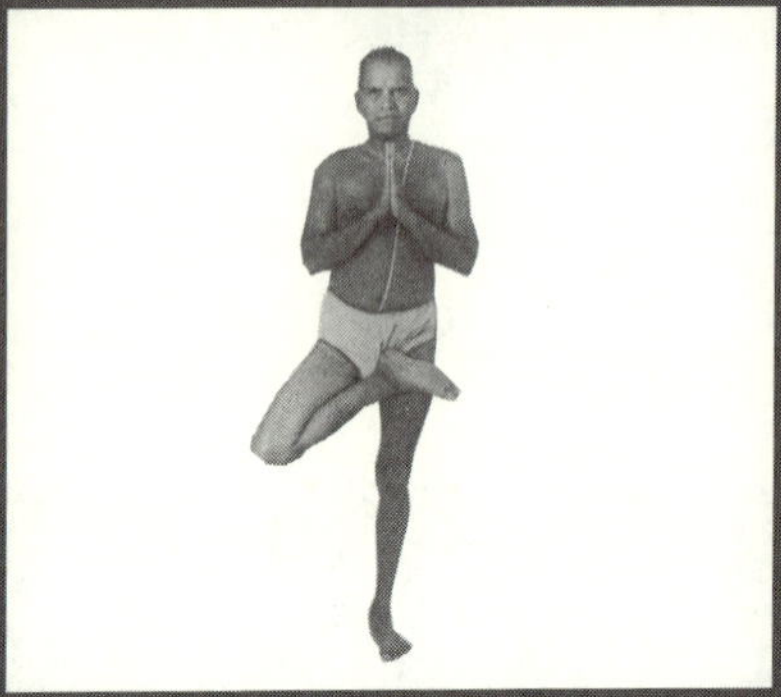

110.（A）ドゥルヴァ師のポーズNo.1
（Dhruvasana）

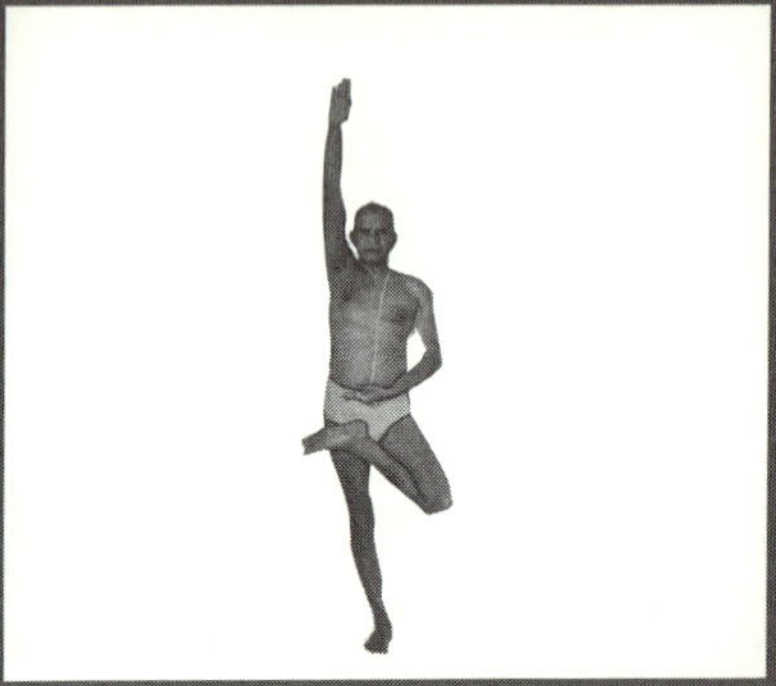

110.（B）ドゥルヴァ師のポーズNo.2
（EkapadotthitāArdhabaddha-Padmasana）

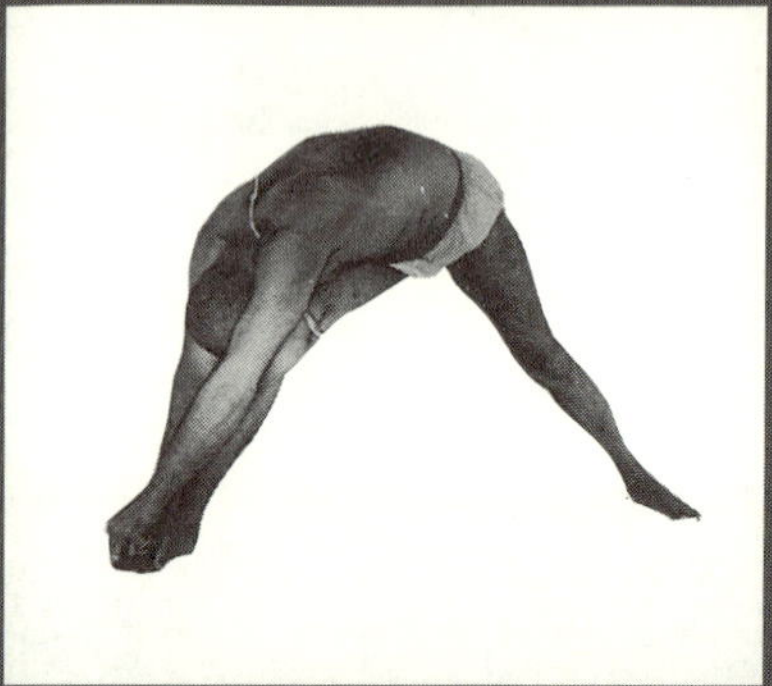

111．両手で足首に触れるポーズNo.2
（Vāmadakshinapārshwashwasagamanasana）

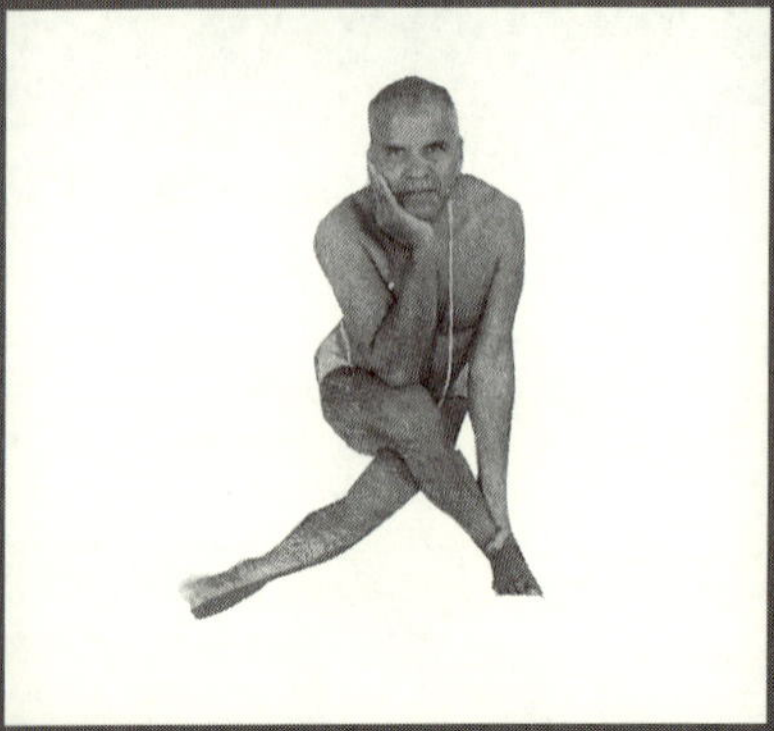

112．八の字のポーズ
（Ashtavakrasana）

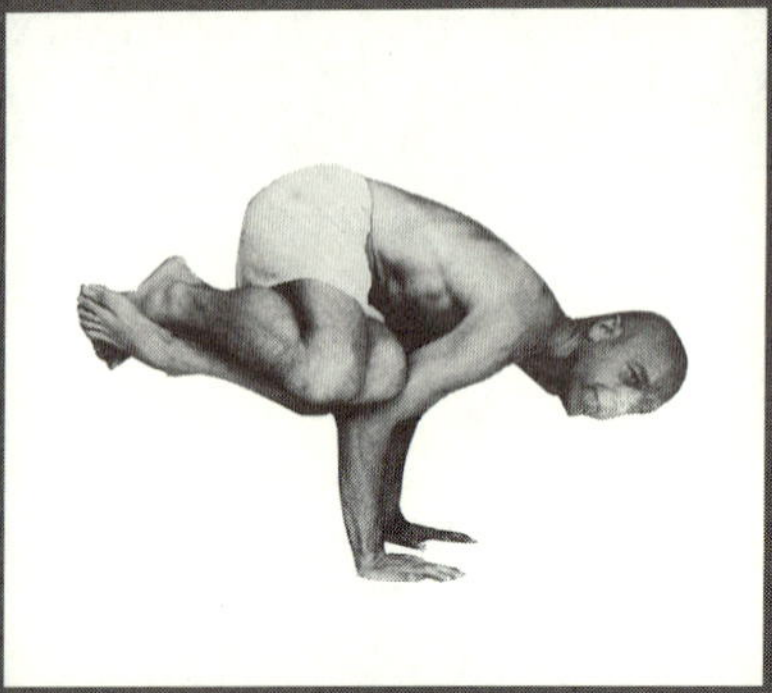

113．片肘で支えたカラスのポーズ
（Pārshwakākasana）

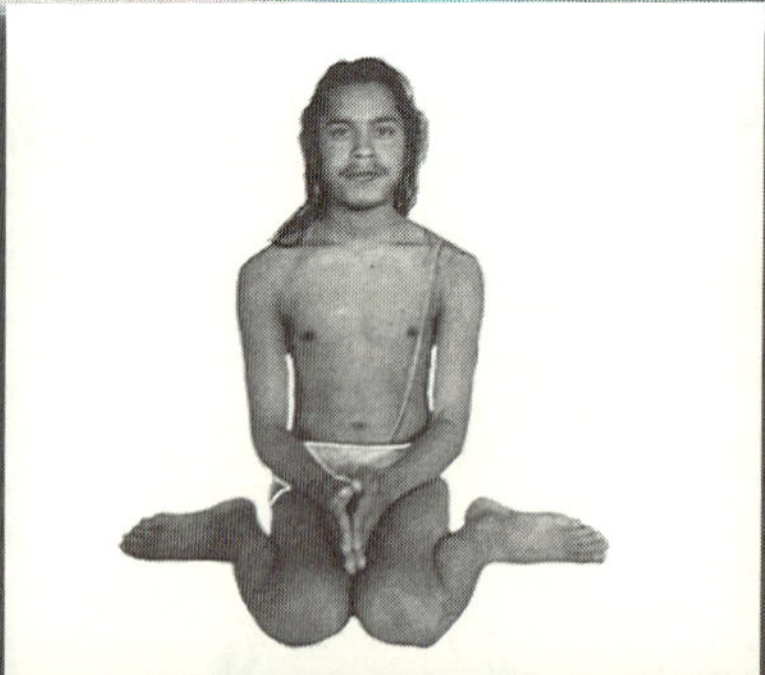

114．三角形のポーズNo.2
（Pādatrikonasana）

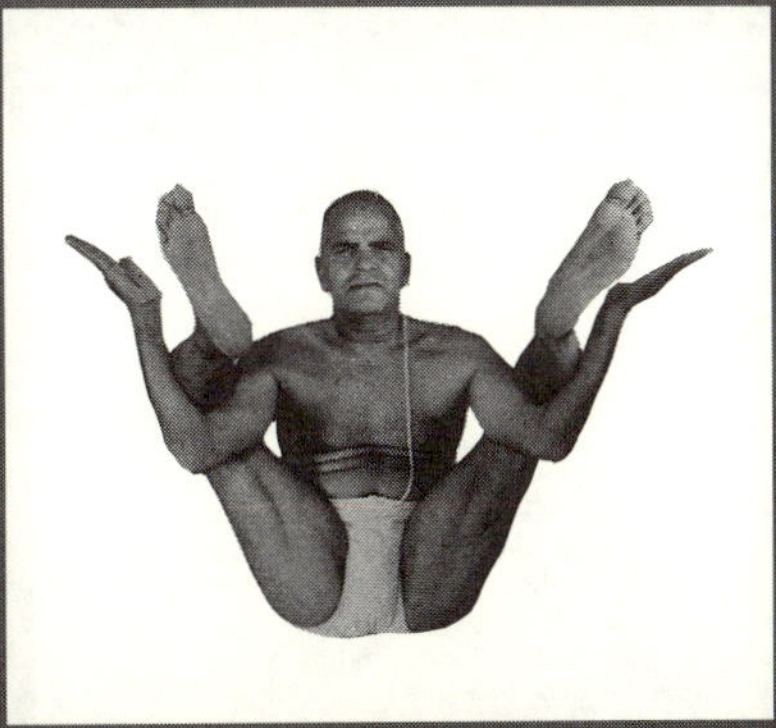

115. 開花した蓮華のポーズ
(Vikasitakamalasana)

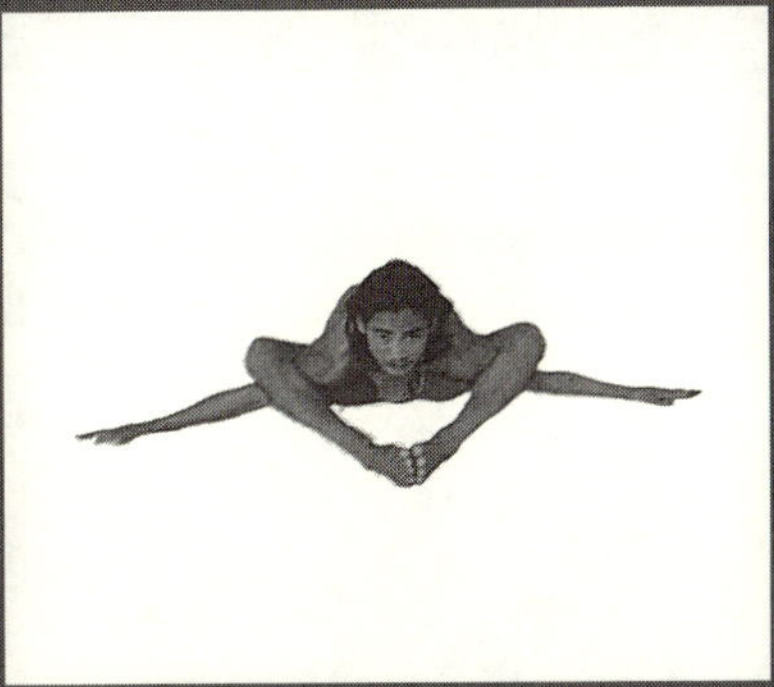

116. コウモリのポーズ
(Chamagadarasana)

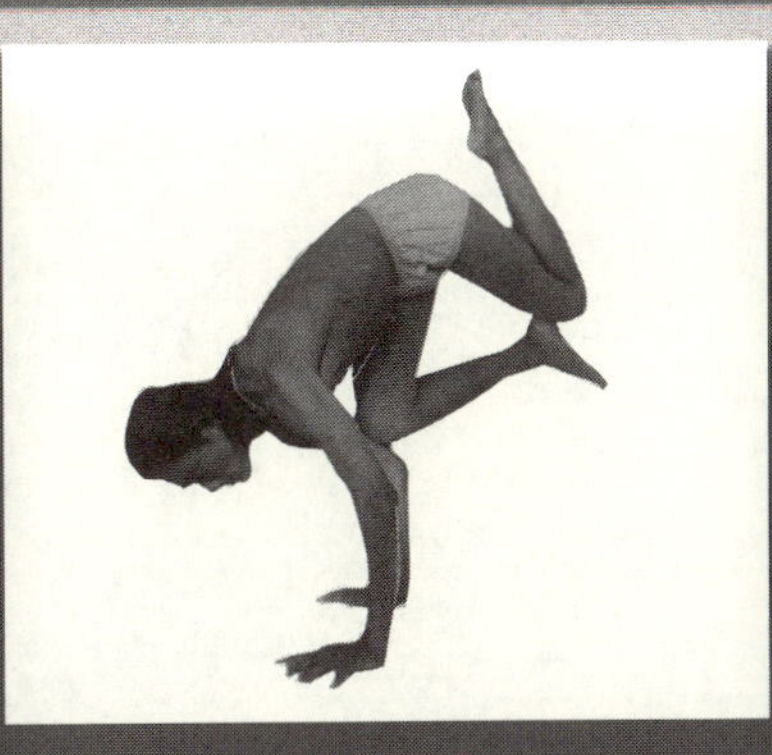

117. 両手で身体を支えるポーズNo.1
(Hastasthita-Pādotthanasana)

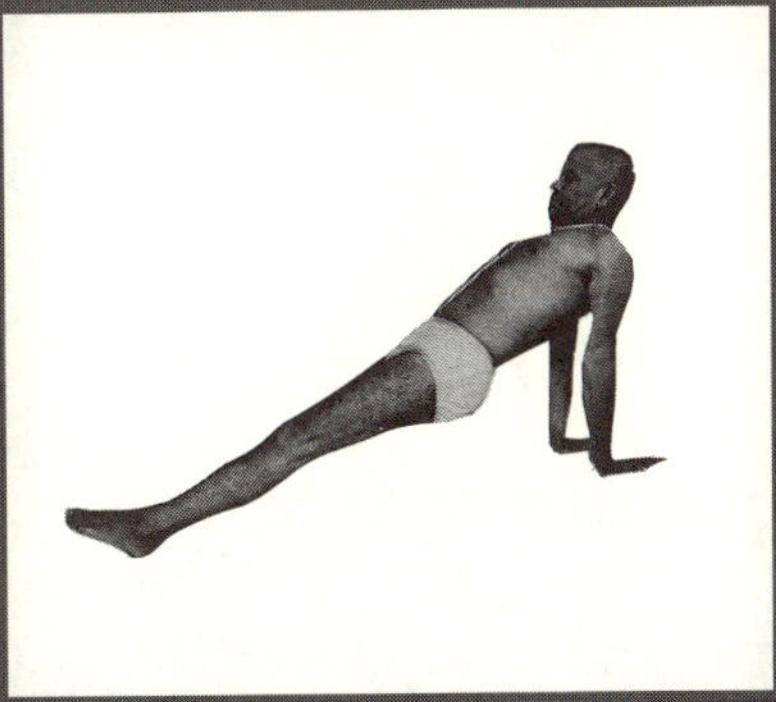

118. 身体を反らせ、臍を見るポーズ
(Nābhidarshanasana)

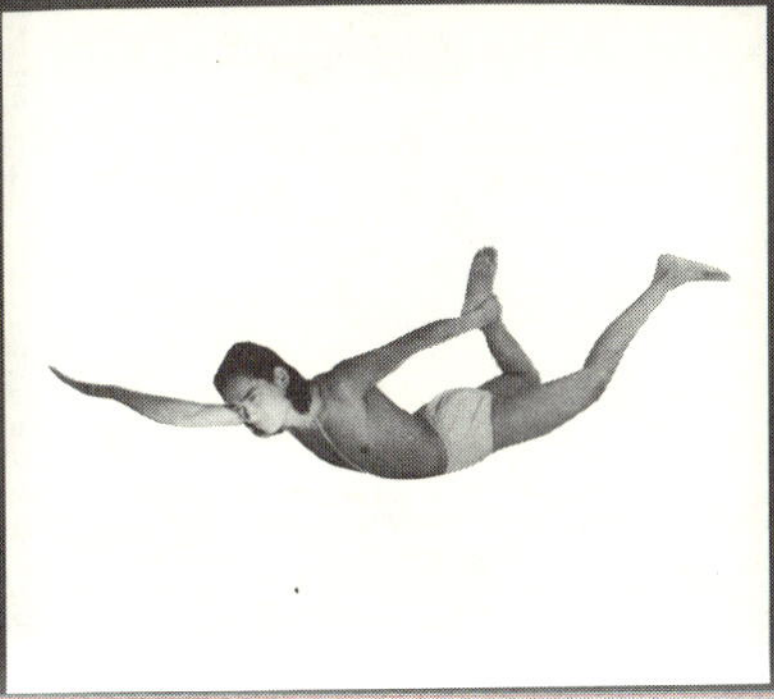

119. 臍輪のポーズNo.1
(Supta-ekapādākarshanasana)

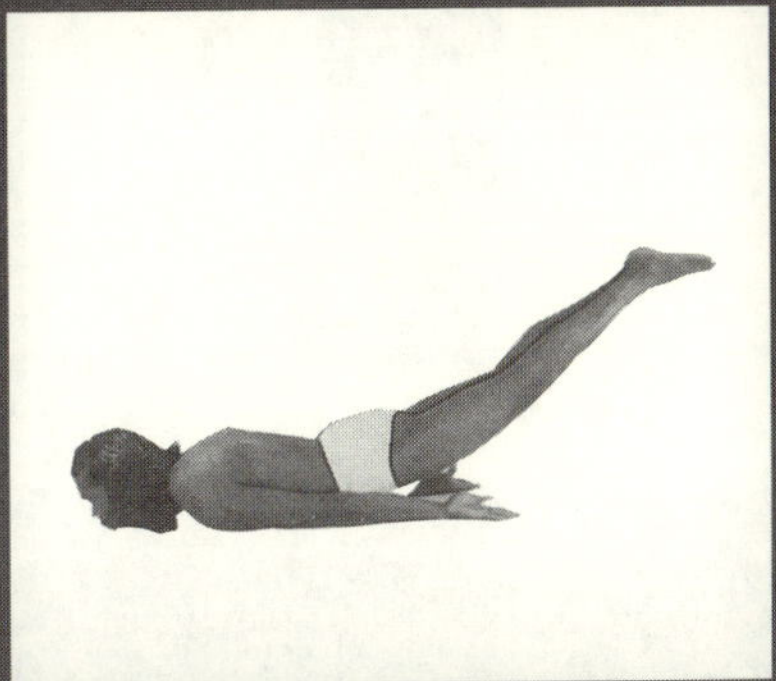

120. バッタのポーズ
(Shalabhasana)

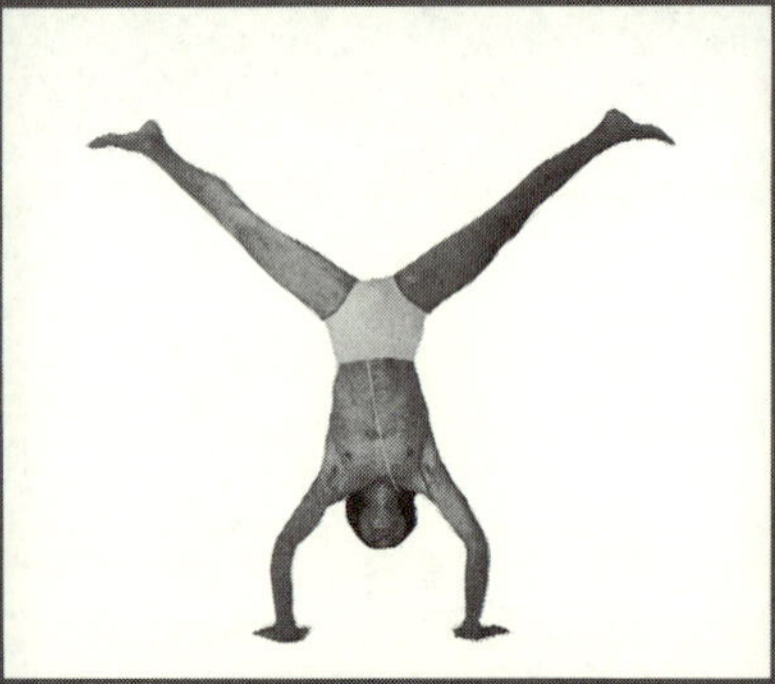

121. 両手で倒立し、開脚するポーズ
(Hastotthitordhwapādaprasāranasana)

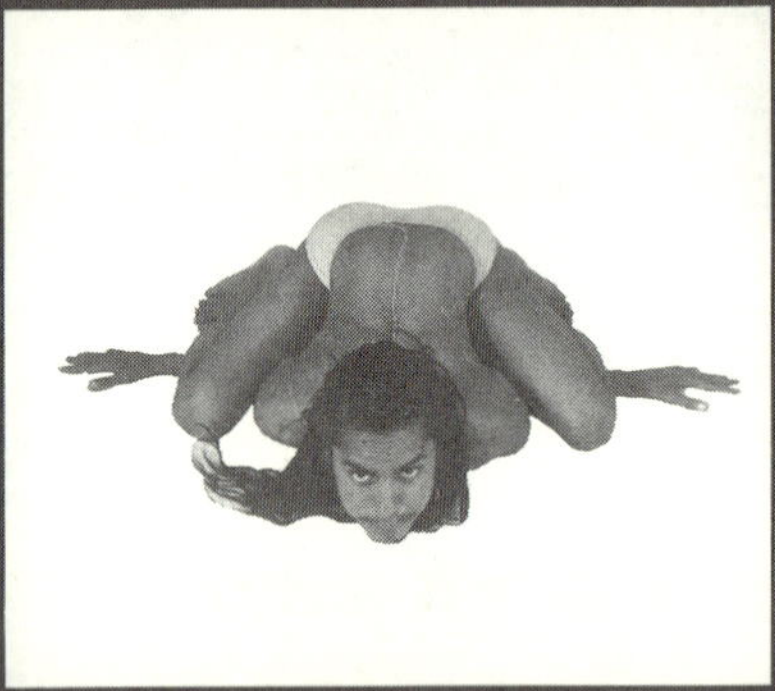

122. 昆虫のポーズ
(Shatpadasana)

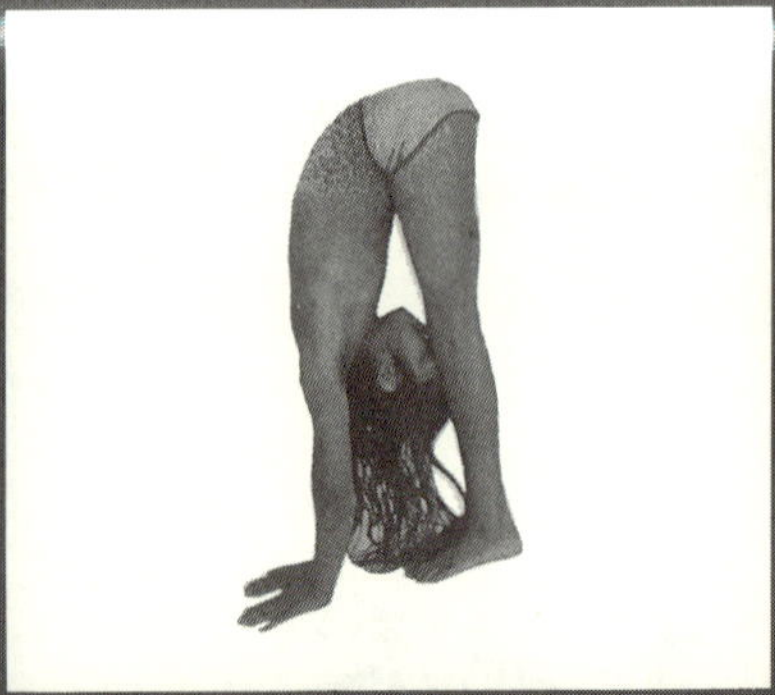

123. 立位で前屈し、額を膝につけるポーズ
(Utthita-jānushira-samyuktasana)

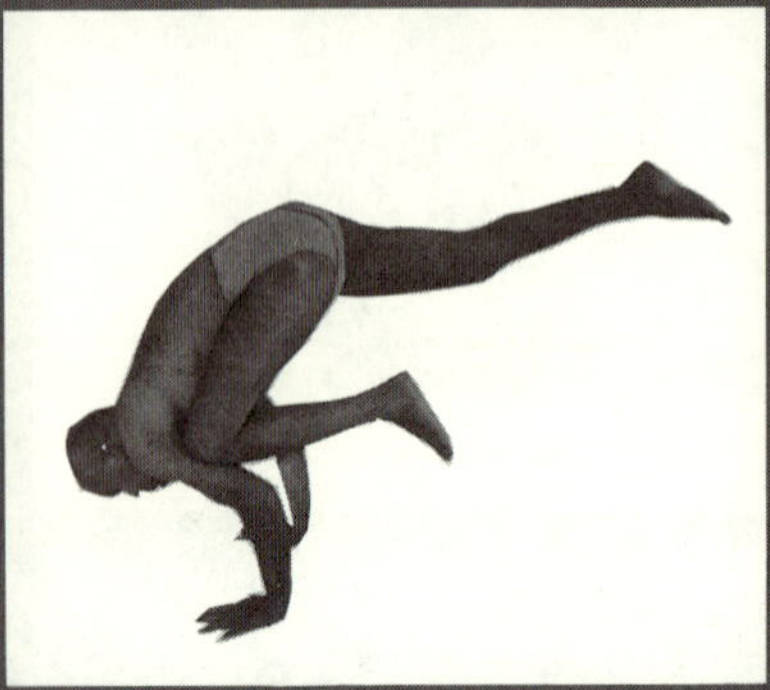

124. 片膝を上腕に乗せて、倒立するポーズ
(Bakapādaprasāranasana)

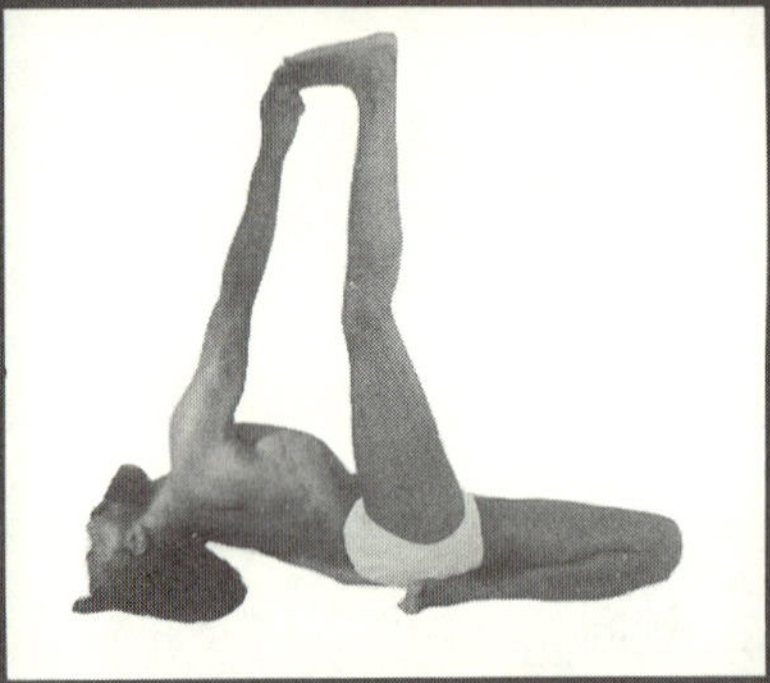

125. 棒のポーズ
(Supta-Ekapāda-Urdhwasana)

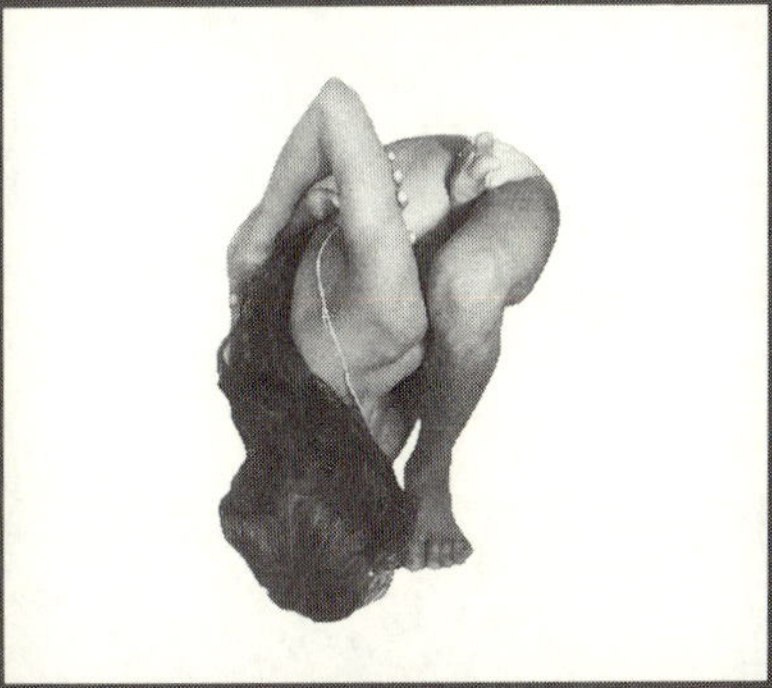

126. 半結跏して膝を床につけ、前屈するポーズ
(Prishthabaddhajānubhunamaskārasana)

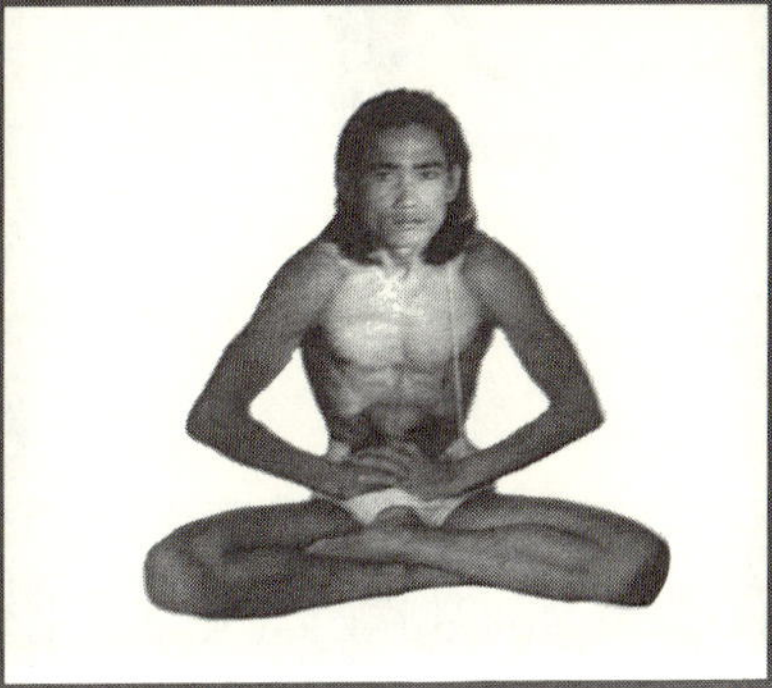

127. ナウリをして腹直筋を握るポーズ
(Samānasana)

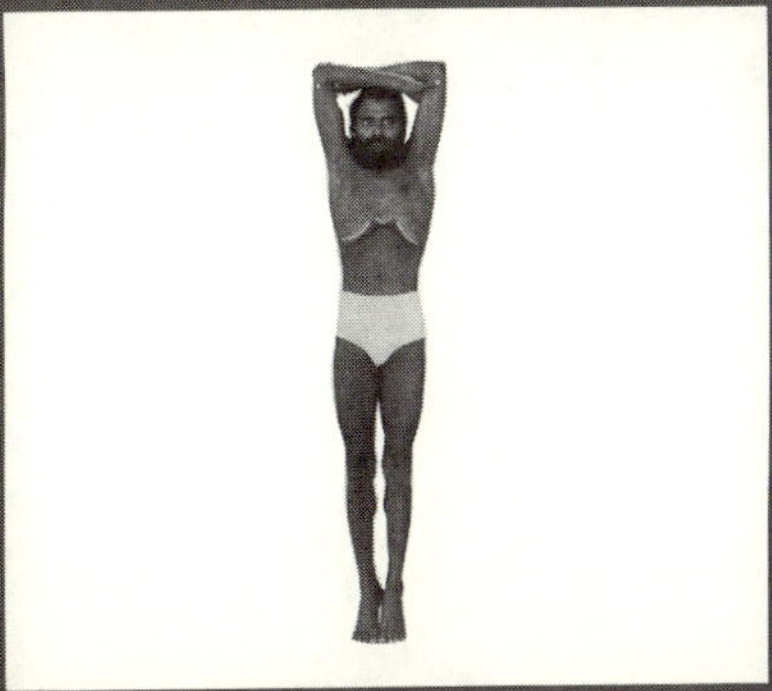

128. 三種のバンダをするポーズ
(Urdhwotthānasana)

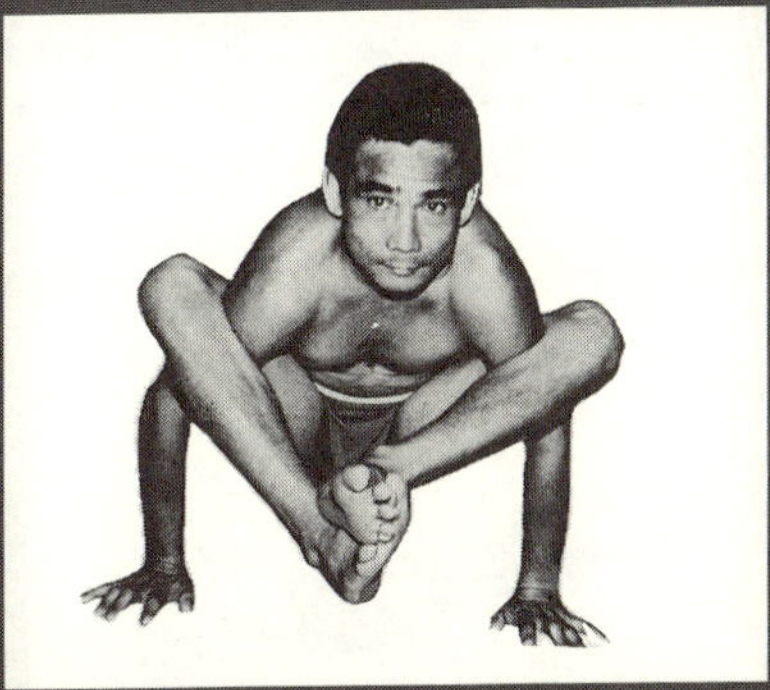

129. 両手で身体を支えるポーズNo.2
(Utthitabhujotthānasana)

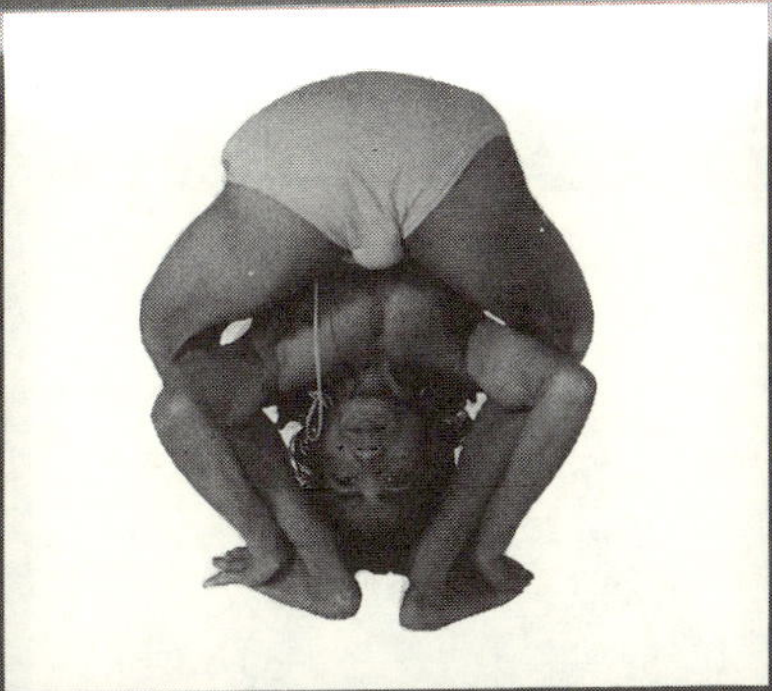

130. 立位で股の間に頭を入れるポーズ
(Hastabaddhashirapādasana)

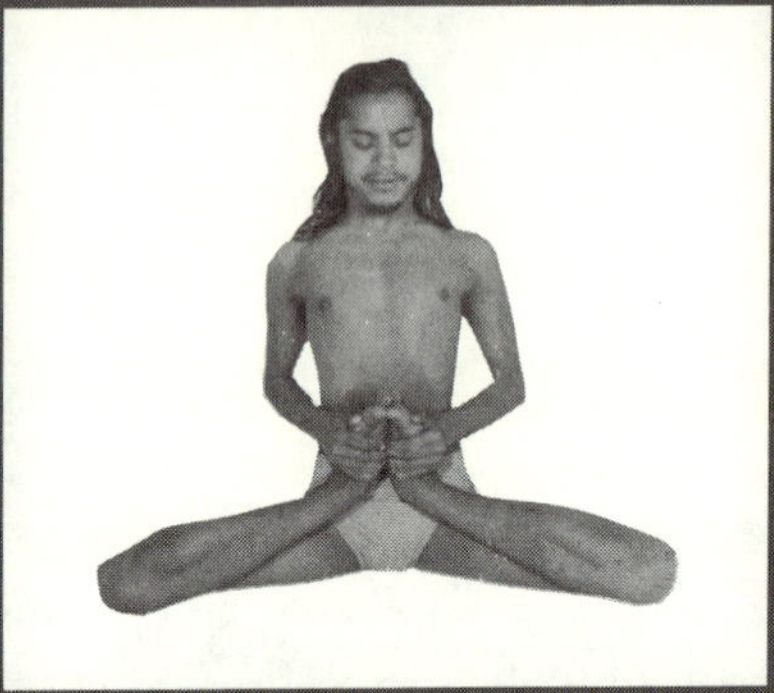

131. 両足裏を臍につけるポーズ
(Kandapidasana)

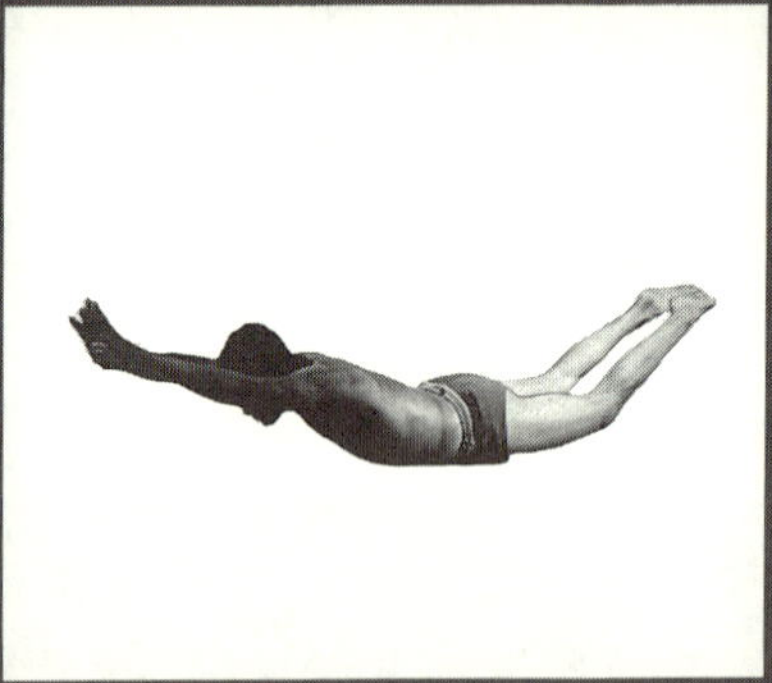

132. 臍輪のポーズNo.2
(Nābhi-Āsana)

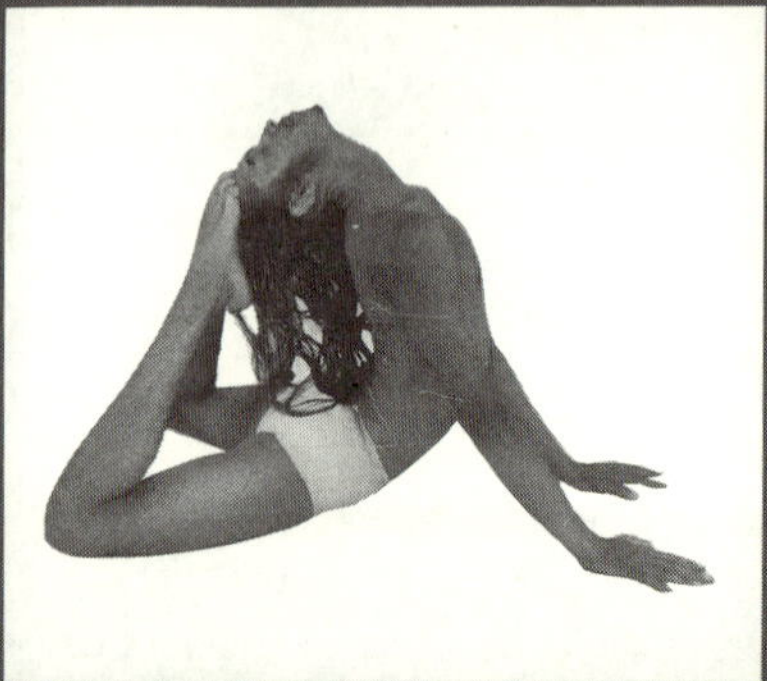

133. 足の裏を頭につけるポーズNo.1
(Viparitapādamastakasparshasana)

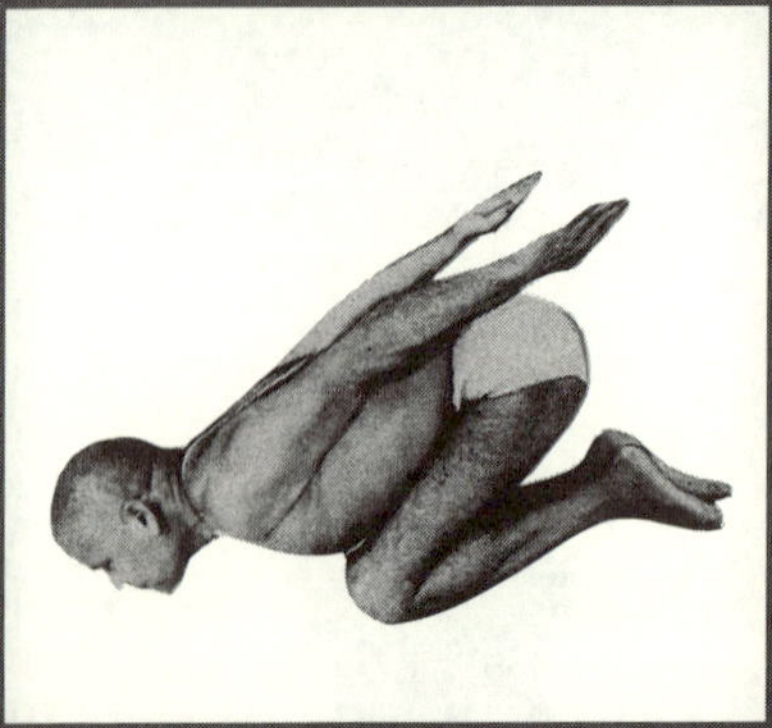

134. 鹿のポーズ
(Mrigasana)

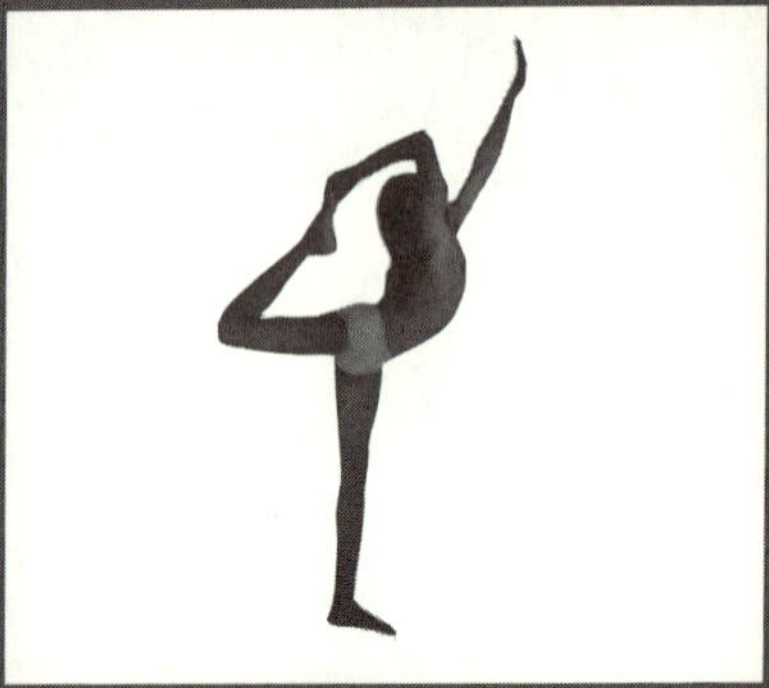

135. 爪先を片手で握り片足立ちするポーズ
(Pādangushthashikhasparshasana)

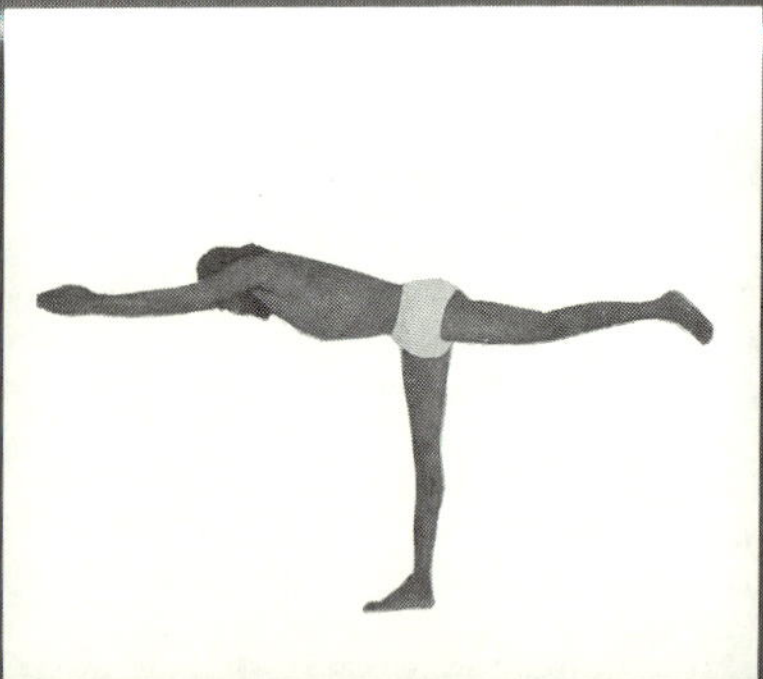

136. 片足立ちして身体を水平に保つポーズ
(Ekapādasana)

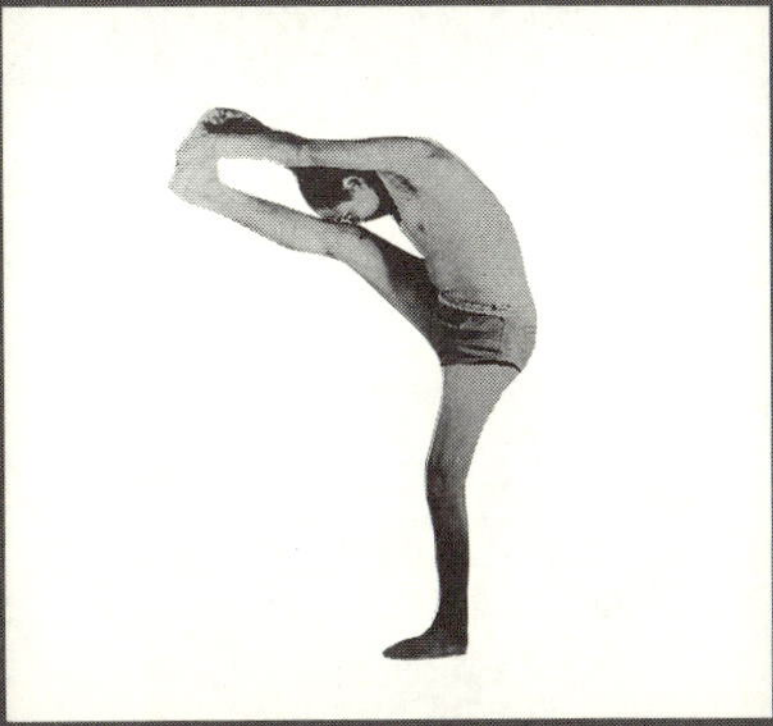

137. 片膝に額をつけるポーズNo.1
(Utthita-Ekapāda-Jānushirasana)

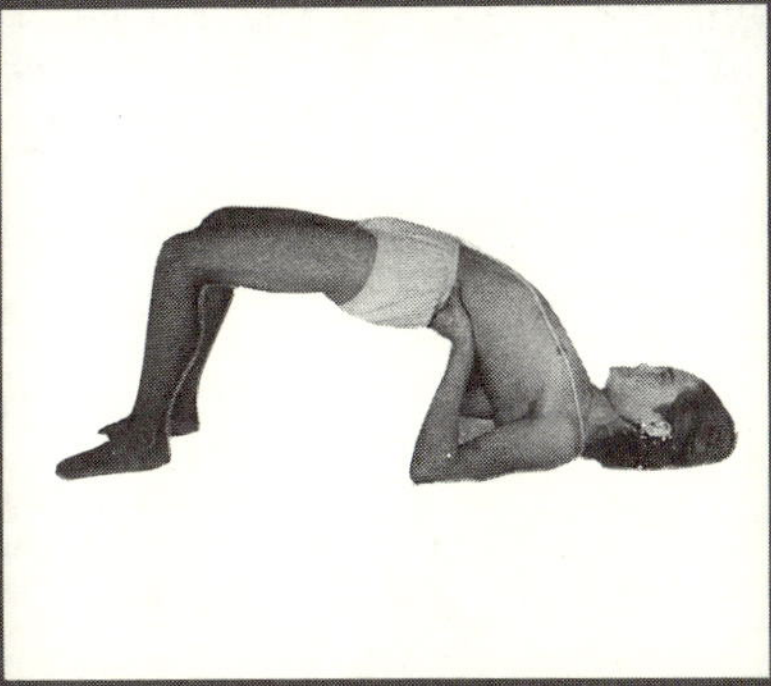

138. 橋のポーズNo.1
(Setubandhasana)

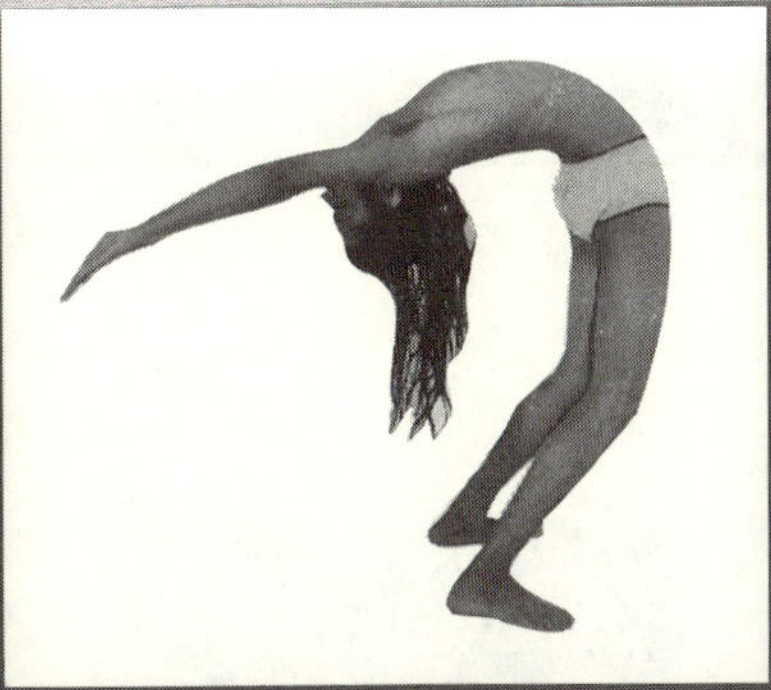

139. 半円のポーズNo.1
(Utthitardhachakrasana)

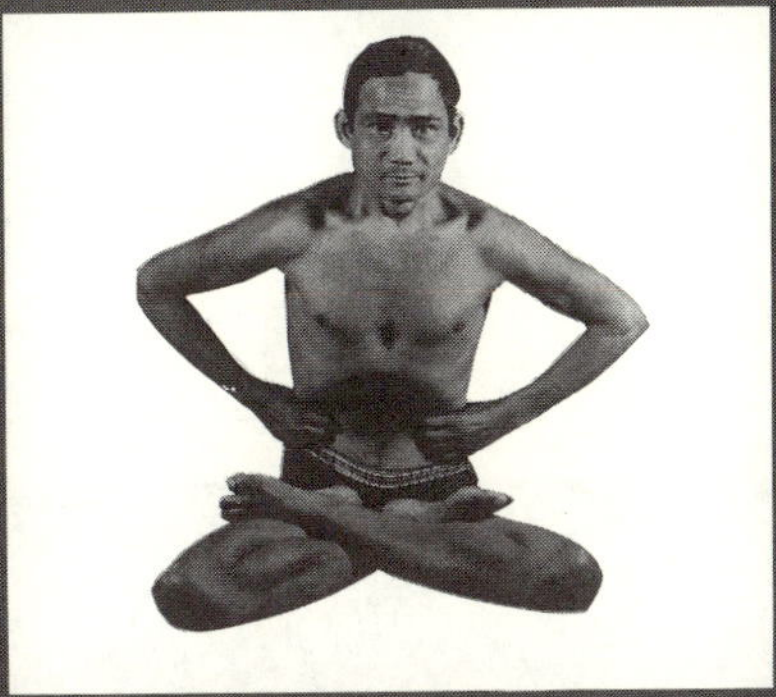

140. ウッディーヤーナ・バンダのポーズ
(Apānasana)

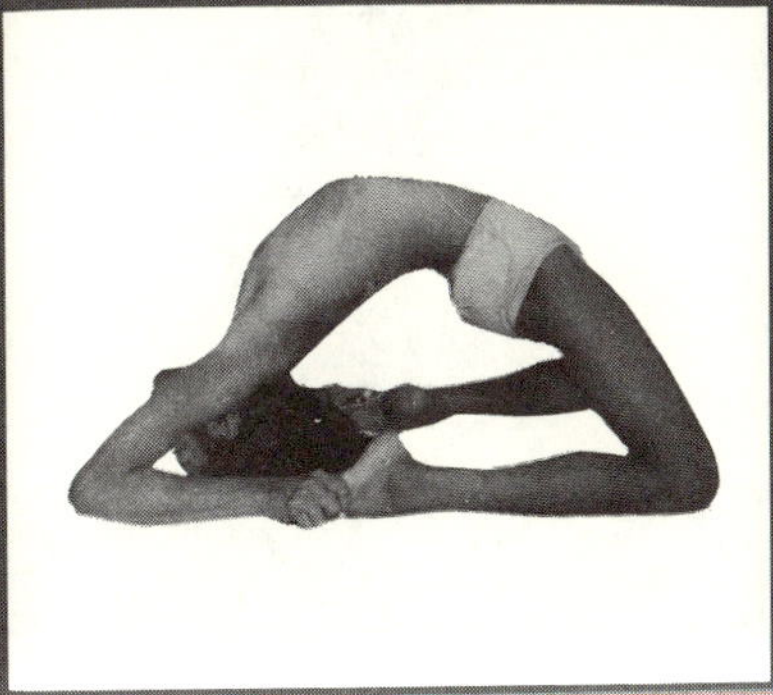

141. 後ろに反って、爪先を両手で握るポーズ
(Pādahastaprishthachakrasana)

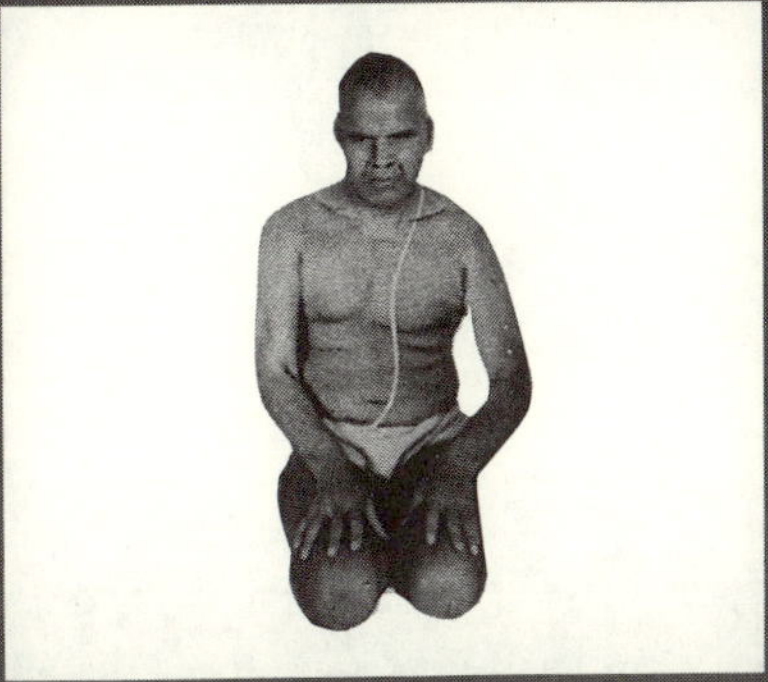

142. 肩を回すポーズ
(Skandhasanchālanasana)

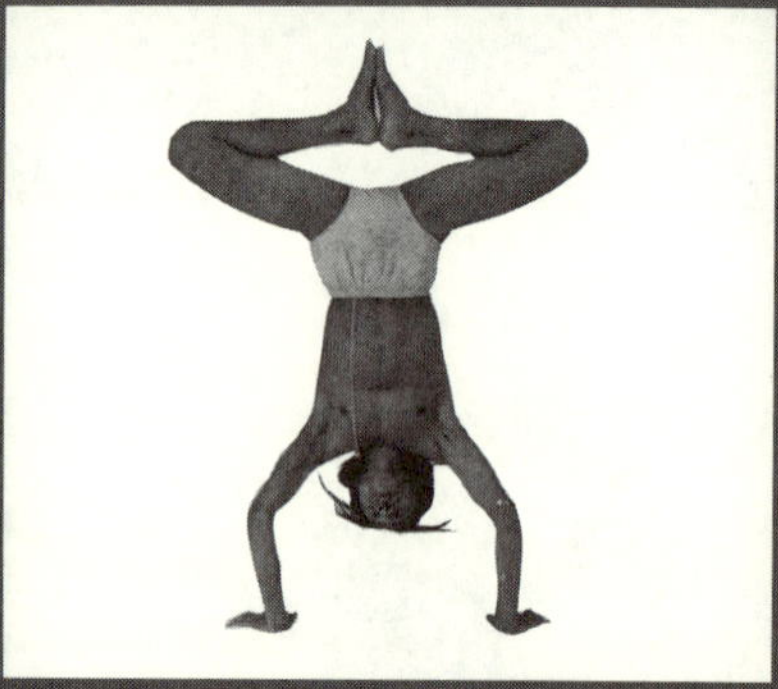

143. 倒立して合蹠するポーズ
(Hastotthita-Urdhwapādatala-Samyuktasana)

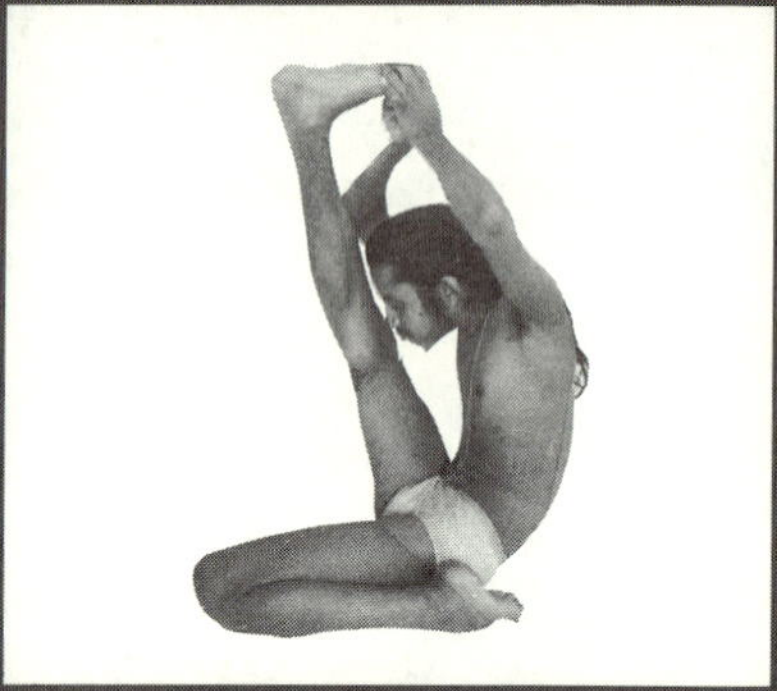

144. 膝に額をつけるポーズNo.2
(Ekapādotthānajānushirasana)

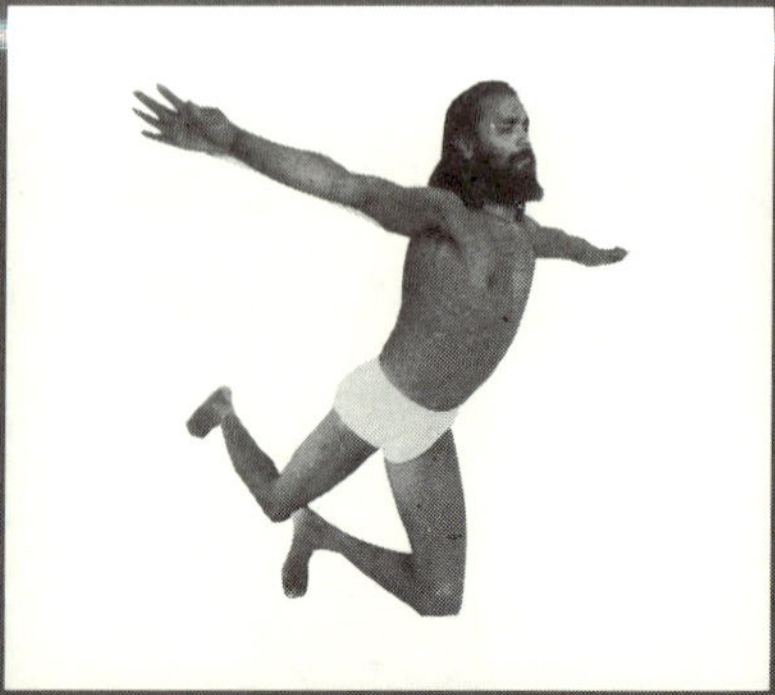

145. 飛行機のポーズNo.1
(Yānoddiyānasana)

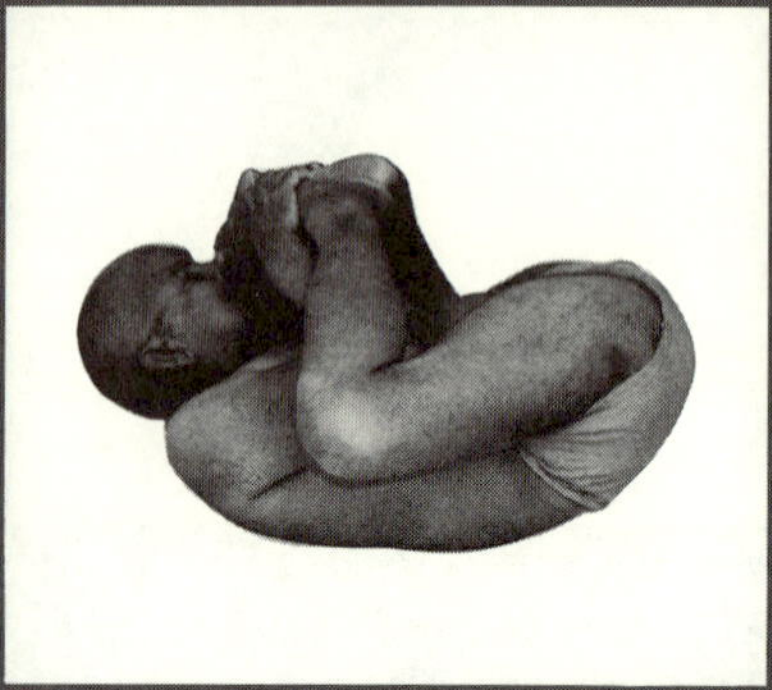

146. 両足の爪先を鼻につけるポーズ
(Hastapādabaddhasana)

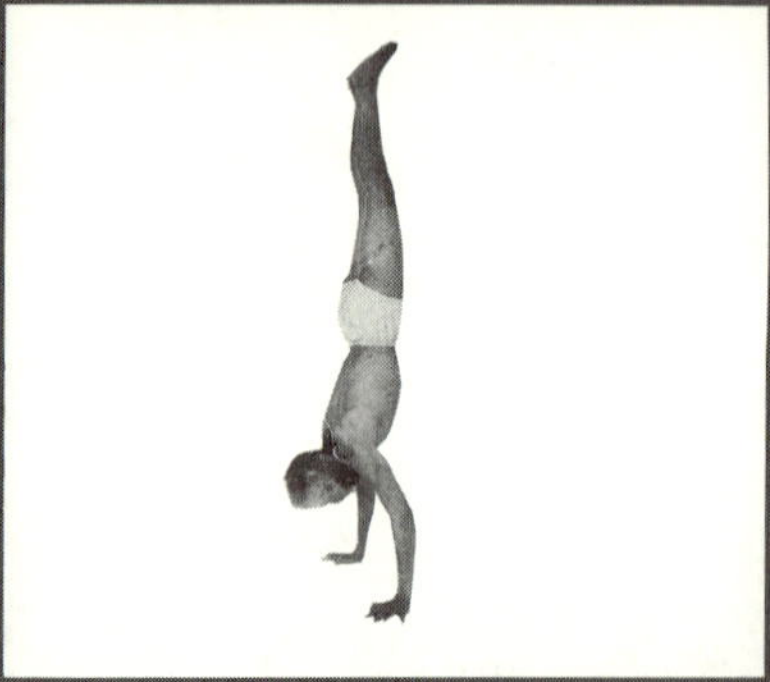

147. 両手で倒立するポーズ
(Hastashirshasana)

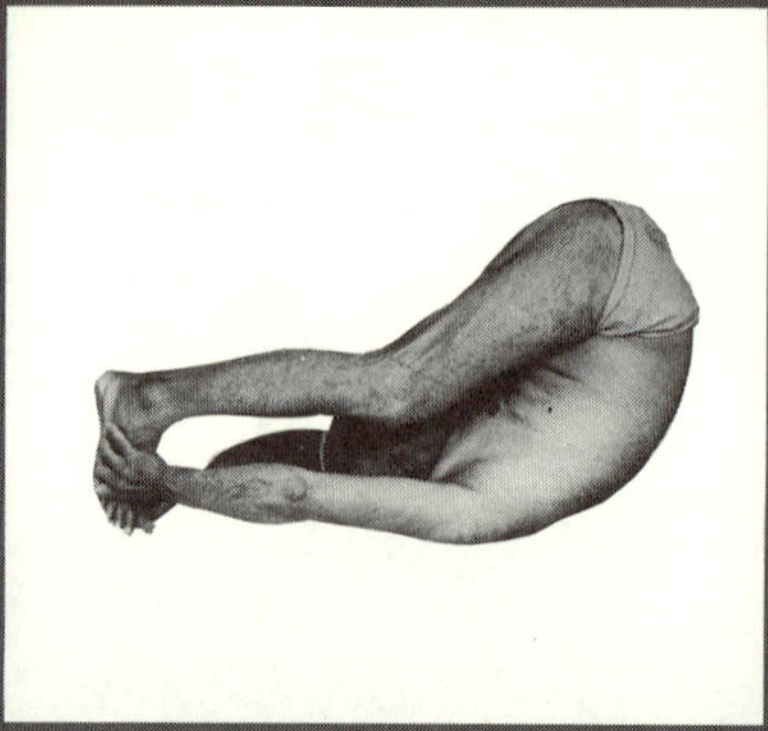

148. 起き上がり小法師のポーズ
(Pādanamaskārasana)

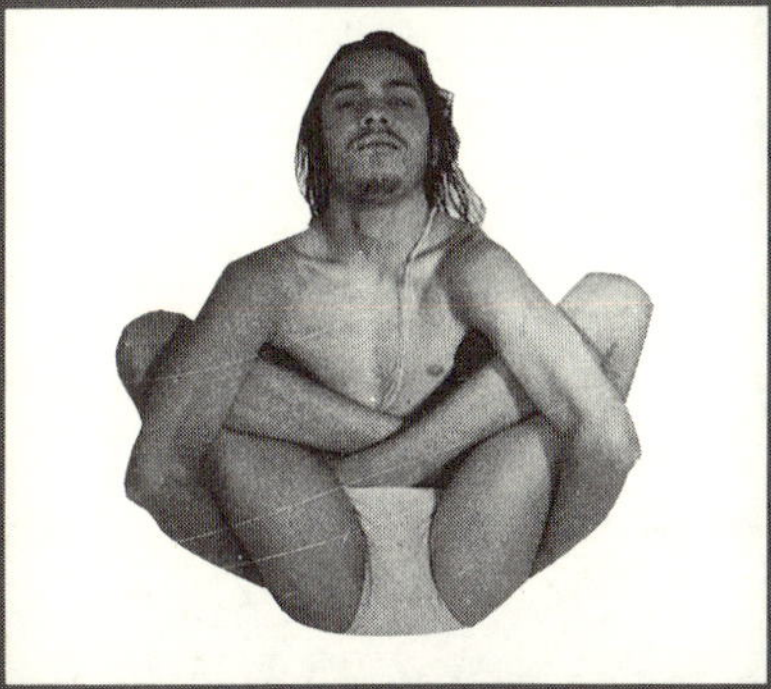

149. 結跏蓮華のポーズNo.2
(Hastabaddhapadmasana)

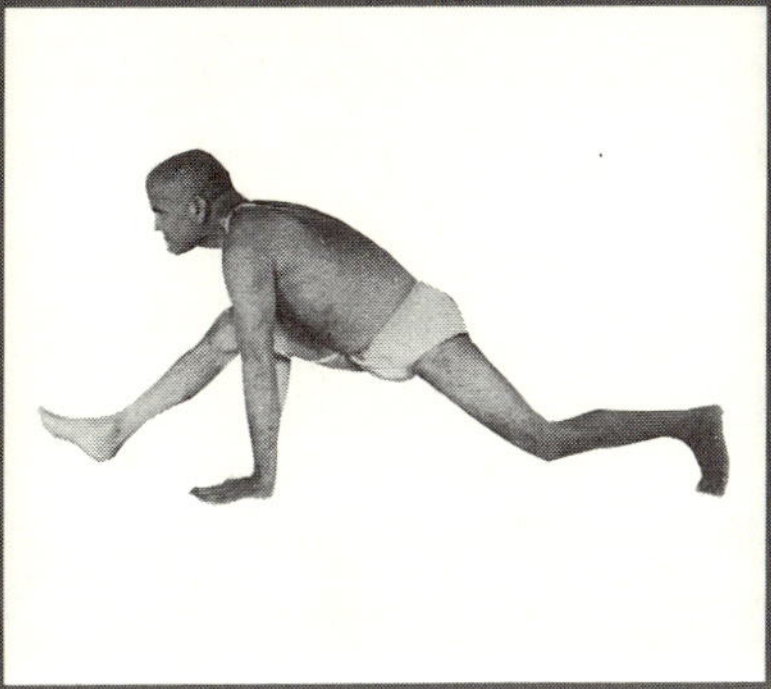

150. 自転車こぎのポーズ
(Pādasanchālanasana)

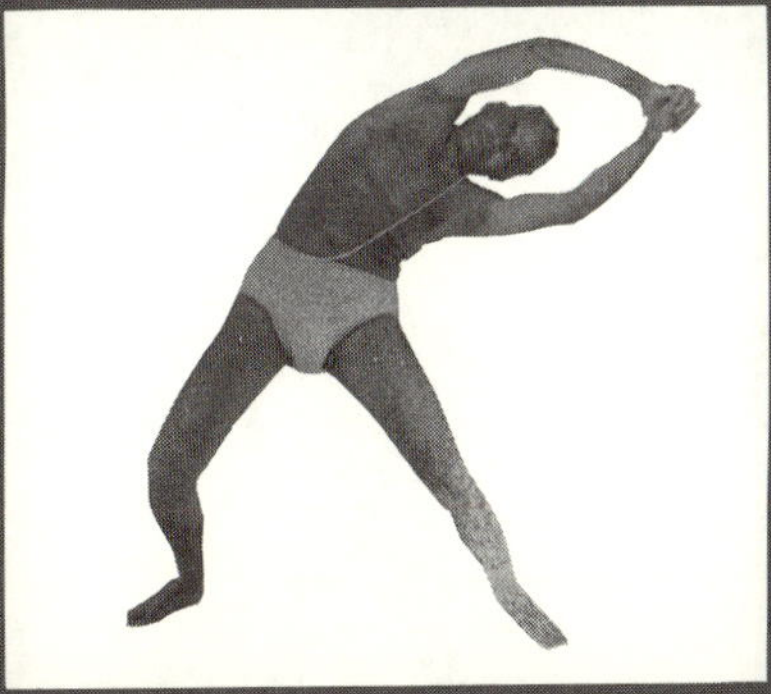

151. 頭上で手を組んで上体を回すポーズ
(Mushtibaddhahastachakrasana)

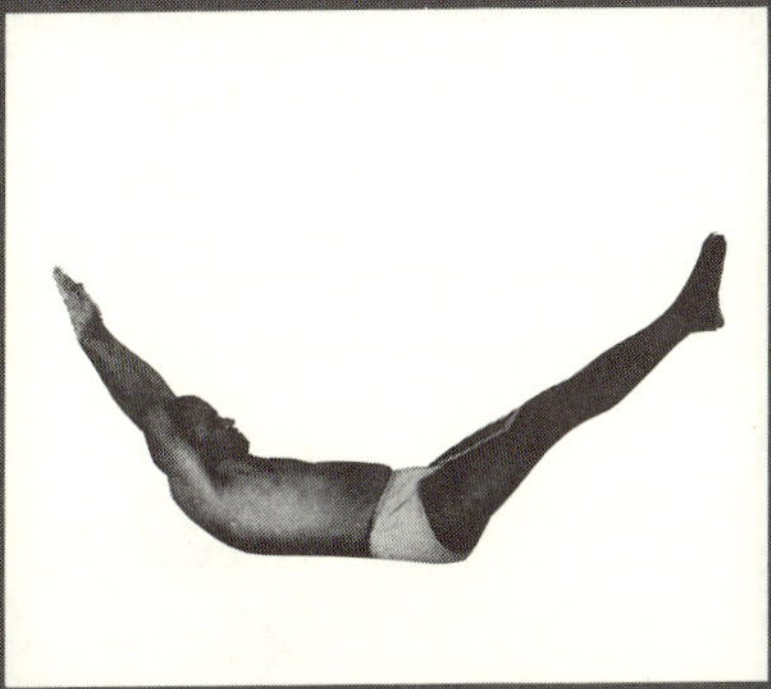

152. 船のポーズ
(Naukasana)

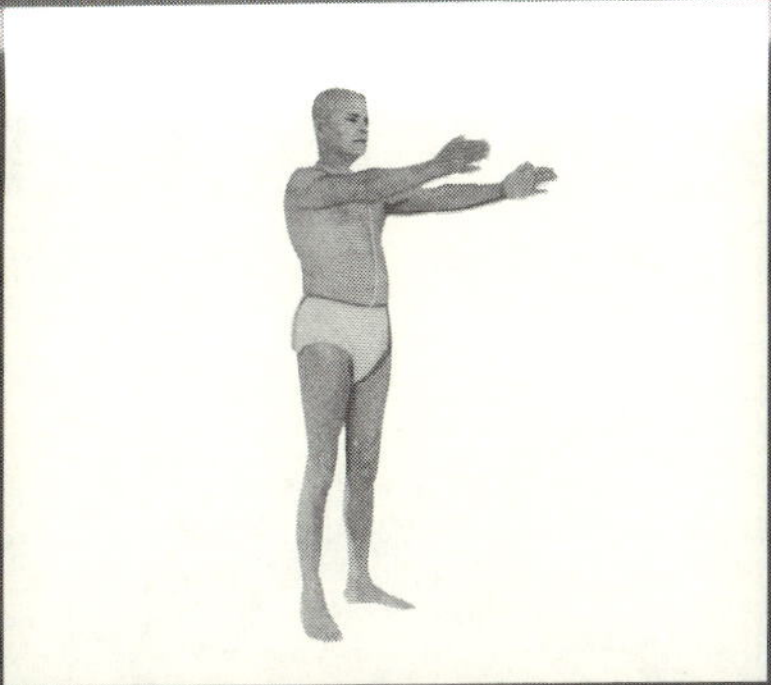

153. 両手を回転させるポーズ
(Dvihastachakrasana)

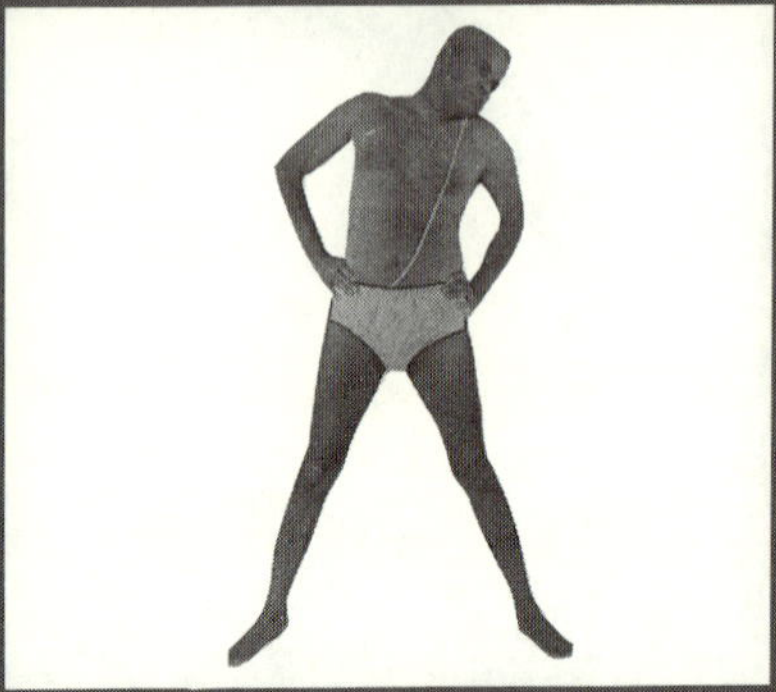

154. 首を回すポーズ
(Grīvachakrasana)

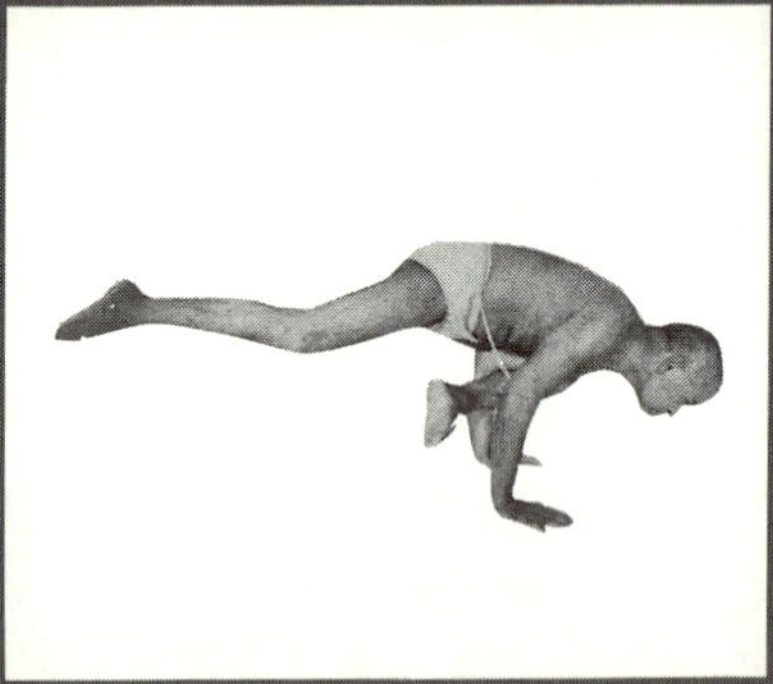

155. 片足を伸ばしたフクロウのポーズ
(Ullukapādaprasāranasana)

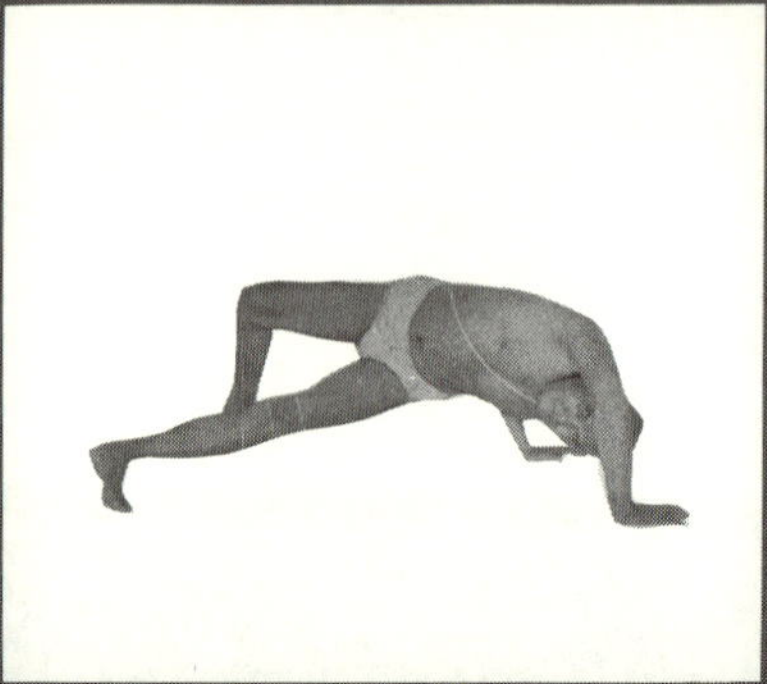

156. 四肢で身体を支え、身体を回すポーズ
(Sarvangachakrasana)

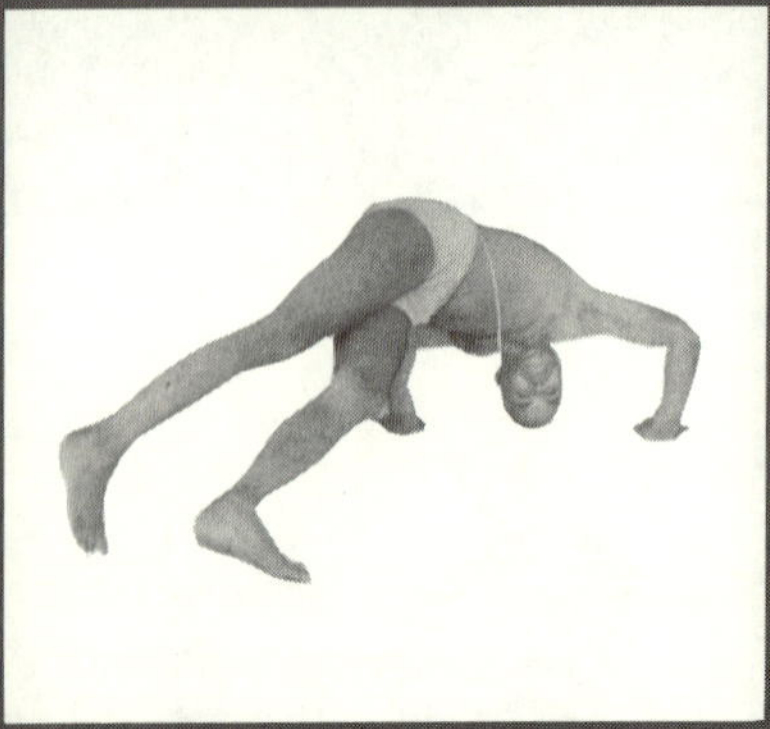

157. 四肢と頭で身体を支え、身体を回すポーズ
(Hastashirshachakrasana)

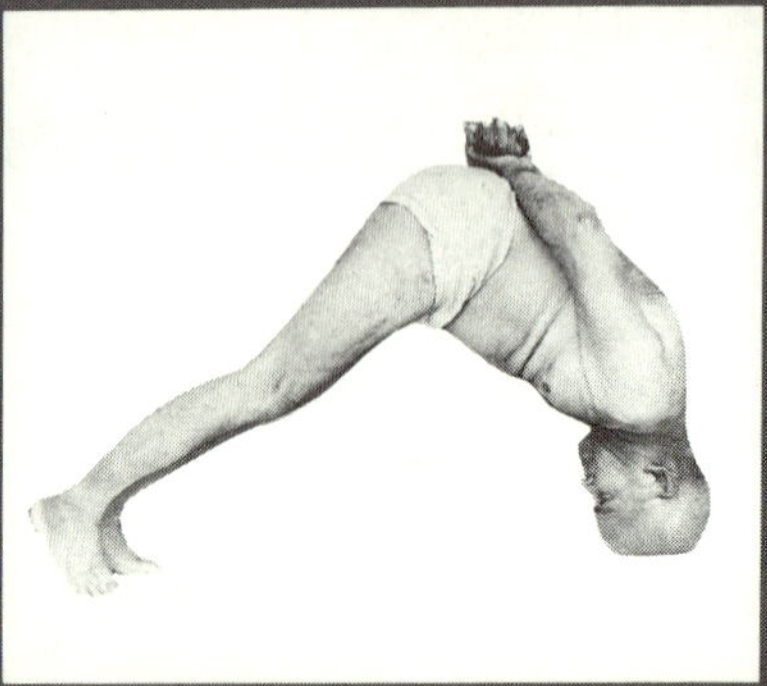

158. 頭と足で身体を支え、身体を回すポーズ
(Shirshachakrasana)

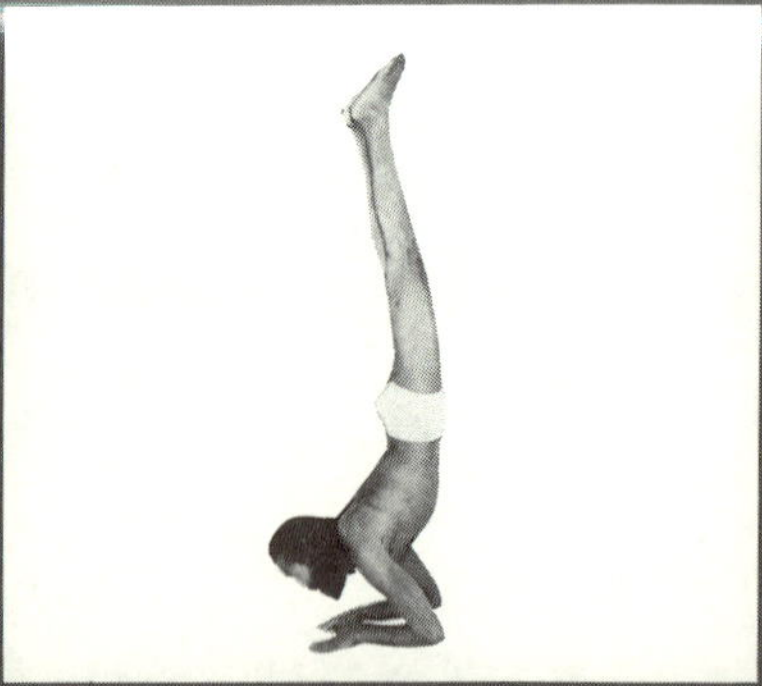

159. 前腕で倒立するポーズ
(Utthitashirshasana)

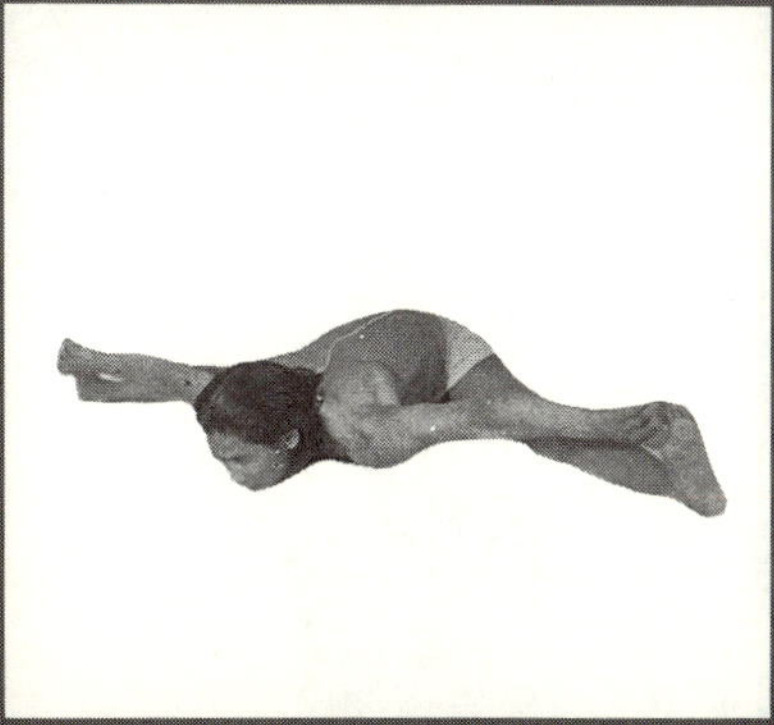

160. 開脚するポーズNo.3
(Vistritapādasana)

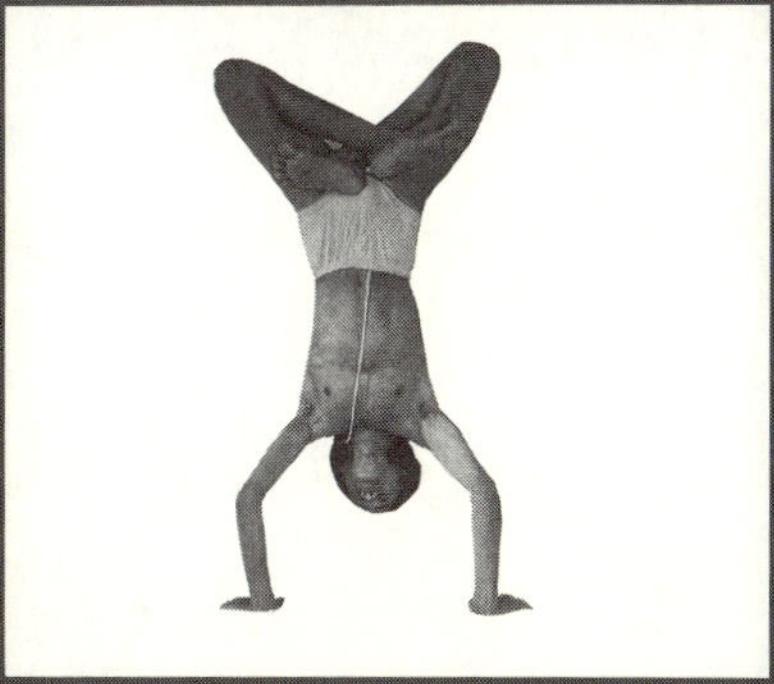

161. 両手で身体を支えるポーズNo.3
(Hastasthita-urdhwapadāmasana)

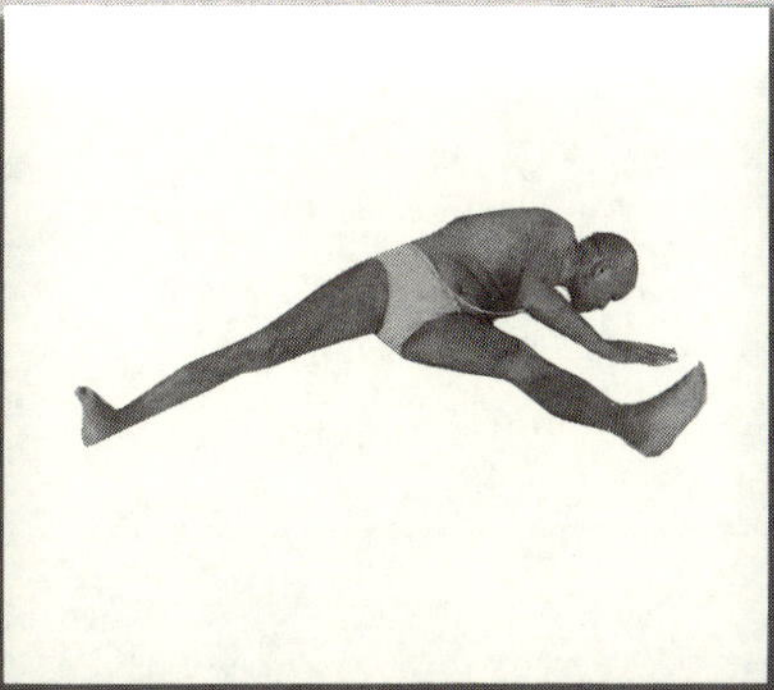

162. 開脚して身体をねじり、額を床につけるポーズ
(Vistritapādapārshwabhunamaskārasana)

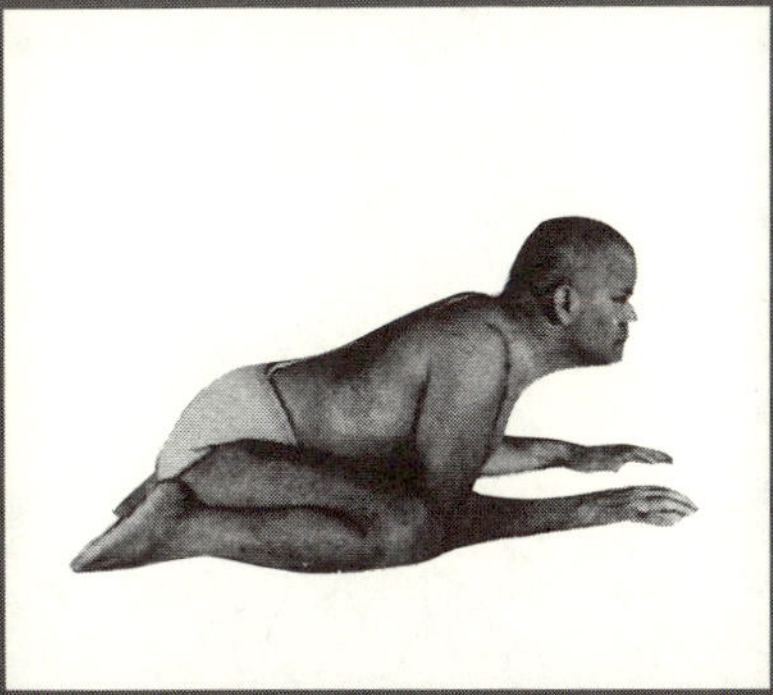

163. 黒蜂のポーズ
(Bhringasana)

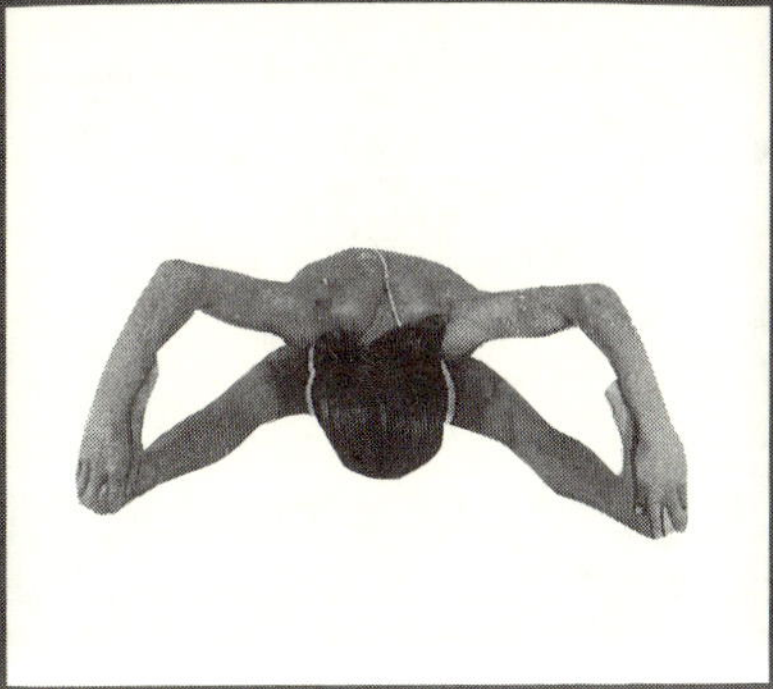

164. 先端のポーズ
(Ugrasana)

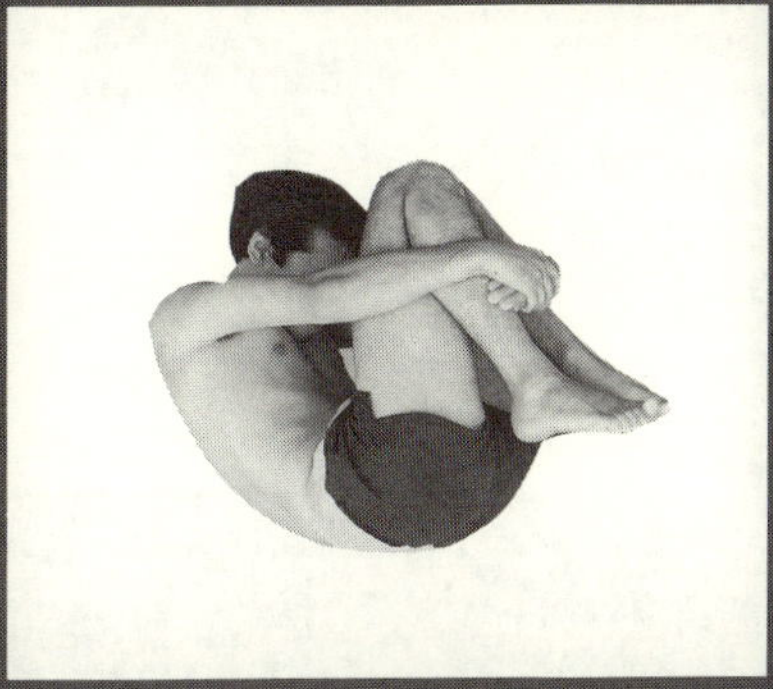

165. 四肢を抱え込むポーズ
(Sarvangabaddhasana)

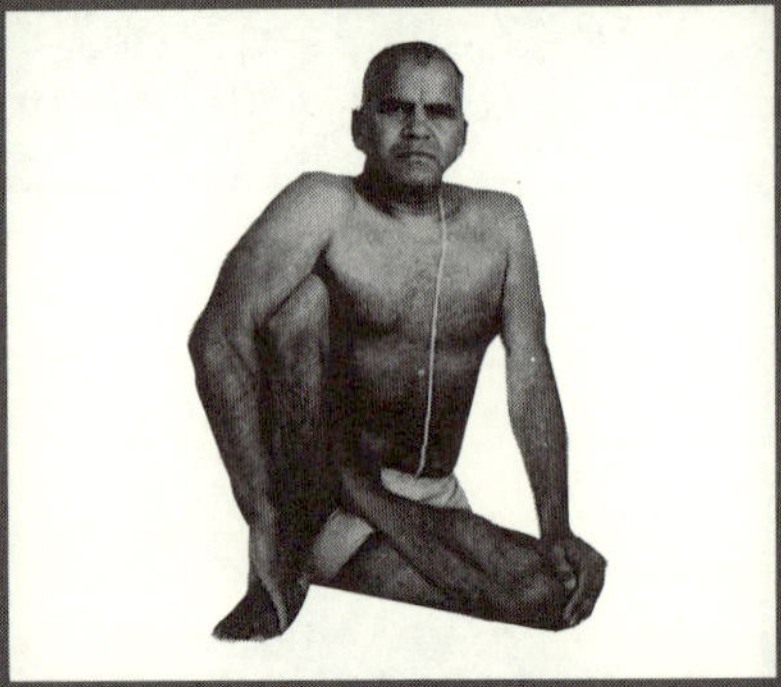

166. 生気のポーズ
(Prānasana)

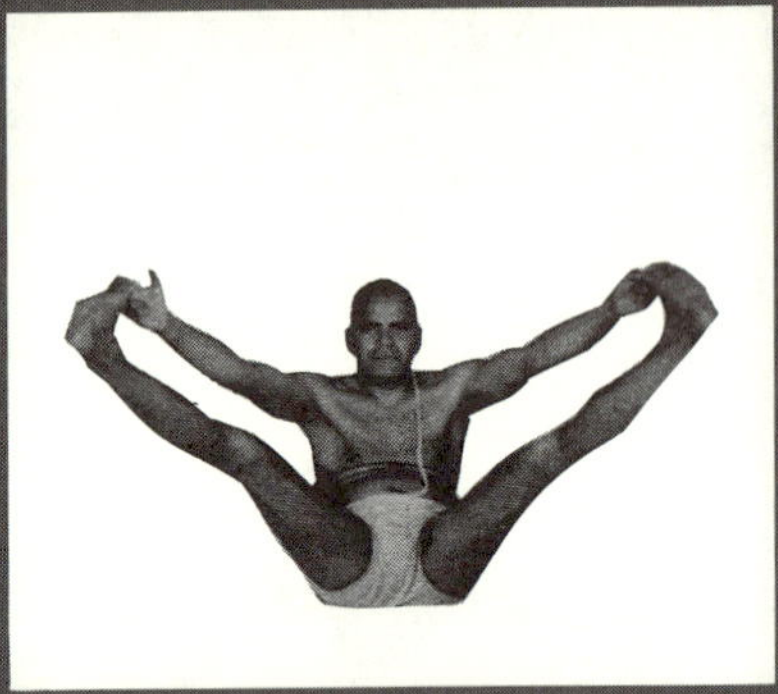

167. 四肢を上げて開くポーズ
(Sthita-urdhwapāda-vistritasana)

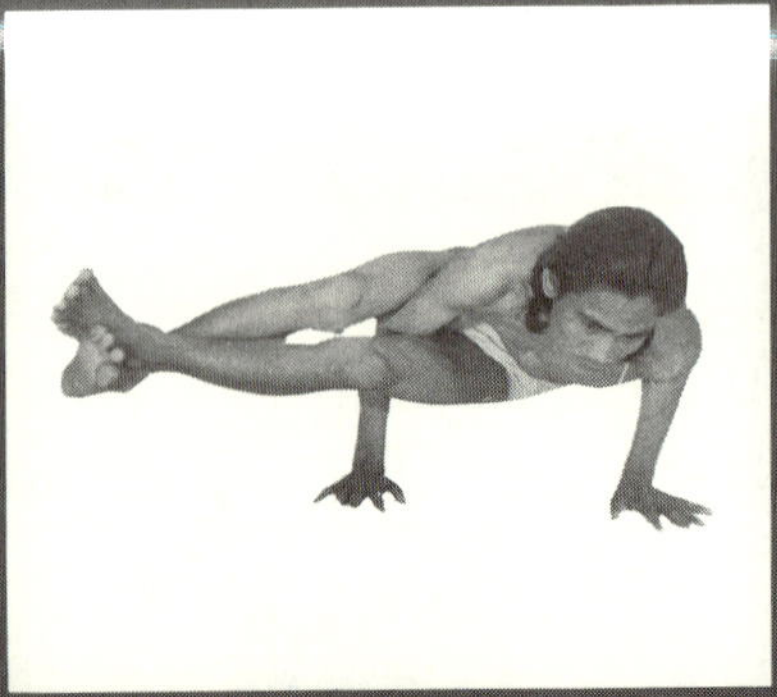

168. 湾曲のポーズ
(Vakrasana)

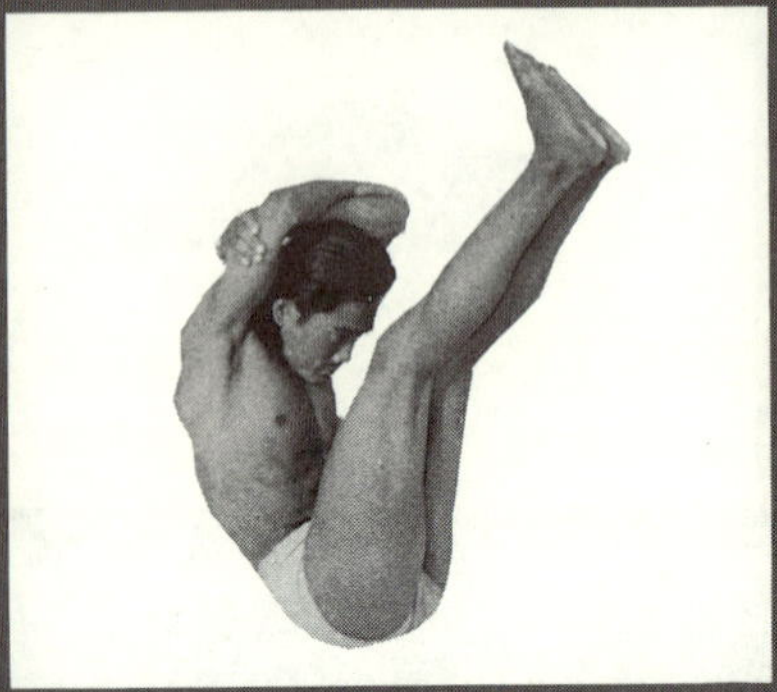

169. 膝に額をつけるポーズNo.3
(Shirshabaddha-Utthitajānusparshasana)

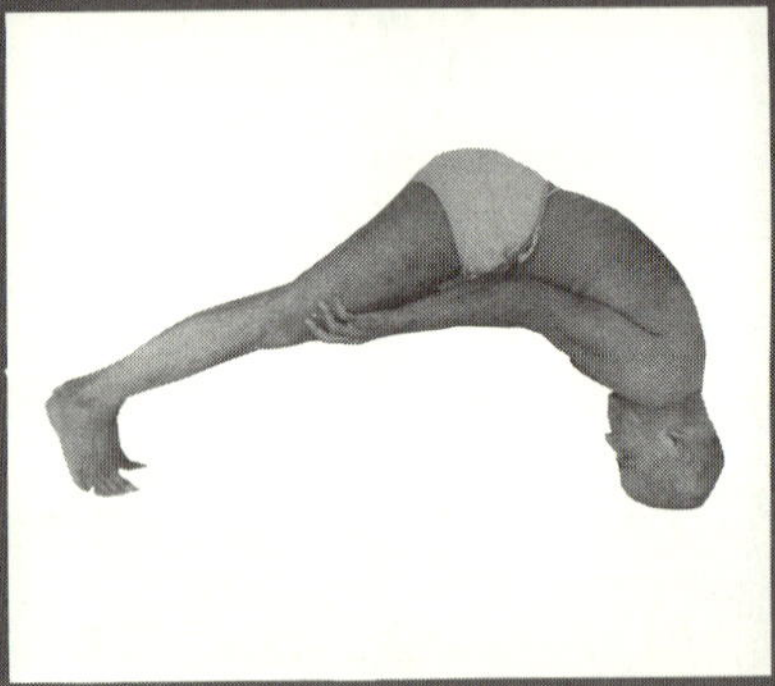

170. 橋のポーズNo.2
(Dvikonasana)

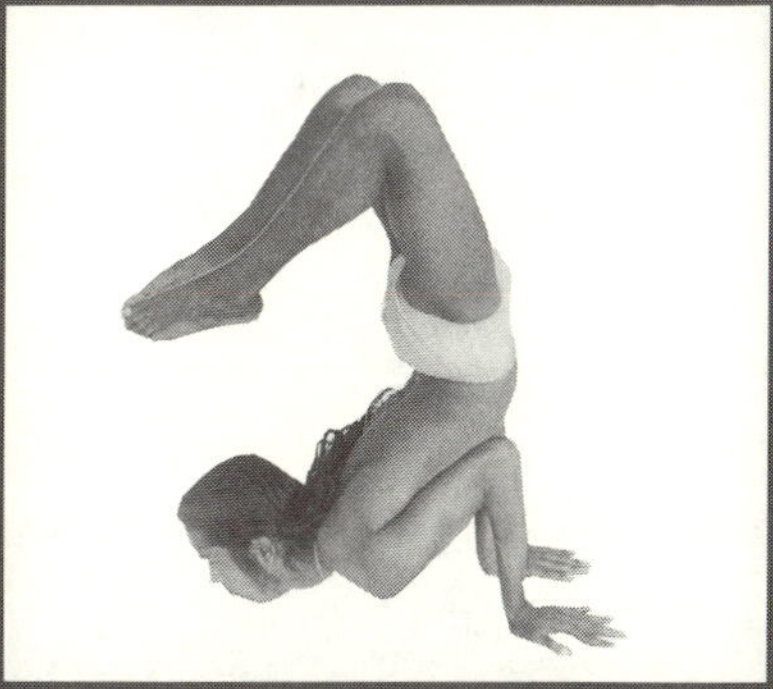

171. 両足を後ろに伸ばすポーズ
(Sarangasana)

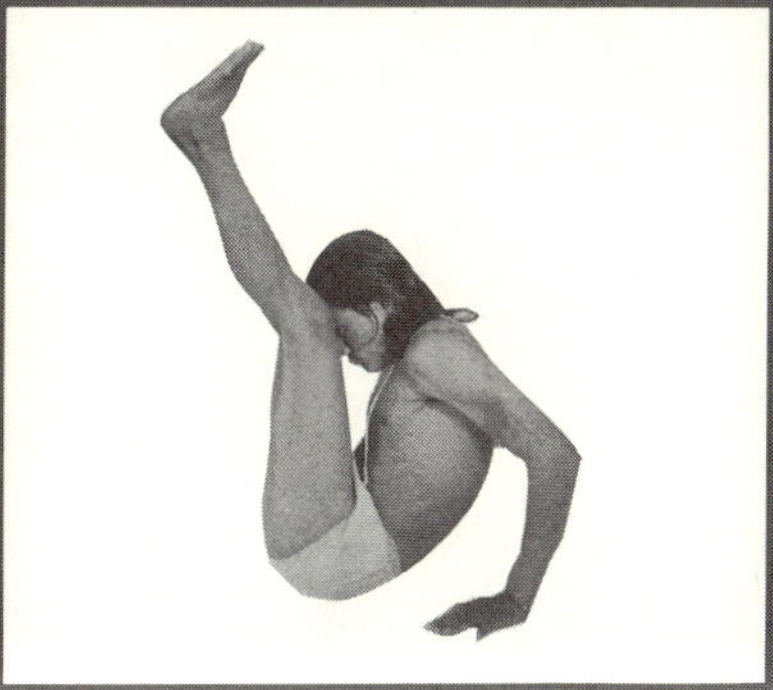

172. 膝に額をつけるポーズNo.4
(Utthitadvijānushirasparshasana)

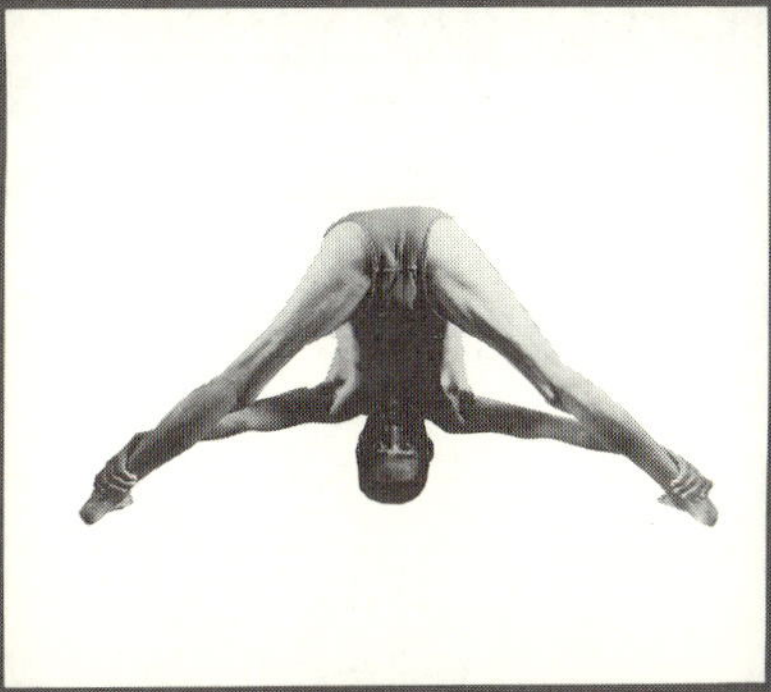

173. 半倒立のポーズ
(Utthitapādahastabaddhabhunamaskārasana)

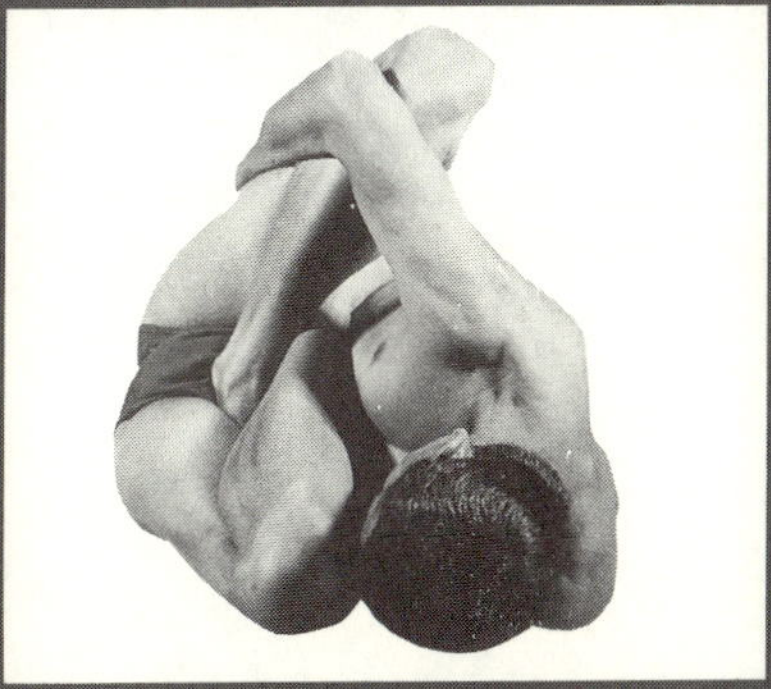

174. 収縮のポーズ
(Sankochasana)

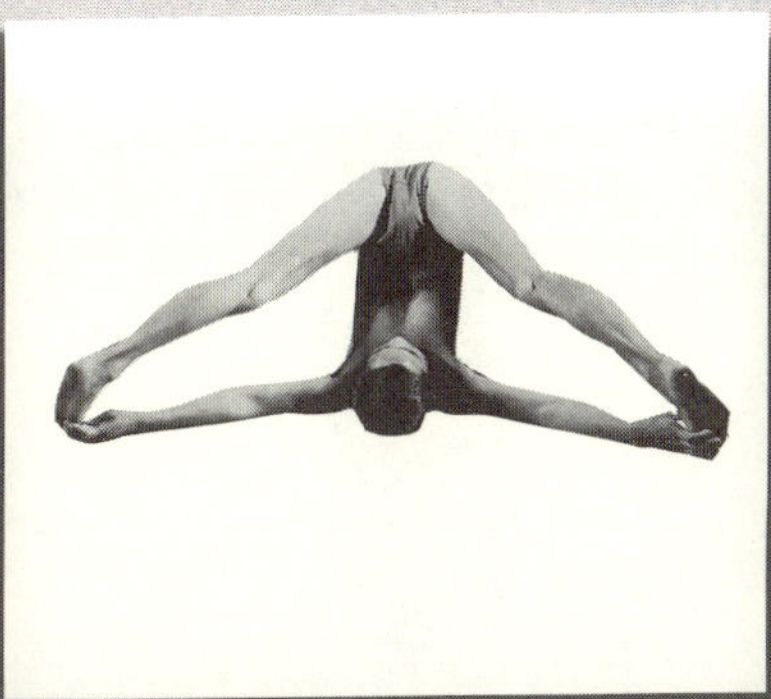

175. 四肢を最大限に伸ばすポーズ
(Hastapāda-vistritasana)

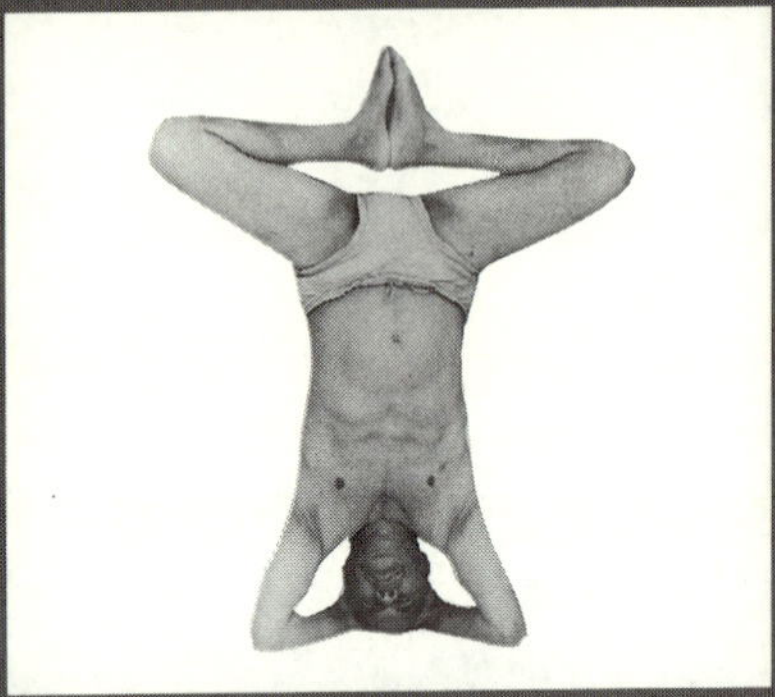

176. 木の半ポーズ
(Urdhwapādatalasamyuktasana)

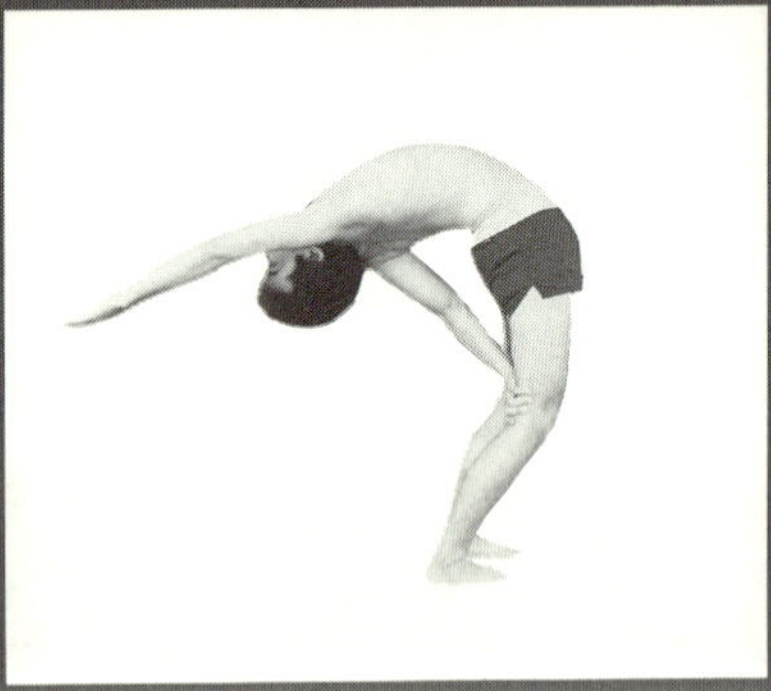

177. 片手を上げる後反りのポーズ
(Ekahastaprishthakonasna)

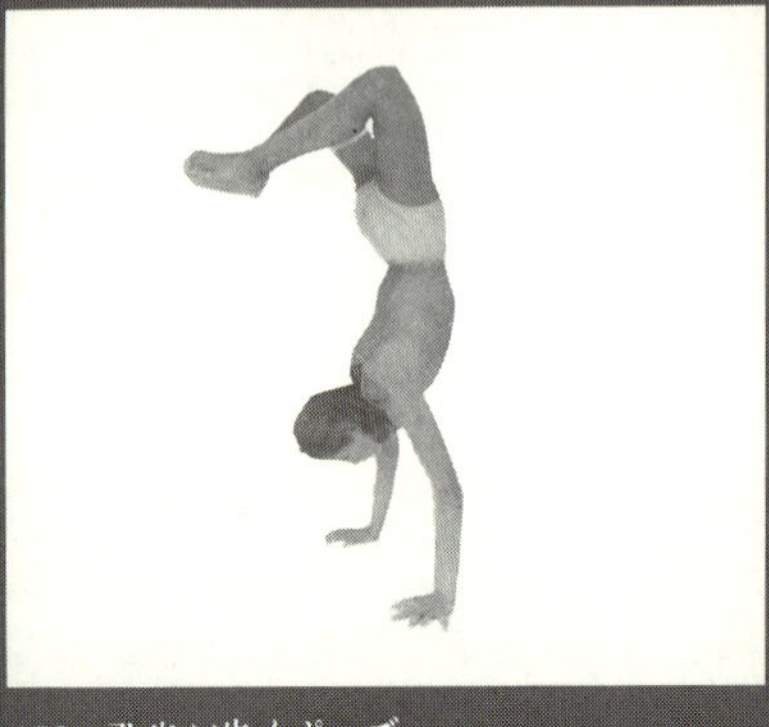

178. 孔雀が歩くポーズ
(Mayurachālasana)

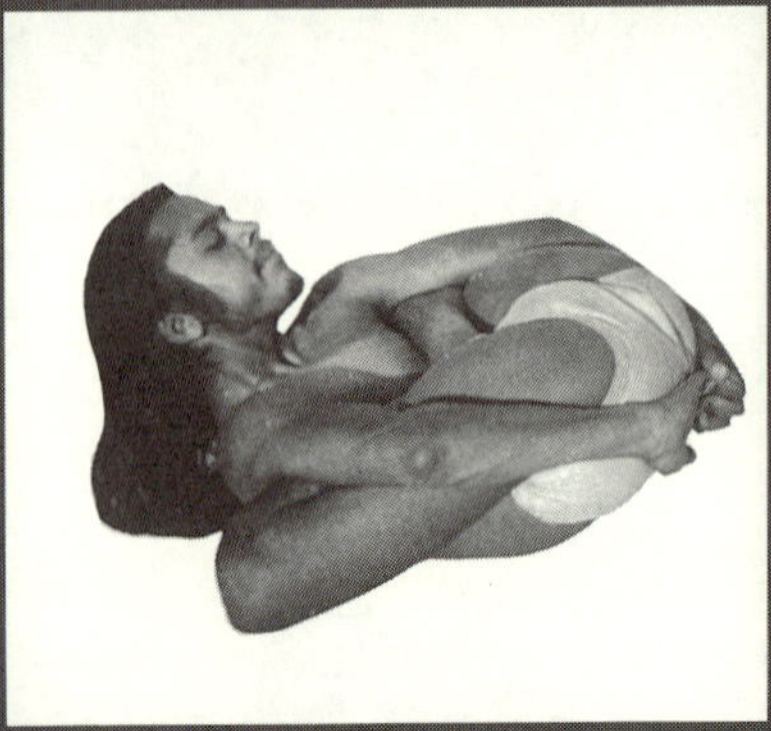

179. 結跏蓮華のポーズNo.3
(Januprishthabaddhapadmasana)

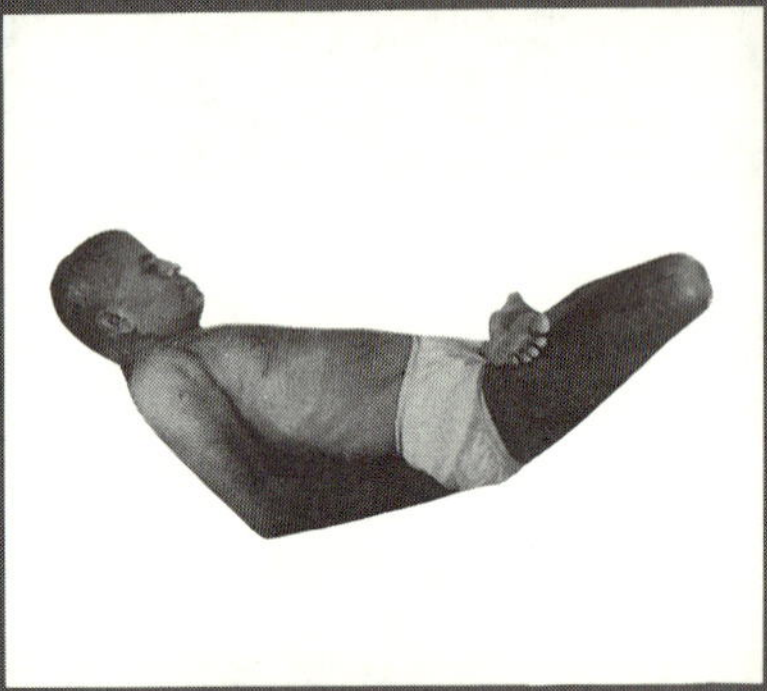

180. 握りこぶしでバランスをとるポーズ
(Tolangulasana)

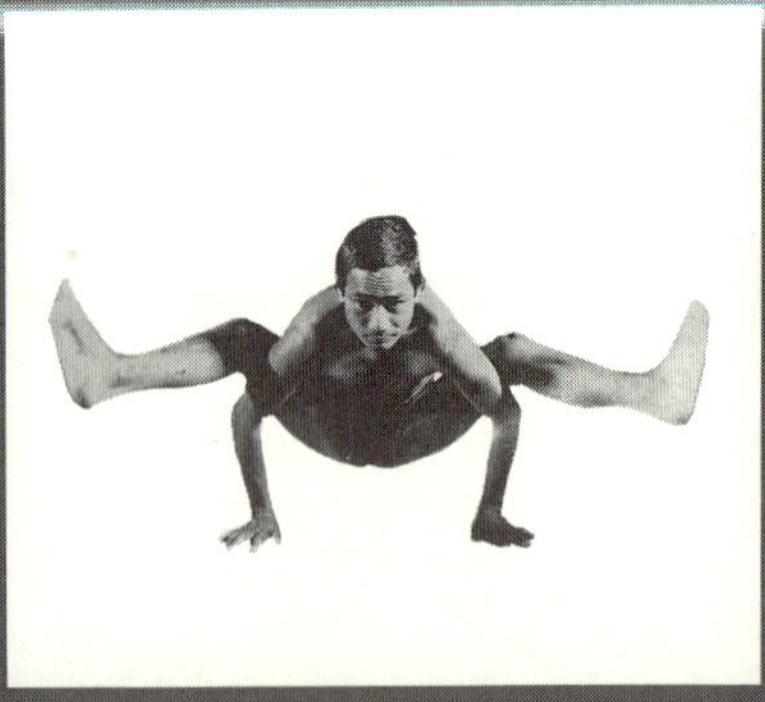

181. 両手で身体を支えるポーズNo.4
(Dvihasta-utthita-pādaprasāranasana)

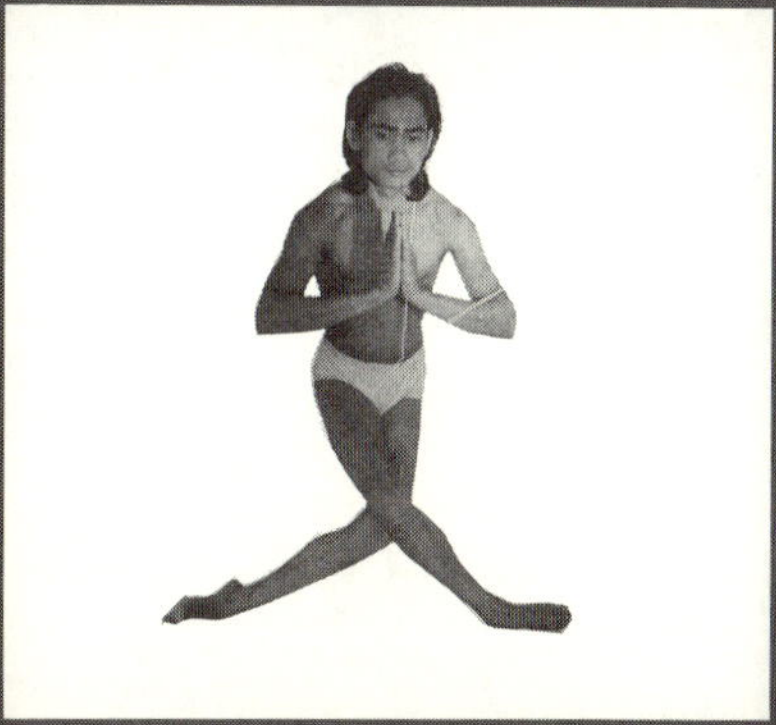

182. 足を交差させて立つポーズ
(Prishthapādasthitasana)

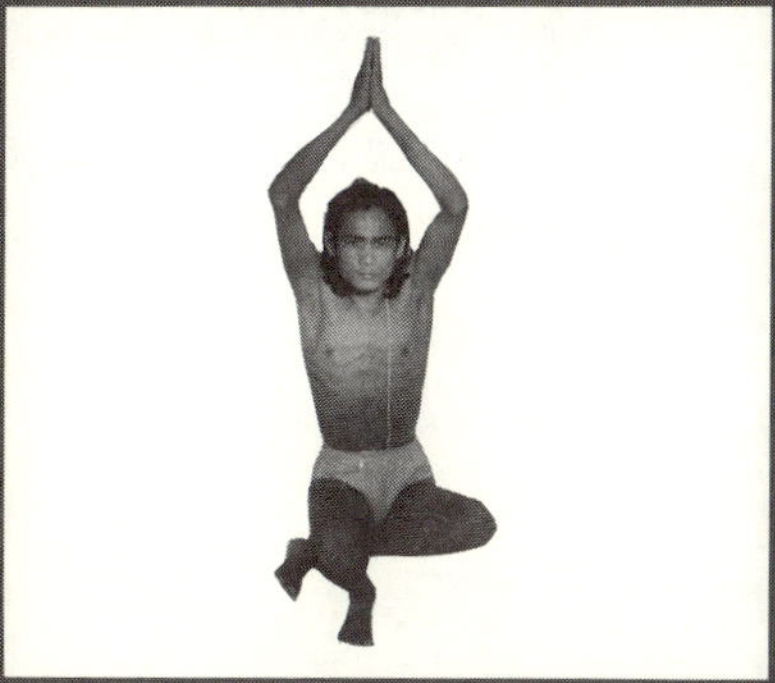

183. 膝に足首をはさむポーズ
(Ekapādajānubaddhasana)

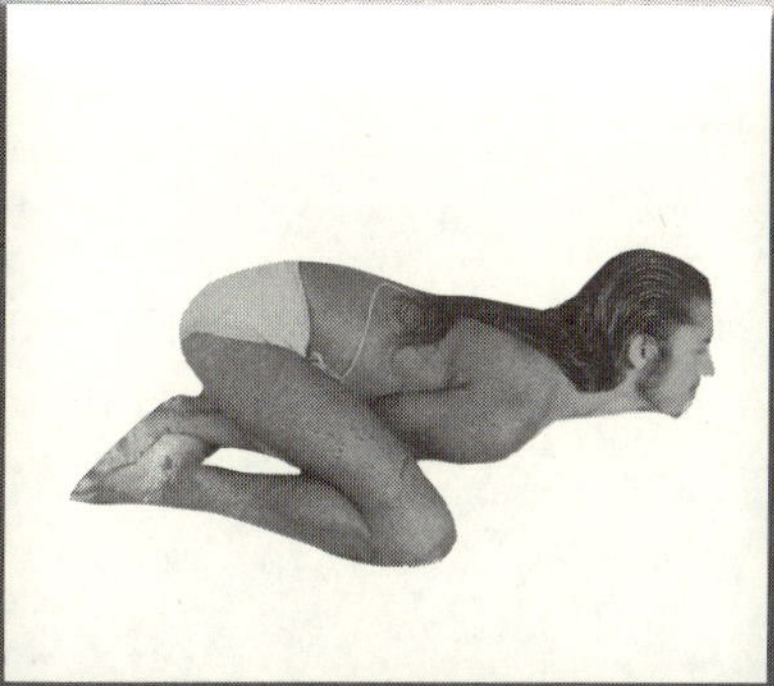

184. 鳩のポーズ
(Kapotasana)

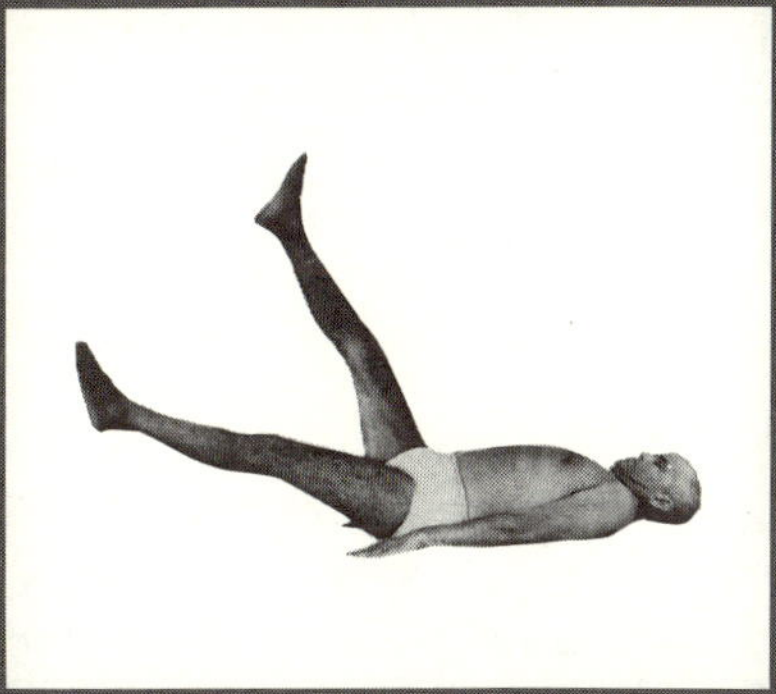

185. 爪先で半円を描くポーズ
(Shayanapādasanchalanasana)

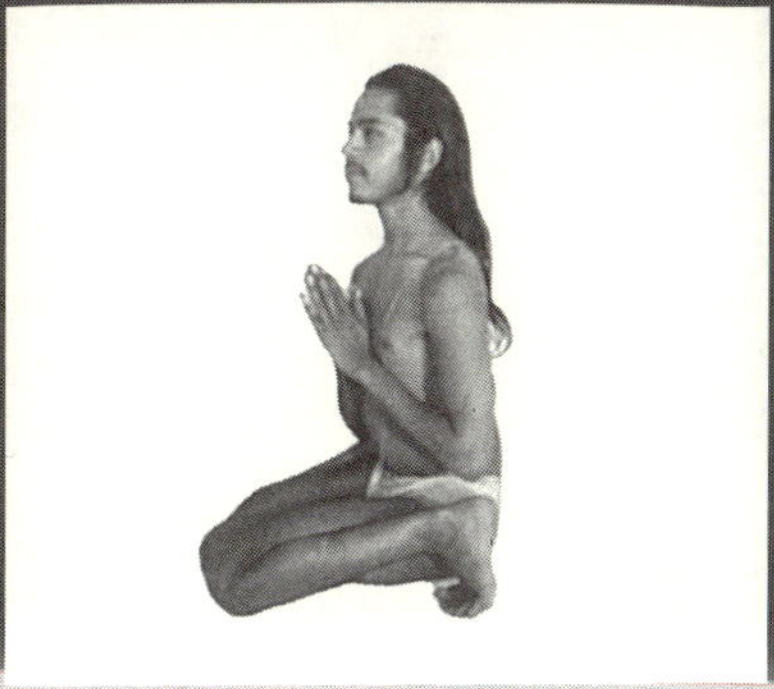

186. 腰の横で足首を立てて座るポーズ
(Pādangushthasthitanitambasana)

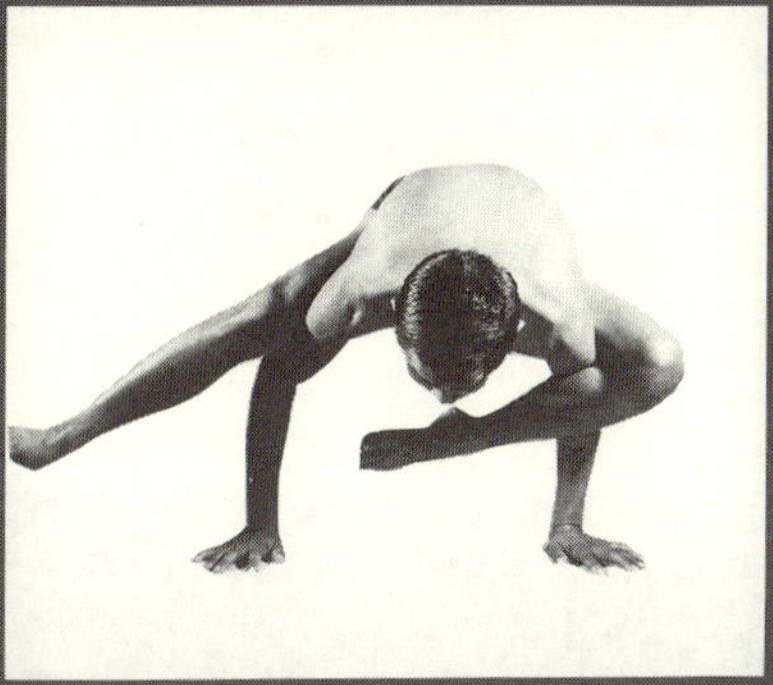

187. 両手で身体を支えるポーズNo.5
(Utthitahastadvipārshwapādaprasāranasana)

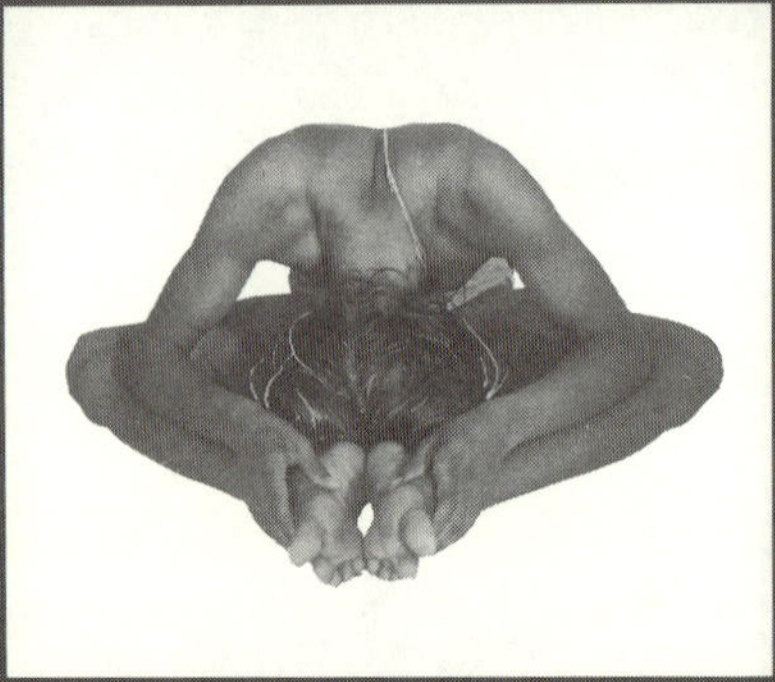

188. 半開脚して前屈するポーズNo.2
(Pādatalasamyuktabhunamanasana)

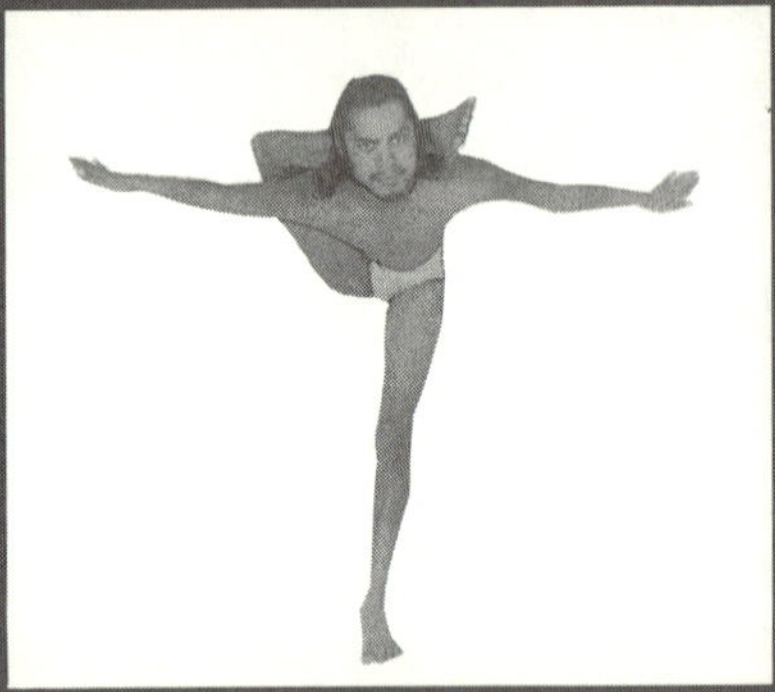

189. 空飛ぶサギのポーズ
(Baka-uddiyānasana)

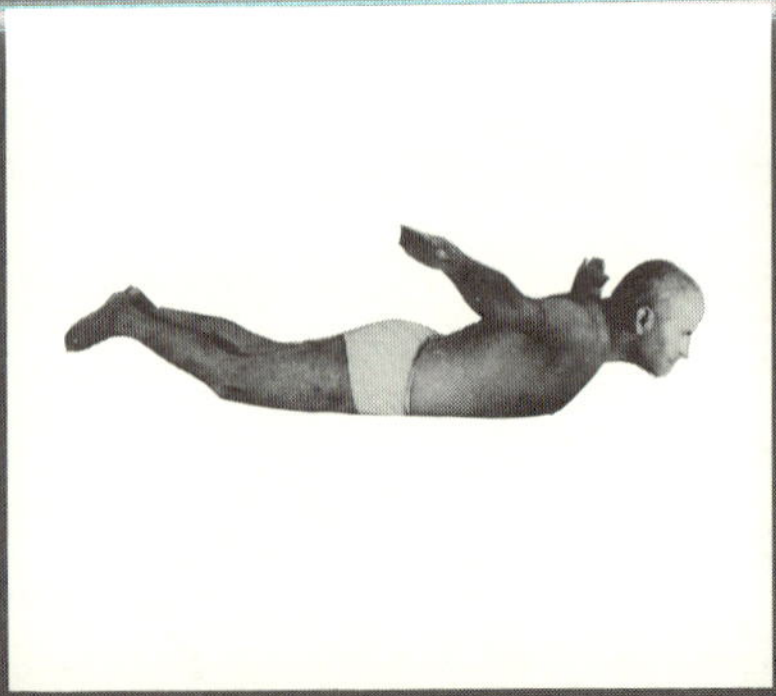

190. 飛行機のポーズNo.2
(Yānasana)

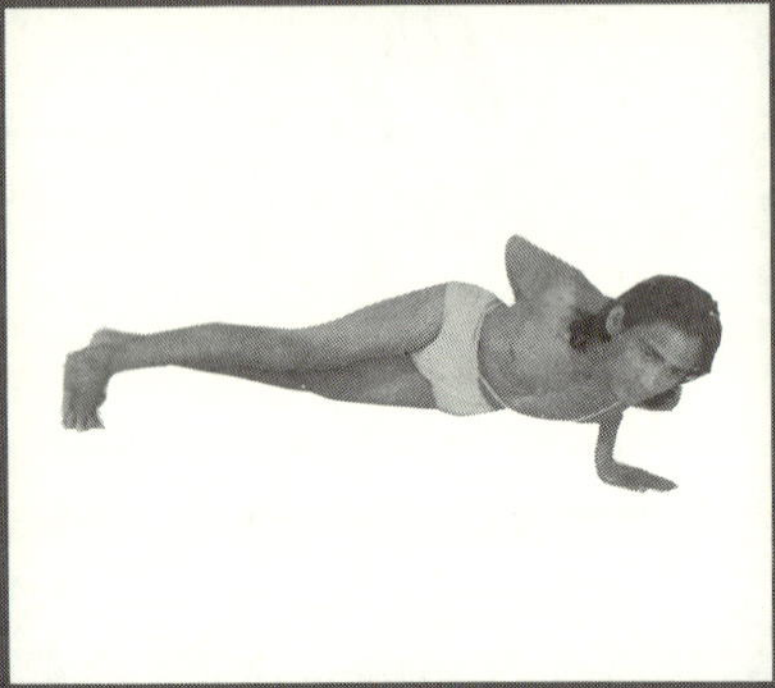

191. 片手で上体を支えるポーズ
(Ekahastadandasana)

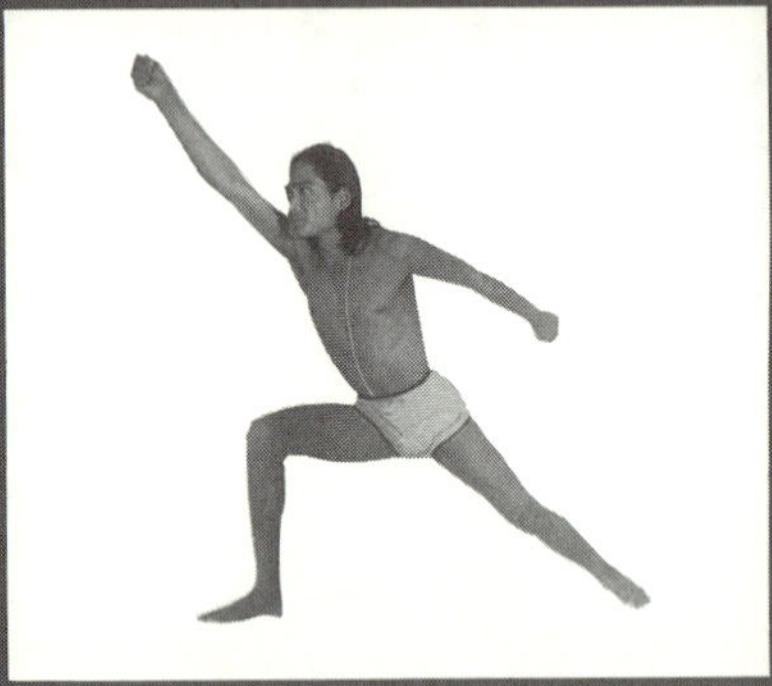

192. 水汲みのポーズ
(Bhujadandasana)

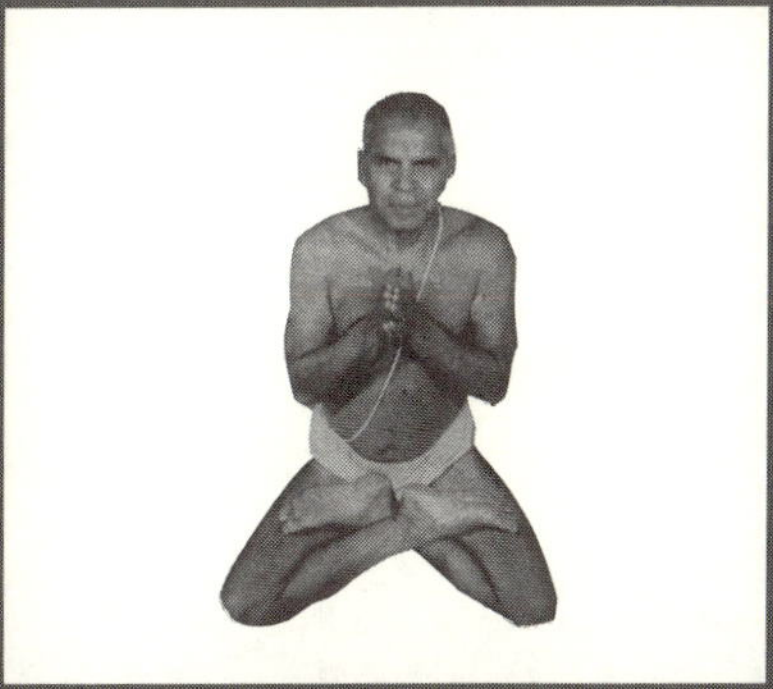

193. 結跏して立つポーズ
(Uttishthapadmasana)

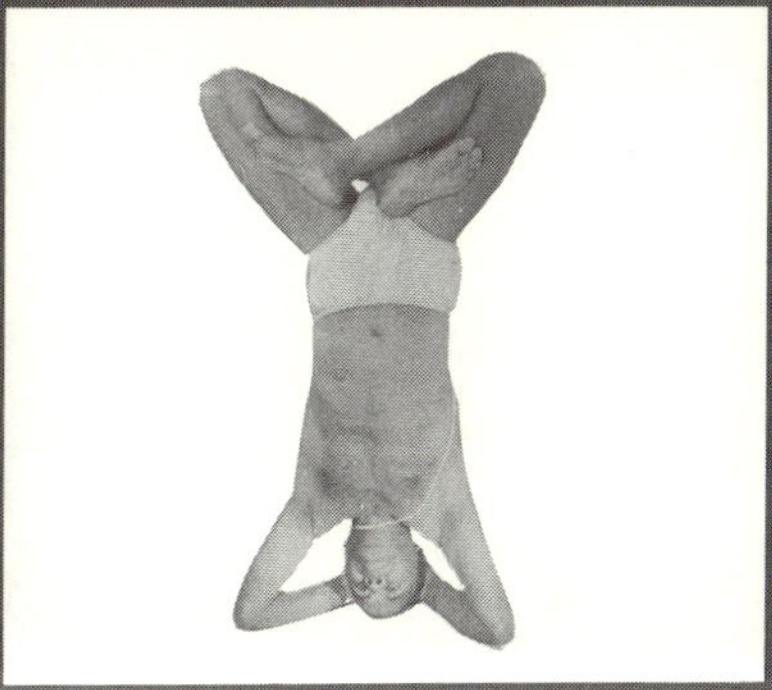

194. 結跏して倒立するポーズNo.1
(Urdhwapadmasana)

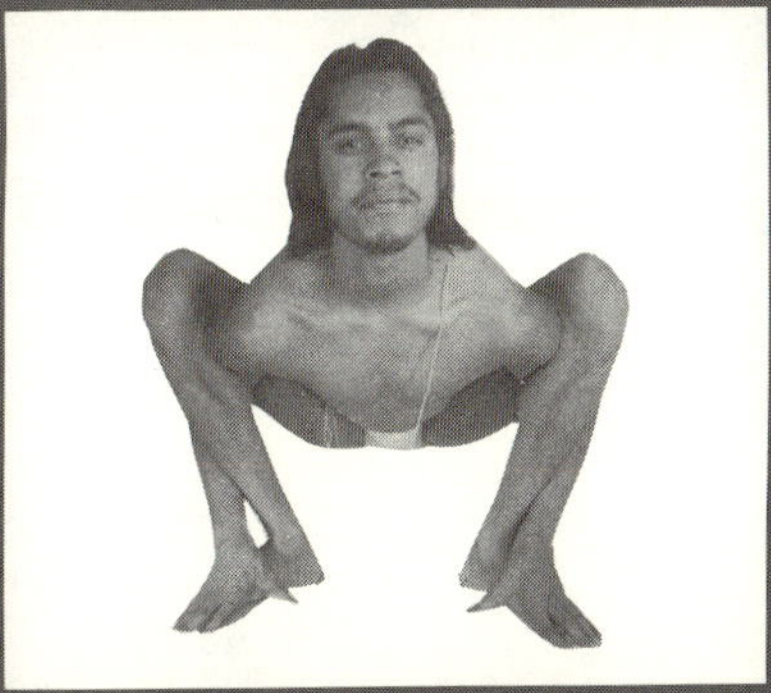

195. 鳥のポーズNo.3
(Khanjanasana)

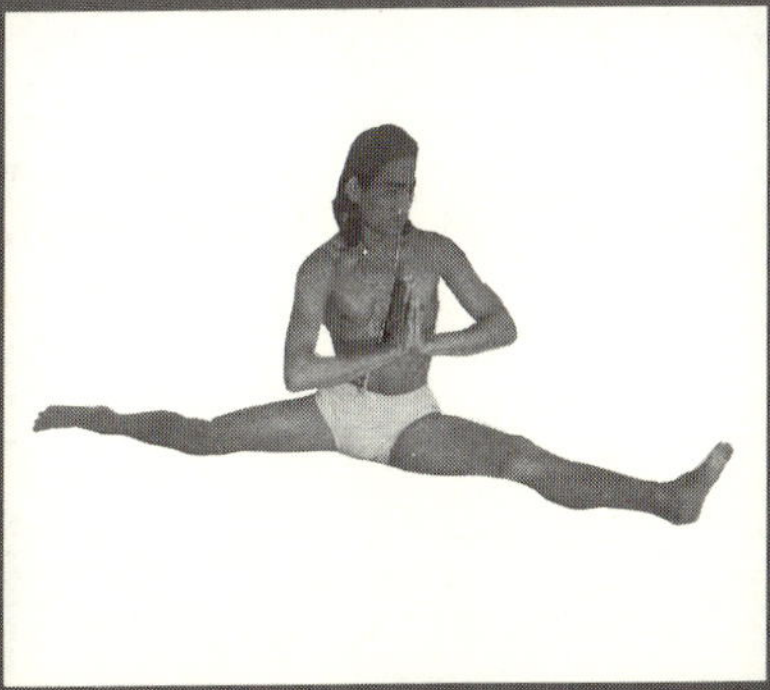

196. 困苦のポーズNo.2
(Vikatasana)

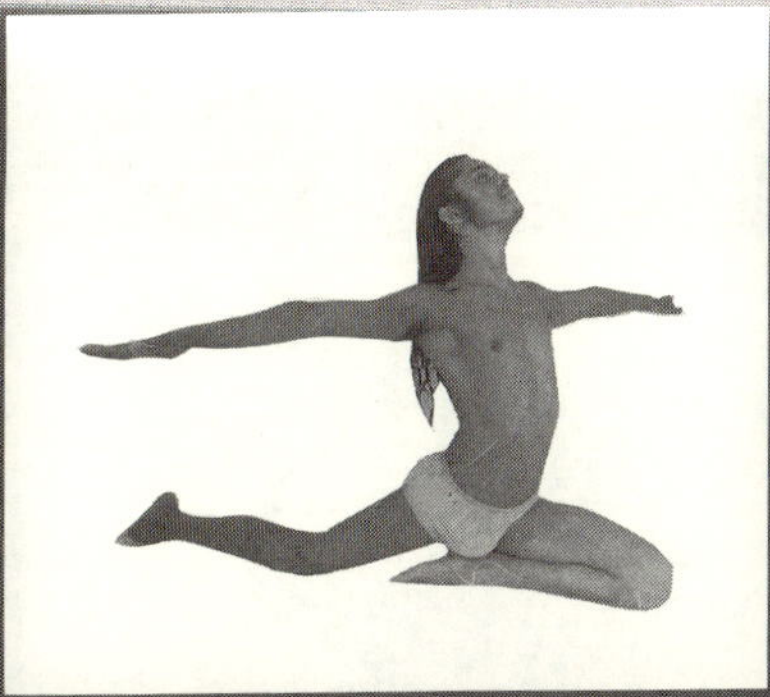

197. ヒバリのポーズNo.1
(Chatakasana)

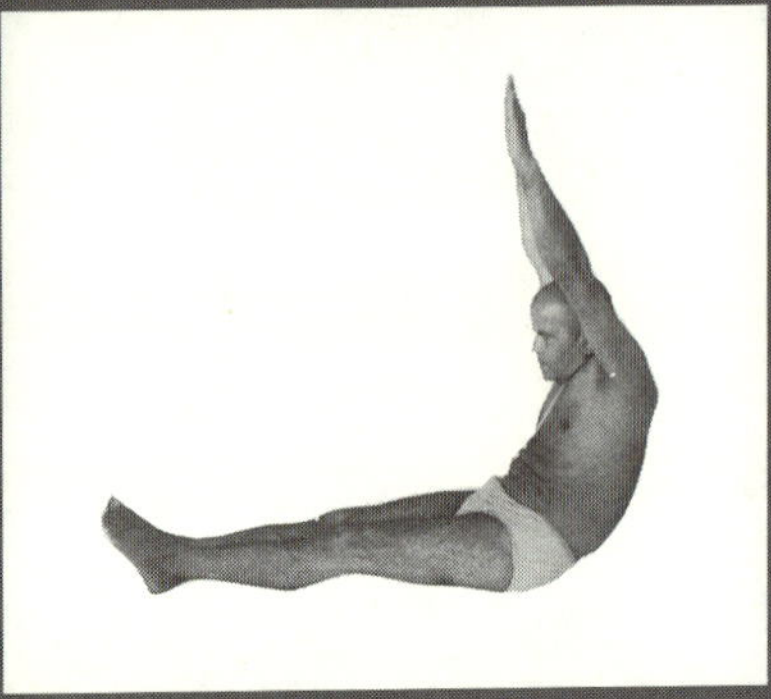

198. 腹筋を強めるポーズ
(Shayanotthānasana)

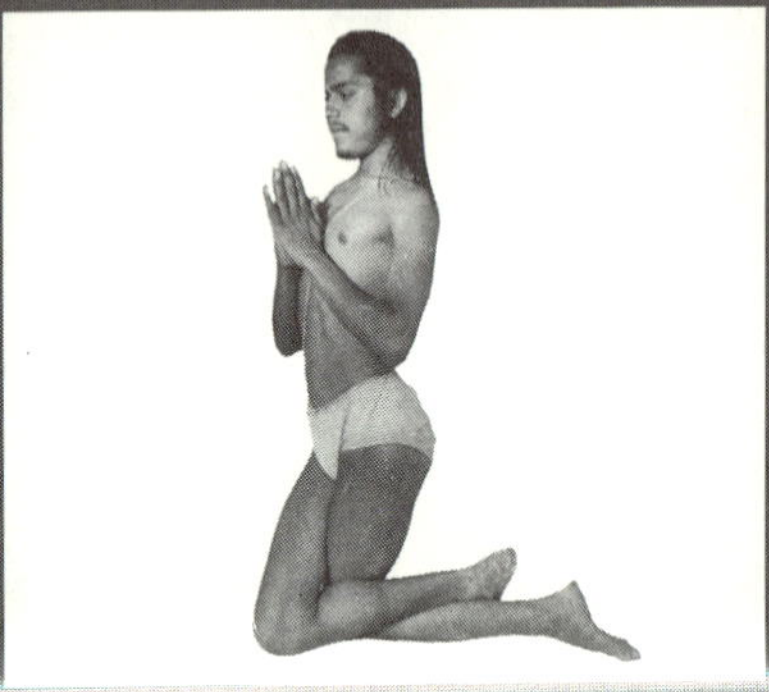

199. 両足をからませるポーズ
(Pādagumphita-utthitasana)

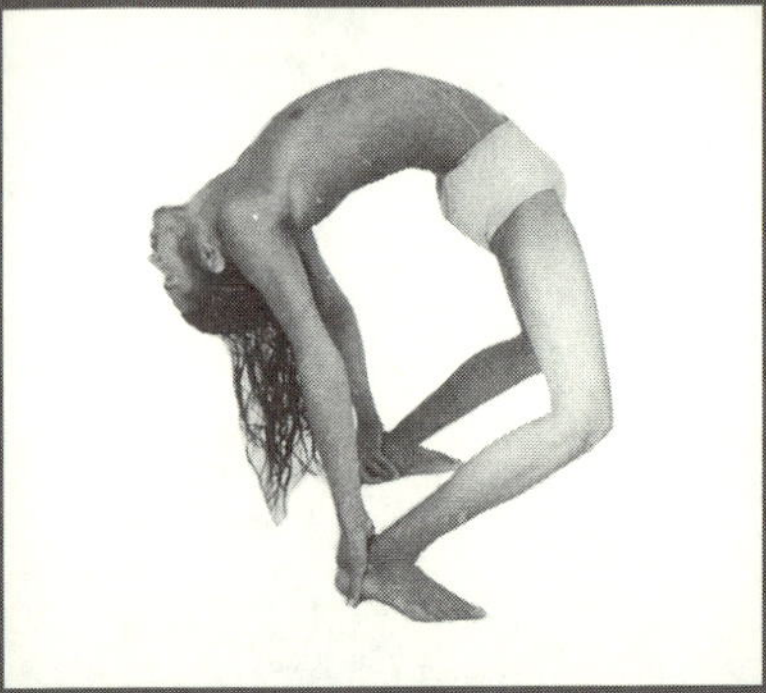

200. 立位で後ろに反るポーズ
(Viparitahastapādasana)

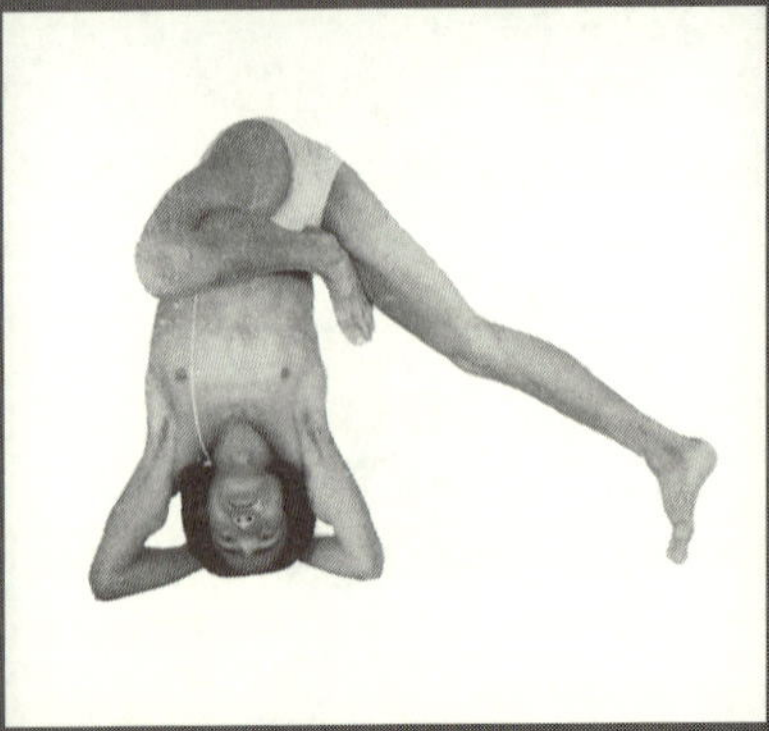

201. 倒立のポーズNo.2
(Ekapādashirshasana)

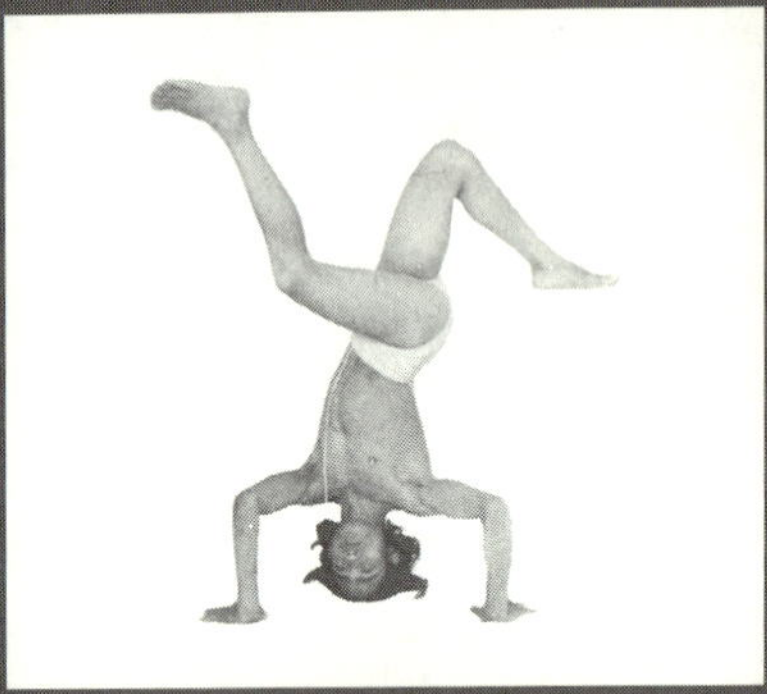

202. 両足を回転させるポーズNo.2
(Pādavakrakapāli-Āsana)

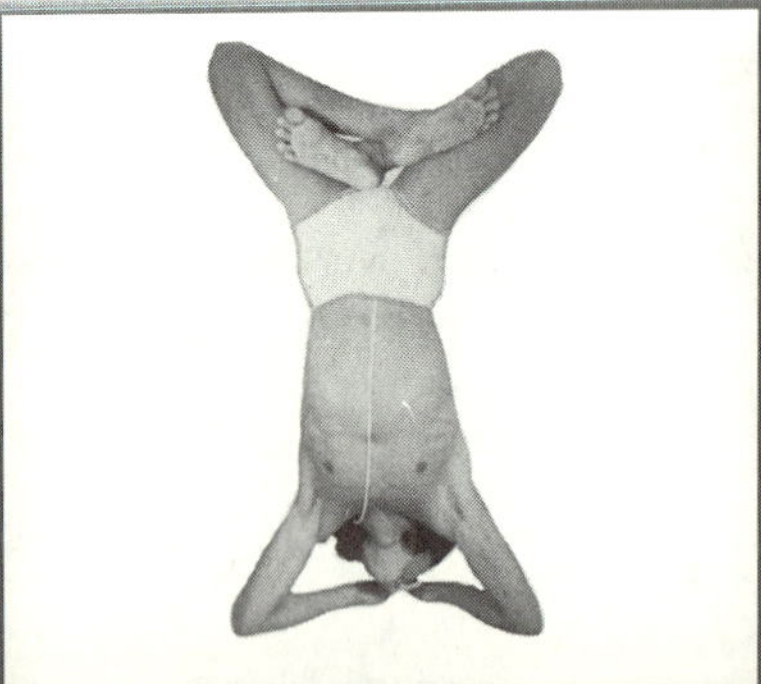

203. 結跏して倒立するポーズNo.2
(Viparita-urdhwa-padmasana)

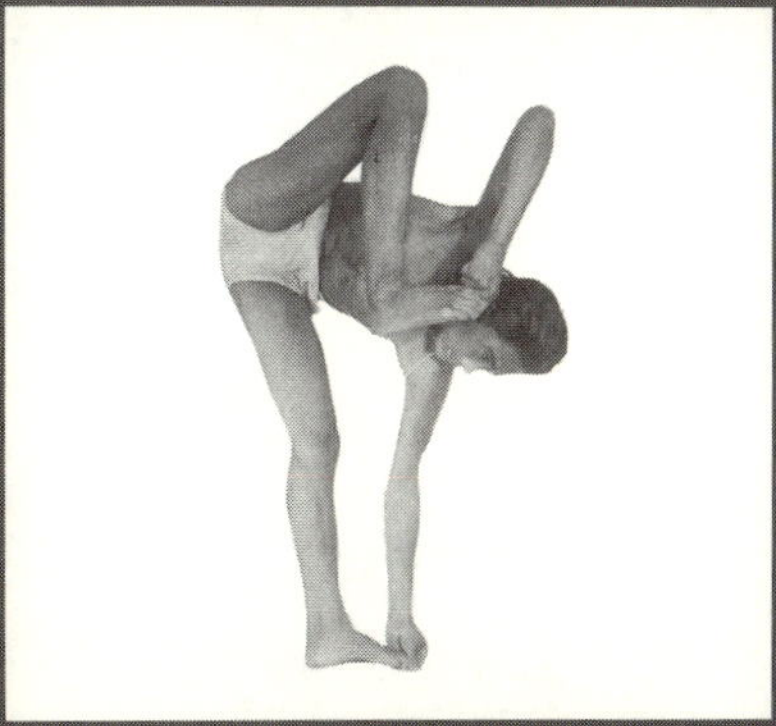

204. 爪先を引っぱるポーズ
(Utthita-ekapāda-akarshanasana)

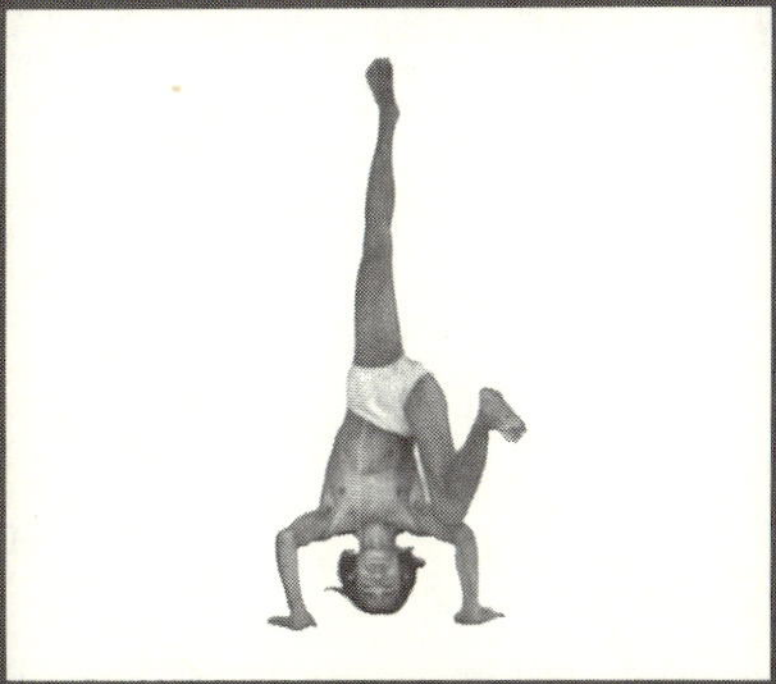

205. 両手で身体を支えるポーズNo.6
(Urdhwa-Ekapāda-Āsana)

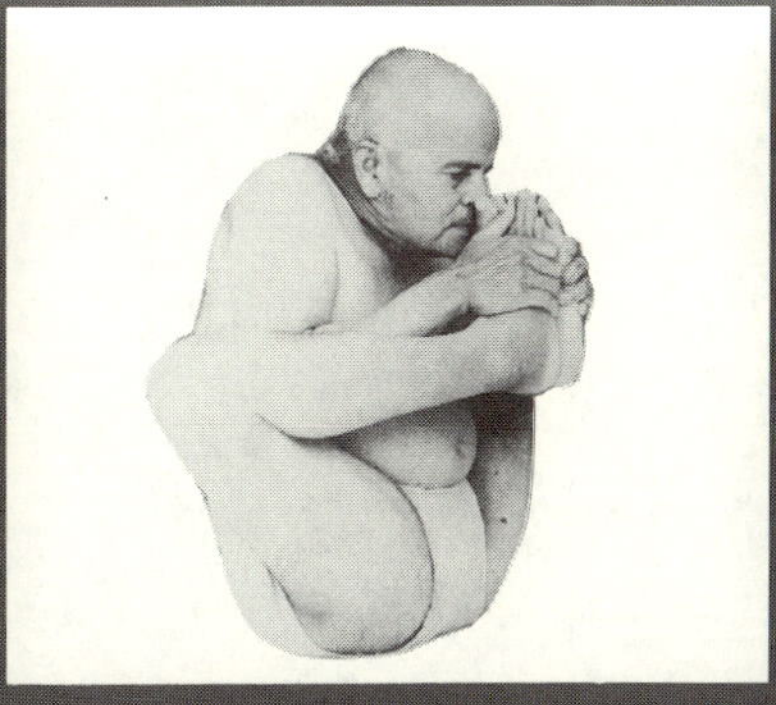

206. 爪先を鼻につけるポーズNo.2
(Dvipādanāsāgrasparshasana)

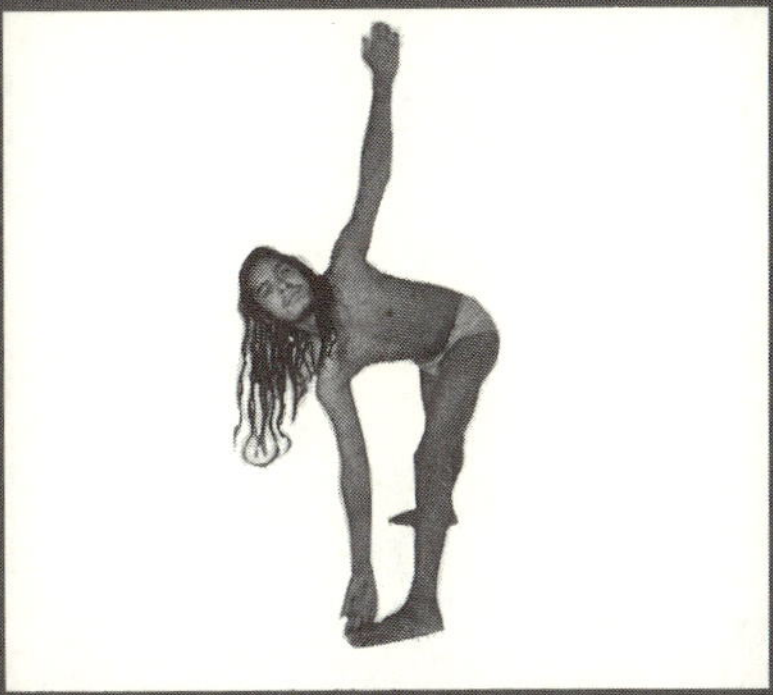

207. 両手を広げて前屈するポーズ
(Utthitahastaprasāranasana)

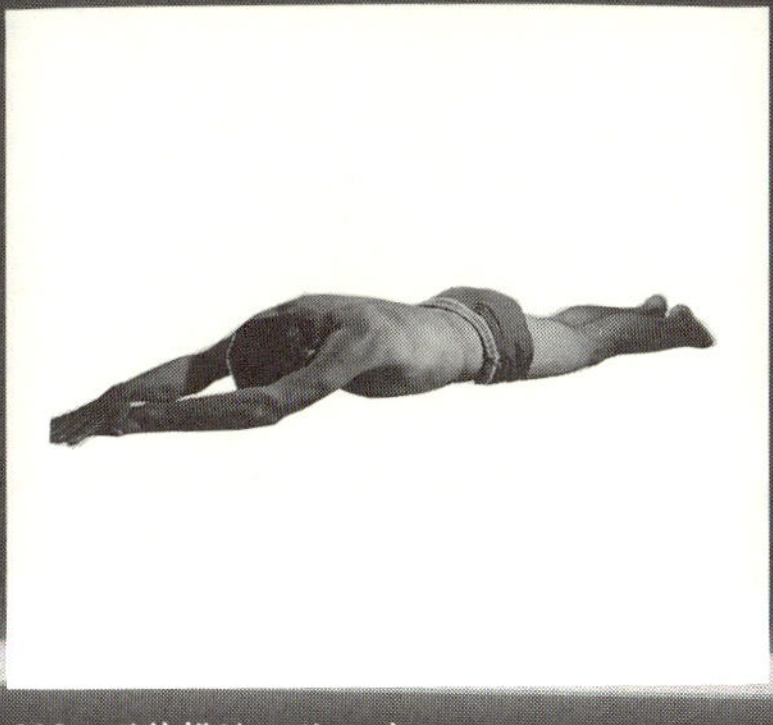

208. 五体投地のポーズ
(Sāshtāngadandawatasana)

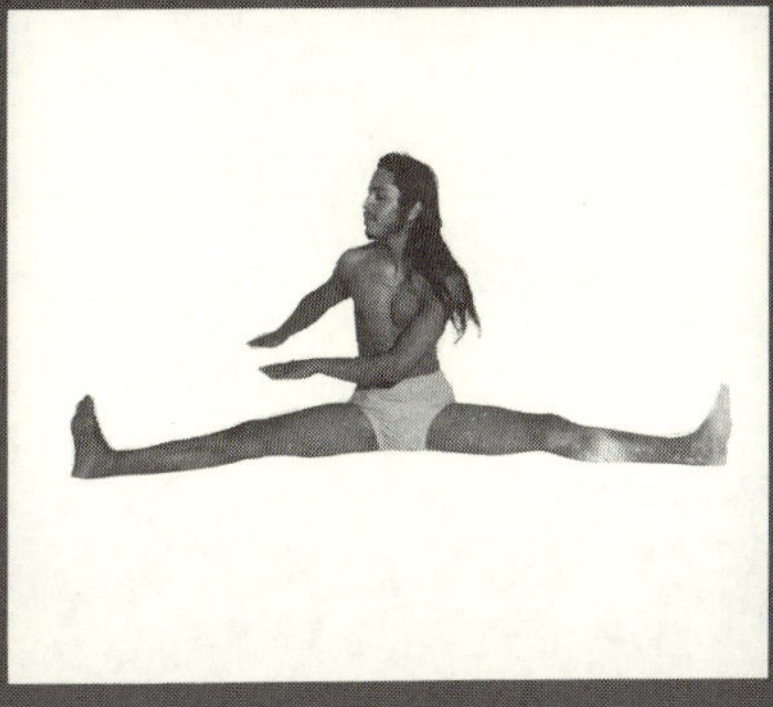

209. 開脚して身体をねじるポーズ
(Vistritapādahastasparshasana)

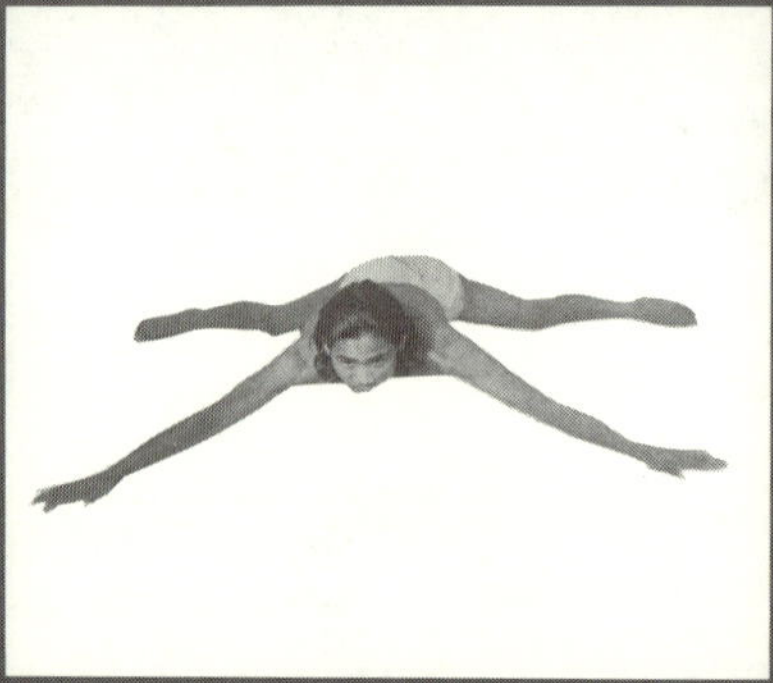

210. トカゲのポーズ
(Chatushpādasana)

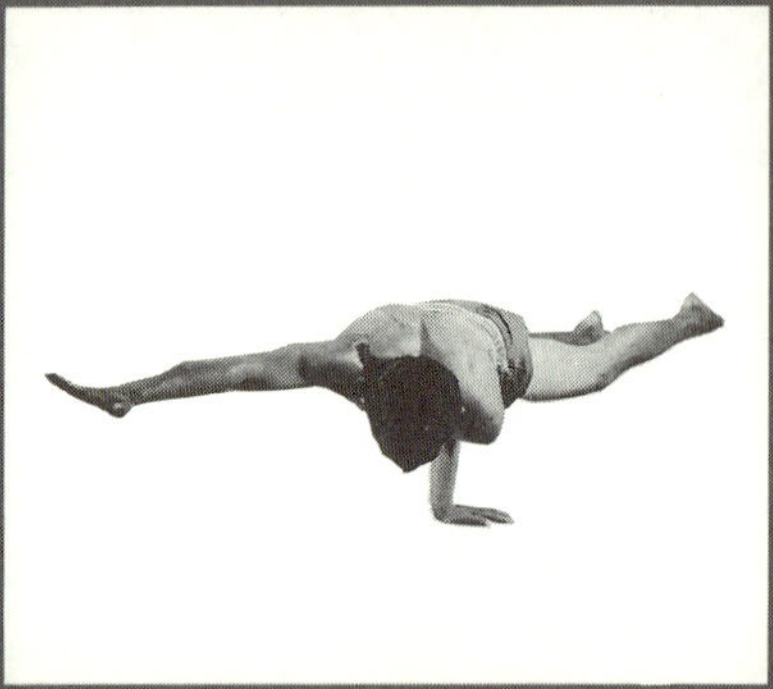

211. 片手で身体全体を支えるポーズ
(Ekahasta-sharira-utthan-Āsana)

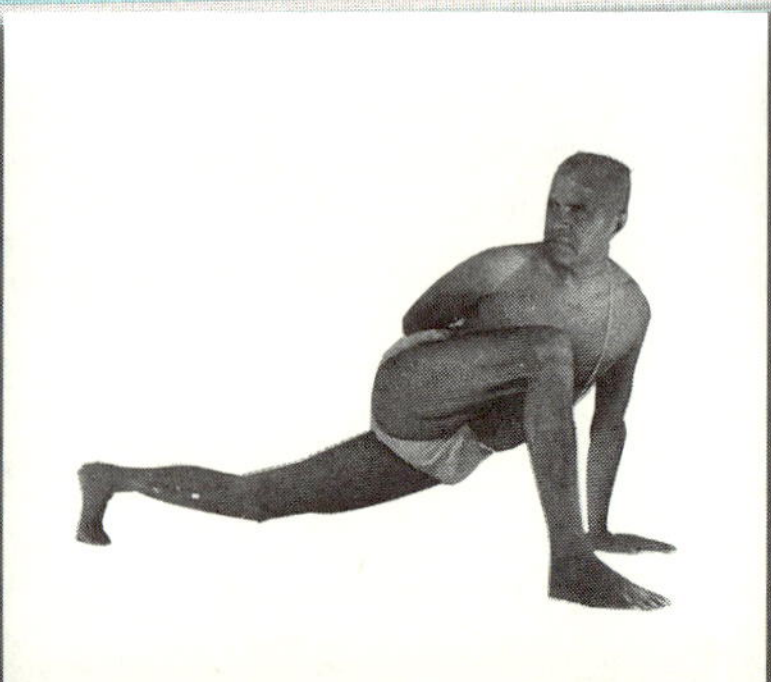

212. 片方の手足を伸ばすポーズ
(Ekapādahastadandasana)

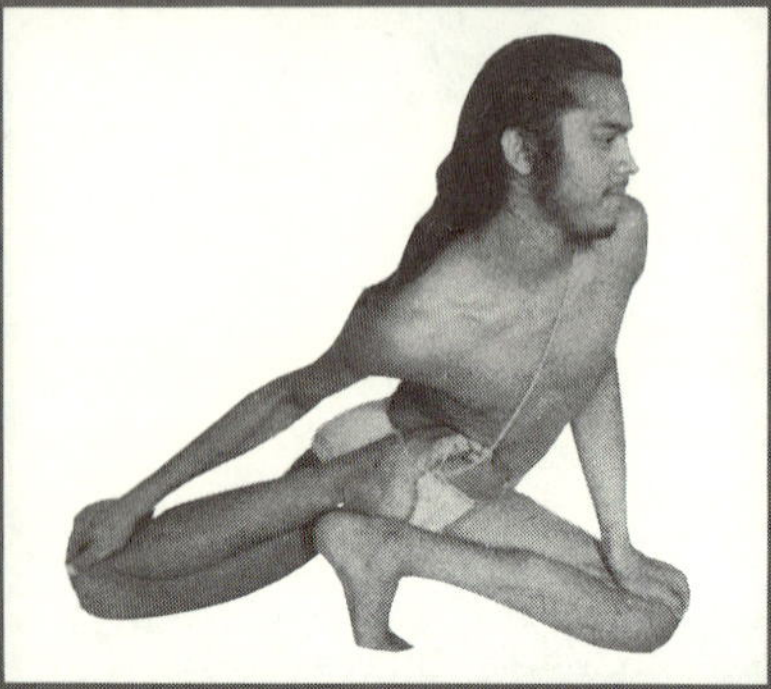

213. 両足の踵同士を重ねるポーズ
(Parshnipidasana)

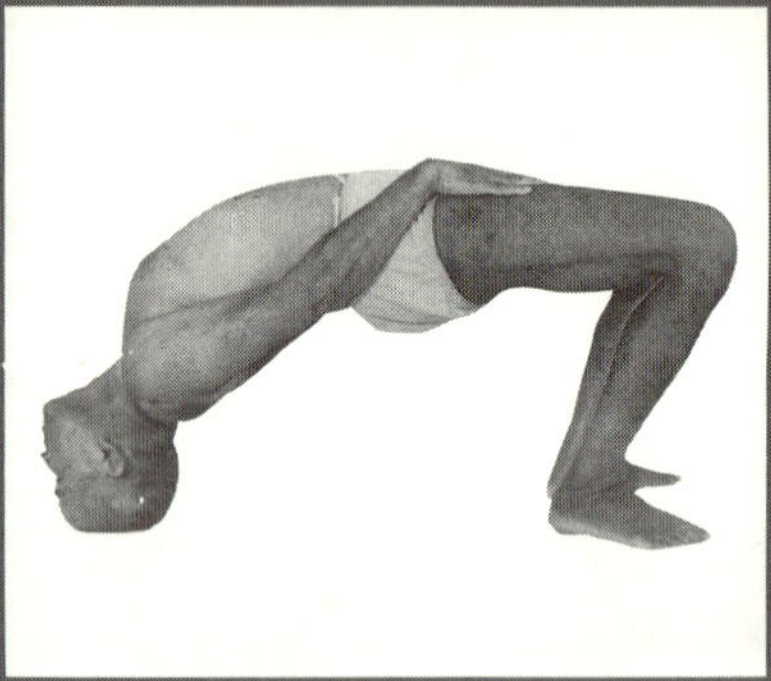

214. 半円のポーズNo 2
(Ardhachakrasana)

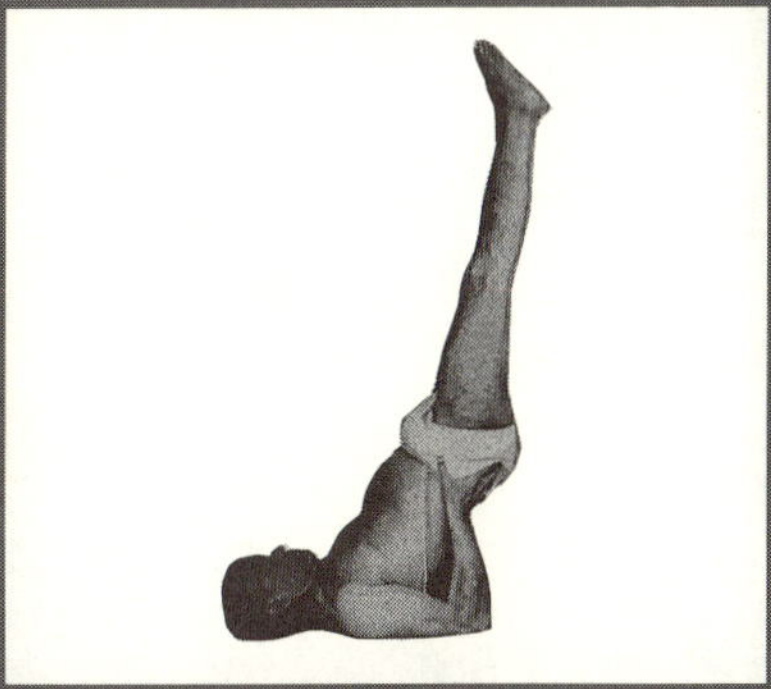

215．肩逆立ちのポーズNo.2
（Viparītakaranasana）

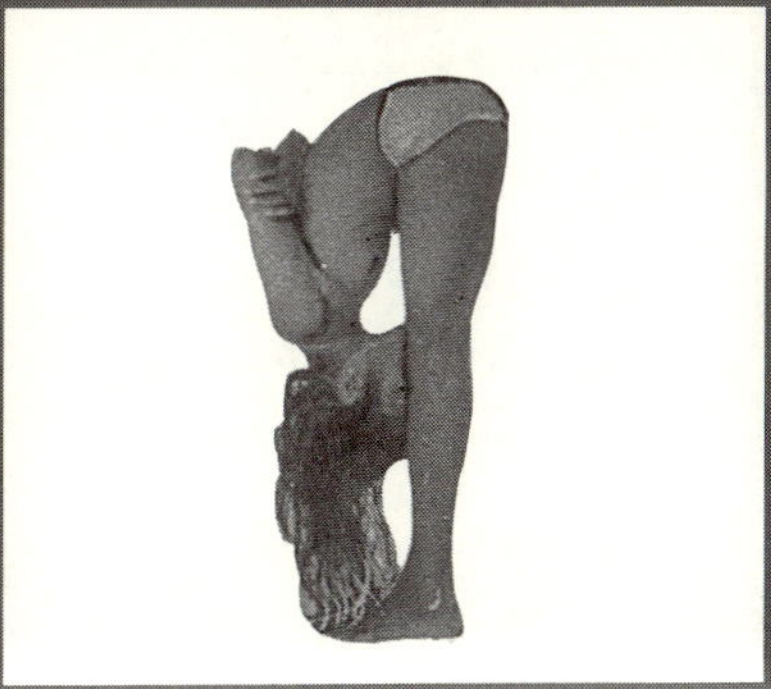

216．膝に額をつけるポーズNo.5
（Prishthabaddhajānusparshasana）

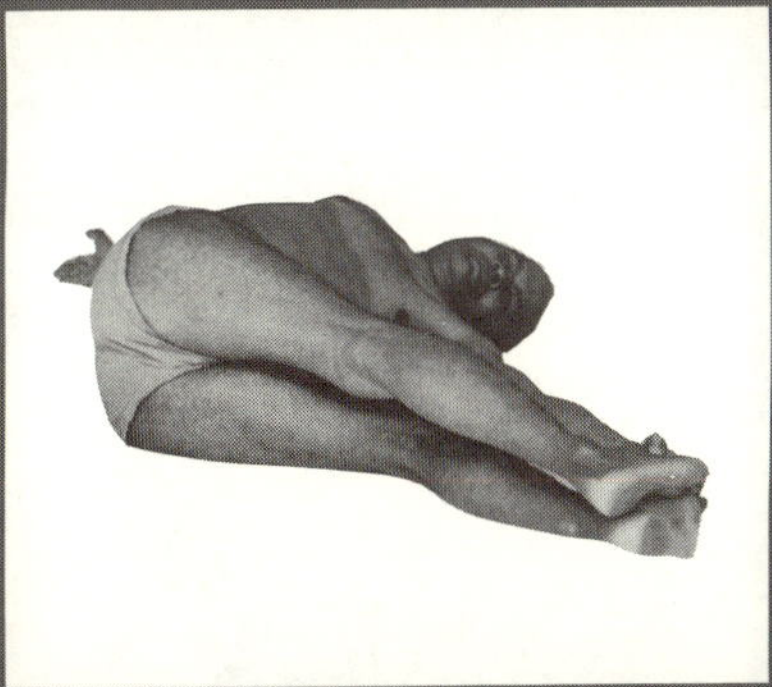

217．両足の爪先を手で触れるポーズ
（Shayanapādasamyuktahastasparshasana）

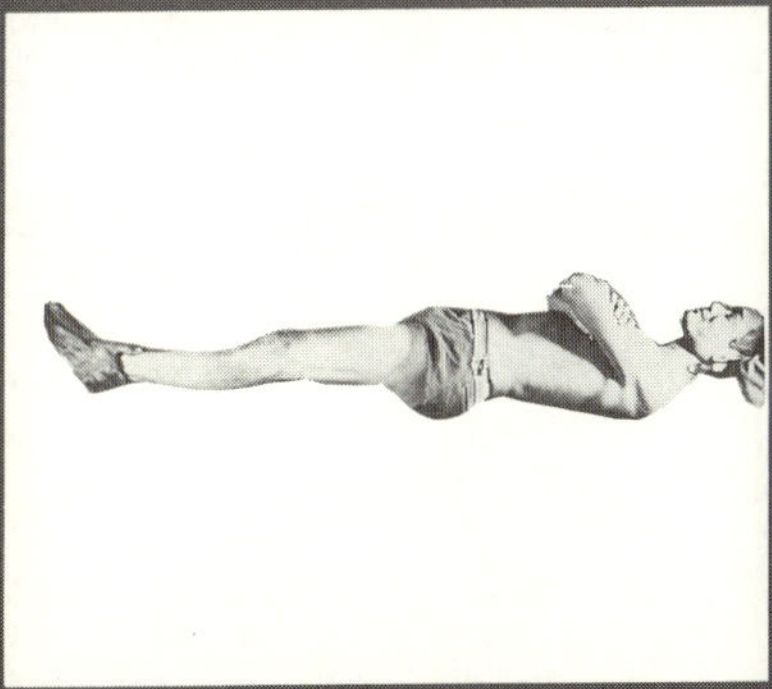

218．死体のポーズ
（Shavasana）

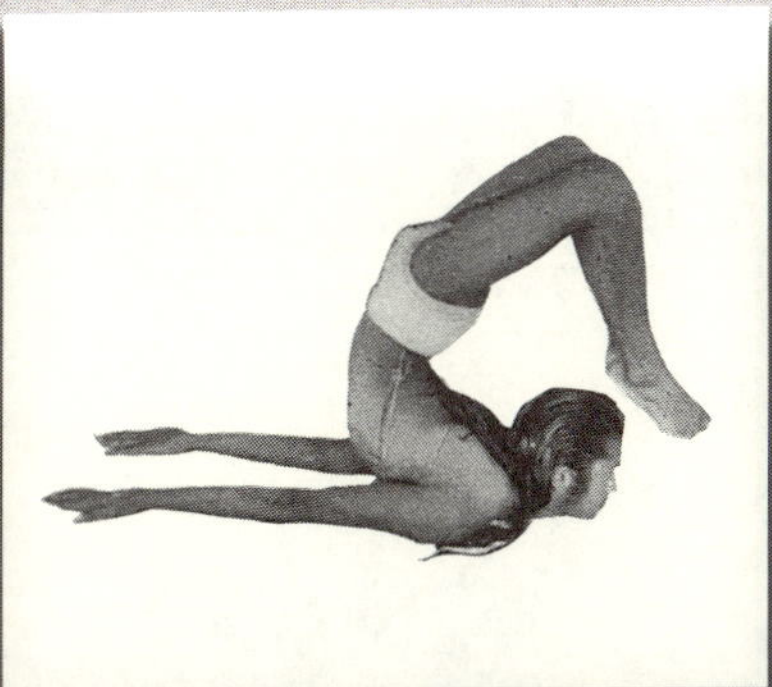

219．踵を頭頂部につけるポーズ
（Vistritahastapādachakrasana）

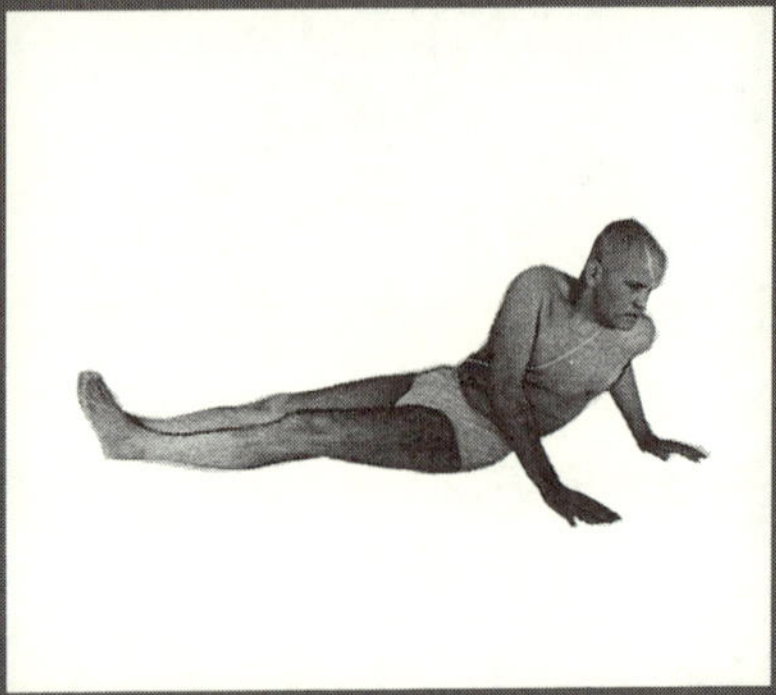

220. 背骨をねじるポーズ
(Dvipārshwaprishthābhimukhasana)

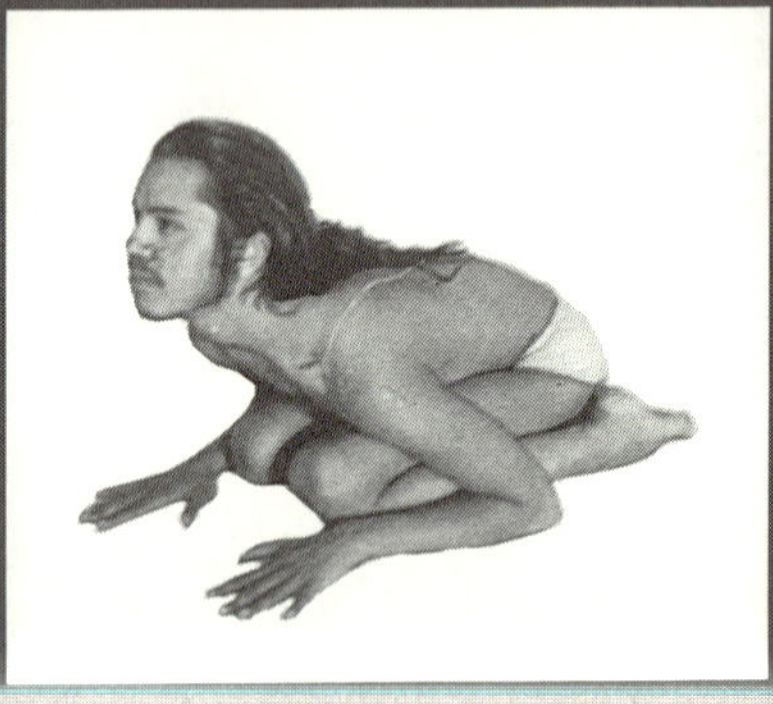

221. 蛙のポーズNo.2
(Mandukī-Āsana)

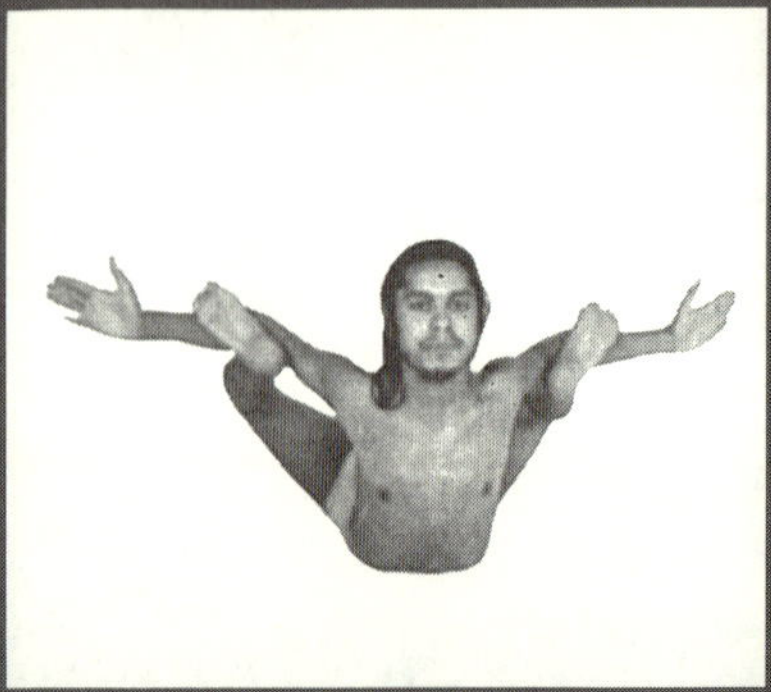

222. オウムのポーズNo.2
(Shakuni-Āsana)

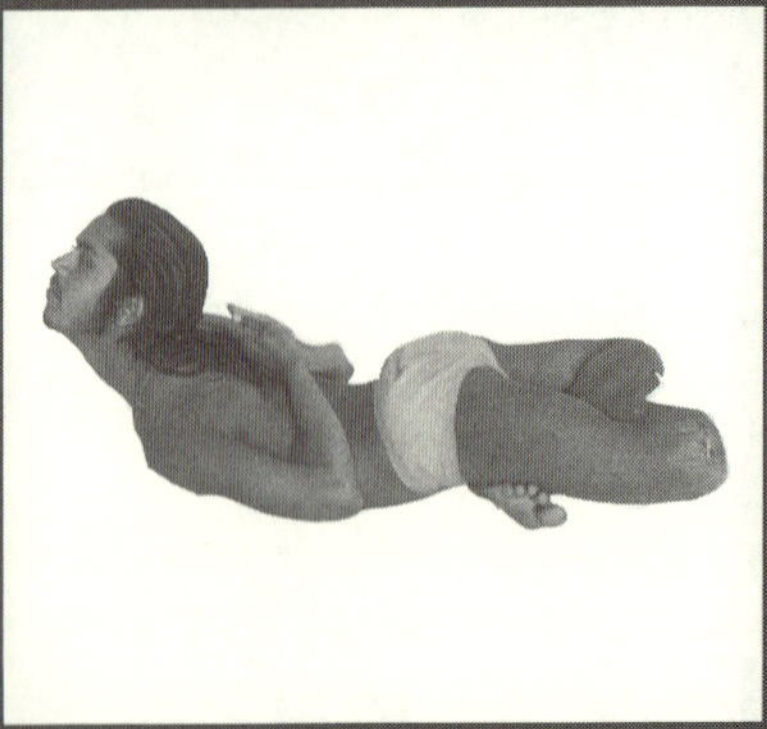

223. 蛾のポーズ
(Patangasana)

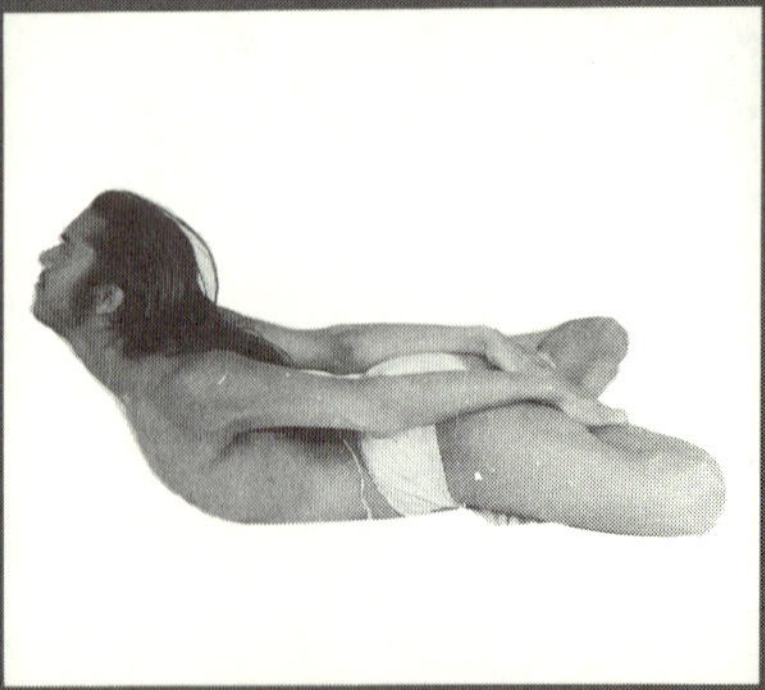

224. 結跏して倒立するポーズNo.3
(Viparīta-padmashaya-urdhwamukhasana)

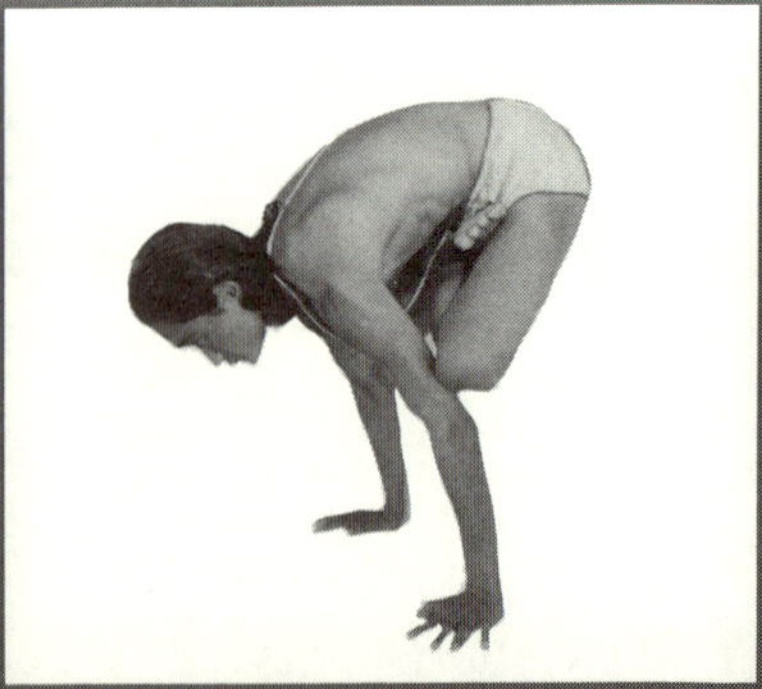

225. 両手で身体を支えるポーズNo.7
(Uttamāngasana)

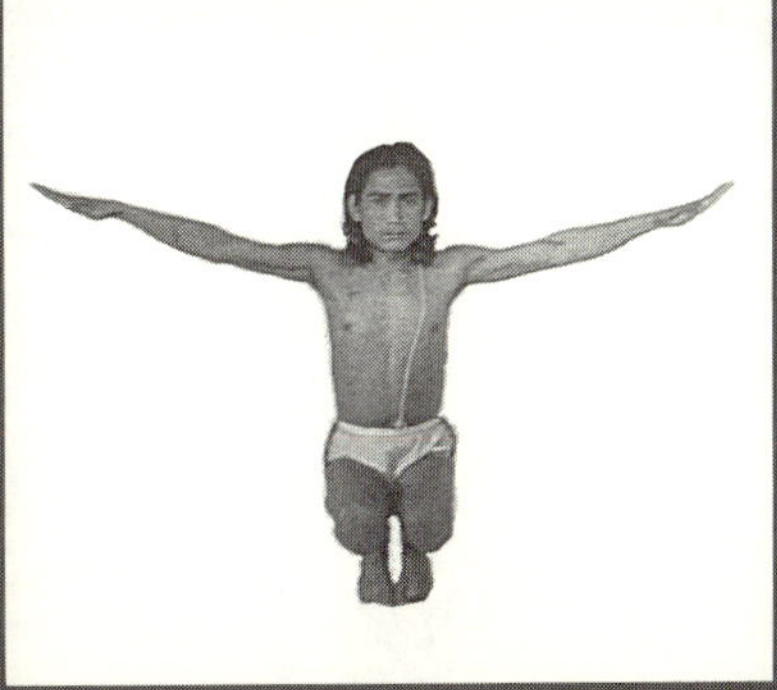

226. 足の親指だけで身体を支えるポーズ
(Dvipādangushthasthitasana)

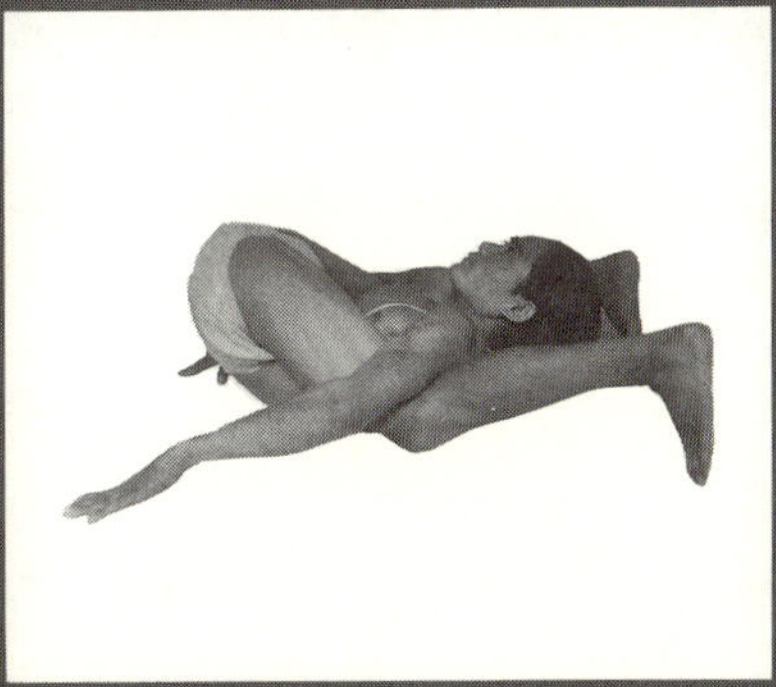

227. 身体を二つ折りにするポーズ
(Hastapādamerudandasana)

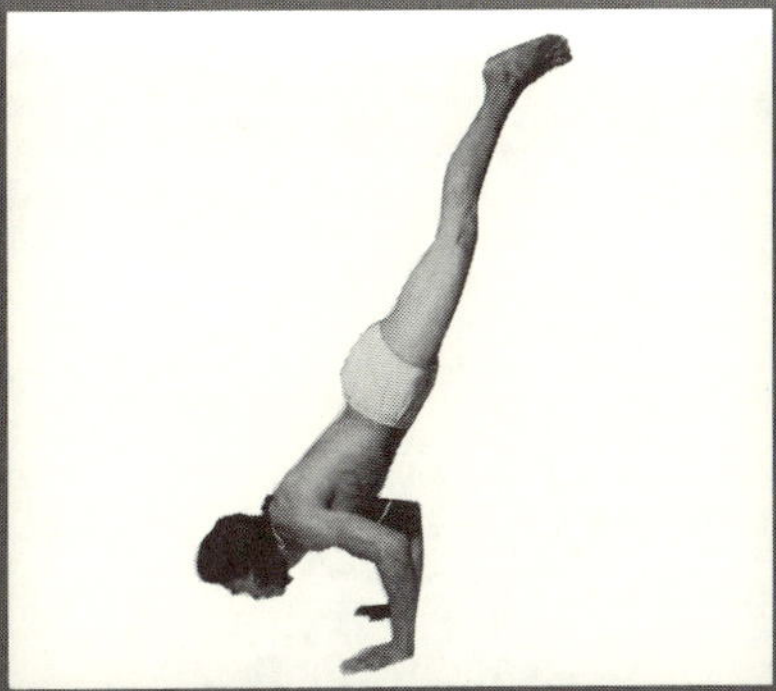

228. 両手で身体を支えるポーズNo.8
(Hastasthitatiryakurdhwangasana)

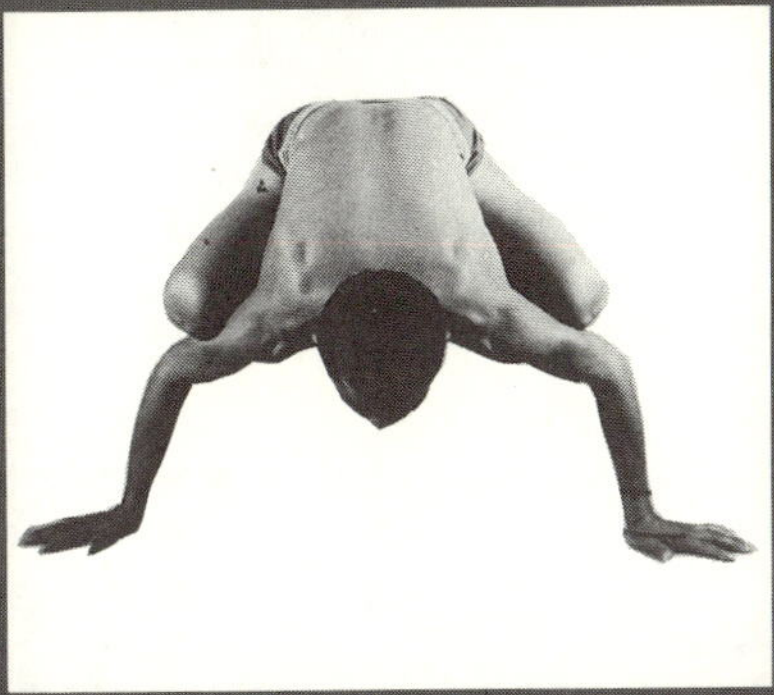

229. 空飛ぶ鶴のポーズ
(Kronchuddhiyānasana)

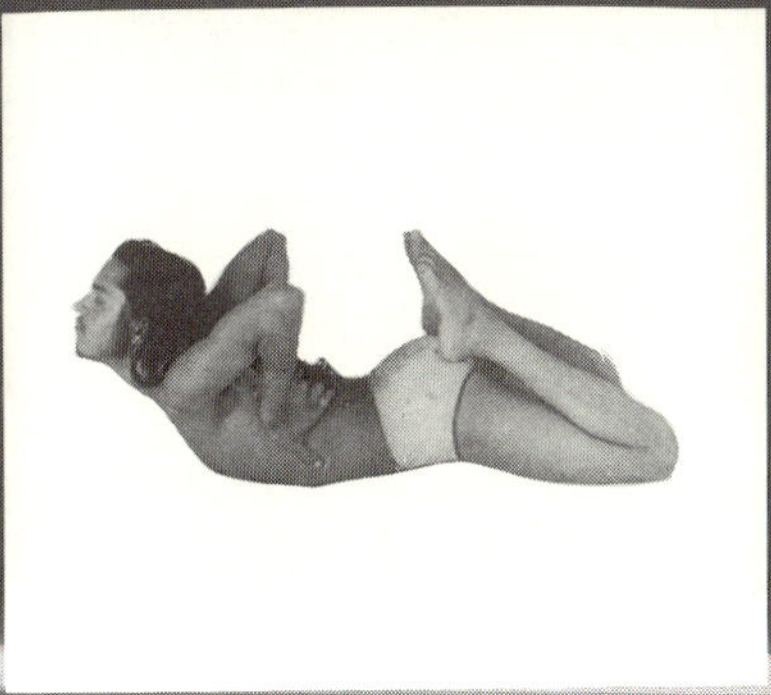

230. ティッティバ鳥のポーズ
(Tittibhasana)

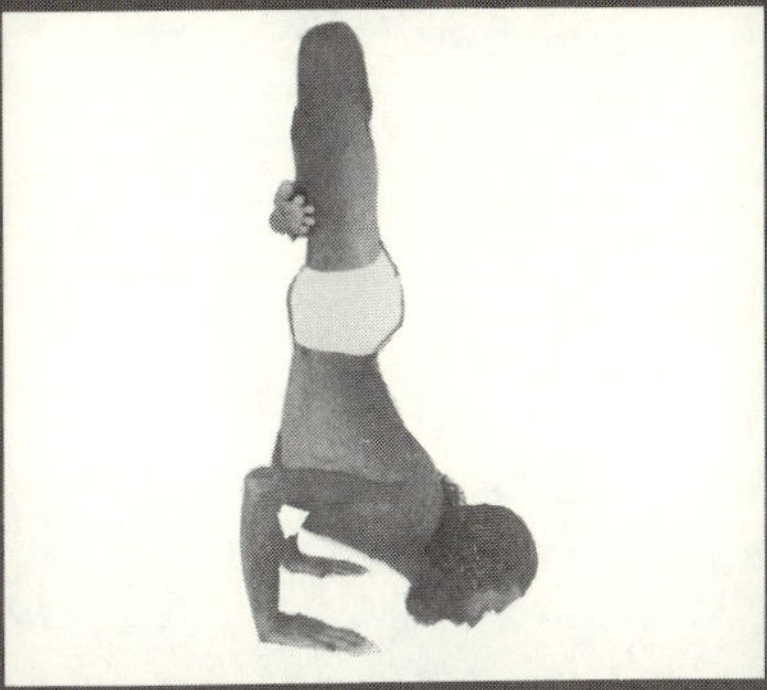

231. 両手で身体を支えるポーズNo.9
(Urdhwapadmamukhabhusparshasana)

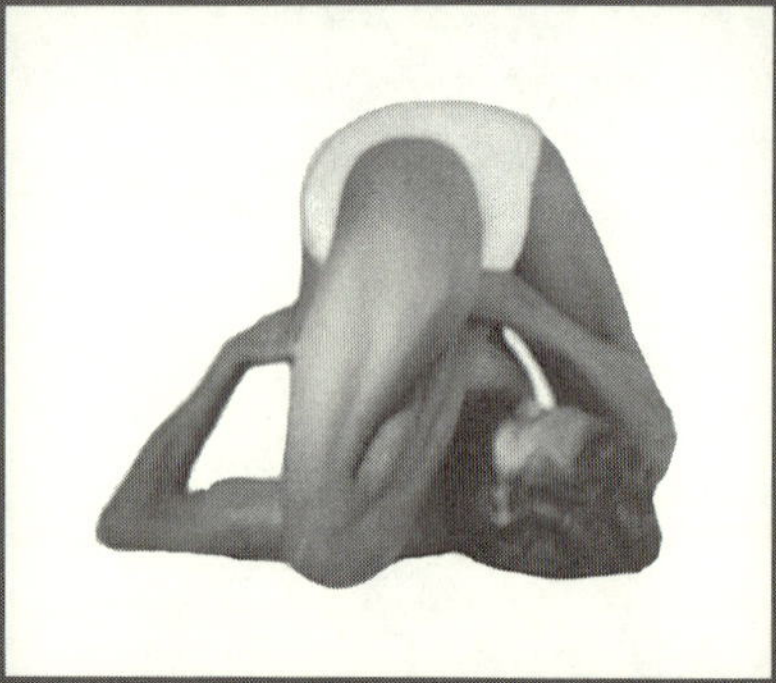

232. 蓮華のポーズNo. 3
(Shiraprishthapadmasana)

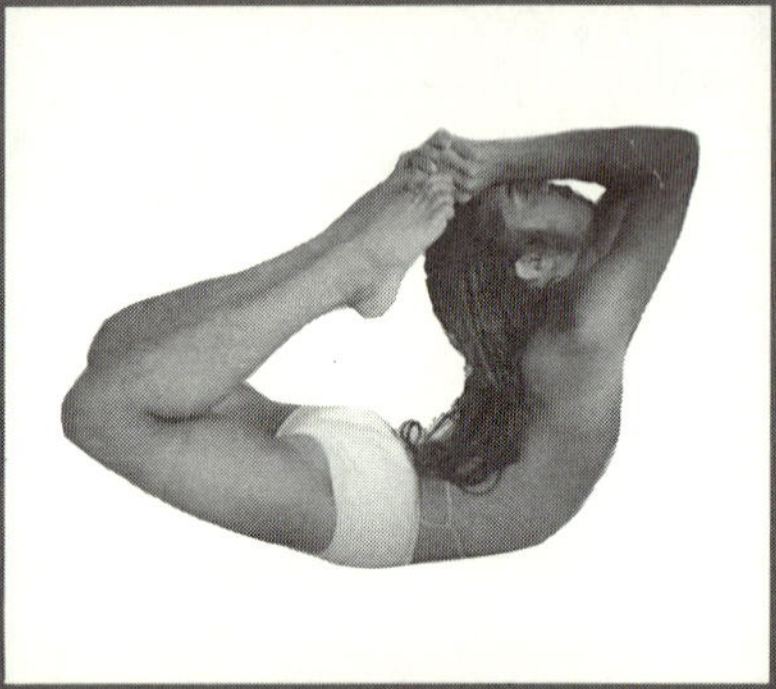

233. 爪先を頭頂部につけるポーズ
(Viparītapādangushthashirasparshasana)

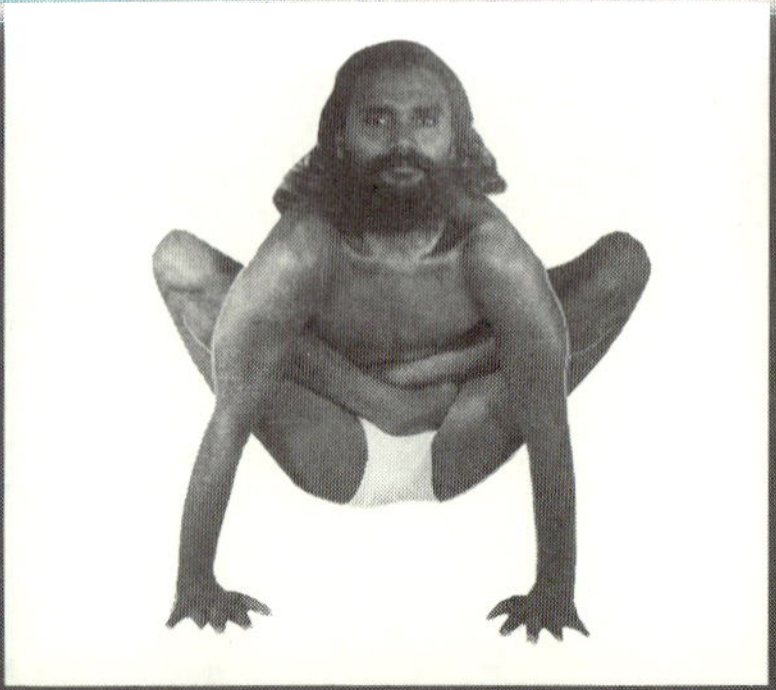

234. 結跏蓮華のポーズNo. 4
(Padmajānubaddha-utthitasana)

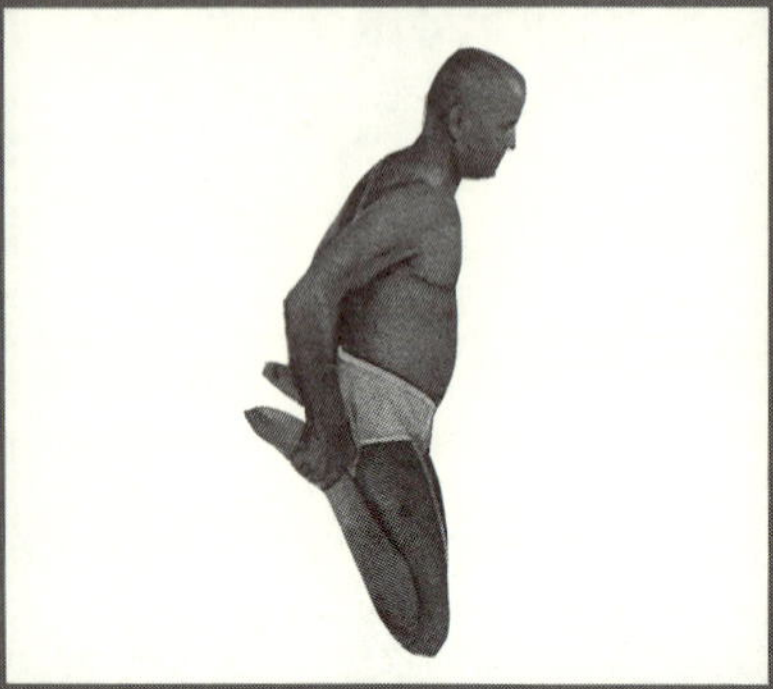

235. 小人症のポーズ
(Vāmanasana)

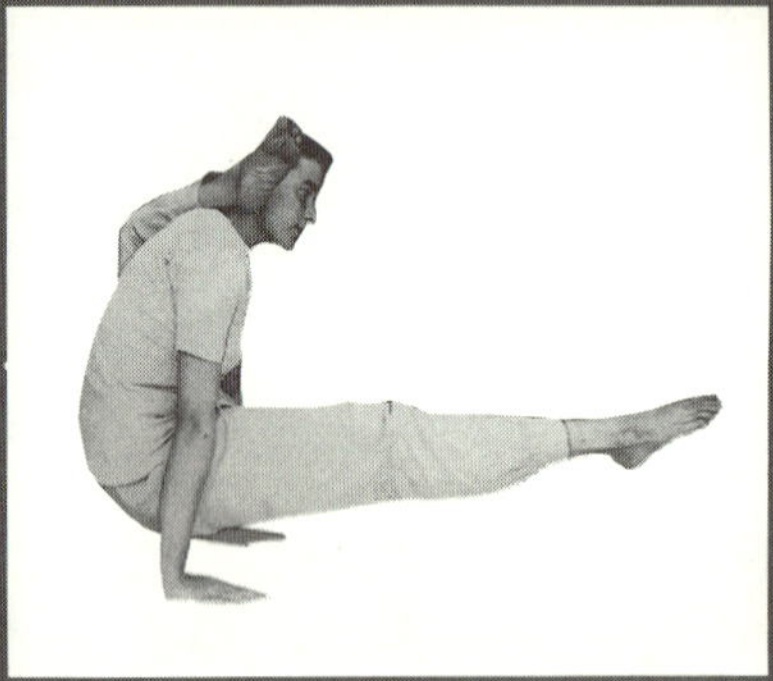

236. 片足を背中に回すポーズNo. 2
(Utthita-ekapāda-grivasana)

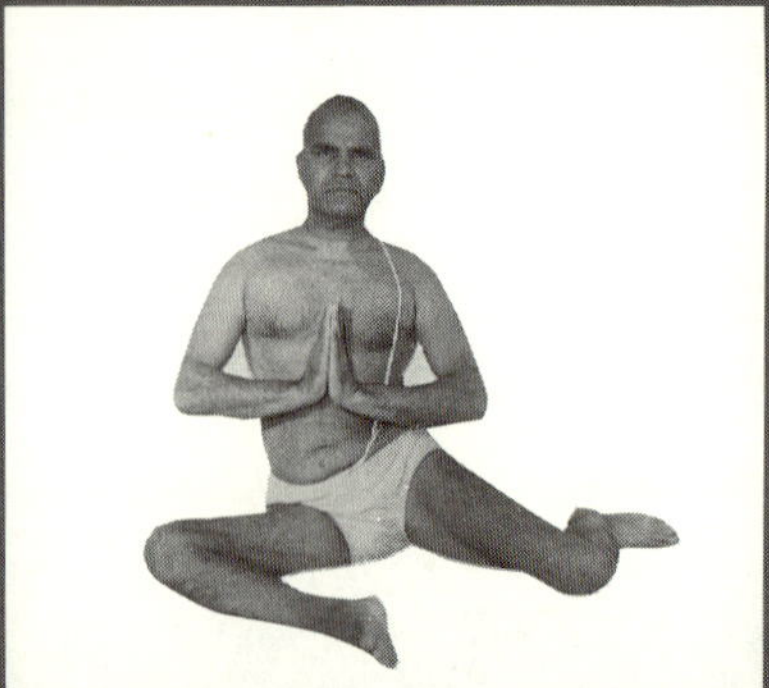

237. 足を短かくするポーズ
(Pādakunchanasana)

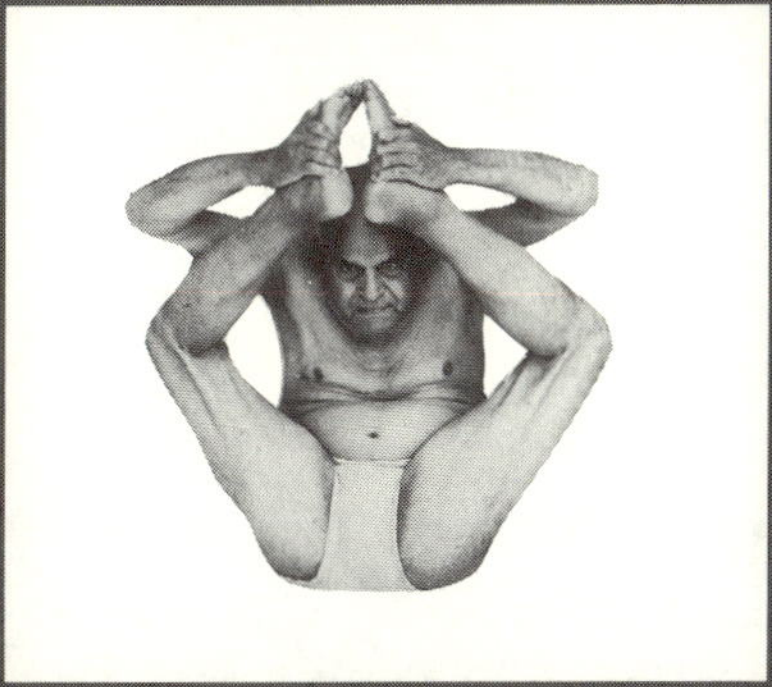

238. 両手で両足先を持ち、額につけるポーズ
(Pādatalasamyuktamurdhasparshasana)

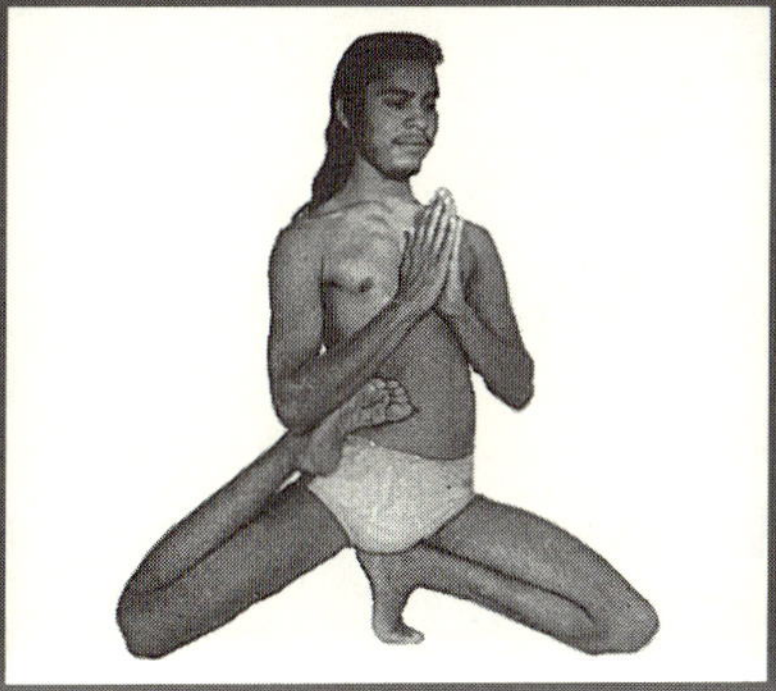

239. 会陰と腹部を足で圧迫するポーズ
(Moolabandhanābhitādanasana)

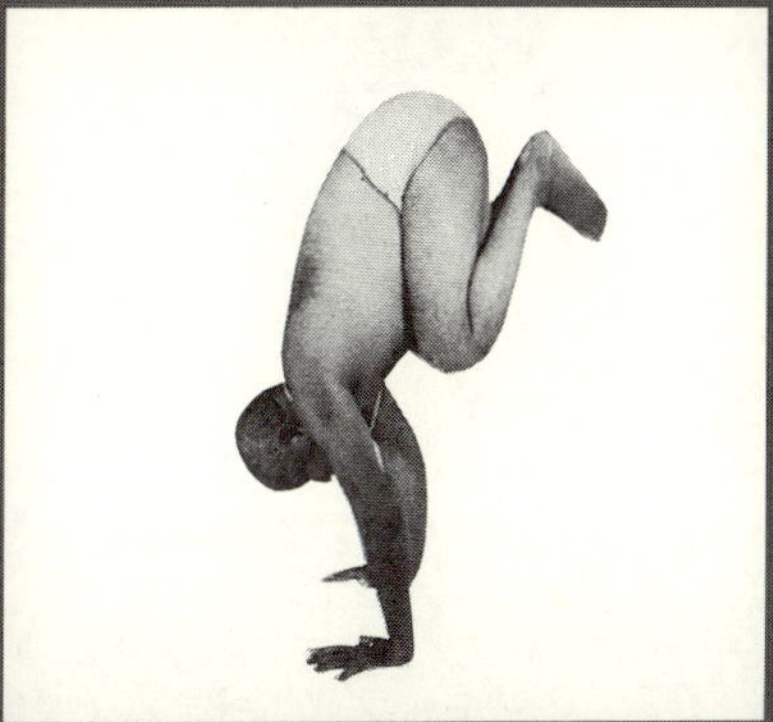

240. 膝を曲げて両手で身体を支えるポーズ
(Urdhwavajrasana)

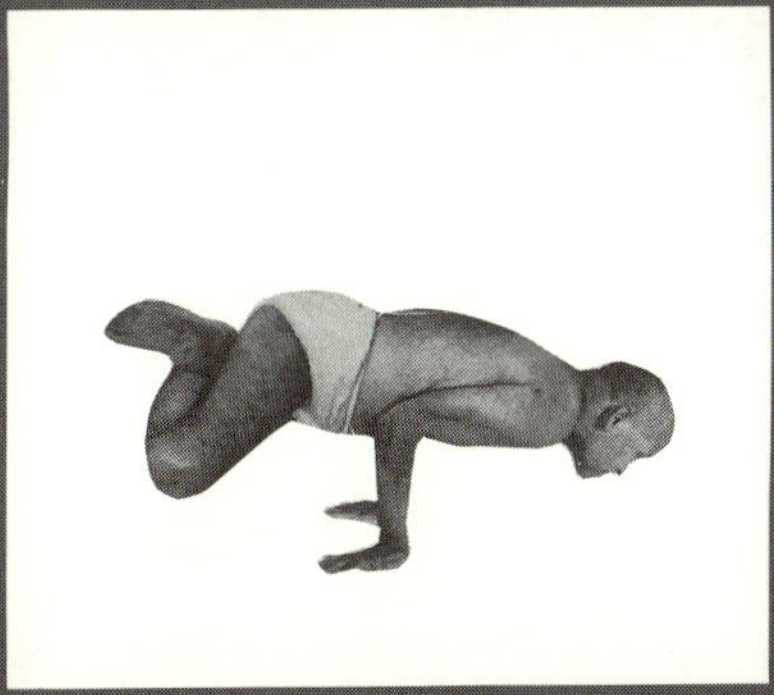

241. ヒバリのポーズNo.2
(Chakori-Āsana)

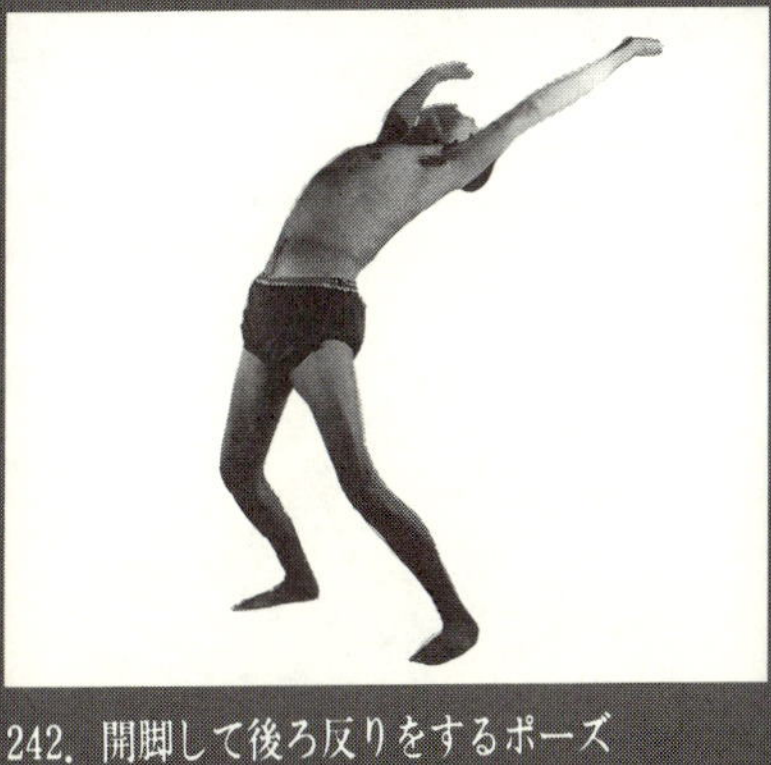

242. 開脚して後ろ反りをするポーズ
(Vivritakaranasana)

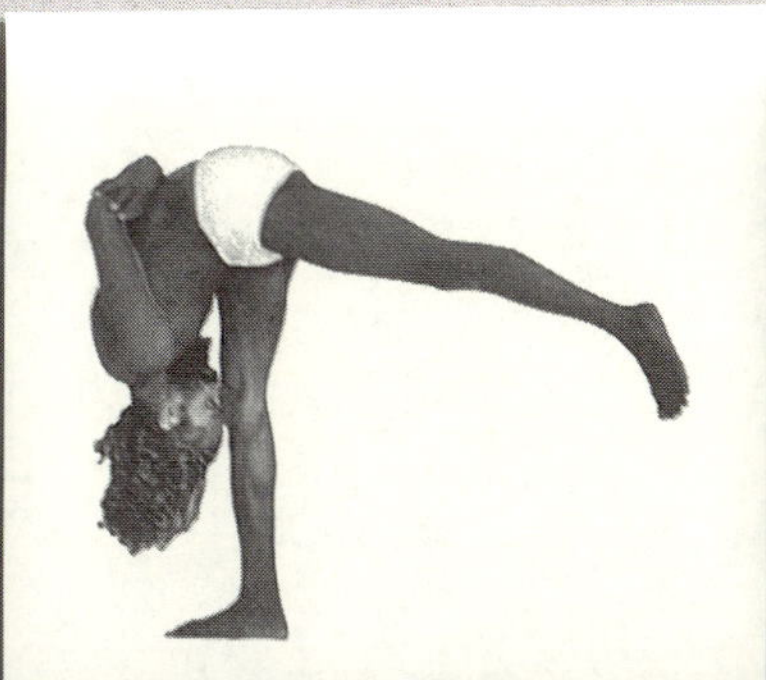

243. 膝に額をつけるポーズNo.6
(Prishthabaddha-ekapāda-jānusparshasana)

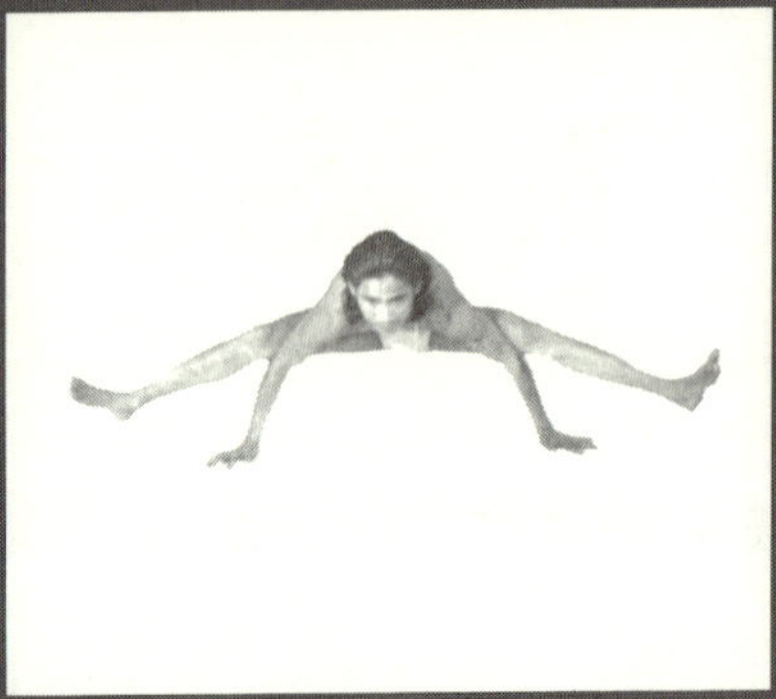

244. 両手で身体を支えるポーズNo.10
(Dvipādabhujotthānasana)

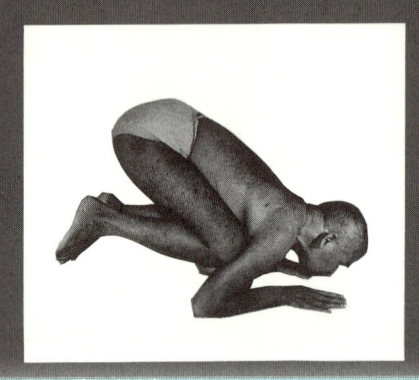

245. チャクラ鳥のポーズ
(Chakravākasana)

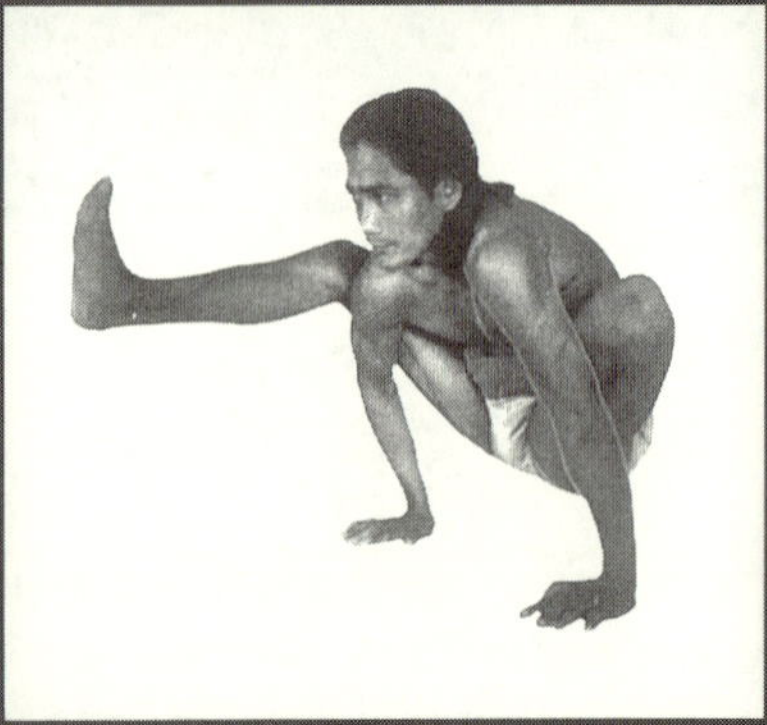

246. 両手で身体を支えるポーズNo.11
(Dvihasta-ekapāda-utthitasana)

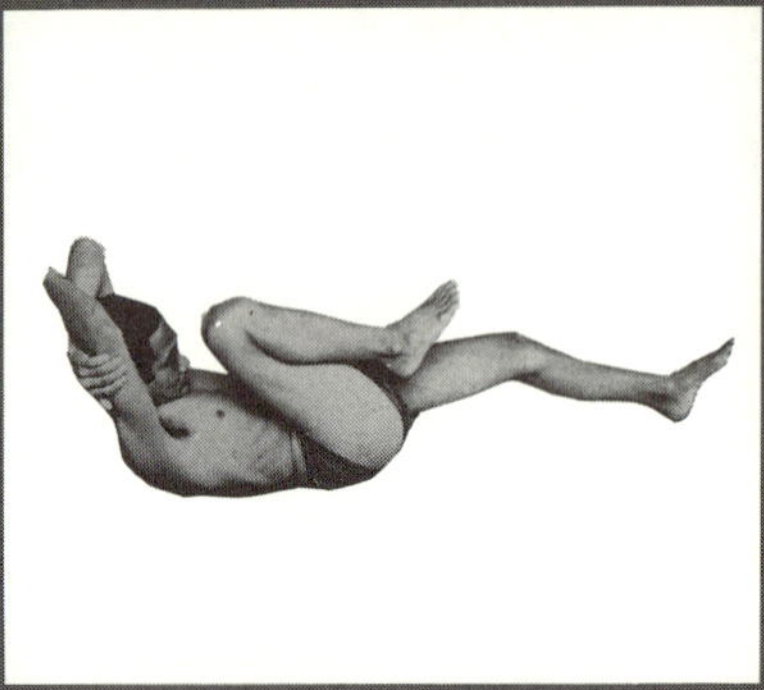

247. 膝に額をつけるポーズNo.7
(Dvihastabaddhasupta-ekapādajānusparshasana)

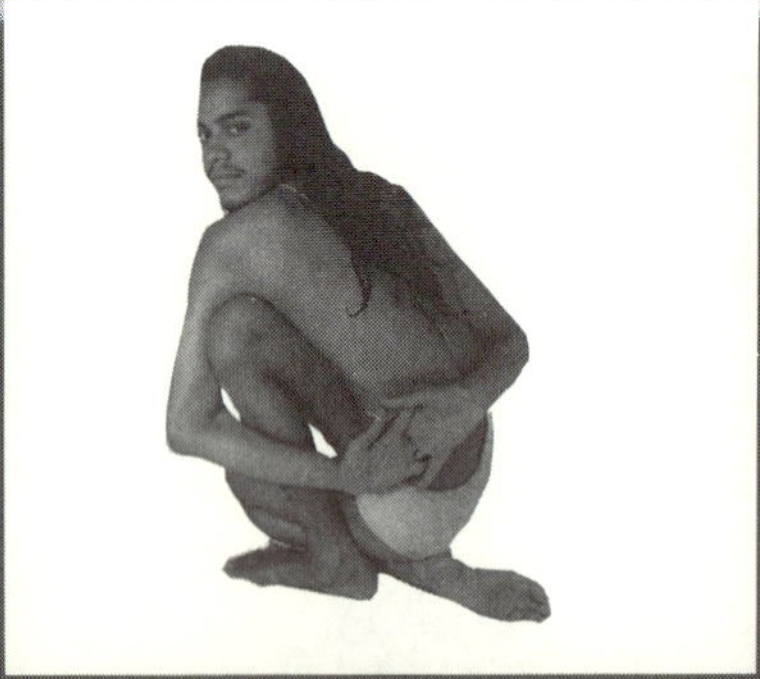

248. 片膝立ちをし、背中で両手を握るポーズ
(Prishthabaddhasana)

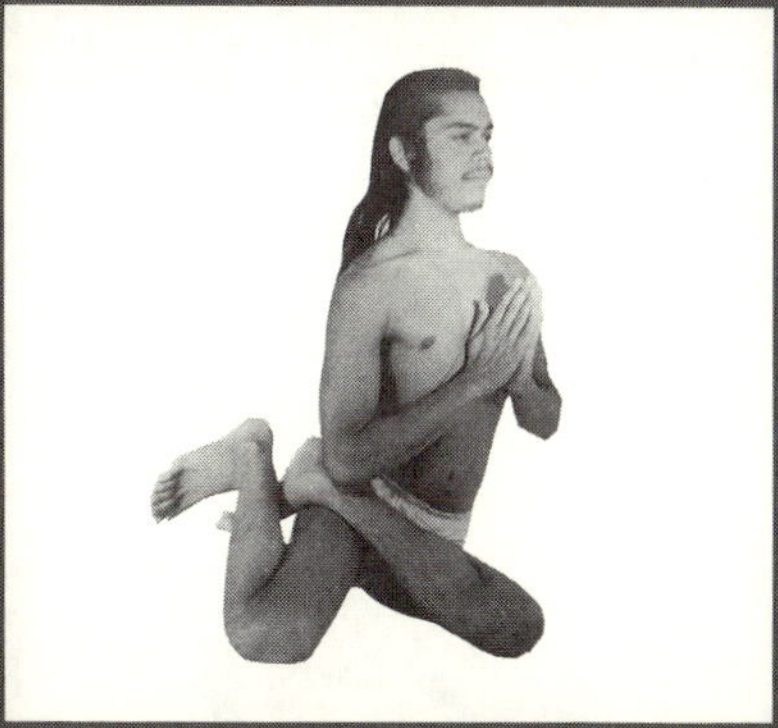

249．足首をももに乗せるポーズ
(Pādavikalangasana)

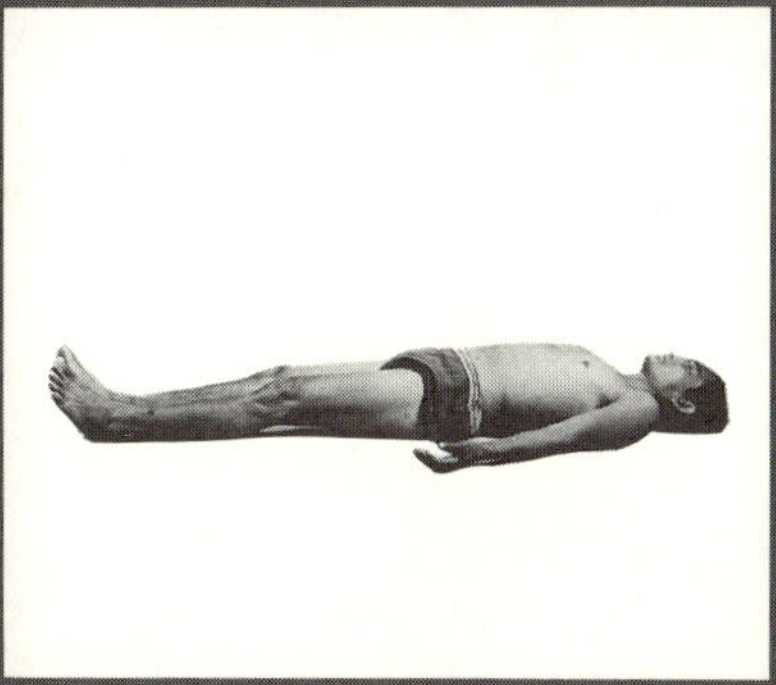

250．休息のポーズNo.2
(Poornavishrāmasana)

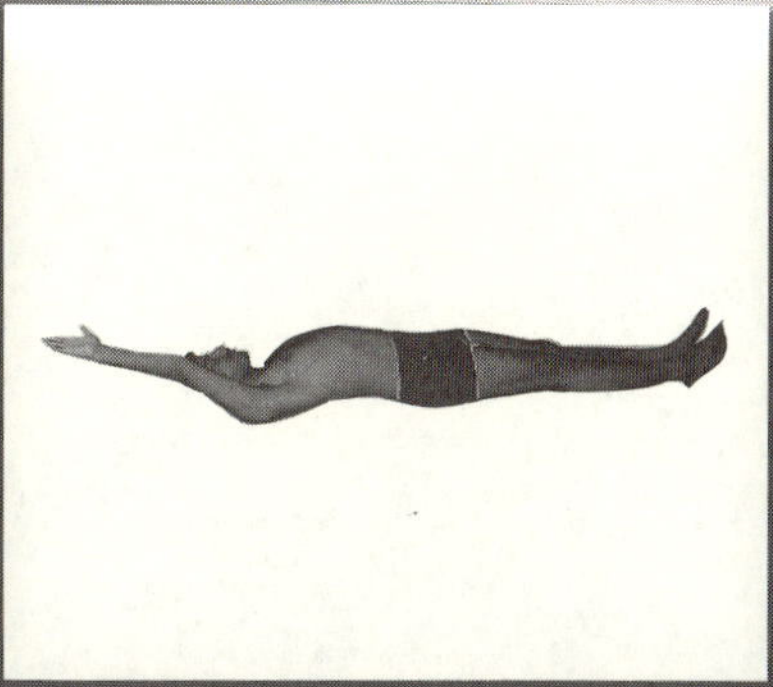

251．手足を伸ばすポーズ
(Sahajasana)

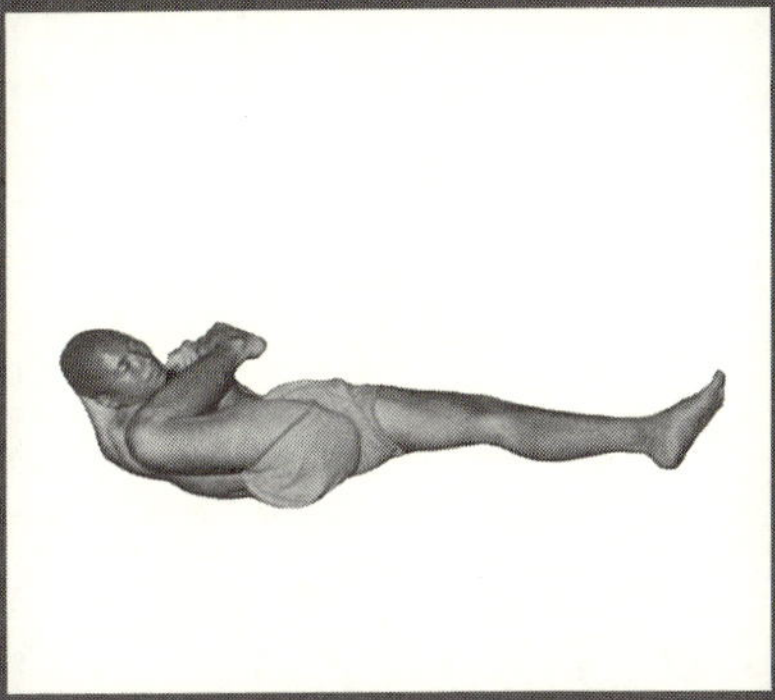

252．爪先を肩につけるポーズ
(Suptapādangushthasana)

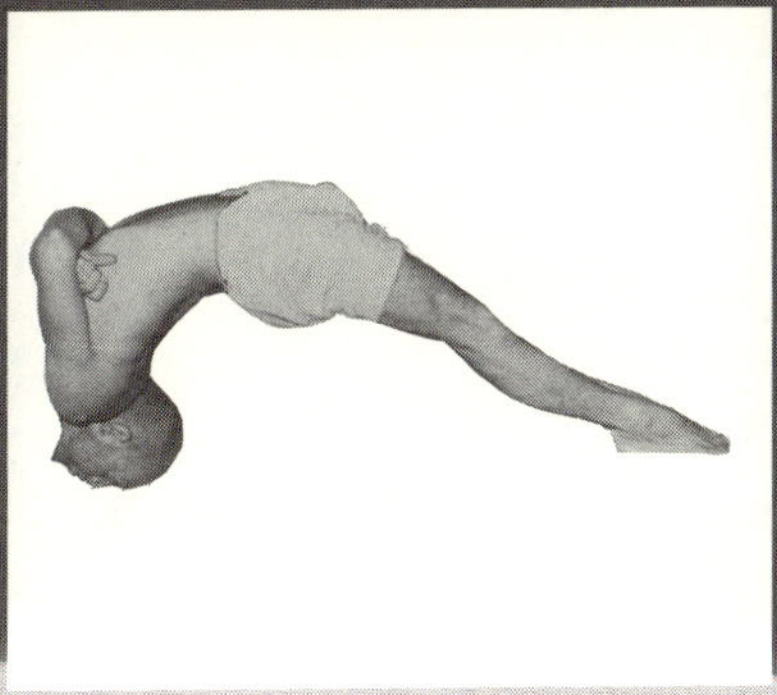

253．額と両足で身体を支え、後ろに反るポーズ
(Shirshapādasana)

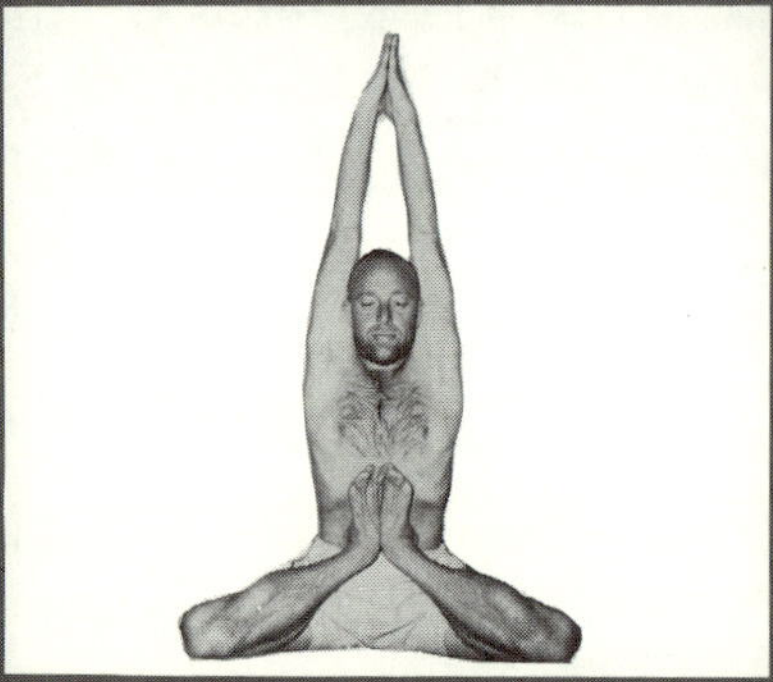

254. 足の甲同士を合わせるポーズ
(Kandapīda-urdhavanamaskārasana)

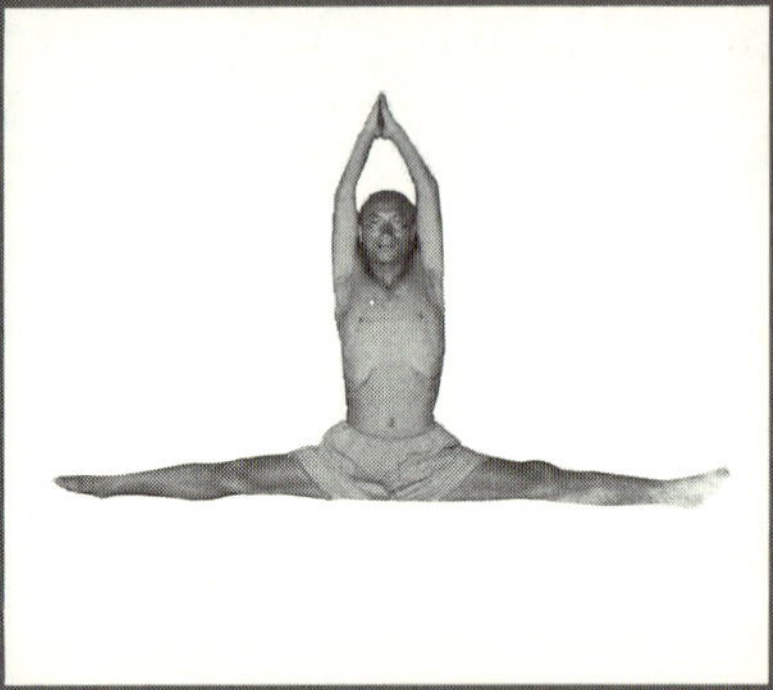

255. 開脚するポーズNo.4
(Vistritapāda-urdhvanamaskārasana)

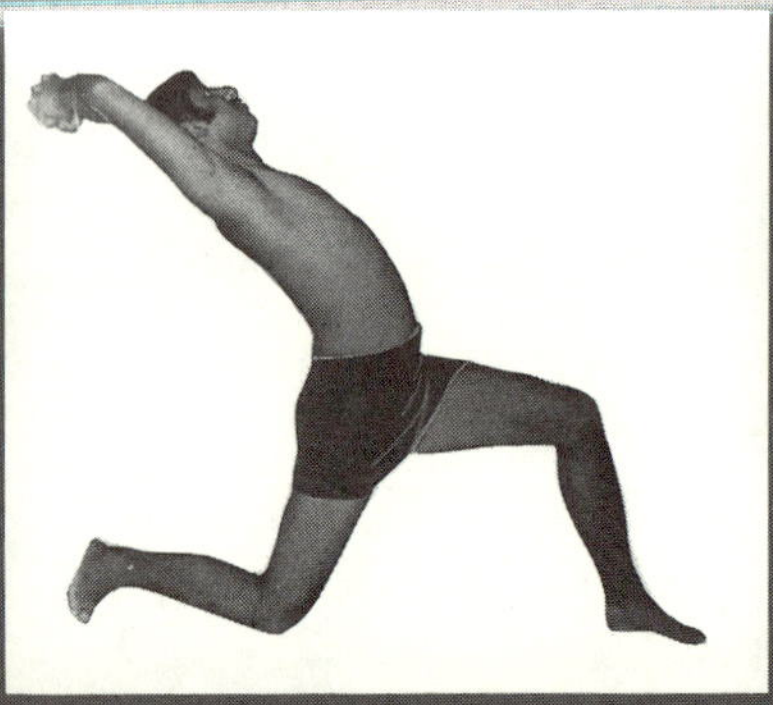

256. ジャッカルのポーズ
(Bhairavasana)

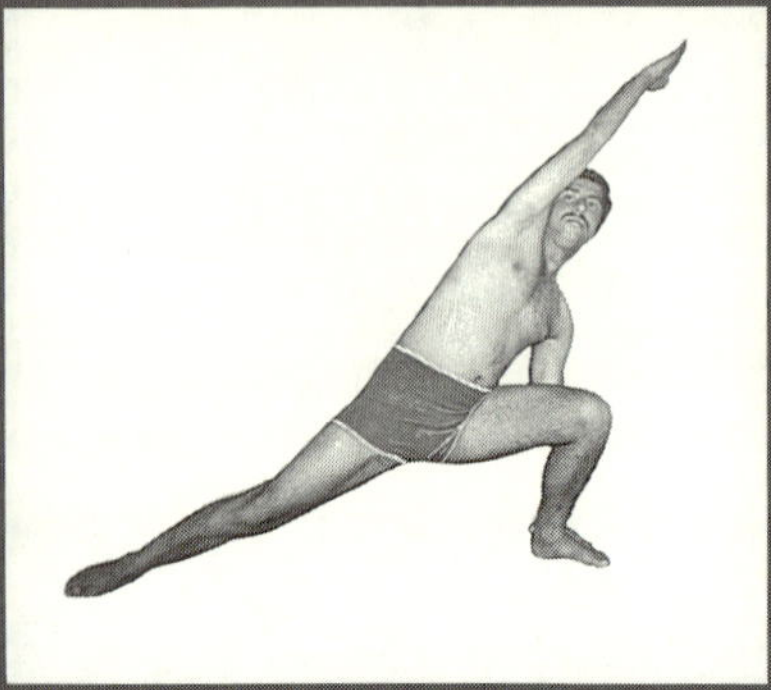

257. 横三角形のポーズ
(Pārshvatrikonasana)

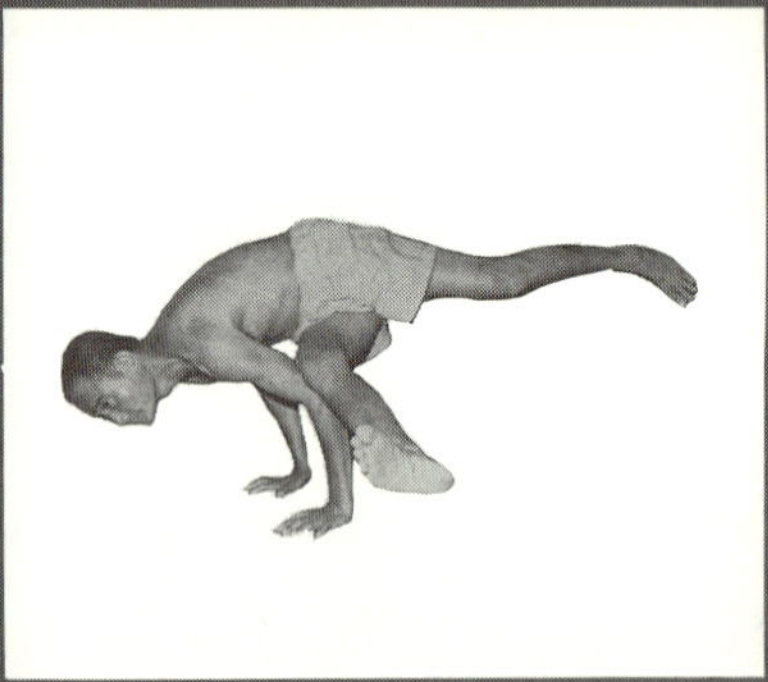

258. 両手で身体を支えるポーズNo.11
(Ekotthita-ekapādaprasāranasana)

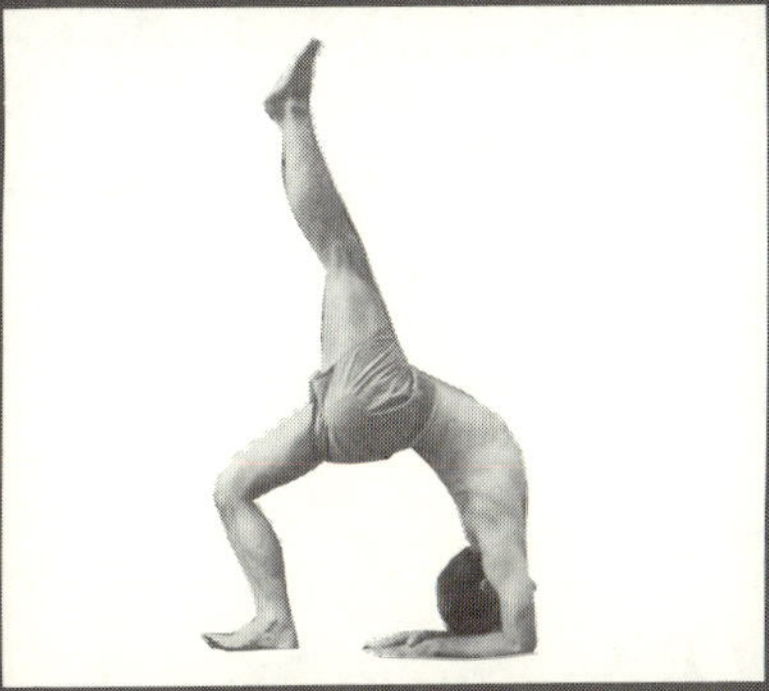

261. 円形のポーズNo.2
(Ekapāda-utthāna-chakrasana)

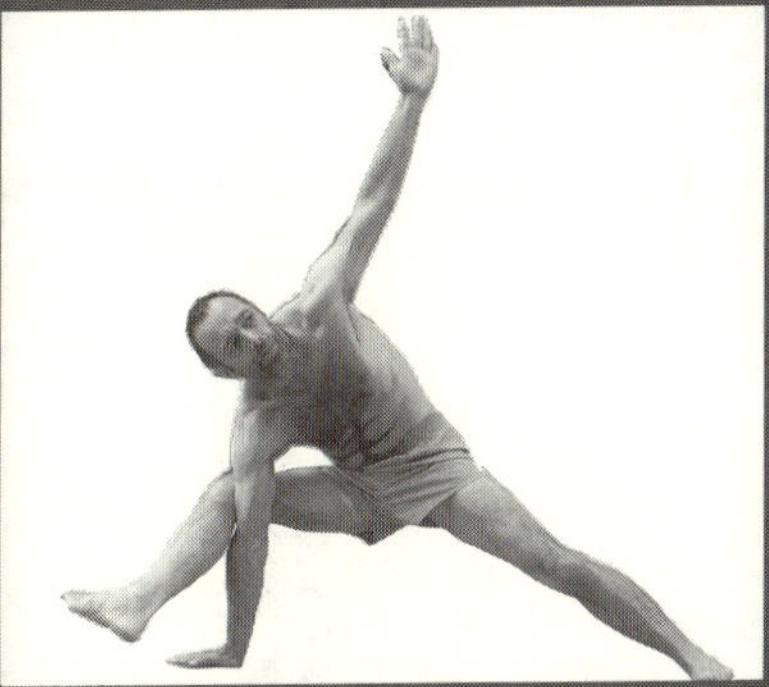

262. 片肘で片足を支えるポーズ
(Dvipāda-ekahastasthita-urdhvahastasana)

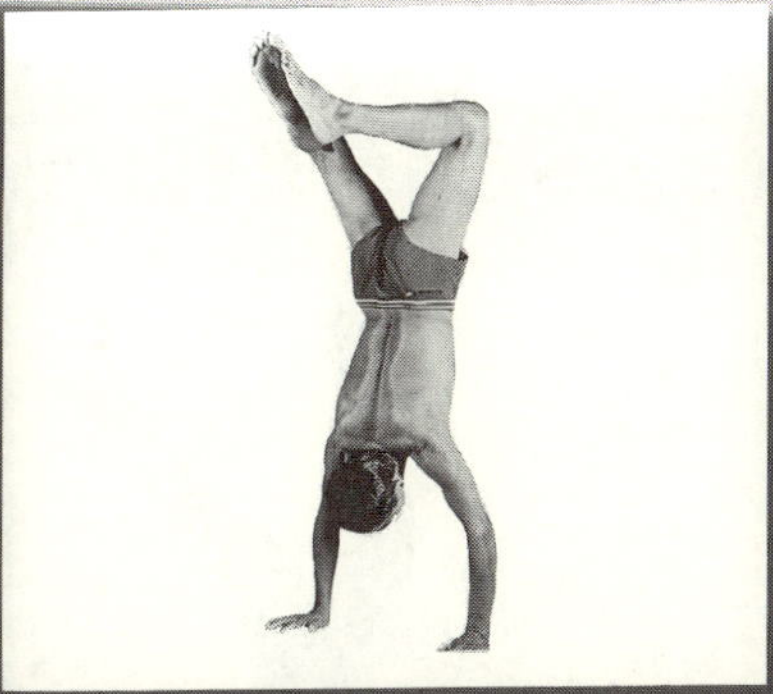

263. 両手で身体を支えるポーズNo.13
(Hastādhāra-urdhvapādavakrasana)

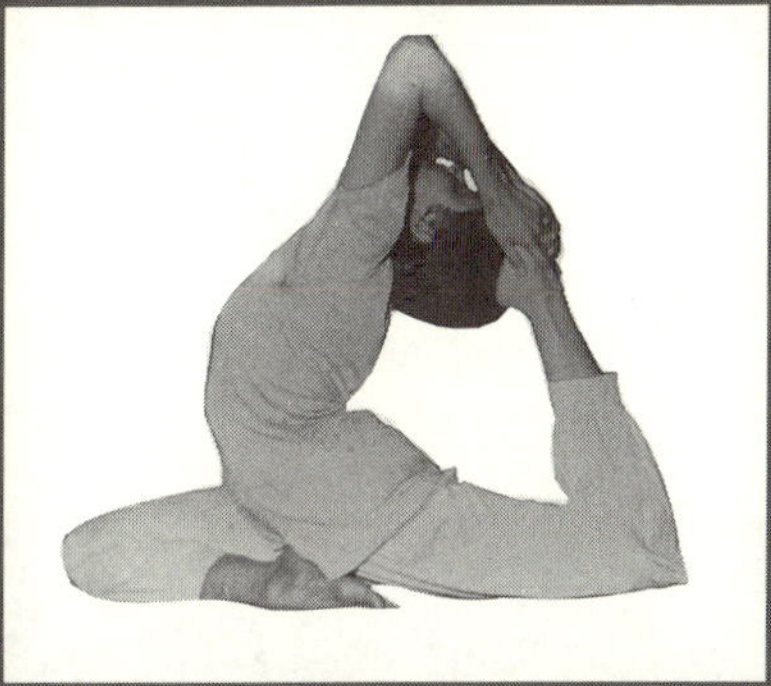

259. 足の裏を頭につけるポーズNo.2
(Ekapādaviparitamastakasparshasana)

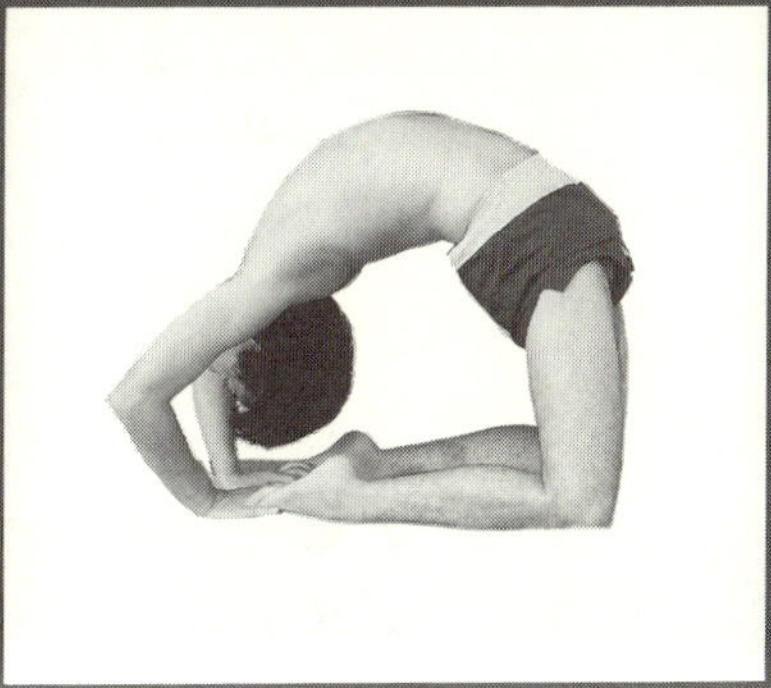

260. 半月のポーズ
(Ardhachandrasana)

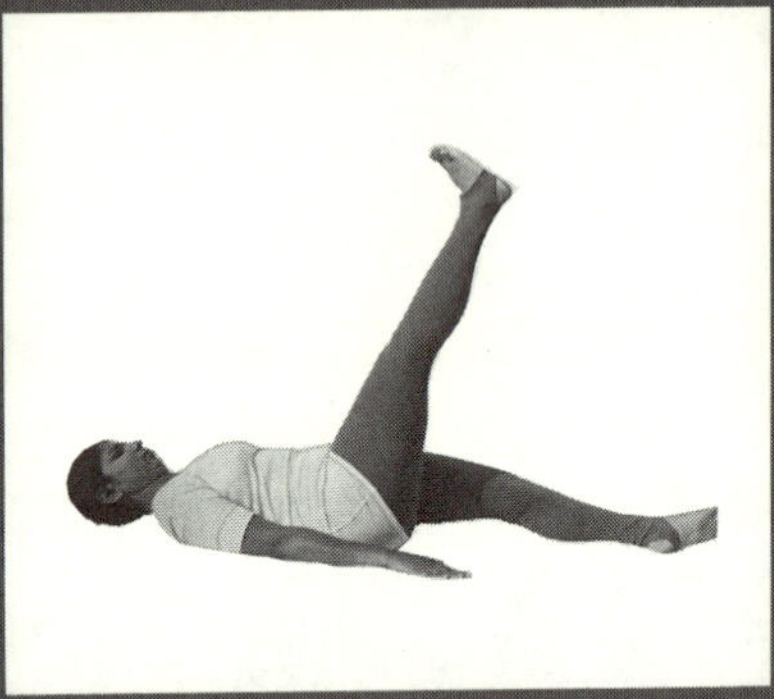

264.（1）仰臥して両足を動かすポーズ
(Shayanapādasanchālanasana)

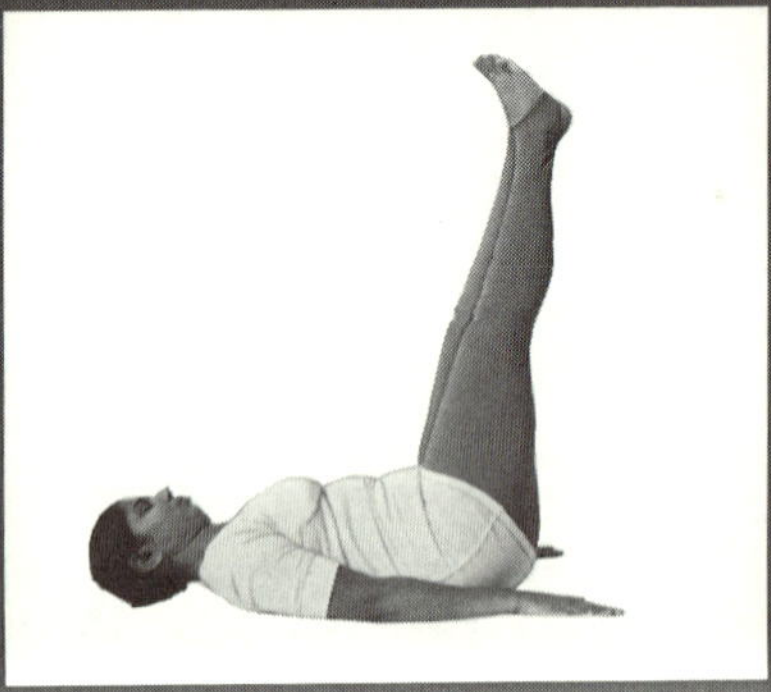

264.（2）

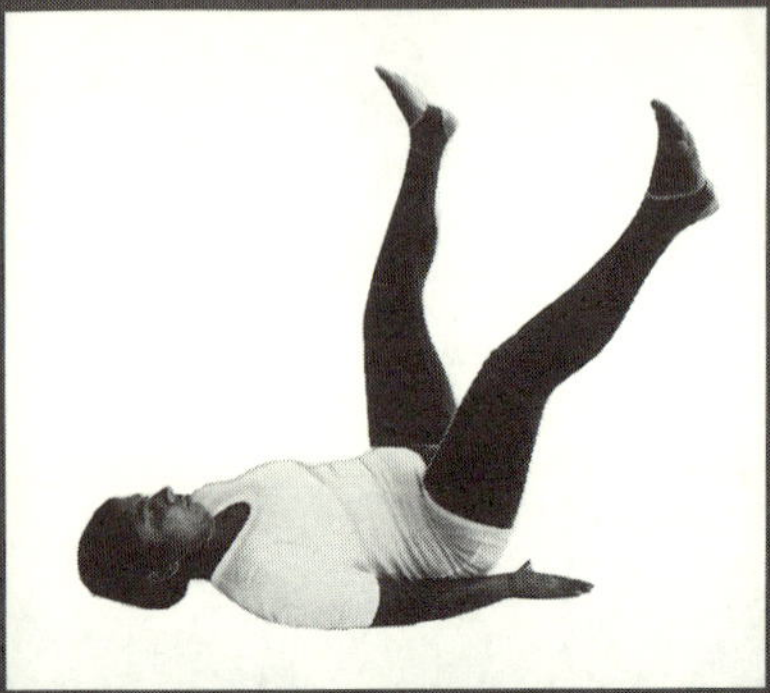

264.（3）

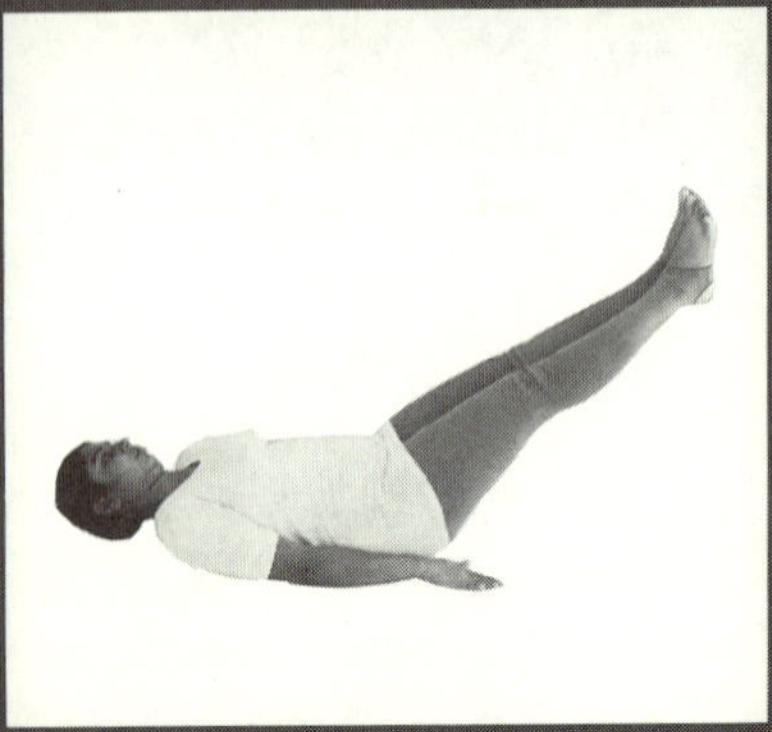

264.（4）

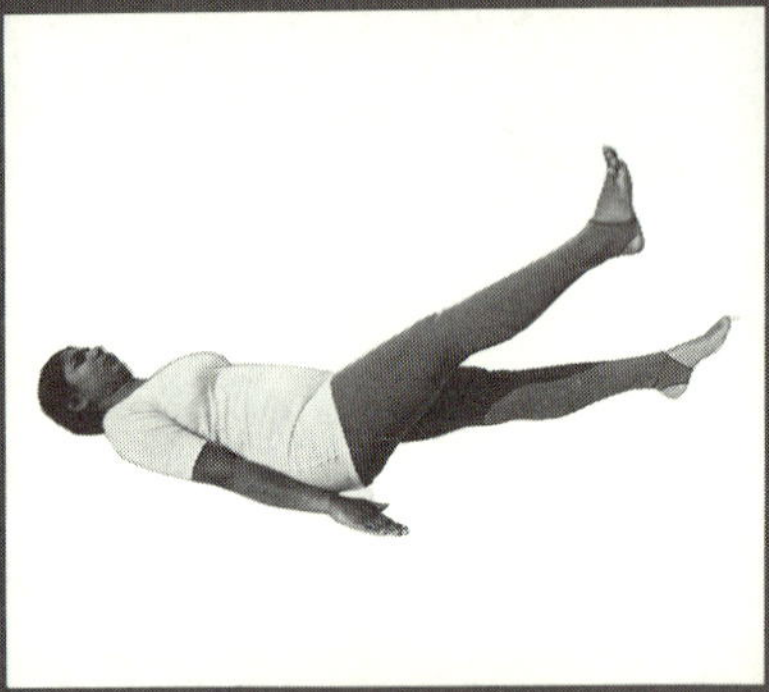

264.（5）

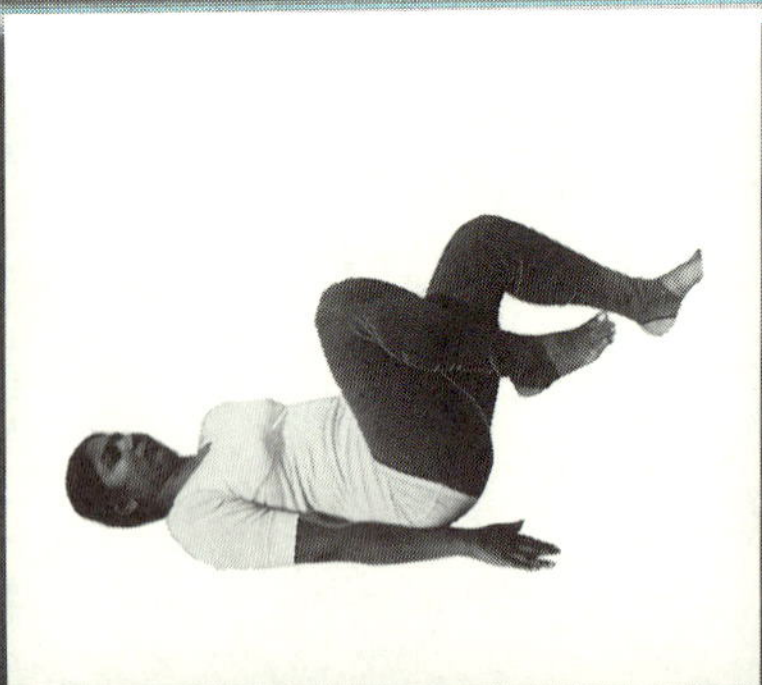

264.（6）

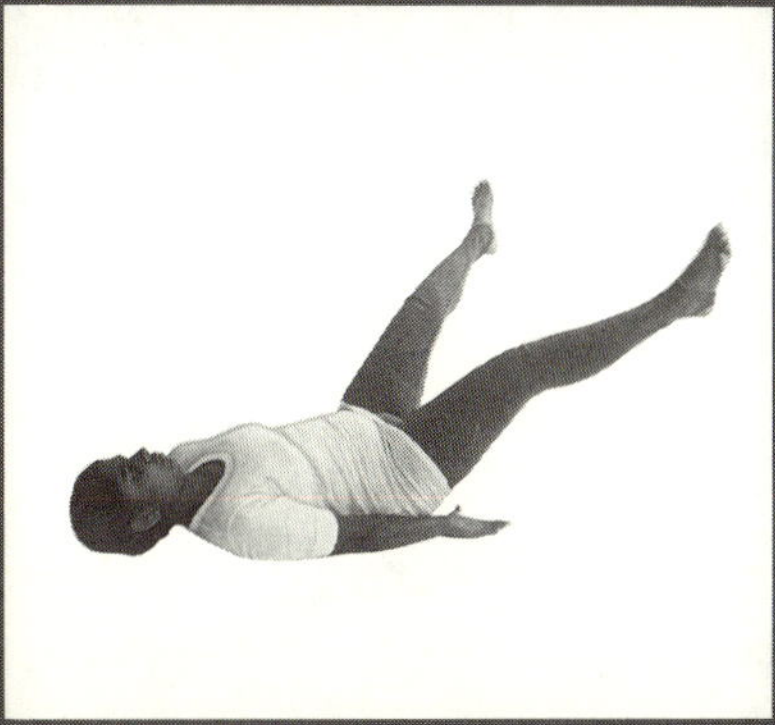

264. (7)

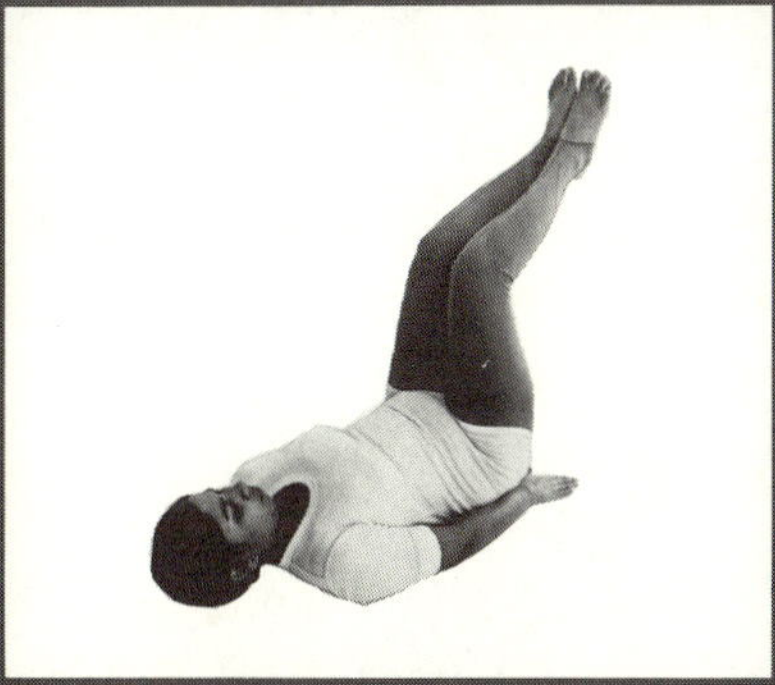

264. (8)

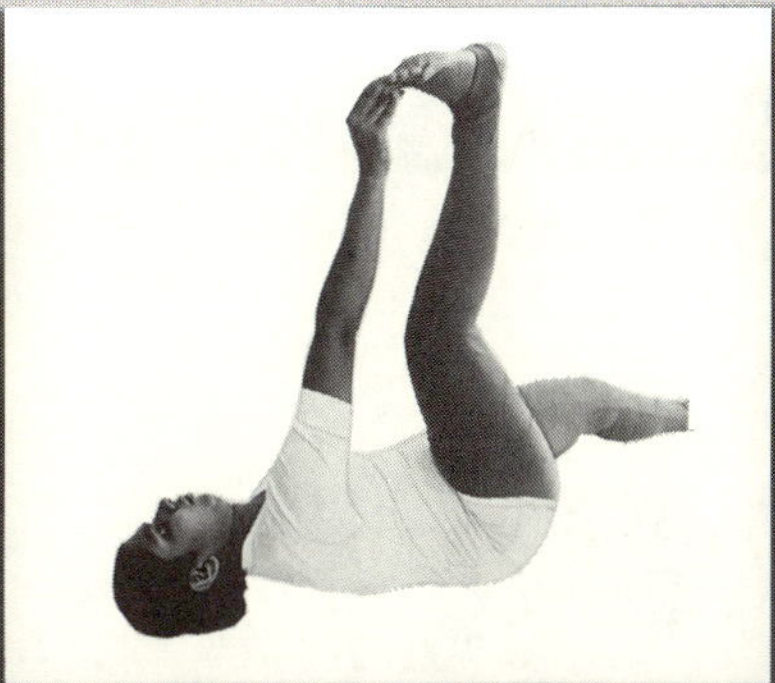

264. (9)

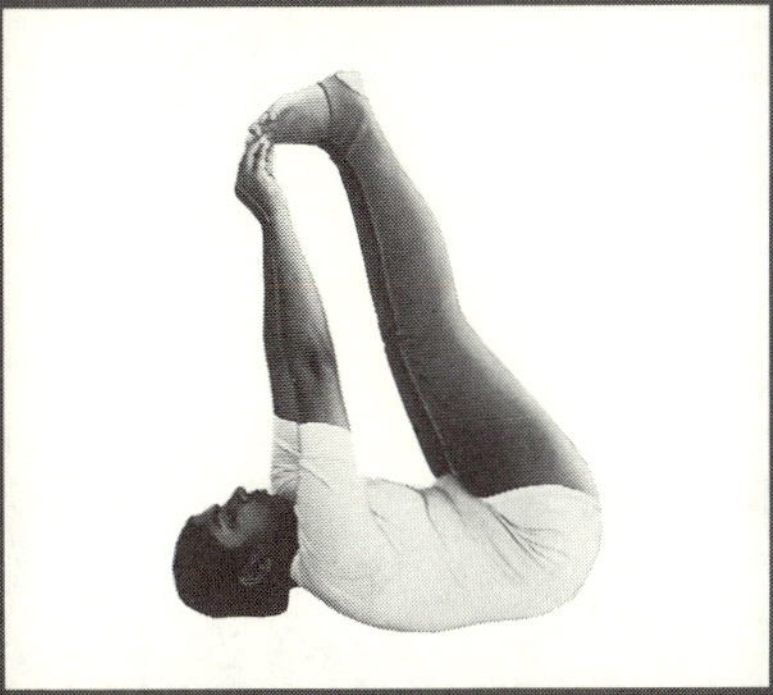

264. (10)

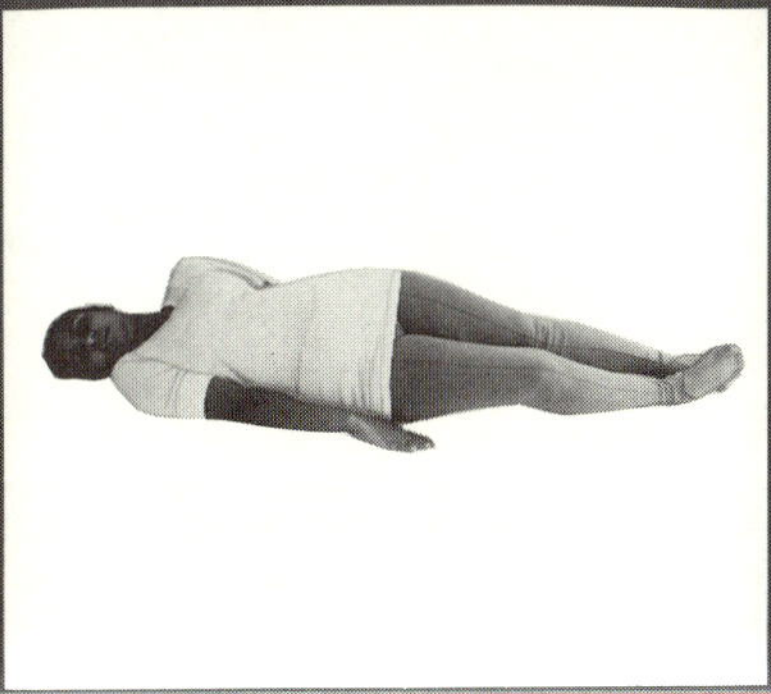

264. (11)

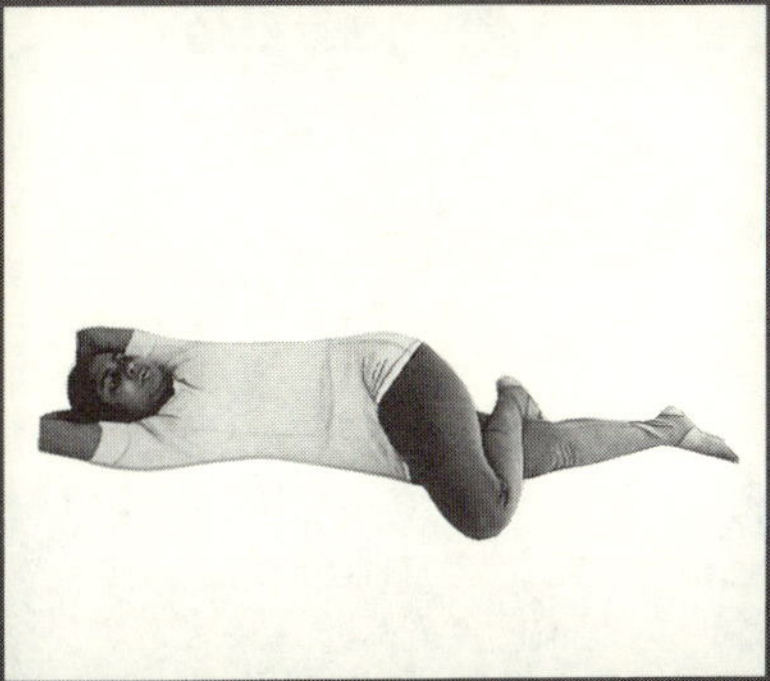

264. (12)

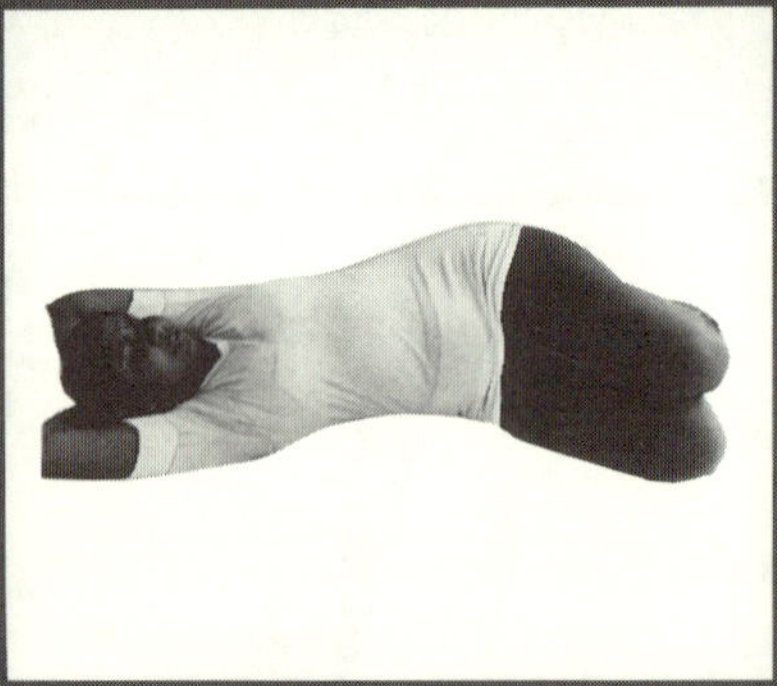
264. (13)

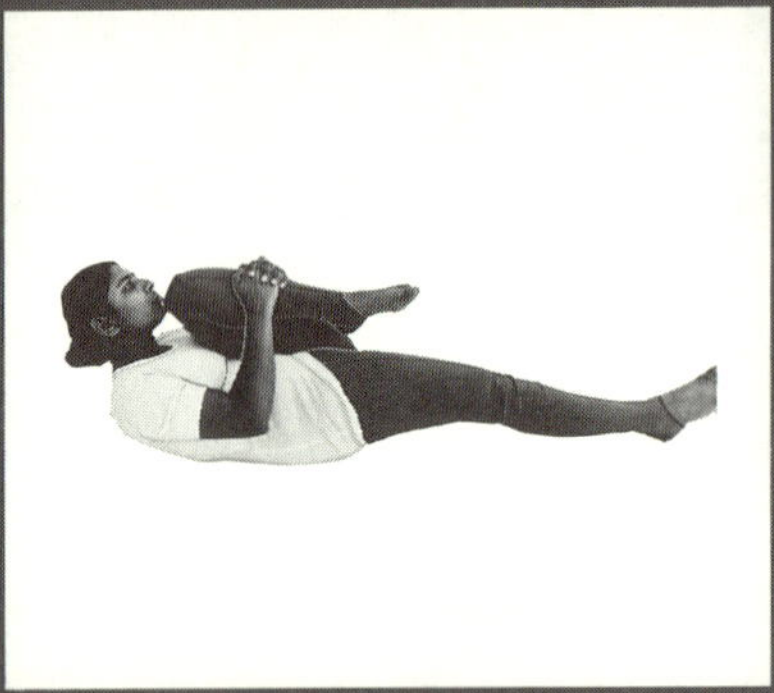
264. (14)

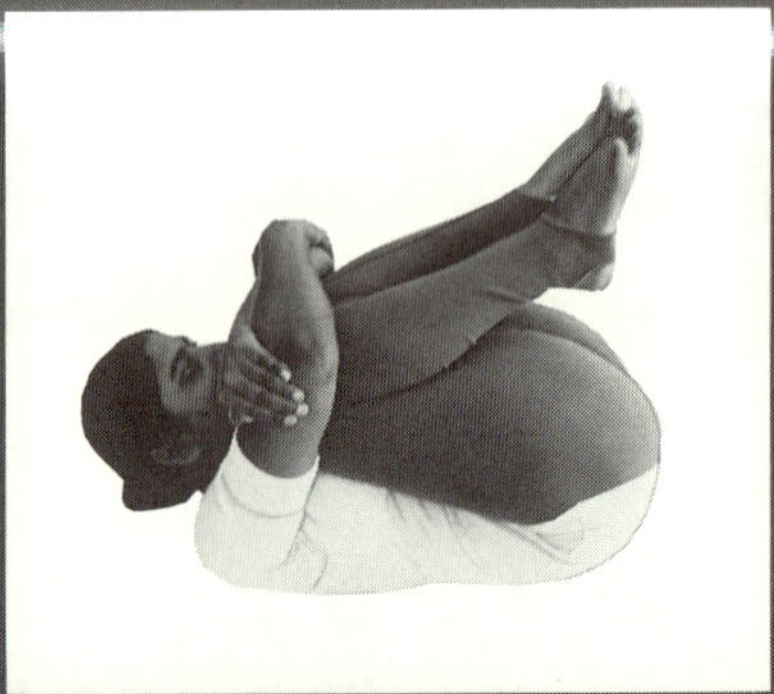
264. (15)

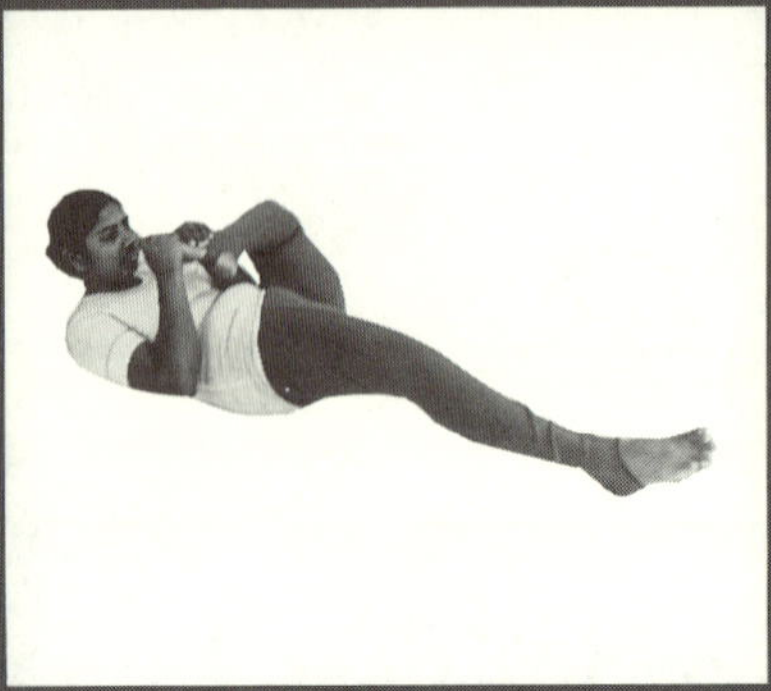
264. (16)

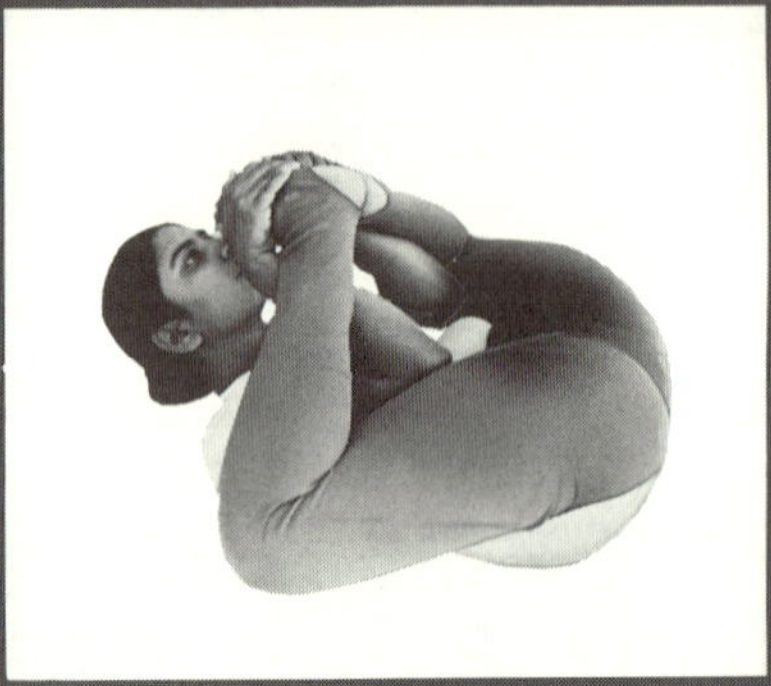
264. (17)

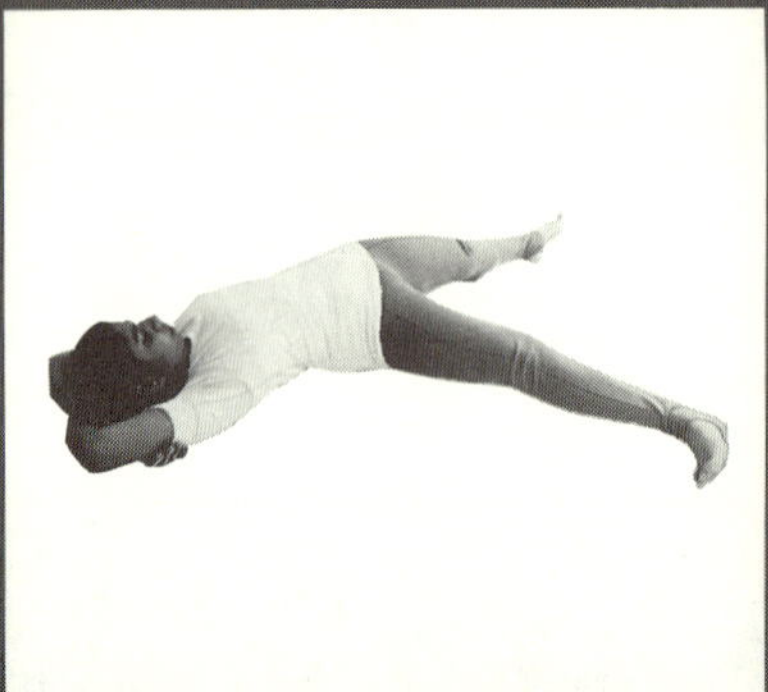
264. (18)

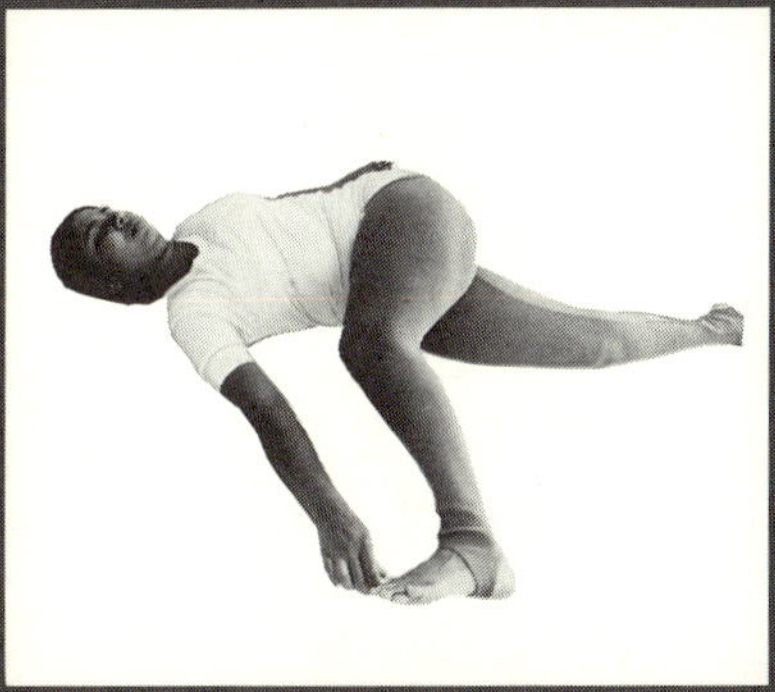
264. (19)

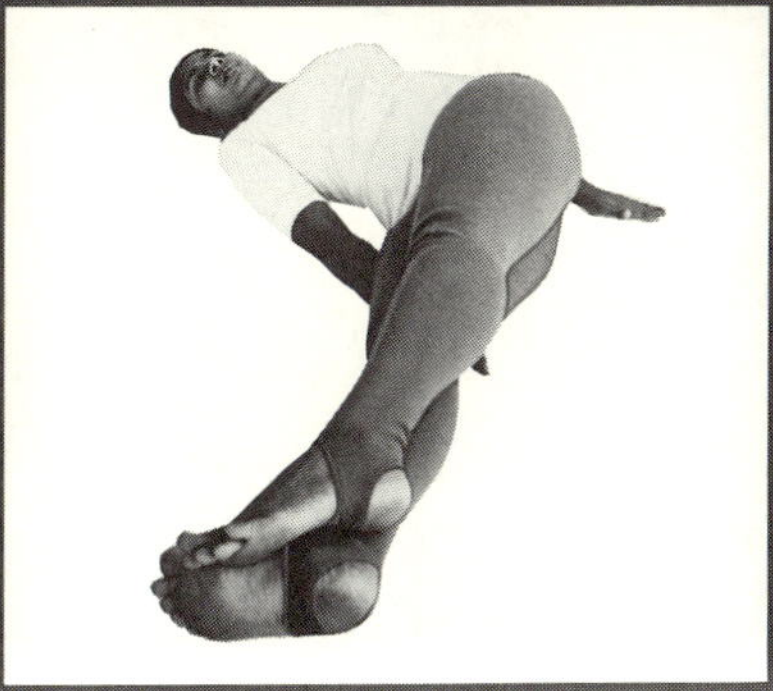
264. (20)

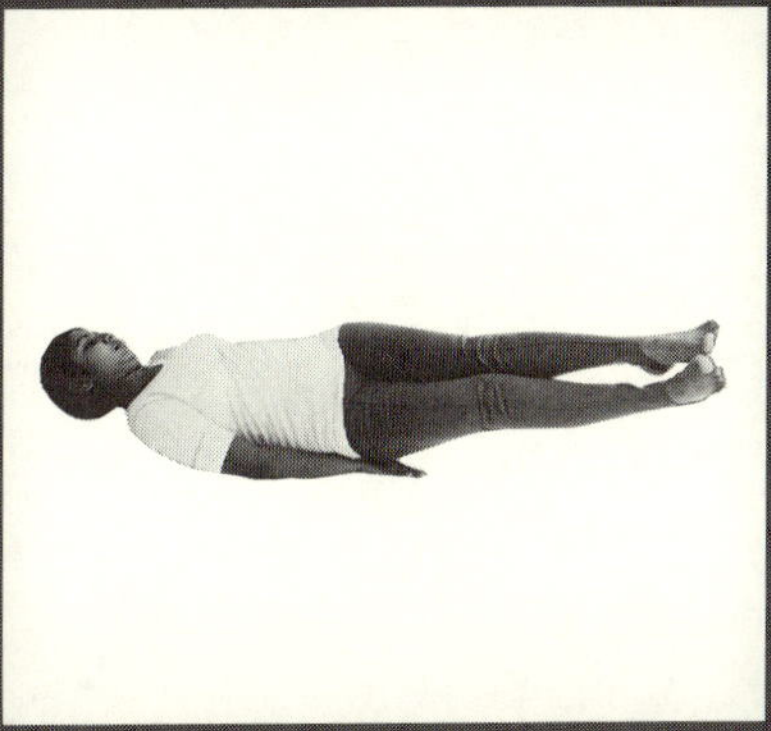
264. (21)

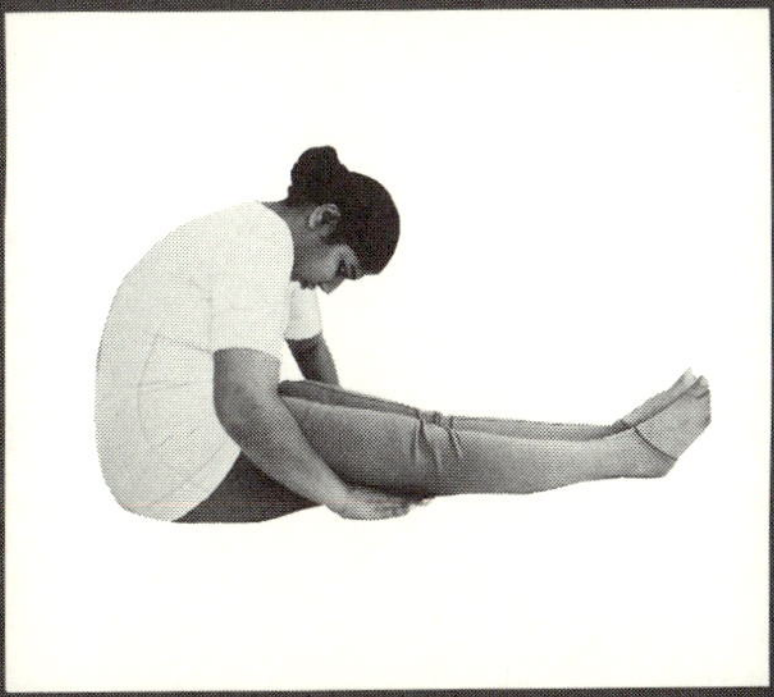
264. (22)

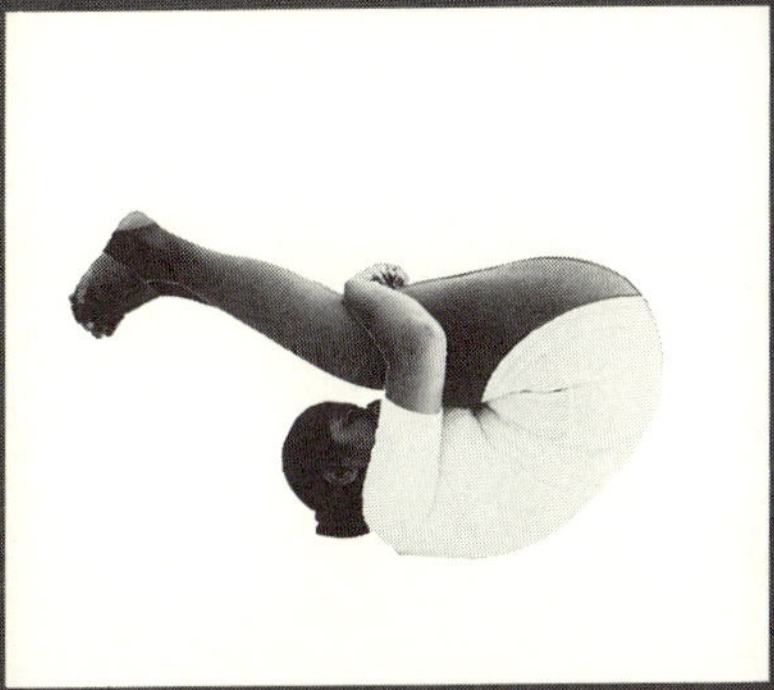
264. (23)

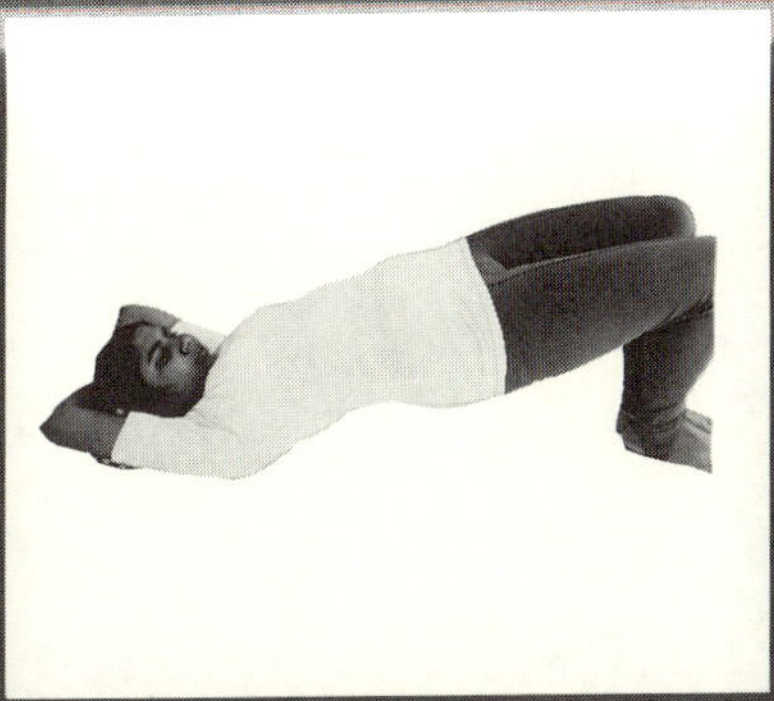
264. (24)

第四章　調気法（Prāṇāyāma）

——ヨーガ修行の第四段階——

まえおき

この調気法は肉体を健康にし強くすることは勿論ですが、精神性を高める上でも、非常に効力を発揮する行法になっています。

ところで、薬というものは、食物と同じように、自然からの大いなる恵みと言えます。即ち、食物は私達の肉体を維持し、強化してくれますが、薬も病気を防いだり治したりしてくれるからです。しかしながら、特に逆症療法医学(allopathicmedicine)で使われる一般的な薬は、一時的に病気を抑えるだけで、病気の原因を根本から取り除くわけではありません。ですから古の聖者達は、自らの経験と直覚によって、この調気法を見つけ出し、病気をその根本から治し肉体を健康にすることができるようにしたのです。このようにこの調気法は私達人間の生命活動を正常に保つ上での、非常に重要な行法になっていますので、是非とも行ずる必要があるわけなのです。

この呼吸というものは、僅か数分間行なわれないだけでも生命活動を停止させてしまうわけで、例えば食物や水なしでも私達は暫くの間は生きながらえられるわけですから、それに比べれば、はるかに重要なものであることがわかると思います。

呼吸という場合、一般的には自然に行なわれる呼息と吸息とを意味しますが、しかし、呼吸には途切れることなく自然に続けられる呼息、止息、吸息の三息があるのです。そして、調気法とは、こうした自然に行なわれる呼吸をうまく制御して、一呼吸をできるだけ長くできるようにすることなのです。そして、この調気法こそ私達の生命活動を最高に長らえさせてくれる最上の方法と言えるのです。

ところで、この調気法を見出だした聖者達は、これを行ずる上での注意すべき幾つかの点をあげています。即ち、ある行者は次のように述べています。

『調気法を正しく行じてゆくならば、一切の病が無くなるであろう。しかし修練の仕方を誤るとかえってあらゆる病が生ずる』

（ハタ・ヨーガ・プラディーピカー二―16）

『間違った仕方で調気すると、気が昴奮する結果、吃逆、喘息、咳、及び頭、耳、眼の痛みなど、色々な病気が生ずる』

（ハタ・ヨーカ・プラディーピカー二―17）

こうした事実から、次のようなことが一般に言われています。即ち、

『導師の正しい指導無しにヨーガを行ずれば、肉体を損ない、病を引き起こす』

実際、多くの人々が誤って調気法を行じたことで色々な病気にかかり、苦しんでおります。その結果、一般に、調気法は危険な行法であると考えられるようになってしまいました。ですから、物事の良く分かった人でさえも、調気法を行ずるのを恐れるようになってしまっています。この恐れの気持を克服するには、導師の正しい指導を受け、自分自身の身体の能力にあった時と場所と行法とを選んで行なってゆくことが必要であり、それ以外に方法はありません。

調気法のうち、幾つかの行法はすたれてしまっていますが、残りの行法は師から弟子へと世代を越えて伝えられて来ています。本書においては、これら六十種の調気法を紹介致しました。

ところで、すでに紹介しました数々の座法と並行してこれらの調気法を行じてゆけば、必ず、多大の成果を得る

ことができるはずです。そしてまた、この調気法だけが、ヨーガ行に励む行者の肉体と心とを浄化し、無智と迷いとを除去し、精神の集中力をつけさせてくれるのです。ヨーガ・スートラにも次のように述べられています。

『ヨーガを行ずれば不浄が消え去り、智慧が輝き、遂には解脱に到る』

（ヨーガ・スートラ二―28）

それでは、これから調気法を行じようとする者が注意しなければならない幾つかの点を上げておきたいと思います。即ち、冬季においては次の調気法はしてはいけません。

一、シートゥカーラ
二、シータリー・クンバカ
三、シートカーリー
四、チャシドゥラ・ベダナ

しかし、体内の粘液素が分泌過剰になりやすい者は、冬季であっても上述の調気法を行じてもかまいません。
また、次に述べる調気法は夏季に行なってはいけません。

一、バストゥリカー
二、ウルダ・ムカ・バストゥリカー
三、アグニ・プラディープタ
四、ムカ・プラサーラナ・プーラカ・クンバカ
五、ハリダヤ・スタンバ
六、ナーディー・アワロダ

七、スールヤ・ベディー
八、エカ・アンガ・スタンバ
九、サルヴァンガ・スタンバ
しかし、体内の粘液素が分泌過剰になりやすい者は、夏季であっても、ヒマラヤ山中などあまり気温の上がらぬ場所でなら、右記の行法を行じても差し支えありません。

また、体風素の分泌が不調な者は、以下の調気法をしてはいけません。
一、シートゥカーラ
二、シータリー・クンバカ
三、シートカーリー
四、プラーヴァニー・クンバカ
五、カンタ・ヴァーター・ウダラ・プーラカ
勿論、これら五種の行法以外の調気法は行じても差し支えはありません。
また、虚弱体質の者は、次の行法をしてはいけません。
一、バストゥリカー
二、ムカ・プラサーラナ・プーラカ・クンバカ
三、アグニ・プラディープタ
四、ハリダヤ・スタンバ
五、ナーディー・アワロダ

六、ヴァーヤヴィーヤ・クンバカ
七、エカ・アンガ・スタンバ
八、サルヴァンガ・スタンバ
ところで、調気法を行ずる場合、食後少なくとも三、四時間は経っていなければなりませんし、また、食事も、例えば、牛乳、バター、米、ポリッジ、パン、野菜、おじや、ドライフルーツ、果物など消化しやすい物を摂る必要があります。ですから、ペースト状になっていて、吸ったり、なめたりすれば良いような食品がよいわけです。

また、情緒が不安定であったり、気が変わりやすい人の場合には、以下の行法によって、精神の集中力をつけることができます。
一、ブラーマリー
二、サルヴァ・ドゥワーラ・バッダ
三、シャンムキー・レチャカ
四、スークシュマ・シュワーサ・プラシュワーサ
また、発熱している者や妊娠している女性の場合は、絶対、調気法を行じてはいけません。同様に、空腹の者や、満腹の者も調気法を行ずるべきではありません。

ところで、これら調気法を行ずる場合、ただ本を読んだだけでとか、他人が行じているのを見ただけで行法を始めてみる、といったことをしてはいけません。初心者の場合は、経験豊かな導師の指導を受けることが是非とも必要なのです。

次の行法は、それを行ずる者に精神の強靭さを与えてくれます。

一、サヒタ・クンバカ
二、バストゥリカー
三、ハリダヤ・スタンバ
四、ナーディー・アワロダ
五、エカ・アンガ・スタンバ
六、サルヴァンガ・スタンバ
七、ヴァーヤヴィーヤ・クンバカ

また、次の行法は私達の命を長らえてくれます。

一、スークシュマ・シュワーサ・プラシュワーサ
二、ディールガ・シュワーサ・プラシュワーサ
三、バーイヤ・アビヤンタラ・クンバカ

また、重い物を持ち上げたり、車や牛馬を止めたりする力は、次の行法を行ずることで得られます。

一、サヒタ・クンバカ
二、ハリダヤ・スタンバ
三、ナーディー・アワロダ
四、エカ・アンガ・スタンバ
五、サルヴァンガ・スタンバ

特に、日々、こうした調気法を行ずる場合、油が多く、栄養価があるものでしかも、消化の良い食事が必要不可

欠になります。

ところで、調気法を行ずる場合、以下の座法を選んで行なえば、より素晴らしい効果が得られます。
一、聖者のポーズ
二、蓮華のポーズNo.1
三、吉祥のポーズNo.1
四、安楽のポーズ
五、勇者のポーズ
六、瑜伽のポーズ
七、金剛のポーズ
八、蓮華のポーズNo.2
瞑想ができるようになるためには、調気法を行ずる時に、背筋を真っ直ぐに伸ばし、首から胸、腰にかけて一直線になるようにして座るようにします。そうする事で、座したまま、長時間瞑想することができるようになれるのです。

ところで、調気法から多くの効果を期待するには、この行法と共に、食事や自らの心の持ち方や行ない、それに睡眠時間や起床時間なども規則正しいものにしておかなければなりません。そして、一度決めた生活の規則は、必ず守り通さねばなりません。

また、座法と調気法を行ずる場合は、空気の汚れた所や湿気の多い所などは避けねばなりません。もしも、こうした所で行法を行なったとしても、それは百害あって一利なしといった結果にならざるを得ないでしょう。

この調気法について、ヨーガ・スートラでは次のように説明されています。

『さて、座り方が整ったところで調気を行ずる。調気とは呼息と吸息の流れを断ち切ることである』

（ヨーガ・スートラ二―49）

また、ヨーガ・スートラでは、この調気法を次のように分類しています。

『調気は外部的と内部的と静止的な働きとから成り、内的器官(Desh)と時間(Kāla)と数(Samkhyā)とによって測定され、長くてゆっくり』

（ヨーガ・スートラ二―50）

一、バーイヤヴリッティ（レチャカ）Bāhyavritti(Rechaka)

この調気法の場合、両鼻から息を吐き、呼息ができるだけゆっくりとできるようにさせるのです。一般成人の場合、その呼息は一分間十六～十七回ですが、この調気法を行ずることで、この回数を減らしてゆくのです。即ち、最初十六回であったものを、八回から四回、二回、そして一回へと減らしてゆきます。それに伴って吸気も回数を減らしてゆきます。聖典中には『微細な(Sūkshma)』という語でこの調気法が説明されていますが、これは即ち、この調気法を行ずる者の直ぐ隣に座っている者でも、行者の息の音を聞き取れぬほど、微かな呼吸が行なわれるからです。また、『長い(Dirgha)』という語も説明に使われていますが、それは、この調気法の場合、ゆっくりと長く続く呼吸をするからなのです。

二、アービヤンタラヴリッティ（プーラカ）Ābhyantaravritti（Pūraka）

この調気法では、両鼻を通して行なわれる吸息を規則正しく、ゆっくりと行ない、一分間に一回だけの吸息を行なうようにします。この場合、勿論、呼息も同時に規則正しいものにせねばなりません。

三、スタンバヴリッティ（クンバカ）Stambhavritti（Kumbhaka）

この調気法では、それまで自然に行なっていた呼息と吸息を、そのまま長い間止めてしまうのです。

以上三種の調気法以外の調気法を以下に説明致します。

四、バーイヤーアビヤンタラヴィシャヤクシェピ（Bāhyābhyantaravishayakshepi）

この調気法では、行者の能力に応じ、その長さと回数を調整しつつ、呼息と吸息を自然に止めてしまうのです。まず、両鼻を通じて、ムーラーダーラ・チャクラのある尾骶骨部から腹部までの生気を全部吐き出し、そのまま息を止めておきます。次に息苦しくなったならば、腹部から胸部にかけての生気を吐き出し、そのまま息を止めておきます。そして最後に胸から首にかけての生気を全部吐き出して、そのままできるだけ長く息を止めます。

さて続いては吸気に移りますが、まず最初は尾骶骨部から腹部にかけて息を吸い込み、そのまま息を止めておきます。そのあと今度は、まだ息を吸い込んでいない腹部から胸部にかけて息を吸い込み、息を止めておきます。続いて最後には、胸部から首にかけて息を吸い込み、そのままできるだけ長く息を止めます。

ヨーガ・スートラ第二章五十節では、『内部器官にもとづいて（Deshaparidrishta）』という語が使われていますが、この内部器官とは、呼息の場合は鼻を意味し、吸息の場合は尾骶骨を意味します。また、吸息して息を止めた場合には腹部を意味する言葉なのです。ですから、この調気法の場合、まず最初に両鼻から息を吐き出します。そしてすぐ吸息します。その場合は、吸った息が、背骨の最下部の尾骶骨部にまで達するようにして吸い込み、そのまま息を止めますが、その時は、腹部に息を留め置いたままで止息しておくのです。また、ヨーガ・スートラの同じ節では『時間にもとづいて(Kālaparidrishta)』という語が使われていますが、これは、呼息、吸息、止息の長さを意味しています。つまり、例えば、呼息を四秒、吸息を二秒、それに止息を八秒間するというようなことです。また、同じスートラでは、『数を数える(Samkhyāparidrishta)』という語も使われていますが、これは、呼息、吸息、止息する時に数を数えながら行ない、呼吸を整わせるということなのです。以上のように『内部器官(Desh)』とは首とか胸部、腹部、そして尾骶骨部であり、『時間(Kāla)』とは秒とか分のことであり、『数(Samkhyā)』とは、例えば、ある一定時間内に行なう呼吸数を唯一回のみ行なうようにする、といったような呼吸数のことを言うのです。

ところでこのヨーガ・スートラ中には、『長く、そしてゆっくりと(Dirgha Sūkshma)』という語も使われています。こうした調気法を行ずるには、例えば次のようにするのです。まず鼻から少し離れた所に、ほんの少しの綿花を置き、長くゆっくりと呼息するのです。もしも、綿花が息を吹きかけられて動くようならば、次の日は、もう少し綿花の距離を離して置き、この調気法を行ずるのです。このようにして綿花の距離を遠くしては、息を吐くことを繰り返し行ないます。その結果、やがては呼息も吸息も非常にゆっくりと行なえるようになるはずなのです。こうした境地を『長く、そしてゆっくりと(Dirgha Sūkshma)』とヨーガ・スートラでは呼んでいるのですが、こうなると呼息が非常にゆっくりと長く続けられるようになり、吸息をする場合には、吸い込まれた息が背骨を通して胸部、腹部と入り、やがては足の爪先にまで達したかのように感じられるようになるのです。

《効果》

ヨーガ・スートラには次のように述べられています。

『調気法を行ずる事によって、心の輝きを覆いかくしていた煩悩が消滅する』

（ヨーガ・スートラ二—52）

つまり、私達が身体内外のどんな点に対しても、精神を集中できうる能力を身につけられるようになるのです。聖師マヌも次のように述べています。

『なんとなれば、あたかも、鉱物の吹き分けられる時、その不純物は焼滅するが如くに、気息の抑制によりて、感官の罪過は焼滅すればなり』

（マヌの法典六—71）

事実、感覚器官だけではなく、他の内的心理器官の不純な要素も調気法によって取り払われますので、それら内的心理器官をも自由に働かせるようになるのです。また、調気法を行ずることで、私達は象のように強靱で獅子のように勇猛な人間になることもできるのです。私も、元大学教授のラム・ムルティ氏が自動車と力比べをしたり、胸の上に三トンもある象を乗せたりするのを実際に見ております。彼は私の質問に対して、こうした力は調気法を行ずることで得られたと答えています。ですから、自分自身の肉体の能力を充分考慮し、また、季節によって異なる身体内の粘液素の分泌バランスを考慮してこの調気法を行ずれば、私達は、健康と長寿と輝くばかりの肉体を獲得することができるのです。つまり、呼吸とは肉体の諸機能を支え、活性化させる上での最も重要な要素と言えるのです。ですから、調気法を行ずることで血液は浄化され、消化作用が促進され、肉体活動は活性化され、力が漲り、柔軟性が得られるようになるのです。それゆえ、古の導師達も、もしも今生において修行を完成させ、解脱にまで達しようとするならば、信念を持って、そして倦まず撓まず、この調気法を行じよと命じているのです。

調気法の種類

ハタ・ヨーガの導師達によれば、調気法には次の種類があるとされています。

一、サヒタ・クンバカ
二、スールヤ・ベディー
三、ウジャーイー
四、シータリー
五、バストゥリカー
六、ブラーマリー
七、ムールチャー

五、サヒタ・クンバカ(Sahita Kumbhaka)

この調気法には二種のやり方があります。その一つは『サガルバ(Sagarbha)』であり、他は『ニルガルバ(Nirgarbha)』です。この『サガルバ・プラーナーヤーマ』とは、例えばオームなどの真言を唱えながら、止息し続ける調気法であり、『ニルガルバ』の方は、真言は唱えないで止息し続ける調気法です。これらの行法には次なる三つの段階があります。

【第一段階】まず、普段座り慣れている座法で背筋を真っ直ぐにして座ります。続いて右手の親指で右鼻を押さえ、左鼻から息を吸いますが、この時、心の中で真言オームを唱えます。この真言の誦唱の際には手の指とか数珠を使って数を数えるようにします。左鼻から息を吸いながら、心の中で八回真言オームを唱えます。続いて、真言オームを三十二回唱えるまで止息します。次に右手の人差指と中指とで左鼻を押さえ、右鼻から十六回、真言オームを唱えながら、息を吐きます。続いて、すぐに右鼻から先の要領で息を吸い、以下同じようにして呼吸を行ないますが、毎日これを行ずることで、この調気法に熟達するようになるはずです。

【第二段階】第一段階と同じように、まず右鼻を押さえて左鼻から吸いますが、この時、真言オームを十六回、唱える間に吸い終わります。続いて、六十四回、真言オームを唱えながら止息します。次に、三十二回、真言オームを唱える間に右鼻から呼息します。続いて同じように真言を唱えながら、右鼻から吸息、そして止息の後、左鼻から呼息し、これを繰り返します。

【第三段階】方法としては前述の第一、第二段階と同じですが、この第三段階では、吸息時に三十二回、止息の時に、一二八回、呼息時に六十四回の真言誦唱を行ないます。

以上の各段階は、短期間で達成し得るものではありませんので、各行法が自分のものになるまで、充分日数を掛けて行じてゆかねばなりません。

《効果》

この調気法を行ずれば、身体の敏捷さ、強靱さ、柔軟さ、輝きが得られます。また、精神的には、意思と感覚器官の働きを静めることができます。その結果、瞑想中に空腹感や喉の乾きを感ずることが無くなり、真言オームの字体を霊視できるようになり、また、自らの意思で呼吸を制御する強い力が身について来ます。

六、スールヤ・ベディー（Sūrya Bhedhī）

普段座り慣れた座法で、背筋を伸ばして座ります。まず、右鼻からゆっくりと息を吸い始め、足の爪先から頭頂部まで、身体全体に息が満ち溢れるほどに吸息します。もうこれ以上吸息できないという所まで息を吸ったならば、右鼻を閉じ、できるだけ長く止息し、今度は左鼻から呼息します。この際注意する事は、吸息する時も呼息する時も、共に呼吸による静かな音が聞こえるようにさせることです。初心者の場合、まず、左右の鼻を使って往復三回、この調気法を行なうようにします。この調気法の回数については、その後一日に一、二回づつ増やしてゆき、最後には、行者の能力に応じて、往復二十一回〜三十一回、行じうるようにします。この調気法は冬季に行じる方が良いのですが、体内の体風素と粘液素の分泌が多い者は、夏季にあっても、この調気法を行じても差し支えありません。

《効果》

この調気法を行ずると、体内の胆汁素の分泌が増加し、逆に体風素と粘液素の分泌が減少します。また、体内の消化吸収作用を促進させ、発汗作用を引き起こして、体内のすべての不純物を取り除きます。ゲーランダ・サンヒターには次のように述べられています。

『スールヤ・ベディー・クンバカは老と死を破壊する。また、クンダリニーを目醒めさせ身体内の火を増殖する』

（ゲーランダ・サンヒター五―68）

七、ウジャーイー(Ujjāyī)

まず、座り慣れた座法で座ります。次に、両鼻から息を吸いますが、この時には、吸息が喉から胸部までにだけ、達するようにします。吸い終ったならば、ジャーランダラ・バンダをして、できるだけ長く止息します。息が苦しくなったならば、今度は左鼻からできるだけゆっくり息を吐き出します。この調気法の場合、注意して欲しい事は、吸息の際には喉を通って胸部まで息を吸い込むようにし、呼息の場合も胸部にある息を喉から鼻へと吐き出すようにすることです。初心者の場合は、この調気法をまず三回だけ行ずるようにし、後は慣れるに従って回数を増やして行くようにします。

《効果》

ハタ・ヨーガ・プラディーピカーには次のように述べられています。

『この調気法は、喉から粘液を取り除き、消化の火を強める』

（ハタ・ヨーガ・プラディーピカー二—52）

『導管(Nādī)、体液、肉体を構成する七要素(Dhātu)の疾患を除去する』

（ハタ・ヨーガ・プラディーピカー二—53）

ここで参考までに述べておきますと、ハタ・ヨーガ行法を解説した幾つかの書においては、座法を初め、調気法、ムードラーの種類は、いずれも一致しています。しかし、同名の行法であっても、その行じ方に差異が生じているのは、書かれてある行法をいかに解釈するか、その理解の仕方に違いがあるからです。ですから、調気法に関しても、ハタ・ヨーガ・プラディーピカーとゲーランダ・サンヒターの解説は異なっています。私はこれらの差異は、それぞれ異なった調気法であるとして受け入れる立場を取っていますので、以下に、幾つかの調気法について、解説してみたいと思います。

八、ブラーマリー（Bhrāmarī）

まず、『勇者のポーズ』で座ります。次に、右手親指で右鼻を押さえ、左鼻から吸息します。尾骶骨に到るまで息を吸い終ったならば、暫く止息した後、同じく左鼻からゆっくりと呼息しつつ、喉を使って、丁度、蜂の羽音のような音を出し続けるのです。この時、この音が自分自身の意思と理智という、二つの内的心理器官に響き渡るようにさせ、できるだけ長く呼息を持続させるのです。

この調気法を行ずる際には、高低様々な音を聞き取ると思います。行法に慣れるに従って、行ずる回数を増やすようにします。この調気法は、例えば、落ち着きが無く、気の変わりやすい者や、心をある一点に集中できない者、心の中で真言を唱えられない者などが行ずれば、心が安定して来て、精神の集中力が得られるようになって来ます。私はカンカルに住んでいたラーマナンダという行者を知っていますが、彼は人里離れた静かな場所に座して、実に五時間から六時間もの間、この調気法を行じ続け、三昧の境地に入っておりました。

《効果》

この調気法を行ずれば、話し言葉が張りのある美しいものとなります。また、呼吸もゆったりとして、しかも力強いものとなって来ます。また、歓喜を味わわせてくれる聖音オームをはっきりと聞き取れるようになり、意思や理智といった内的心理器官の働きを静め、精神に集中力がつき、三昧の境地へと入りやすくなります。

九、ムールチャー（Mūrchhā）

『蓮華のポーズNo.1』で座ります。右手親指で右鼻を押え、左鼻から息を吸い、吸い終ったならばジャーランダラ・バンダをして止息します。この時、すべての心の働きを止めて、無意識状態に入ったかのようにするのです。そして、両眼は眉間を見つめるようにします。息はできるだけ長く止め、苦しくなったなら両鼻からゆっくりと吐き出します。先にも述べたように、この止息の間は、あらゆる精神の活動を消し去って、あたかも無意識状態にあるようにするのです。呼息の後は、すぐに今度は右鼻から吸息して同じ事を繰り返し、慣れるに従って次第に調気法の回数を増やして行くようにします。

《効果》

ムールチャー（気絶）という言葉の意味通り、この調気法は、精神活動を静め、殆ど無意識の状態へと私達を導いてくれます。

十、ケワリー（Kewalī）

『吉祥のポーズNo.1』で座り、呼吸を自然に止めます。この調気法について、ハタ・ヨーガ・プラディーピカーには次のように述べられています。

『ケワリー・クンバカに成功するまでは、サヒタ・クンバカの修行を続けるべきである。ケワリー・クンバカとは、レチャカもプーラカもせずに、ただ息を止めておく事である』

（ハタ・ヨーガ・プラディーピカー二―72）

このケワリー・クンバカとスタンバヴリッティの両調気法は全く同じものです。そしてまた、同じくハタ・ヨーガ・プランディーピカーでは次のように述べられています。

『ケワリー・クンバカによって楽に止息できる者にとっては、三界において得られないものは一つもない』

（ハタ・ヨーガ・プラディーピカー二―74）

ところで、サヒタ・クンバカの場合にも、呼息、吸息、止息の行法が含まれています。ですから、この調気法をうまく行じられるようになれば、直ぐにケワリー・クンバカができるようになるのです。

《効果》

呼息と吸息を安定させ、しかも、ゆっくりとしたものにさせます。その結果、精神集中が上手にできうるようになります。

ところで、ハタ・ヨーガ・プランディーピカーの著者は止息には次の八種があるとしています。即ち、

一、スールヤ・ベディー
二、ウジャーイー
三、シートカーリー
四、シータリー
五、バストゥリカー
六、ブラーマリー
七、ムールチャー
八、プラーヴァニー

この著者は、サヒタ・クンバカをシートカーリー・クンバカと置き換え、ケワリー・クンバカをプラーヴァニー・クンバカと置き換えているのです。

十一、バストゥリカー(Bhastrikā)

慣れた座法で座ります。次に、右手の中指と薬指とを合わせて伸ばしておき、残りの三本の指は後ろに反らしておきます。さて、右手の中指と薬指とで左鼻を押さえ、右肘を肩の高さまで上げます。左手は左膝の上に置いておきます。続いて、右鼻だけで呼息・吸息を力強く、連続して行ない、特に息を吐く際には、左鼻を押さえた右手の指を強く押し返すような感じで、力強く吐き出します。以上の調気を最低でも十回繰り返し、その後、息を大きく吸い込んで、できるだけ長く止息し、続いて右手の親指で右鼻を押さえておいて、左鼻から息を吐きます。

左鼻の場合も、右鼻と同様にして、この調気法を行ないます。初心者の場合、左右の鼻で各三回づつこの調気法を行なえるようになってから、次第にその回数を増やすようにします。身体が虚弱な者の場合、眩暈を起こして倒れることもありますので、無理に力を入れて呼吸したり、また、調気法の回数を増やすことは避けるようにして下さい。

この調気法で止息している際には、ジャーランダラ・バンダをすべきであるとする導師もいます。この調気法を行ずる者は、血を吐いたり、時には肺の機能を壊してしまったり、喉を壊したり、喘息を引き起こしたりする危険がありますので、牛乳やバターは欠かさず摂るようにします。(章末写真参照)

《効果》

この調気法を行ずれば身体内の脂肪分が減り、また、咳を止めます。そして余分の体重が減り、特に腹部の贅肉が取れます。このように、非常にエネルギーを消耗させる調気法ですので、あまりやりすぎぬよう気をつけねばなりません。

ハタ・ヨーガ・プラディーピカーでは、この調気法の効果を次のように述べています。

『この調気法は、速やかにクンダリニーを呼び醒まして、導管を清掃し、快感を与え、非常によい結果をもたらす。ブラフマ管の入口を塞ぐ粘液素等の障害物を取り除く』

（ハタ・ヨーガ・プラディーピカー二―66）

『このバストゥリカーはブラフマ管中にあるブラフマ・グランディ（胸部にある結節）とヴィシュヌ・グランディ（喉にある結節）、それにルドゥラ・グランディ（眉間にある結節）の三つの結節を打ち壊してくれるので、何回にもわたって行じなければならない』

（ハタ・ヨーガ・プラディーピカー二―67）

この調気法は強力なので、くれぐれも自分の能力に応じた回数だけを行ずるよう注意して下さい。

十二、シータリー・クンバカ（Sitali Kumbhaka）

『安楽のポーズ』で座り、舌をカラスの嘴のような形にして口から突き出します。つまり、舌の両脇を巻き上げて、チューブ状にするわけです。そして、このチューブ状の舌からゆっくりと胸一杯に吸息し、できるだけ長く止息します。息が苦しくなったならば、両鼻から呼息します。こうした呼吸を何回も繰り返すわけですが、この調気法は夏季に行なうようにせねばなりません。また、粘液素の分泌不調の人は、この調気法を行じてはいけません。

（章末写真参照）

《効果》

この調気法の効果は、ゲーランダ・サンヒターに次のように述べられています。

『行者は常に、この歓喜をもたらすシータリー・クンバカを行ずべし。そうすれば、消化不良、粘液素、胆汁素の不調から起きる病気に罹らずに済むであろう』

（ゲーランダ・サンヒター五—74）

即ち、この調気法は、呼吸を静かなものに変え、喉の乾きを癒し、胆汁素の分泌不調に起因する病気を治してくれます。また、高血圧も癒し、私達に心の安らぎと身体の輝きを与えてくれます。

十三、シートカーリー（Sītkārī）

『聖者のポーズ』で座り、先の調気法（十二）のようにして吸息するのですが、この吸息の際には、シーッという音と共に息を吸うようにし、吸息し終ったならば、止息すること無く、直ちに両鼻から呼息します。このように、この調気法の場合、舌を通して口から吸息し、両鼻から呼息するのです。

ハタ・ヨーガ・プラディーピカーには、この調気法が次のように説明されています。

『両唇の間に舌を当てて、シーッという音を立てて吸息し、呼息する時は鼻を使う。この調気法を行ずれば、第二のカーマ・デーヴァ（愛神）と呼ばれる程の美しさが得られる』

（ハタ・ヨーガ・プラディーピカー二—54）

《効果》

この調気法は行ずる者の容貌を美しくしてくれます。また、この調気法は、粘液素の分泌不調の者が夏季に行ずれば、良い効果が得られます。その他の効果は、シータリー・クンバカの効果と同じです。

十四、プラーヴァニー・クンバカ(Plāvanī Kumbhaka)

安定した座法で座り、両鼻を通して吸息し、吸った全部の息が腹部上部に吸い込まれ、上腹部が大きく前に飛び出したような腹にします。そのまま息が苦しくなるまで止息し、その後、両鼻からゆっくりと呼息します。この呼吸を自分の体力に応じて何回も繰り返すのです。(章末写真参照)

《効果》

この調気法を行ずることで、食物を消化吸収する力がつき、便秘も治ります。また、サマーナ気とアパーナ気の働きが正され、乱れた動きをしなくなります。この調気法を長い間行じた者は、手足を動かさなくても、水の上に浮くことができるようになれます。

さて、こうした調気法の場合、単にそのやり方を本で読んだだけで、行じ始めるようなことがあってはなりません。ですから、調気法を行ずる場合、必ず導師の指導のもとに行じてゆかねばなりませんし、また、その導師にしても、調気法を行じた場合の効果は勿論、その危険性もよく理解し、また、私達人間の性向やら気質にもよく通じている者である必要があります。それ以外にも、導師は、調気法を行ずるべき時と場所とを、よくわきまえた者でなければなりません。こうした事によく注意して調気法を行じませんと、世間でよく言われているような、『ヨーガ行法をただ真似して行ずるようでは、かえって身体を弱らせ、数々の病気を引き起こす』ということが実際に生じて来ます。ですから、ヨーガの聖者も次のように述べています。

『調気法は、正しい指導のもとに系統的に行ずるならば、多くの病を癒し、また、防いでもくれる。しかし不規則に行なわれるならば、かえって、吃逆や喘息、頭痛、耳痛、眼痛など多くの病を引き起こす』

伝統的な調気法

それでは次に、古の導師達より伝えられている伝統的な調気法を解説致します。私はカシミールで教えを受けた導師から、四十種類の調気法を伝授して頂きました。また、四十年前には、ウッタル・カシのテクラにあるアーブ山中にて一人のヨーガ行者に会いましたが、その行者は数百にわたる調気法を会得しており、右手の親指一本で逆立ちすることもできましたし、また、『蓮華のポーズNo.1』で座り、止息しながらガンジス河の川面を三百メートルにもわたって、浮きながら流れて行くのを私は実際に見ております。また、その行者は、空中を歩き回る超能力を身につける行法も、その時修行しておりました。

古の昔より、精神世界の智慧は弟子がその智慧を受けうる能力に応じて、師より伝授されて来ました。このようにして秘伝を伝えて行くことで、真にその智慧を求めて解脱を願う者だけが、より早く、その境地に達することができましたし、また、逆に、こうした秘伝が、偽の行者とか金目当ての悪者や精神的に未熟な者に伝えられて、その智慧が汚される、という事が防げるからです。ですからもしも、ヨーガ行法から得られる智慧を、ある者に伝授して、その智慧がその効力を発揮するようにさせようとするならば、優れた導師達も、自分の回りに集って来る弟子の理解能力を確かめておく必要があるのです。そうしておかなければ、こうした秘伝も、全くその能力を欠いた者の手に伝えられてしまうからです。逆に、一度有能な弟子に伝授された暁には、この秘伝は、多くの恵みを、その者にもたらす事になるのです。

十五、ヴァクシャスタラ・レチャカ（Vakshasthala Rechaka）

普段座り慣れた座法で座り、両鼻からゆっくり呼息して、吐き切ったならば、そのまま止息します。次に両手を前に上げ、肘を曲げて両手の指を肩にかけます。そうしておいてから、まず最初に身体全体の筋肉と神経、それに肋骨部分の緊張を取った後に、今度は、筋肉、神経、肋骨を緊張させて、両肩を前方に押し出すようにし、肺を収縮させ、肋骨がくっきりと浮き出るようにさせます。このまま息が苦しくなるまで止息を続けた後に、両鼻から息を吸い込むのです。以上がこの調気法のやり方ですが、手の平を膝に置いてするやり方もあります。いずれにしても、自分自身の体力に応じて徐々に回数を増やして行くようにすることが大切です。（章末写真参照）

《効果》

この調気法を行ずることで、心臓の脈動を増やしてその機能を高まらせ、その結果、肺の働きを活発にさせることができます。また、内蔵が下垂している者も健康になりますし、血行も良くなります。

十六、マディヤ・レチャカ（Madhya Rechaka）

『吉祥のポーズNo.1』か、または、慣れた座法で座り、まず、息を両鼻から完全に吐き出します。そして、ウッディーヤーナ・バンダをしてからナウリをします。この時、下腹部から胸骨に到るまでの腹直筋は、丁度一本のチューブのような形になって腹部前面に飛び出し、両脇腹は内部に深くくびれるようになります。この状態のまま、できるだけ長く止息を続けるのです。この調気法を自分の体力に応じて何回も続けるのですが、写真のように手で

膝を押さえながら行なうやり方もあります。（章末写真参照）

《効果》

この調気法は脾臓や肝臓の病を癒してくれます。また、腸の働きも良くしてくれます。また、呼吸と心の働きを制御しやすくしてくれますし、また、腹部のあらゆる働きを活発にさせてくれます。

十七、アグニ・プラディープタ(Agni Pradipta)

『蓮華のポーズNo.１』で座り、右鼻を閉じ、左鼻からゆっくりと吸息して尾骶骨部から首まで背骨一杯に息を満たします。次に息を止め、この止められた息が、首から上に昇り、顔が真っ赤になるまで息張るのです。初心者の場合は、この止息の時間は短くせねばなりませんが、修行が進むうちに、止息の時間を長くさせてゆきます。あまり強く生気を上げ過ぎますと、眩暈がしたり、あるいは気を失ってしまうこともあります。止息の後、息苦しくなったならば、右鼻からゆっくりと呼息します。この調気法の場合、くれぐれも注意せねばならないのは、首から上にあまりに生気を上げ過ぎますと、気を失いますので、息を十分にコントロールしながら止息しておかなければならぬことです。（章末写真参照）

《効果》

この調気法を行ずると、すぐに汗が吹き出て来ます。これは冬季であっても同じことです。ですから、山中に住む行者も、冬の寒さを防ぐために、この調気法を行ずるのです。以前、私がカシミール山中にあるアマルナース洞穴に、冬季に籠った時の事です。その時の私は、あまり着る服を持っていなかったのですが、雪が激しく降り続き、その酷い寒さを防ぐために、私はこの調気法を行じ続け、凍死を免れることができました。この調気法は身体中に力を漲らせ、輝くばかりの身体にさせてくれます。

アムリッツァーに住むチョウドリー・ジャイ・キシェン氏は、スワミ・ダヤナンダ大師の身近にあって、その教えを受けておりましたが、大師がこの調気法をよく行じておられるのを目にしております。大師がこの調気法を行ずると、たった一回行ずるだけで全身から汗が吹き出し、顔も真っ赤になって、丁度、すべての毛穴から真っ赤な血が吹き出したようになって見えたそうです。この時、大師の身体は光り輝き、周りにいた者も大師を直視できないほどであったそうです。大師がキシェン氏に語ったところによれば、大師が行じておられたのは、他ならぬ、このアグニ・プラディープタ調気法であったそうです。このスワミ・ダヤナンダ大師の場合、両鼻から呼息と吸息を行なっていたそうですが、私がこの調気法を指導する場合は、片鼻から吸息し、呼息させるようにしております。それというのも、片鼻だけで呼吸することで息がゆっくり吸われ、また、吐かれるようになりますので、身体のエネルギーを消耗させずに済むからです。両鼻を同時に使って呼吸する場合、自分自身で呼吸のコントロールが上手にできないと、色々な病気を引き起こしてしまうからです。しかし、両鼻を同時に使ってはいけない、ということではなく、十分に注意して行なえば、そのように行じても一向に差し支えありません。

この調気法の効果については、色々な本に次のように述べられております。

『この調気法を行ずれば、大小便や痰など老廃物の排泄量が減り、また、必要以上に摂った食物でも消化することができる。呼息と吸息がゆっくりとなり、身体が軽くなる。そのため身のこなしも軽くなり、速く歩けるようにもなる。また、声も和らかく張りのあるものとなり、身体に力が漲って輝くばかりとなり、どんな病気も治ってしまう。また、忍耐と寛容さ、智慧と若さが得られ、この調気法を行ずる者は非常な幸福感を味わうことができる。罪も浄化消滅し、苦行を厭わぬ心が養われる。慈善行為や、断食、その他諸々の素晴らしい善行も、この調気法の効用に比べれば、その足もとにも及ばない』

十八、アヌロマ・ヴィロマ(Anuloma Viloma)

座り慣れた座法で座り、まず右鼻を押さえて、左鼻から一気に息を吐ききります。続いて直ぐに、同じ左鼻から吸息します。次に、中指と薬指とで左鼻を押さえ、右鼻から呼息し、その後直ぐに同じ右鼻から吸息します。このように左右の鼻で交互に二十~二十五回づつ、速いスピードで呼吸を続けます。

《効果》

この調気法により、鼻腔内と肺の不純物が取り除かれます。また、風邪や鼻炎の原因となっている鼻腔内の皮膚や粘膜も取り除かれます。また、呼吸がスムーズになり、左右の鼻を同時に使って呼吸することができるようになります。その結果、精神状態も安定し、肉体も健康になり、また、脳や肺の働きが良くなります。

十九、ナーディー・ショーダン(Nādi Shodhan)

『蓮華のポーズNo.1』で座り、右鼻を右手親指で押さえます。そして、尾骶骨から喉に到るまで、背骨全体に吸った息が一杯に詰まった感じがするまで、左鼻から息をゆっくりと吸い込みます。吸い終ったならば、直ぐに右鼻から息をゆっくりと吐き出します。続いて右鼻から同様にして吸息し、左鼻に呼息し、これを何回も繰り返して、次第に回数を増やして行くようにします。

《効果》

この調気法により、動静脈が浄化され、呼吸に伴って血行が良くなります。また、精神の集中度も高まり、呼吸も長く、ゆっくりと続けられるようになります。また、手足も敏捷に動かせるようになり、甘美な匂いを鼻で嗅げるようになると共に、右(Sūrya)と左(Chandra)の鼻を使い分けて呼吸する(Swara)ことができるようになります。

二十、シートゥカーラ(Sītkāra)

『瑜伽のポーズ』で座り、上歯と下歯とを噛み合わせます。口唇を横に広げて、口をあけ、上歯の付け根に舌をつけておき、歯と歯の間から吸息します。吸息し終ったなら直ぐに両鼻から呼息します。このやり方を何回か繰り返します。

《効果》

この調気法の効果は、シータリー調気法とシートカーリー調気法の効果と同じです。特に胆汁素の分泌が多い者は、夏季にこの調気法を行じたら良いでしょう。

二十一、ディールガ・シュワーサ・プラシュワーサ(Dīrgha Shwāsa Prashwāsa)

慣れた座法で座り、手は膝に置きます。両鼻から力強く肺が一杯になるまで息を吸い込みます。続いて直ぐに両鼻から速いスピードで息を吐き出します。この調気法を何回も繰り返し、慣れるに従って回数を増やしてゆきます。

《効果》

この調気法を行ずる事で、鼻や喉、肺が浄化され、また、胃と肝臓の働きが強化されます。従って食物の消化吸収作用が促進されます。その結果、肉体が健康になり、寿命が延びます。また、身体全体に生気が漲るようになって来ます。この調気法は、年令に関係なく行ずることができますし、また、季節も問いません。

二十二、ラグ・シュワーサ・プラシュワーサ（Laghu Shwāsa Prashwāsa）

まず、『安楽のポーズ』で座り、両手の平をすぼめた形（Anjali）にして両膝に置きます。最初、暫くの間は呼吸を止めておいてから、身体の約三十センチほど前の床に息が届くようにして、両鼻からゆっくり息を吐きます。吐き終ったなら、続いて直ぐに吸息しますが、この時、吸った生気が胸まで入って来て、それより下の身体に行かぬよう注意します。この調気法の場合、呼息と吸息とは軽い音を立てながら行なうようにします。また、十四～十五回連続して呼吸を繰り返すようにします。

《効果》

他の調気法同様に、この調気法を行ずれば、肺が浄化され、血液がきれいになり、呼吸を自由に制御できるようになれます。

二十三、プラッチャルダナ（Prachhardana）

背筋を伸ばし、『蓮華のポーズNo.1』で座ります。次に、身体中にある生気すべてを両鼻から吐き出します。この時は、お腹の中のものをすべて吐き出すような感じで、生気を強く吐き出すのです。続いて止息し、暫く保った後に両鼻から吸息し、直ぐに呼息します。

『或いは、息を吐いたり止めたりすることにより（心の安定が）得られる』

この経句を註解して聖師ヴィヤーサは次のように述べています。

『腹中の生気を鼻孔から、特殊な努力をもって吐き出すのが呼息である。保持とは、生気を出したまま保ち、急に吸い込まない調気法である』

（ヨーガ・スートラ一―34）

（ヨーガ・スートラ一―34ヴィヤーサ註解）

ところで、この経句において述べられている呼息(Prachhardana)とは、生気を吐き出すことであり、保持(Vid-harana)とは、生気を吐いて止息しておくことです。以上の説明からして、この調気法は、呼息して止息しておく調気法であると言えるわけです。

《効果》

この調気法は、精神の集中力をつける上で、非常に重要な行法になっています。また、他の調気法同様、身体を健康にさせる上でも重要な行法になっています。

二十四、アグニ・プラサーラナ(Agni Prasārana)

『聖者のポーズ』で座り、背筋を特に真っ直ぐにして座ります。手の平を膝に置き、腹部を緊張させて両鼻から息を吐き出します。次に腹部の緊張を解くことで両鼻から自然に息を吸い入れます。こうして腹部の緊張と弛緩を速いスピードで五十～六十回繰り返し、調気を行ないます。

《効果》

消化吸収作用を促進させます。また、腹部の余分な脂肪を取ってくれます。従って、ナウリの行法もやり易くなって来ます。

二十五、チャトゥルムキー(Chaturmukhi)

『蓮華のポーズ№2』で座ります。顔を左に向け両鼻から吸息します。そのまますぐに片鼻を押さえることなく左鼻から呼息します。次に顔を右に向け吸息し、これまた同様に右鼻から呼息します。次に顔を下向きにし、顎を胸につけて吸息し、続いてすぐに両鼻から呼息します。続いて顔を真上に向け、吸息し、両鼻から呼息します。こうして四方向に顔を向けて呼吸を繰り返し行ないますが、呼息と吸息のいずれも、大きな呼吸音が出るほど力強く行なわねばなりません。初心者のうちは、往復十五回位が良いでしょうが、慣れるに従って回数を増やして行くようにします。

《効果》

この調気法を行ずることで、喉と首にある神経の働きが強化されます。また、呼吸も力強いものとなり、心も安定して来ます。また、イダー管、ピンガラー管といった生気が流れる導管が浄化され、鼻、喉、首の病気が癒されます。

二十六、トゥリバンダ・レチャカ(Tribandha Rechaka)

座り慣れた座法で座り、右手親指で右鼻を押さえ、下腹部から喉に到るまでのすべての息を吐き出します。その後直ぐにムーラ・バンダとウッディーヤーナ・バンダ、それにジャーランダラ・バンダの三つのバンダを行ない、両手で膝を押さえ、自分の鼻頭を見つめ続けます。(章末写真参照)

《効果》

この調気法を行ずれば、クンダリニーが覚醒され、そのエネルギーがスシュムナー管を上昇するようになって来ます。この時、自分自身の身体中を蟻が這い上がるような、ゾクゾクした感じを経験するはずです。こうして、生気が尾骶骨から頭頂のブラフマランドラへと上昇して行き、行者は至福の感に打たれるのです。

二十七、トゥリバンダ・クンバカ(Tribandha Kumbhaka)

まず『金剛のポーズ』で座り、呼吸は自然のままに止めておきます。次に、ムーラ・バンダ、ウッディーヤーナ・バンダ、ジャーランダラ・バンダを行ない、そのままできるだけ長く息を止めておきます。その後、三つのバンダを解き、息を整えますが、この調気法を数回行ない、止息している間は心臓に意識を集中させておきます。

《効果》

長い間息を止めておけるようになり、また、心が安定し、生気が力強く働くようになり、精神の集中力がつきます。更に、心臓部の動きがはっきりと意識できるようになります。

二十八、チャンドゥラ・ベダナ(Chandra Bhedana)

背筋を伸ばして、普段座り慣れた座法で座ります。右手の親指を立て、右鼻を押さえ、チャンドゥラ・ナーディーにつながる左鼻から、微かな吸息音と共に息を吸います。身体全体に息を満たして止息し、苦しくなったならば、右鼻からゆっくり呼息します。この調気法を能力に応じて何回も繰り返すのです。

《訳者註解……この調気法では吸息は左鼻からだけで行ない、呼息は右鼻からだけで行ないます。》

《効果》

この調気法は胆汁素の分泌を減少させ、身体の余分な熱を下げます。身体が疲れを感じなくなり、ゲップをするということが無くなります。この調気法は、スールヤ・ベディーのやり方と逆になっています。ですから、胆汁素の分泌が多い者は、この調気法を夏季に行ずれば良いのです。もしも、風邪などで左鼻が詰まっている場合には、まず右半身を下にして横になりますと、左鼻が通るようになりますので、それからこの調気法を行じて下さい。そして、この調気法を行ずることで、左右どちらの鼻が働いているのか、それがわかるようになるはずです。

二十九、ウルダ・ムカ・バストゥリカー(Urdhwa Mukha Bhastrikā)

『金剛のポーズ』で座り、手の平を膝に当て、背筋をしっかり伸ばして座ります。そして、顔を真上に向け、頭上の空を仰ぎ見るのです。次に、両鼻から力強く呼息と吸息を繰り返します。この場合、呼息と吸息を徐々に速くして行きますが、往復十二回、呼吸を繰り返した後に、最後に腹部から喉まで一杯に息を吸い込み、ジャーランダラ・バンダを行なって、できるだけ長く止息します。息が苦しくなったならば、ジャーランダラ・バンダを解いて、両鼻から力強く息を吐き出します。以上の呼吸を何回も繰り返します。

《効果》

この調気法により、食物を消化吸収する作用が促進され、身体がより健康になります。また、呼吸が力強くなり、身体内の発熱作用も促進されますので、寒さを感ずる冬季にこの調気法を行ずると、身体が暖まります。その他の効果は、先のバストゥリカー調気法と同じですが、この調気法を行ずる場合、体力を消耗させぬため油っこい食事を摂っておく必要があります。

三十、シャンムキー・レチャカ(Shanmukhi Rechaka)

『吉祥のポーズ』で座り、右鼻を押さえ、尾骶骨部から腹部にかけての生気を左鼻から吐き出し、止息しておきます。次に、両耳の穴を両手の親指で押さえ、両眼は人差指、両鼻は中指、口唇は薬指と小指ではさみ、ジャーランダラ・バンダを行ない、眉間に意識を集中させておきます。このままで、できるだけ長く息を止めておきますが、息が苦しくなったならば、バンダを解き、右鼻を押さえている中指を離して、息をゆっくりと吸い、そのまますぐに右鼻から呼息して、再びジャーランダラ・バンダをして止息します。この左右の鼻を使った調気法を、数回繰り返します。

《効果》

この調気法を行ずることで、霊眼が開かれ、身体内の光を霊視できるようになります。また、心の動きが静まり、乱れた動きをしなくなります。

三十一、ハリダヤ・スタンバ(Hridaya Stambha)

まず背筋を真っ直ぐに伸ばして『吉祥のポーズ』で座ります。次に右手の人差指で右鼻を押さえ、左鼻から、胸一杯に吸息します。続いて、この生気の圧力を持ってして、心臓の動きを止めるのです。心臓を止めるなど不可能に思えるでしょうが、丁度、皮製の袋のような胸部一杯に生気を詰め込んで、その圧力で心臓を圧迫すれば、その脈動を止める事も可能なのです。ですから、意識して胸部の圧力を高めて、心臓の動きを止めるようにします。この時、胸部に納まっている生気が喉に抜けて、頭部(Brahmarandra)に上がってしまわぬよう、気を付ける必要があります。もしも、生気が胸から上に抜けると、気絶する恐れがあるからです。ですから、必ず、胸部内に生気を留め置くようにします。

こうして胸部の圧力を高めてゆくと、心臓の脈動が次第に遅くなり、遂には、その動きが完全に止まってしまいます。もしも、この間に気を失いそうになったなら、直ちに息を吐き出すようにして下さい。また、万一気を失ってしまったような場合には、同席してもらっている導師に両耳を擦ってもらうか、冷たい水を顔にかけてもらいます。それでもまだ正気に戻らない場合には、少しづつ声を大きくして、その名を呼び掛けてもらえば気が付くはずです。気絶する直前には、眩暈がし、わけのわからぬ声が口から出るようになり、前のめりに倒れて気を失ってしまいます。この時、修行者は前の床に倒れて、何回も頭を床に打ちつけ、非常に危険ですから、焦って心臓を止めようなどと思わぬようにせねばなりません。また、先ほども言ったように、生気を上にあげぬよう注意して下さい。もしも喉から生気が上に抜けたと思ったなら、その時直ちに、両鼻と口から、息を吐き出して下さい。あまりに焦ってこの調気法を行ないますと、心臓に圧力が加わり過ぎて、肺や心臓を傷つけてしまいます。

私が、導師の手ほどきを受けずに、この調気法を行じ始めた頃、私はいつも時計を前に置いて、毎日五秒間づつ、この調気法の時間を延ばしてゆくようにしておりました。そんな或る日、私は、時計で時間を計るのを、つい忘れてしまったのです。その時です。両方の目蓋が閉じられると同時に、大きな衝撃が私の身体全体を突き抜けました。私は床から飛び上がったようでしたが、それがどれほどの高さまでだったかわかりません。すぐに私は床に叩きつけられて、気を失ってしまったのです。その間私は、自分の小屋の中で、一人、気を失って倒れておりました。その後、正気に戻ってから調べてみますと、私は頭を強く打ち、そこから血が流れ出ていました。こうした私の経験から言って、この調気法を行じようとする者は、必ず自分の横に、誰か一人の人に座ってもらい、もしも何等かの事故が生じたなら、すぐに介抱してもらえるようにしておく必要があると思います。この調気法を何年にもわたって行じ続けた結果、私は自分の心臓の動きを止められるようになりましたが、そうなってからも、あまりに長く心臓を止め続けていたために、またもや気を失ってしまったことがありました。その時、正気に戻ってからわかったのですが、私は三時間半にもわたって気絶したままで倒れていました。

私の指導のもとに、この調気法を行じる者は、いずれ、心臓を止められるようになりますが、いずれにしても、意志の強固な修行者だけが、この調気法を行じることができます。（章末写真参照）

《効果》

この調気法を注意深く行ずれば、忘我状態を体験することができますが、この種の無意識状態からは何の知識も得られません。自分が一体どこに精神集中していたのかさえ、思い出すこともできないのです。しかし、この調気法によって、生気の働きが活発になり、また、その働きを制御しうるようにもなれます。また、心臓が止まるわけですから、血液の流れも一時的に止まるわけです。この時、胸部の筋肉は硬直し、血が顔面から染み出て来るかと思えるほど、顔面が真っ赤になります。この行法はまた、食欲を増進させ、血液を浄化し、心の動きを静まらせます。

最後に、くれぐれも注意しておきますが、修行者は、焦って、この調気法を行じぬようにせねばなりません。毎日少しづつ行じ続け、食事も制限し、四日毎に、二秒間づつ、調気法の時間を延ばして行くようにします。そうすれば、いずれ、この調気法を修得できるようになれます。

三十二、ヤントラ・ガマナ（Yantra Gamana）

座り慣れた座法で座り、右肘を肩の高さまで上げ、右手の中指と薬指とで左鼻を押さえておき、残りの三本の指は、後ろに反らせておきます。次に、右鼻で呼息と吸息を繰り返しながら蒸気機関車の音と同じような音を出します。最初、呼息する時は、ゆっくり力強く息を吐き出すようにしますが、次第に、呼息と吸息を速めてゆきます。この詳しいやり方は、導師に教えてもらうことで容易に理解できるはずです。左右の鼻を交互に使って行なうようにします。

《効果》

胸部の筋肉と肺の働きが強化されます。また、消化作用が促進され、血液も浄化され、身体が健康になります。更に、諸感覚器官と意思の働きが制御できるようになり、肺の内部の痰も排出されてきます。

三十三、ヴァーマ・レチャカ（Vāma Rechaka）

『安楽のポーズ』で座り、左鼻から呼息してから、ナウリを行ないますが、この際には、左側の腹直筋だけを腹部から出すようにさせます。暫くの止息の後に両鼻から吸息し、腹部を休めますが、この動作を何回も繰り返します。

《効果》

この調気法を行ずることで、腹部にある贅肉が取れ、腹部にある内臓の働きが良くなります。

三十四、ダクシナ・レチャカ（Dakshina Rechaka）

この調気法は、先のヴァーマ・レチャカ調気法の逆をすることになります。まず『安楽のポーズ』で座り、右鼻から呼息し、右側だけの腹直筋を前に出すナウリをします。このままできるだけ長く止息し続け、その後両鼻から吸息しますが、この動作を何回も繰り返すのです。

《効果》

先のヴァーマ・レチャカ調気法と同じですが、それに加えて、便秘も治す働きがあります。

三十五、ムカ・プラサーラナ・プーラカ・クンバカ（Mukha Prasārana Pūraka Kumbhaka）

座り慣れた座法で座り、左鼻から吸息して尾骶骨部から喉に到る全身に、生気が満ち溢れるようにします。次に、ジャーランダラ・バンダをして息が漏れ出ないようにします。こうしておいてから、今度は口を開け、そのまま止息し続けます。息が苦しくなったならば口を閉じ、右鼻を通じてゆっくりと息を吐きます。続いて直ぐに右鼻から吸息し、同じ調気を繰り返します。

《効果》

粘液素の分泌不調による肺、喉、脳の疾患が治り、また、吸息と呼息とがやり易くなります。更に、血液が浄化され、血管内が浄化され、また、その組織が強化されます。

三十六、カンタ・ヴァータ・ウダラ・プーラカ（Kantha Vāta Udara Pūraka）

『聖者のポーズ』で座り、両手を膝の上に置いておきます。両鼻は閉じることなく開いたままにしておきますが、口を使って息を吸い、その息を胃の中へと飲み込むのです。こうして、口から喉へと息を飲み込み続けるわけですが、最初の内は、十五回～二十回、この動作を繰り返します。その後、毎日、四～五回づつ、飲み込む回数を増やします、その内、胃の内部が、飲み込んだ生気で一杯になって来ると思います。即ち、三十分間も生気を飲み込み続けますと、胃が、丁度、水が一杯に詰まった皮袋とか、ガスが充満した腹のようになって来ます。その状態で数分間保ってから、今度は、『倒立のポーズNo.1』とか、『肩逆立ちのポーズNo.1』を何回も行ないます。すると、胃の中の空気は、腸を通って肛門から排出され、もとの胃に戻ります。

《効果》

この調気法により、飢えや渇きを克服でき、断食したまま数日間は座り続けることができます。

私は、まだ若かった頃、三昧の境地に入らないまでも、四日間、この調気法を行じながら、断食を続けたことがあります。その時、口の中が渇くと水でうがいをしましたが、空腹を感ずることはありませんでした。ヨーガ行者が三昧の境地で、断食したまま長い日数の間座り続ける時も、この調気法を行なっているのです。また、この調気法により心が乱れ動く事が無くなり、寿命も延びます。

三十七、プラナヴァ・ドゥワンヤートゥマカ（Pranava Dhwanyātmaka）

『聖者のポーズ』で座り、両手を膝の上に置きます。次に両鼻から吸息し、吸った生気が尾骶骨部にまで到るようにさせます。吸息が終ったならば口を開き、軽い音を出しながら、口から呼息します。この時、眼を閉じて、この音に意識を集中させます。この息を吐く時、聖音オームを唱えても良いのですが、その場合、一分間かかって呼息するならば、最初の『オー』の音を四十秒間、次の『ム』の音を二十秒間、発声するようにします。呼息の時間は少しづつ長くさせてゆきます。

《効果》

この調気法の最大の効果は、発声される音の中に意識が融け込み、何時間にもわたって、周りの事柄をすべて忘れ去ることができることです。

私はかつて、リシケシに住んでいたスワミ・シャンタナンダ師が、ガンジス河の川辺に座してこの調気法を行じ、何時間にもわたって忘我の状態にあるのを見たことがあります。師は、聖音オームを二～三分間に一回づつ唱え続けておりました。このように師は、揺るがぬ信念を持って、聖音オームを誦唱し続ける行者でしたが、常日頃は言葉少なく、師が、ガンジス河の岸づたいにヴィラバドラの方へ静かに歩いて行くのをよく見掛けたものでした。

この調気法によって、一呼吸を長く保てるようになります。また、意思と理智の働きが静まり、それと同時に、絶対神への信仰も強まり、諸感覚器官がその対象物に執着せぬようになります。聖音オームの誦唱以外、雑念が湧き上がらなくなり、修行者の声も張りのある良い声となります。精神の集中力がつき、寿命も延びます。更に、この聖音誦唱の調気法を行じ続けると、行をしていない時にでも、耳元で聖音オームが聞こえるようになってきますし、また、鈴の音や、法螺貝、音楽や雷の音も耳元で聞こえるようになってきます。こうして、歓喜の中に包み込まれて、三昧の境地へと入れるようになるのです。

三十八、サルヴァ・ドゥワーラ・バッダ(Sarva Dwāra Baddha)

まず『蓮華のポーズNo.1』で座り、両鼻から息を吸い、尾骶骨部から喉までの部分を息で一杯に満たします。そして息はそのまま止めておき、次いで両耳の穴を両手の親指で塞ぎ、両眼を両手の人差指で、また、両鼻を両手の中指で、そして、両口唇を両手の薬指と小指で塞ぎ、意識を眉間に集中させます。そのままできるだけ長く止息するわけですが、息が苦しくなったならば、両中指を両鼻から離して呼息します。毎日少しづつ、この調気法の回数を増やしてゆきます。(章末写真参照)

《効果》

この調気法を行じている時、眉間に光が視えてくるはずです。特に止息している時には、様々に色を変化させる炎状の光が視えるはずです。この微細な光こそ、行者が、自分自身の微細体や原因体といった、霊的身体に属する諸々の器官や微細次元の諸元素を霊視する際に必要な光なのです。もしも、あなたがこの光を霊視することができれば、ヨーガ行法によって確実に解脱に到れるという確信を持つことができるはずです。また、心が乱れ動くということも無くなり、頭頂にあるブラフマランドラの門も開かれてくるのです。

三十九、カパーラ・バーティ(Kapāla Bhati)

この調気法の場合は、身体浄化法とムドラーの章で説明されていますが、調気法の観点から言えば、次の二つのやり方があります。

(i)『聖者のポーズ』で座り、腹部を丁度鍛冶屋の使う鞴《ふいご》のように膨れさせたり凹ませたりさせて、両鼻から激しく呼息と吸息を繰り返します。カパーラ・バーティと言う名前も、こうした調気法のやり方に由来しているのです。

『鍛治屋の使う鞴《ふいご》のように、素早く交代する呼吸がカパーラ・バーティと言われるもので、粘液素の分泌過剰からくる疾患を消す』

（ハタ・ヨーガ・プラディーピカー二―35）

《訳者註解……カパーラ・バーティと言う語は「頭蓋骨の光」を意味する》

《効果》

身体内の粘液素の分泌不調に起因する、あらゆる病気を癒します。

(ii)

『左鼻から吸息し、右鼻から呼息する。次に右鼻から吸息し、左鼻から呼息する』

（ゲーランダ・サンヒター一―56）

慣れるに従い、この回数を増やしてゆきます。

《効果》

『息の出入は激しく行なってはならない。これを修得すると粘液素の不調に起因する病気を治すことができる』

（ゲーランダ・サンヒター一―57）

つまり、肺を浄化し、粘液素を除去するのです。また、身体を健康にし、活力を漲らせてくれます。そして、呼吸がゆっくりと長くなるようにもさせてくれます。

四十、ムカ・プーラカ・クンバカ(Mukha Pūraka Kumbhaka)

『蓮華のポーズNo.2』で座り、右鼻を通して胸まで息を吸い、胸から上の喉、頬まで生気で一杯に満たします。次に両鼻を手で塞いで、できるだけ長く息を止め、息が苦しくなったならば、左鼻を開いてゆっくりと息を吐きます。続いて、左鼻から吸い、止息してから右鼻で呼息します。毎日少しづつ、調気の回数を増やして行きます。

《効果》

この調気法は、補助生気（デヴァダッタ、クリカル、クールマ、ナーガ、ダナンジァヤ）の働きを強め、また、喉の神経の疾患を治し、また、その神経の働きを強化します。口中の過剰な粘液素を取り去り、歯を強くします。また、脳や胸部、首、眼の中で働く粘液素の分泌を調整し、諸感覚器官や意思、呼吸の動きを制御できるようにさせます。

四十一、エカ・アンガ・スタンバ(Eka Anga Stambha)

立位か、仰臥位か、どちらかの姿勢をとり、片方の鼻から息を吸います。この時、鼻から入った生気が、首から、まず両手を満たし、続いて胴体から両足へと満ち溢れるのを感じるようにします。それと同時に、すべての手足に力が漲り、非常に硬くなって、曲げることもできないと心の中で思うのです。この調気法を続けると、二、三人の者が、同時に手足を曲げようと試みても曲げられぬ程、手足が硬くなります。私が実際に見た事ですが、四、五人の者が同時に手足を曲げようとしても曲げられぬ程、手足が硬くなるものです。

《効果》

四肢の筋肉が非常に強くなります。また、こうした調気法を行なうことで、一極の対立する感情（得失・寒暑等）を克服する意志力が得られます。また、牛馬や自動車を引き止める程の力を発揮できるようになり、輝くばかりの肉体となり、敏捷な動きができるようになります。

四十二、サルヴァンガ・スタンバ（Sarvanga Stambha）

『蓮華のポーズNo.1』か、または、床の上に『死体のポーズ』で横に寝ます。次に、両鼻を使って、頭頂部から足の爪先に到る身体全体に生気を吸い入れ、止息します。続いて、意志の力によって身体全体を硬直させます。ですから、もしも、周りの者が頭か足先を持って持ち上げると、身体が腰で折れずに、一本の丸太のようになる程硬くなるのです。即ち、身体のあらゆる関節を曲がらなくするのです。勿論こうなるには、長い間の修行が必要です。

《効果》

生気の動きを完全に制御できるようになり、また、身体を、海や河、池などに浮かべても、丁度、一本の丸太のようになって浮くことができます。この調気法と先の四十一番の調気法とは、それを行ずる者に特別な力を与えてくれますが、意志の強い者だけがこれらの調気法を会得することができるのです。

四十三、ヴァーヤヴィーヤ・クンバカ（Vāyaviya Kumbhaka）

背筋を伸ばして『蓮華のポーズNo.1』で座ります。次に、両手を両膝に当て、眉間に両眼を集中させておきます。続いて、両鼻を使い、呼息と吸息とを二十五回づつ激しく行ない、最後に、完全に息を吐き切ってから、ムーラ・バンダと、ウッディーヤーナ・バンダそれにジャーランダラ・バンダをして、できるだけ長く止息しておきます。息が苦しくなったならば両鼻から息を吸って息を止めます。次に息が苦しくなったならば、両鼻から息を吐きます。

以上が、この調気法ですが、自分の能力に応じて、行ずる回数を増やしてゆきます。

《効果》

分泌過剰の体風素と粘液素とが正常に戻ります。太りぎみの体重が減って、身体がスマートになり、力が漲り、身体に若さが戻ります。慢性の風邪が治り、鼻や喉、肺に絡まった痰が取れます。更に、この調気法を行ずる者は、尾骶骨部のムーラーダーラ・チャクラから頭頂部のサハスラーラ・チャクラまでの間で、生気を自由に動かすことのできる力を得ますので、クンダリニーを覚醒させ易くなります。

四十四、スークシュマ・シュワーサ・プラシュワーサ(Sūkshma Shwāsa Prashwāsa)

『安楽のポーズ』で座り、身体の前、約三十センチ程の所に小机をきます。この小机の上に小さな綿花を置いて、両鼻から吐いた息で、この綿花がどれ程飛ぶか見ておきます。

但し、この時、息を特に強く吐く必要はありません。綿花が飛ぶのを確認したならば、この位置に綿花を置いて、同じ強さの調気を七日間続けて行ないます。次に、綿花を約五センチ、身体に近づけて置き、両鼻から呼息した時、綿花が微かに揺れ動くのを観察しながら、長く、ゆっくりと息を吐く調気を行ないます。このようにして、遂には、この綿花を鼻先に持って来ても全く揺れ動く事が無い程までに、呼息と吸息とを繊細にさせるよう努力します。この間、食事は消化の良い物を少量摂り、呼吸の長さと、息の量と、強さとに細心の気を配りながら、この調気法を行ずるようにします。ともかく、この調気法を行じている時は、調気の回数、時間、それに綿花の位置とに心を集中させて、他の事柄に心を移さぬように調気法を行じねばなりません。これは、呼息と吸息を最高にゆっくりと、また、長く、繊細にならせるためにする調気法なのです。

《効果》

息が非常に繊細になりますので、息が鼻から出入りするのがわからぬ程になり、また、呼吸が乱れず、一定となります。こうして、呼吸が乱れなくなると、瞑想中の心も安定してくるのです。

四十五、プラーナ・アパーナ・サムユクタ(Prāna Apāna Samyukta)

『聖者のポーズ』で座ります。次に、両鼻を使って吸息し、生気を腹部に入れ、ジャーランダラ・バンダをして止息しておきます。続いて、ムーラ・バンダをして尾骶骨部からアパーナ気を上昇させて、腹部で両生気を混ぜ合わせます。この時、ウッディーヤーナ・バンダをして、両生気を混ぜ合わせるのです。この生気同士が混ざり合うと、身体が光り輝くようになるのです。この行法の際には、両生気が正確に腹部で混ざり合うようにすることが大切です。できるだけ長く止息してから、息を吐きますが、行ずる回数を毎日少しづつ増やすようにしてゆきます。

《効果》

アパーナ気と外界からの生気が混ざり合い、身体が光り輝くようになってきます。いずれ機が熟せば、尾骶骨部から生気が上昇し始め、クンダリニーが覚醒されるのです。

四十六、バーイヤ・アビヤンタラ・クンバカ（Bāhya Abhyantara Kumbhaka）

『吉祥のポーズNo.１』で座ります。右鼻を閉じて左鼻からゆっくりと吸息し、ムーラーダーラ・チャクラのある尾骶骨部に到るまで背骨一杯に生気を吸い込みます。吸息を終えたなら止息し、ムーラ・バンダとジャーランダラ・バンダをしながら、できるだけ長い間、息を止めています。次に、右鼻から息を吐き、吐き切った状態で、できるだけ長く息を止めておきます。

《効果》

この調気法を行ずる事で、呼息、吸息、止息のそれぞれの息が力強いものになってきますので、これを行ずる者は皆、寿命を延ばすことができます。あとは、他の調気法から生ずる効果と同じ効果が生じてきます。

四十七、ナーディー・アワロダ（Nādi Awarodha）

『蓮華のポーズNo.１』で座り、右鼻を押さえて左鼻から息を吸い、尾骶骨部に生気を満たし、右手の平で握り拳を造り、右膝に置いて、暫く間をおき、更にもう一度左手親指で右鼻を押さえて、左鼻から息を吸って、胸部を生気で満たした後に、意志の力で、その生気が、右手に流れ込むようにさせます。こうして、右手の筋肉全体が膨れ上がり、右手だけ脈拍が止まりかけるまで生気を送り込みますが、更にここで、もう一度吸息し、吸い込んだ生気を右手に送り込んで、右手の脈拍が完全に止まるようにします。続いて更に、短く吸息と止息とを繰り返して、生気を右手に送り続け、右手全体が生気で満たされると、右手における血行が止まり、同時に、脈拍も完全に止まってしまうのです。何回か、この調気法を行ずれば、手に生気を送り込む仕方もわかってくると思います。この調気法は、立ったままでも行なうことができます。四肢のどれを取っても、この調気法を行なうことができますが、誰にでもその結果がわかるように、今は右手を使って説明したわけです。この場合、右手以外の身体は普通の状態に置かれてあるのです。また、右手の血行を止めたままにして置きますと、その内に、右手全体が青黒くなって来るのがわかります。(章末写真参照)

《効果》

この調気法が修得できれば、自分の望むどんな身体の部所にまでも生気を自在に送り込めますので、その部分の力を増加させ、人も驚くような力を発揮させることができ、しかも、疲れることも無いのです。例えば、とても常人では持ち上げられぬような重い物でも持ち上げられるようになりますし、そうした素晴らしい力を発揮できるようになるのです。他は、エカ・アンガ・スタンバ調気法と同じ効果が期待できます。

四十八、サプタ・ヴィヤーリティ(Sapta Vyāhriti)

『勇者のポーズ』で座り、まず両鼻から吸息し、その間に、心の中でサビトゥリ・マントラを一回唱えます。次に止息し、この真言を四回唱えます。その後両鼻から呼息しながらこの真言を二回唱えます。以上七回にわたってサビトゥリ・マントラを唱えるわけですが、慣れるに従って真言誦唱の回数を増やして行くのです。ところで、このサビトゥリ・マントラとは、次の語から成り立っています。

オーム・ブフー、オーム・ブハー、オーム・スワハー、オーム・マハー、オーム・ジャナー、オーム・タパー、オーム・サッティヤン。

《効果》

この調気法を行ずることで、乱れ動く心が安定し、その結果、精神集中、瞑想、三昧の各境地に入り易くなってきます。つまり、私達の心がある一点に集中し続けられるようになり、次第に三昧の境地へと入って行けるようになるのです。つまり、この調気法は、内的心理器官たる意思と理智の働きを一点に集中させるのに役立つわけなのです。

四十九、ウラシュタラ・シュディ(Urashthala Shuddhi)

『蓮華のポーズNo.1』で座ります。まず、両鼻から息を吸い、次に、右鼻を押さえて左鼻から力を込めて息を吐きます。再びすぐに両鼻から息を吸い、今度は右鼻から強く吐きます。この調気法を何回も繰り返し行ないます。

《効果》

鼻や喉、肺に溜ったしつこい痰も排出することができますので、身体上部が浄化され、健康で力が溢れるようになります。また、霊気の通る、イダー管、ピンガラー管、スシュムナー管の内部が浄化され、霊気が良く通るようになります。その結果、身体内で霊光が輝き始め、歓喜が全身を貫くようになります。意思の働きも一点に集められ、理智の働きも静かなものとなり、諸感覚器官もその働きを止めてしまいます。

五十、シャクティ・プラヨーガ(Shakti Prayoga)

この調気法においては、サヒタ・クンバカ調気法か、ケワリー調気法によって、ゆっくりと呼吸を続けます。まず、行者は、弟子達の前の少し高い壇上に『聖者のポーズ』で座ります。次に右肘を曲げて右手の平が、頭上三十センチ程の高さになり、手の平が弟子達に向くようにして右手を上げます。ここで、息を少し吸い、止めて置きます。続いて、慈悲の思いを心に満たしつつ、弟子達の心を導くよう、トラータカ行法を行なうのです。この時、行者の理智と意思、それに生気とを持って霊力を送り出すよう精神統一を計り、同時に、頭上に掲げた右手から、行者の慈悲の思いが弟子達の肉体と諸感覚器官、生気、意思、理智とに向けて降り注がれるようにさせるのです。すると、弟子達の肉体外へと向かう動きが静められ、その受容能力にも依りますが、内的霊体験を得たいという思いが、その心の内に湧き上がって来るのです。こうして、行者の霊波を受けた弟子達の意識の変化は、まず、その肉体上に現われ、身体を動かすことが無くなり、呼吸がゆっくりと深くなり、調和のとれた息づかいになってきます。諸感覚器官は肉体外へと向かう動きを止めてしまい、理智はその判断決定の力を発揮させるようになり、意思に命じて、身体内にある霊的知識を得るようにさせるのです。こうして意思は、内なる智慧を得つつあることを自覚していくのです。

【第一段階】　この調気法の第一段階において、行者は以上に説明した所まで行なうようにします。

【第二段階】　この段階においては、行者の右手の平を使って、行者の思いを、弟子達のブラフマランドラ内にある意思と理智、それに諸感覚器官へと向け、そこで、智慧の光と働きとをわからせるようにします。即ち、行者の理智から送られて来る波動に突き動かされ、弟子達の内的心理器官は、内的知識を得ようと忙しく働き始めるのです。

【第三段階】　この段階においては、第二段階において忙しく動いていた微細体を、そのまま静かにさせ、今度は、行者自身が持つ智慧と霊視している事実を視せてやるようにするのです。即ち、行者はその右手を使って、弟子達の微細体の動きを安定させてやらねばなりません。

【第四段階】　この段階においては、トラータカ行法を使い、弟子達の心を、丁度、数珠玉のように自在に動かしてやります。もしも、弟子達が、遥か遠方の地に居る場合には、行者は、弟子の居る場所と、その方位を特定して、そこに向けて力を送るのです。

この調気法はまた、病人を心霊治療する場合にも使われます。即ち、例えば、非常な苦痛を伴う病とか、死の床にある病者に対しては、行者は立上がり、吸息して息を止めておきます。次に、手の平を大きく広げ、両手または、右手だけを使って、病者の身体全体または、その患部に触れ、その触れる毎に、手で邪気を払い除けるようにすると共に、行者の強力な意志の力で、病者の心の中に「私は癒されている。病気が身体から離れてゆく」と思わせるようにするのです。勿論、行者自身も強くこのように念じておかなくてはなりません。こうして、行者自身の強力な意志力に依って、病気自体を、患者から、どこか、ある一定の方向とか、または、空の上の方へと払い除け投げ捨ててしまい、代りに、天空から健康さを引き寄せて、患者の身体の中へと入れてやるのです。こうした作業の間は、吸息と止息とを規則正しく行なうようにしておきます。以上の調気法は、行者の意志力を更に強めてくれます。

ところで、時々、払い除けられた病気が天空へ戻らずに、誰か、他の者に取り付いてしまうこともあります。また、あまりに行者が、治病にのめり込み過ぎますと、行者自身に病気が移り、かえって、行者が、その病気のために苦しむという事実もあるのです。病気と言っても色々あるわけですが、一つ一つの病気は、それぞれの色と形とを持っており、そうした形態は、その病気が患者から去って行く時に視てとることができます。また、その時、病気が何方の方向に去って行くのかも視ることができるのです。患者が酷い痛みで苦しんでいるような場合には、その患者の心を病から他の事柄へとそらせてやる事も必要です。いずれにしても、こうした心霊治療を施す場合には、行者は自分自身、生気で身体中を満たしておいてからするようにしないと、今度は自分自身がかえってその病気に取り付かれてしまいます。こうして、吸息の後、止息しておいてから治病すれば、吸息と共に病気が行者の身体中に入って来ると言ったようなことも無く、従って、行者が病気に影響されることも全く無くなるのです。

こうした治療の場合、身体中を生気で満たしておいてからすれば、そうしたことをせずにするよりも、遥かに多くの成果を上げる事ができます。実際、調気法を行ずること無く行なう心霊治療の場合は、たいした力を発揮することはできません。ですから、もしも、行者が、患者のブラフマランドラ内の治療を行ないたいならば、行者は自分自身の脳の内部に生気を吸い込んで止めておいてから、力を送り出せば良いのです。それが心臓の場合ならば、心臓に生気を留めてから送り出すのです。こうして行者は、自分自身が意図する通りの患者の身体部所に力を送ることができるのです。

ところで、この調気法は、いわば、両刃を持った行法になっています。即ち、行者は、この調気法を使ってある特定の人物の理智の働きをも、その意志の力で駄目にさせてしまうことができるのです。例えば、その者にある事柄を忘れさせてしまうこともできますし、また、無意識の内に、ある行為をさせてしまうこともできるのです。治療以外にも、こうしたことができるわけで、行者はくれぐれもその用途に気を配らねばなりません。

五十一、カパーラ・ランドラ・ショダナ(Kapāla Randhra Shodhana)

背筋を真っ直ぐに伸ばし、座り慣れた座法で座ります。手の平を両膝に置き、目線を身体から約一メートル半程前方の床上に落して、そこに集中します。次いで両鼻を使って二十～二十五回、呼息と吸息とを繰り返します。最後に大きく呼息した後に、息を吸い込み、そのままジャーランダラ・バンダをして止息します。その後、息が苦しくなったならば、バンダを解いて両鼻から呼息するのです。以上がこの調気法のやり方です。この調気法の場合、その回数に注意し、三回以上、五回未満に留めるようにします。

《効果》

この調気法によって、脳内部の疾患が治るばかりでなく、肺の下部に滞っている二酸化炭素も完全に吐き出すことができます。というのも、普段私達は、肺の下部まで使って呼吸することが無いからです。また、この調気法によって息を強く吐き出しますので、身体に有害な細菌類を追い出すこともできるのです。

五十二、ナーダ・シュラヴァナ（Nāda Shravana）

どんな座法でもかまいませんが、座り慣れた座法で、背筋を良く伸ばして座ります。次に、左鼻から強く息を吸い、止めてから、すぐに両手の親指で両耳の穴を塞ぎ、残りの指は、こめかみに当てておきます。この止息の間、身体内で聞こえる音に意識を集中させるのです。息が苦しくなったならば、右鼻から吐き、すぐに右鼻から吸って止息し、再び音に集中します。初心者の場合、三回から五回の集中を行ない、決してそれ以上の回数を行なわないようにします。

《効果》

この調気法は毎日行ずるようにします。そうすれば、いずれ身体内の音を聞き取れるようになれますし、また、精神に集中力がつき、身体内の生気の働きが良くなります。

五十三、プラーナ・スタンバ（Prāna Stambha）

座り慣れた座法で座ります。次に、両手の平をしっかりと両膝に当て、両鼻から力強く息を吐き、ウッディーヤーナ・バンダをして息を止めておきます。息が苦しくなったならば、両鼻から息を吸い、今度はジャーランダラ・バンダをして、できるだけ長く息を止めておきます。再び息が苦しくなったならば、息を吐いて、ウッディーヤーナ・バンダをして止息し、同じ調気法を繰り返します。初心者の場合、往復三回行ない、慣れるに従い五回まで行なうようにします。

《効果》

肺活量を増やし、呼息と吸息が長くできるようになります。また、心臓と生気の働きを良くし、肺胞の詰まりを治し、肺の疾患を癒してくれます。

五十四、ヴァーユ・ダーラナ・クンバカ(Vāyu Dhārana Kumbhaka)

背筋を伸ばし、座り慣れた座法で座ります。まず、左鼻からゆっくり吸息し、腹部から喉まで息を一杯に満たします。続いて止息し、呼息は、右鼻から行ないます。呼息の後、すぐに右鼻から吸息し、続いて止息します。その後左鼻から呼息します。初心者の場合、止息の長さは、その能力に応じて行なえば良いですが、この行法に慣れるに従って、一回につき五秒間づつ止息の時間を延ばし、この時間に慣れるまでに七〜十日間程同じ時間の長さだけ止息し続け、その後、再び五秒づつ増やして行くようにします。そして、最後には一分〜二分間は止息できるようにしてゆくのです。この一分〜二分間は止息できるようになった時点で、約一ケ月間、この長さで止息しつつ、この調気法を行じ続け、その後、再び一回につき五秒づつ止息の時間を長くしてゆき、最終的には三分〜五分間、止息できるようにしてゆくのです。この際によくよく注意せねばならぬことは、くれぐれも注意しながら止息の時間を延ばしてゆくことです。注意を怠れば、生気が頭に昇り、気を失うこともあるからです。

《効果》

この調気法を行ずることで、肺の機能が著しく亢進され、生気の働きも活性化されます。また、心の働きが静まり、平安な状態に入ることができ、心臓の鼓動も静まり、肺の機能が強化されます。そして、胸の上で重い石を支えることも楽々できるようになるのです。

五十五、チャクラ・べダナ（Chakra Bhedana）

座り慣れた座法で座り、手の平は膝に置きます。次に、両鼻からゆっくりと息を吸い始めますが、この時身体内に流入する生気に意識を集中させ、生気をまず、喉のヴィシュダ・チャクラ、次いでアナーハタ・チャクラまで入れます。続いて、この生気をマニプーラ・チャクラ、そしてスワーディシュターナ・チャクラへと下ろし、最後に、ムーラーダーラ・チャクラにまで下ろします。ここで、自分の能力に応じて止息しますが、息が苦しくなったならば、両鼻を使って息を吐きながら、ムーラーダーラ・チャクラから次々と各チャクラを通過させ、最後に、アージュナー・チャクラを通して鼻先へと生気を吐き出させます。以上の調気法を五～十回繰り返しますが、この回数以上行なっても別にかまいません。

《効果》

瞑想をする際に非常に役に立ちます。それと言うのも、瞑想中に、意思がその動きを止めず、止めようとしてもなかなか止まらない場合に、この調気法を行ずれば良いのです。そうすると、意思の動きは静まり、自然と精神集中ができるようになってきます。

五十六、シーターカルサナ（Shitākarsana）

丁度、口笛を吹く時のように、口唇をすぼめて、その間から息を吸い入れます。次に息を止め、息が苦しくなったならば、両鼻から息を吐き出します。この調気法を五～七回繰り返します。

《効果》

胆汁素の分泌を調整し、吹き出した汗を素早く引かせます。また、座法による肉体の疲れを癒してくれます。

五十七、シータ・ダーラカ（Shita Dhāraka）

座り慣れた座法で座り、両手の親指と人差指とで口唇の両端を持って、口を広げます。続いて、この口唇と歯の間を通して、ゆっくりと息を吸い、吐く時は、口を閉じて、両鼻から、呼息します。この調気法を五～七回繰り返します。

《効果》

身体内の熱を発散させ、意思の動きを静めます。肺活量を増加させ、肺の乾きを防ぎます。

五十八、クシュダー・スタンバナ（Kshudhā Stambhana）

背筋を伸ばして、瞑想修行をする時のようにして座ります。両手は膝に置き、口唇をほんの少し開けて、そこから口の中に息を吸い込みます。吸い終わったならば、口を閉じて、口中の生気を喉に飲み込みます。この動作を十五～二十回行ない、胃の中に生気が一杯に詰まり、胃が膨れ上がるようにさせます。この胃の中の生気のため、行者は空腹を感ずることがありません。胃の中の生気をげっぷにして出させたり、肛門から出させるには『肩逆立ちのポーズ』や『(雄) 孔雀のポーズ』を行ないます。

《効果》

空腹感を暫くの間紛らすことができます。

古のヨーガ行者達は、一人洞穴に住んで、食料が得られない時は、よく、この調気法を行じていましたが、こうしたことも、行者がこの調気法を、よく修得していたからできたことなのです。

これは一般に、良く言い伝えられていることですが、ドゥルヴァ師が、まだ修行時代の子供だった頃、師は、よく木の葉の上に座して、苦行を続けたそうです。その後、今度は、水の上に座して苦行に専念没頭したそうです。そして最後に、師が水の上から、今度は空中に座して修行を続けるようになった時、絶対神が人間の姿となってその御姿をドゥルヴァ師の前に現わされたそうです。こうした言い伝えは、にわかには信じ難い、下らぬ話であると、或いはお思いになるかも知れませんが、しかし、この話の中にも真理の智恵は隠されているのです。それが知りたければ、あなた自身、この調気法を修得して、その真理を自分自身で体験して下さい。

五十九、カポラ・クンバカ(Kapola Kumbhaka)

座り慣れた座法で座ります。次に、右鼻から息を強く吸い、両手の親指で両鼻を押さえて止息します。この時、残りの手の指は、額につけておきます。続いて、吸った生気を口の中に逆流させ、この生気で頬を一杯に膨らませるのです。この時、同時にジャーランダラ・バンダを行ないます。息が苦しくなったならば、右鼻から吐き、続いて、すぐ左鼻から息を吸って、同じ動作を繰り返します。以上の調気法を往復二回繰り返します。

《効果》

頬の皺を取り、顔の色艶を良くします。また、悪い歯に悩まされている者にも、多くの恵みが与えられます。

六十、ヴァイディク(Vaidic)

瞑想する時のように背筋を伸ばして座ります。右手の親指でもって右鼻を押さえ、左鼻から吸息します。この吸息する間に、次の真言を一回、心の中で唱えます。

オーム・ブフー、　オーム・ブハー、オーム・スワハー、　オーム・マハー、オーム・ジャナー、　オーム・タパー、オーム・サッティヤン、

オーム・ブフー・ブハー・スワハー・タト・サヴィトゥル・ヴァレンニャン・バルガハ・デーヴァッシャー・ディーマヒー・ディヨー・ヨー・ナー・プラチョダヤート、

オーム・アポー・ジョティー・ラソー・アムリタム・ブラフマ・ブフー・ブハー・スウァラム

（タイッティリヤー・アーラニヤカ一〇―27）

この吸息する際には、吸息の度合いをよく調整し、右の真言を一回唱え終った時に、丁度、息も吸い終えられるようにするのです。こうして吸息した後、同じく右手の薬指と小指で左鼻を閉じ、止息するのですが、この止息の間に右の真言を三回、心の中で唱えるようにします。その後、親指を右鼻から離し、右鼻からゆっくりと呼息します。この呼息の際にも、呼息の速さを調整し、先の真言を二回唱え終った後に、完全に息を吐き切るようにするのです。また、この調気法を行ずるにあたり、吸息の際には、マニプーラ・チャクラに精神集中し、そこに、丁度、雨模様の空の色のような青灰色の光を視るようにします。また、止息している間は、アナーハタ・チャクラに精神

を集中させ、そこに何億という太陽から発せられる赤色の光を霊視するように努めるのです。更に、呼息の際にはアージュナー・チャクラに集中し、そこに白色の光を霊視するのです。これら三種の光は、実は、それぞれ、善性、動性、暗性といった三種の徳性を象徴する光なのです。そして、この調気法の目的とするところは、これら三種の徳性を超越した境地に、自分自身の魂を没入させ、そこに留めておくことにあります。ですから、ヨーガ行者は、この調気法を根気よく行じ続けねばなりません。

《効果》

この調気法を行ずることで、三種の徳性からの影響は勿論、心の苦しみ、悩み、それに罪悪感をも消し去ることができます。そして、心を覆う無智のヴェールが取り払われ、智慧の光が輝きわたるようになって来ます。

ヴェーダ聖典にも次のように述べられています。

『行者が調気法を完全に修得すれば、自らの意思と感覚器官とを完全に制御することができる』

以上が六十種の調気法の説明でありますが、これらを行ずることで、あなた方ヨーガ修行者が、多くの恵みを得られるよう願って止みません。

付記「プラーナーヤーマ」

スワミ・ムクタナンダ・サラスワティ

本章においては、多くの調気法が詳しく説明されてきましたが、ここで私は、この『生気(Prāna)』というものの概念を改めて説明し、日本の読者の皆さんが調気法を理解する上での一助とさせて頂きたいと思います。

私達人間は、空気と水、それに食物に支えられて生命活動を営んでおりますが、これら三種の要素の内でも、特に空気は、他の二つの要素よりも更に生命を支えるのに重要な働きをしております。そして私達は、呼吸作用によって、この空気、その中でも特に酸素を身体内に摂り入れているわけです。しかし、ヨーガで言う調気法(Prānāyāma)とは、こうした単なる呼吸作用とはまったく異なったものなのです。このプラーナーヤーマと呼ばれている言葉の意味は〝生気を制御する〟という事です。そして、この調気法について一般に正しい理解がなされていないのも、一部にはこの『生気』という言葉を如何に理解するか、その過った理解の仕方に起因しているところがあるからです。世間一般には、この生気という言葉の意味は色々に理解されておりますが、大体において、次に述べるような四つの意味に理解されております。まず第一には、この生気は酸素そのものを意味しているのだとされています。第二に、この生気とは空気よりも何か更に微細なもの、即ち、この世を構成する五種の元素の内の第五番目の元素『空元素(Ākāsh)』であると考えられています。また、第三には、この生気とは電磁気の事であるとされていますが、最後の第四番目には、この生気とは、未だ現代科学はこの物質を実験室段階で特定できずにはいるにしても、何かある種のプラズマ状の物質ではないかと考えられています。

チベットで説かれているヨーガ哲学によれば、この生気とは、即ち、心と同じものであると見做されています。つまり、生気と心とは、相互にその態様を変換させるものであると理解されているわけです。こうした考えの上に立って、チベットでは、輪廻転生する私達の身体を、ヨーガ修行から得る法力によって、三種の身体(Trikāya)へと変換させる事ができると考えられています。これら三種の身体とは、それぞれ、応身(Nirmānakāya)と、報身(Sambhogakāya)、法身(Dharmakāya)の事を言います。

中国に伝わるヨーガ行法について述べられた文献によれば、『気(Chi)』という言葉が、生命エネルギーであるとか、生命の息吹というような意味に理解されています。そしてヨーガ的な修行法を行なうことで、行者は、この『気』を身体内に貯え、そして例えば大極拳を行じたりして、この気を練るのだとされています。

ところで、この調気法を解説した古典的な書物によれば、調気法を行ずることは、生気を身体内のある特定の器官や特定の場所に導いて行く事であるとしております。即ち、調気法を行ずる事とは、生気を身体内の太陽神経叢に集めて、その部分に貯えることであるとしていますし、また、この生気をそれぞれ五種類づつの主生気と副生気とに分類しております。私達の身体内の血液は、身体の隅々まで酸素を運ぶ働きをしております。ですから、身体内のある特定の部分により多くの酸素を供給しようとするならば、そこに多くの血液を供給してやればよいわけです。しかし、生物学の立場から言えば、私達の身体内で酸素を貯蔵しておけるような特別な場所はありません。ですから、身体がより多くの酸素を必要とする場合は、呼吸の作用を速くしてやりますし、その必要が無くなってくれば、呼吸作用をゆっくりにさせて酸素の供給を少なくさせてやっています。ここで生気を身体内に留めおくという事を考えた場合、生気はこの身体内の酸素であるとは考えられなくなります。そしてもしも、生気を酸素以外の何か別の物質であると考えるとしたならば、この生気は身体内のどこかある特定の場所に貯蔵可能ではないかと、考えられると思うのです。ですから、生気を身体内に貯えるという事がはっきりと言われている以上、この生気を単純に酸素であるとは言えないわけです。

次に、第二に考えられている、空という概念ですが、サー・モニエール・ウィリアムスの英梵事典には、この空とは次のように説明されております。

『(空とは)微細でエーテルのような流体であり、宇宙空間のあらゆる部分を満たしていると考えられている。また、生命と音とを伝播させる媒体である』

ここで言われているエーテルなる物質の概念は、これまでも、仮にそうした物質があるだろうということで考えられてきた仮想の物質です。それというのも、これまでの科学の考え方によれば、それを伝える媒体がなければエネルギーは伝わらないと考えられていたからです。ですから、この宇宙空間にも、例えば太陽光のエネルギーを運ぶような何かある種の媒体が存在しているからこそ、その光が地球にまで達しているのだと考えられていたわけです。こうした考え方に立って、この空元素というものが媒体となって働いて、音や光を伝えているのだと考えられていたわけです。しかし一九〇五年に発表されたアインシュタインの相対性理論によって、もはや太陽からの光を運ぶ物質を仮想する必要が無くなりました。つまり、エネルギーは媒体なしでも伝播して行くことがわかったのです。ですから、私達は生気というものを、この世を構成している第五の要素である空元素であると考える必要がなくなったわけです。

さて、次に、生気をプラズマ状の物質ではないかと考える事もまた、生気が真に意味するものをはるかに飛び越えてしまう過ちを犯す事になってしまうと思います。物理学においては、このプラズマは摂氏三億度の条件下で存在すると言われています。また、生物学では、プラズマとは、〃その中に血球が浮いていて、血液とかリンパ液が凝固して無色透明になっているものである〃といわれております。しかし、こうした物質が生気だとしたら、いずれも私達が、酸素と共に呼吸作用で身体内に摂り入れているものとは異なるように思えるわけです。また、霊媒状態となった人物の口から発せられるプラズマ状の物質が生気ではないかという意見もあるわけですが、こうした主張は、証明不可能な事であり、世間一般には勿論、神秘主義の立場からしても広く受け入れられるような主張とは言えないと思います。

ところで、ある一部に限って言うならば、このプラズマ理論も賛成意見として受け入れられるわけです。というのも、プラズマはその高い熱を有するために、ある種の磁気の下においてのみ、そのエネルギーが保たれうるのですが、この磁気ということになれば、あらゆる生物もまた、その身体のまわりにある種の磁場を持っている事は誰でもよく知っている事実です。こうした磁場に関しての共通点を持つにしても、しかし、その温度に関しては生物の温度と、プラズマの温度との差は極端に異なるわけで、この点からしても、物理学で言われているようなプラズマが、私達人間の肉体や微細体と何らかの関係を持つということ自体、受け入れがたい事と言わざるを得ません。つまり、現状においては、私達が有するプラズマに関する知識を、そのまま呼吸作用によって身体内に摂り入れるプラズマ状の物質として置き換えてしまう仮説は、どうしても受け入れかねるわけです。しかし、一方、例えば生体プラズマという言葉が、時として、オーラとか生命場 (Life-Field) と言った言葉と同意義に使われています。そして、バクナル氏の行なった実験によれば、オーラは空気の流れには少しも影響を受けないが、皮膚に近づけられた磁石から発せられる磁気には影響される事がわかっています。更にオーラは、充電された電池のまわりにできた磁力線と似たような動きをする事も確かめられています。この実験の結果、オーラの性質は電磁気と同じ性質を持つものであると、はっきりと言えると思うのです。

また、生命場に関して言えば、その発見者でもあるハロルド・ブル氏は、誰でもが認めうる形で、それが電気と同じ性質を持つことを証明しております。以上の説明でもおわかりのように、私達はまだ、生気というものをプラズマ状の物質であると見做しうるまでには至っておりません。即ち、少なくとも現時点における科学的知識では、以上に説明した物理学上のプラズマを生気と見做す根拠は無いと言わざるを得ないわけです。

ところで、この私達が住む地球のまわりは電磁波によってとりかこまれており、この電磁波の強さは場所によって異なり、また、同一の場所でも時間の経過につれて異なるという事は誰でもが御存知だと思います。また、私達の身体を元気づけようとする時、例えば、私達の素肌を松の木に触れさせると、身体に気力が湧き上がってくる事が知られています。そしてこの松の木ばかりでなくリンゴの木も、松の木に次いで私達に気力を湧き上がらせてくれる事が知られています。また、楡《にれ》の木の場合は、かえって身体から元気を失くさせる事も知られています。ヒマラヤ山中には、この松の木が沢山生えていますが、こうした松林のあるヒマラヤ山中で、古来よりヨーガ行者達が修行に励んで来たこともうなずけるわけです。これら松の木のまわりには、木の生命エネルギー、つまり生命力が放射されている生命場があり、この生命場は電磁場と同じ性質を持っている事がハロルド・ブル氏の実験で確かめられているのです。

伝書鳩が、非常に遠くの場所から自分の元の巣に帰れるのも、実は、鳩が地磁気を知覚する能力を持っており、そのために自分の巣に帰りつけることも現在ではわかっております。

ところで、磁場に関して言えば、地面はマイナスになっており、空中はプラスの磁場になっている事は一般的に知られている事実です。ですから私達が地面に触れれば、マイナスの磁力を吸収することになり、逆に呼吸によってプラスの磁気を私達は身体内に吸収しているのです。また、雨となって降ってくる水は、地上に落下するまでの間に窒素を吸収しながら落下してくるのですが、その時同時に、空中にあって雷の作用から生じてできたイオン化した各種微粒子をもその中に吸収しながら落下してきます。夏の暑い季節に、リシケシを流れるガンジス河に足を浸して歩いてみるとわかるのですが、この時私達は、水の冷たさを快く感ずるだけでなく、身体に元気が湧き出てくるようにも感じ取れるはずです。つまり、リシケシを流れるガンジス河の水には、まだ空中のイオン化した微粒子が多く含まれているからなのです。

気象学者達が研究したところによれば、雷がまさに発生しようとする直前の大気中には、プラスに帯電したイオンが満ちており、このプラスのイオンは、私達人間の心を不快にさせます。逆に、雨が降った直後の大気中には、私達を快くさせてくれるマイナスに帯電したイオンが多く存在しているそうです。また、満月の際には、私達の生命場はプラスとなっており、そのためにマイナスに帯電した微粒子を身体に引きつけますので、そのマイナス・イオンの刺激を受けて身体に気力が湧き上がってくるのです。

以上に述べたことからして、現時点においては、生気とは、電磁気の態様をしたエネルギーの一種であるとでも言っておいた方がよいのではないかと思います。しかし、時代が更に進めば、あるいはまた、私達が呼吸作用によって身体内に摂り入れている空気の中に、この電磁気のエネルギーよりも、もっと微細なエネルギーが発見されるかも知れません。しかし、いずれにしても、生気とは、生命ある物質の内部では動的なエネルギーとして存在しており、生命を持たぬ無機質な物質の内部にあっても、磁気とか電気となって存在しているのだと言えると思うのです。

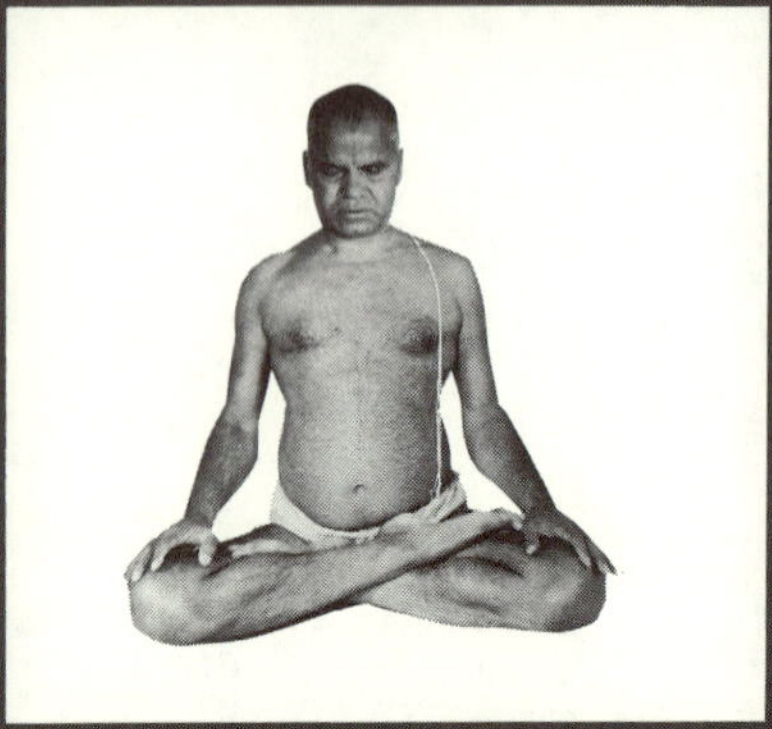

14. プラーヴァニー・クンバカ
【Plāvanī Kumbhaka】

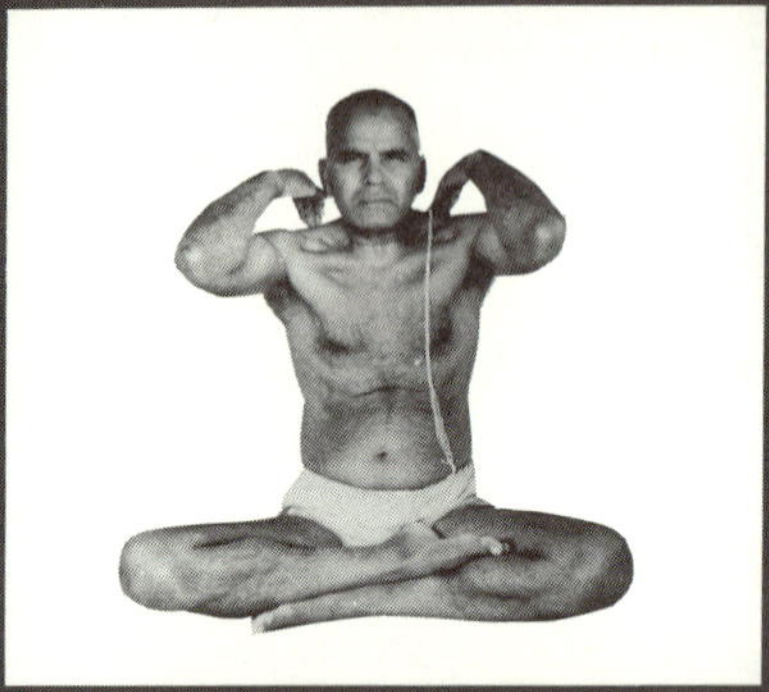

15. ヴァクシャスタラ・レチャカ
【Vakshasthala Rechaka】

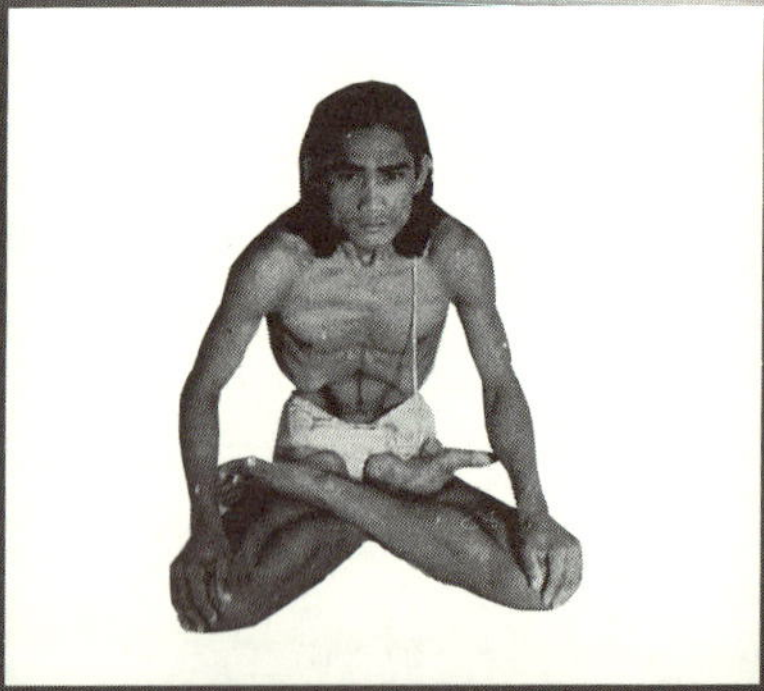

16. マディヤ・レチャカ
【Madhya Rechaka】

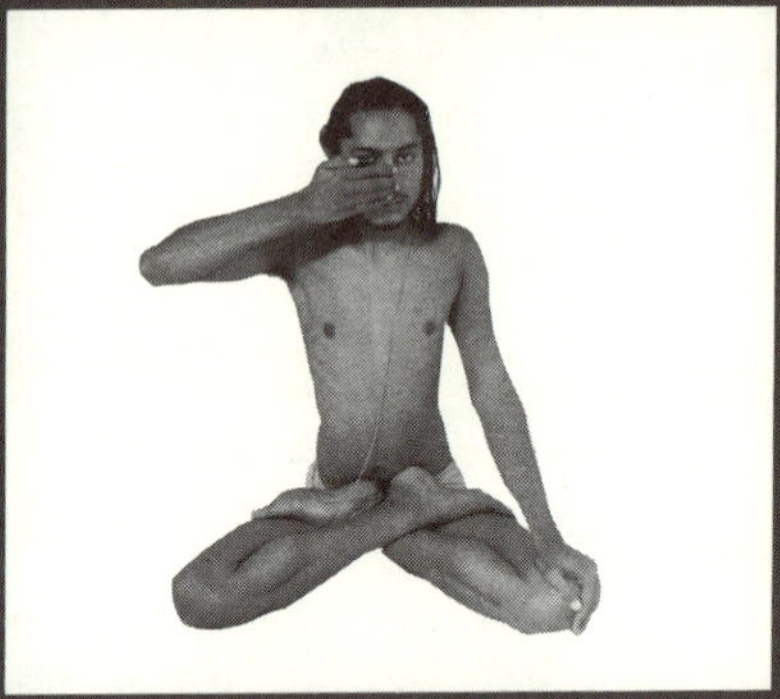

11. バストゥリカー
【Bhastrikā】

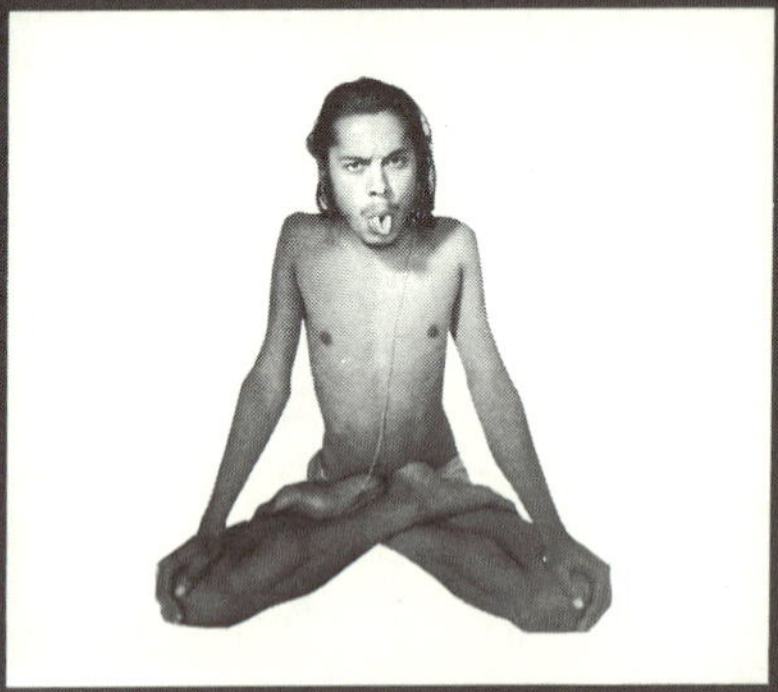

12. シータリー・クンバカ
【Sītalī Kumbhaka】

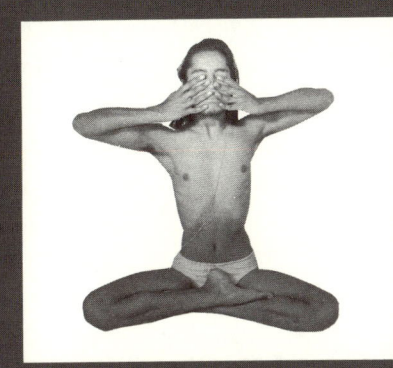

38. サルヴァ・ドゥワーラ・バッダ
【Sarva Dwāra Baddha】

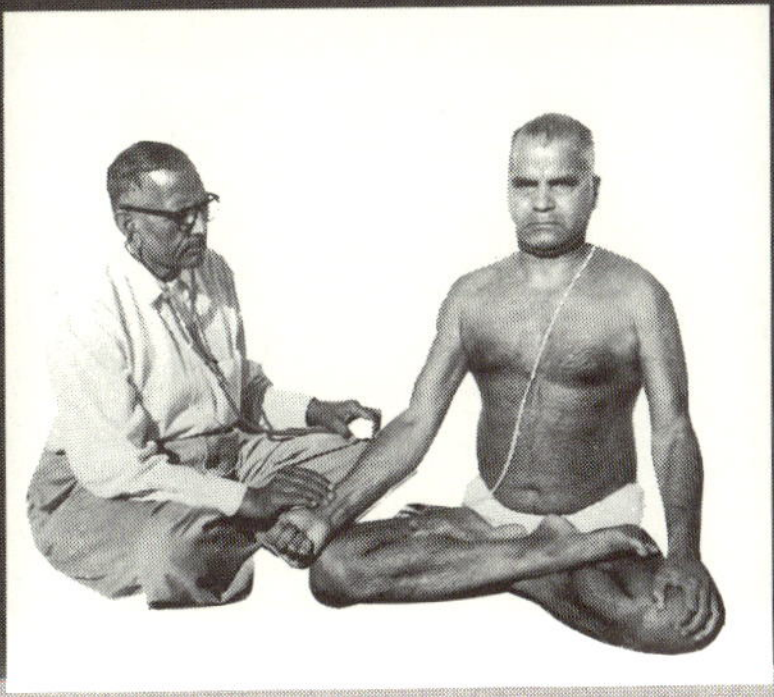

47. ナーディー・アワロダ
【Nādī Awarodha】

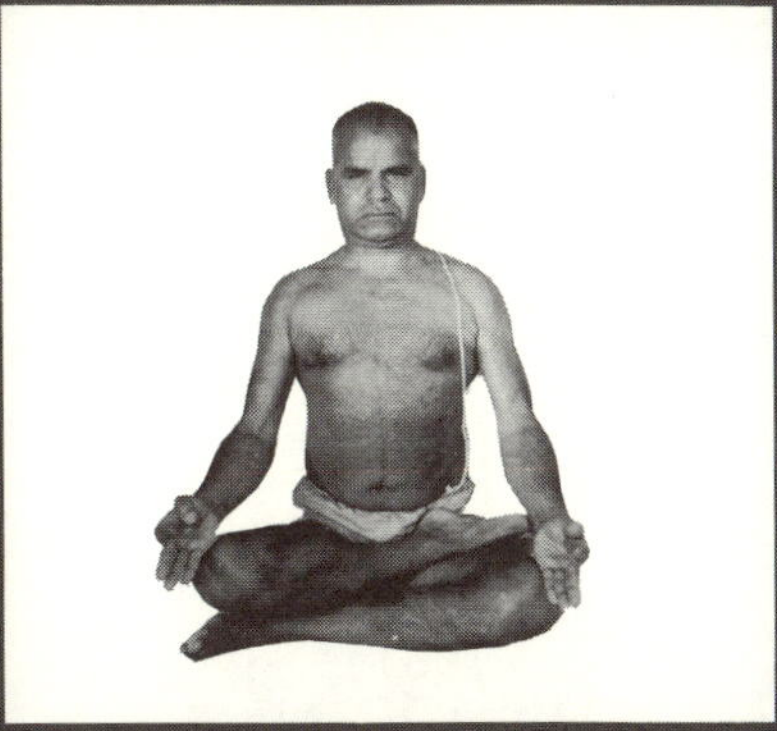

17. アグニ・プラディープタ
【Agni Pradīpta】

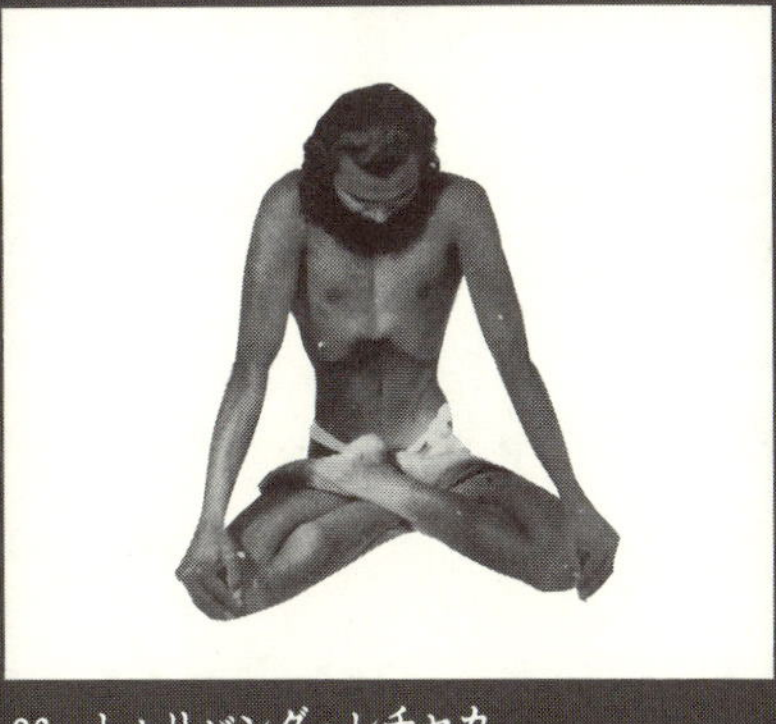

26. トゥリバンダ・レチャカ
【Tribandha Rechaka】

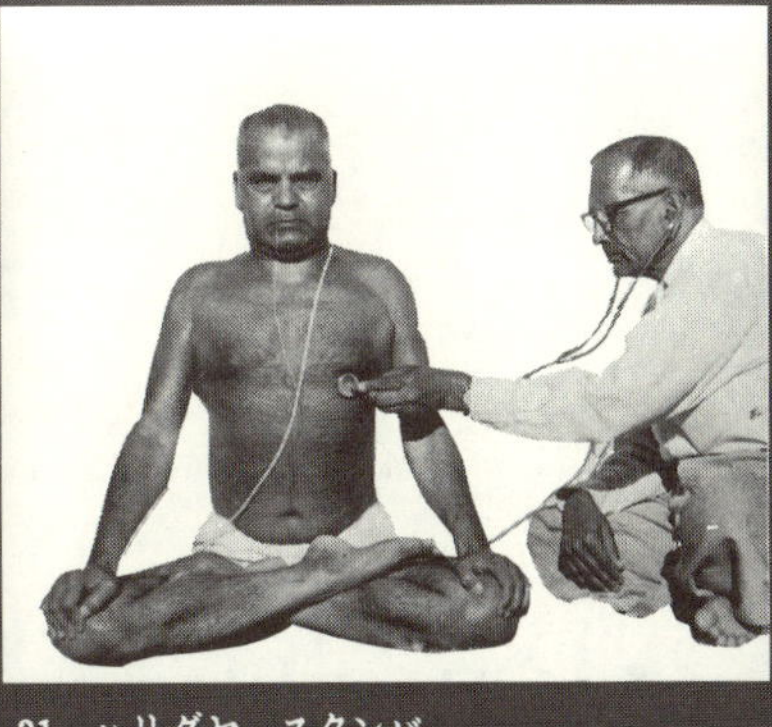

31. ハリダヤ・スタンバ
【Hridaya Stambha】

第五章　身体浄化法 (Shat Karma)

まえおき

ヨーガ行者ゲーランダ師は、次のように述べています。

『浄化は六つの作法（Karma）によって得られ、強壮は座法（Āsana）によって、堅忍性はムドラー（Mudrā）によって、精神の安定性は制感法（Pratyāhāra）によって得られる。また、調気法から軽快さが生じ、瞑想（Dhyāna）から真我（Ātman）に対する直覚（Pratyaksha）が生じ、そして、三昧（Samādhi）によって疑いなく解脱の境地（Mukti）が現れる』

（ゲーランダ・サンヒター一―10、11）

また、六種の身体浄化法についてゲーランダ師は次のように述べています。

『浄化のためには次の六つの作法（カルマ）を修習すべし。（1）ダーウティ、（2）バスティ、（3）ネーティ、（4）ラーウリキ（ナウリ）、（5）トラータカ、（6）カパーラ・バーティ』

（ゲーランダ・サンヒター一―12）

一、ダーウティ・カルマ（Dhauti Karma）

幅が約十センチ、長さが七メートルほどで、モスリンのように薄くて柔らかい布を用意しておきます。こうした布のことを私達はダーウティと呼んでいます。このダーウティを水にひたして使いますが、冬季に行なう時には、砂糖を加えた暖かい水か牛乳の中に、このダーウティをひたして使うようにします。

まず、水にひたしたダーウティを入れた器の前に、両膝を折ってしゃがみます。次に、ダーウティの先を右手の中指と薬指の上に乗せてから、開いた口の中に入れ、喉の奥へと押し込んでおきます。続いて、ミルクを少量混ぜたぬるま湯を少し飲んでから、ダーウティを一口一口喉の奥へと飲み込んでゆきます。途中で吐気がして、ダーウティを吐き出してしまうような事があっても、一、二分ほど間をおいてから再び飲み下すようにしてゆきます。この時、ぬるま湯も同時に少量づつ飲むようにしますと、ダーウティが飲み込みやすくなります。二、三日する内には、全部の長さのダーウティを飲み込めるようになると思いますが、人によってはもう少し時間がかかるかも知れません。大切な事は、最初の内は、あせってダーウティを飲み込もうとしたり、飲み込めないからといって、締めてしまったりせぬようにすることです。例えば、最初に飲もうとする時には、ダーウティを一メートルも飲み込めないと思います。

それでも毎日努力を積めば、少しづつ飲み込める長さも増えるはずです。冬の時期に、このダーウティを飲み込んだ後で、ダーウティが喉から引き出しにくい場合は、ぬるま湯を飲んでから引き出すようにすれば、食道にへばりついてしまったダーウティを引き出せるはずです。また、時には途中でダーウティが絡み合って、団子のようになってしまう場合もありますが、そういう場合も慌てずに、ぬるま湯を飲み込んでから引き出すようにするか、または、その水ごとダーウィを吐き出してしまうようにします。しかし、馴れてくれば、別にぬるま湯を飲まなくとも容易に引き出せるようになるはずです。

ところで、全部の長さのダーウティを飲み込めるようになったならば、飲み込んだ後にナウリをします。その後、ダーウティを全部引き出します。ここでくれぐれも注意しておいて頂きたいのは、ダーウティを全部飲み込む時も、最後の五十センチほどは、口から出したままにしておくことです。全部のダーウティを飲み込まないようにするために、最後の部分に結び目を造っておくのもよいでしょう。絶対にダーウティを全部飲み込んでしまわぬようにして下さい。また、ダーウティを喉から引き出そうとしても、食堂の内壁にへばり付いて、引き出せないような時は、生暖かくしたギーとか、ヒマシ油を飲んでから引き出すようにして下さい。アーモンド・オイルでも何でも、ともかくすぐに飲み込めるような油を飲めば、ダーウティは引き出せるようになるはずです。しかし、ダーウティが引き出せなくなるような場合は、極めてまれなことですので、安心して、このダーウティ・カルマを行ずるようにして下さい。

このダーウティ・カルマを完全に修得するまでは、毎日行なうようにして頂きたいのですが、完全に修得した後では、必要な時にだけ行ずればよいでしょう。例えば、四季の変わり目にこのダーウティ・カルマを必ず行ずるようにすれば、習得した行法を忘れずにおけますし、また、身体を健康に保つ上でも役に立つはずです。また、このダーウティ・カルマは、朝食前の早朝に行ずるようにして下さい。ダーウティを胃の中から全部引き出した後は、ダーウティに付いている粘液をぬるま湯と石鹸で完全に洗い流してから、乾かしてたたんでおくようにします。（章末写真参照）

《効果》

咳や喘息、脾臓に関する病、らい病、風邪、肺の疾患や胆汁に関する病に対し効果があります。ハタ・ヨーガ・プラディーピカーには次のように述べられています。

『ダーウティ・カルマの力によって、咳、喘息、脾臓の病、らい病等粘液素の分泌過剰から生ずる二十種の病気が消えることは疑いない』

（ハタ・ヨーガ・プラディーピカー二―25）

二、バスティ・カルマ（Basti Karma）

肛門の内部へと水を吸い込ませ、ナウリを行なって大腸内部を洗浄し、最後に腸内の水を再び肛門から排出させる行法が、このバスティです。以下にそのやり方を説明致します。

まず、肛門に差し込む管を用意しておきますが、この管は例えば竹とか金属（銀、真鍮、鉄）で造られたもので、その先端が肛門内部に差し込みやすいように造っておきます。また、この管の長さは約十五〜二十センチほどで、肛門に差し込む部分は小指ほど、水の容器に入れる部分は中指が入るほどの太さにしておき、細い方の端から5センチほどの所にリングをはめておき、管全体が肛門内部に過まって入り込まないようにしておきます。次にこの管の中を奇麗な水で満たしておいてから、中腰になって管を肛門に差し込み、管の他端を身体の下においた器の中の水に入れてしゃがみ込みます。続いてその姿勢のままでナウリを行ない、水を大腸の中に吸い込ませます。そのままナウリを左右に回して大腸内部を洗浄します。最後に右回りのナウリを行なって直腸まで水をもどしておき、肛門からその水を排泄させます。

ところで、このバスティを川や沼で行なう場合は、管内部に水を満たしてから腰まで水につかって、この浄化法を行ないますが、この際には、そこの水が奇麗で流水となっているかどうか、また、水の中に虫とかヒルとかがいないかどうか確かめてから行なうようにして下さい。また、この浄化法の場合だけでなく、他のダーウティ、ネーティ、ガジャカルニーなどの浄化法を行ずる際は、胃の中が空の時に行なうようにして下さい。

この浄化法に習熟した後には、管を使わなくとも、中指一本を使って上手に水を吸い込めるようにもなれるはずです。もっと習熟すれば、指を使わなくとも行なえるようになれます。最も、現在ではよい浣腸器がありますのでで、バスティよりも、より効果的に大腸内の浄化ができるようになっています。

《効果》

この浄化法は、水腫とか、その他身体内の三種の機能原理の不調和から生ずる病を癒します。また、血液や筋肉、脂肪、骨、骨髄、それに精液等に関する疾患も癒します。また、諸感覚器官、意思、理智、それに心素をも浄化し、人をして幸福感を味わわせてくれます。動性と暗性優位の徳性の動きが抑制されます。消化の力を湧き上がらせ、粘液素の動きを整えます。また、鼓腸を癒し、均整のとれた肉体を造り上げます。更に、腸の内部を浄化し、便秘を解消させます。胃に関係する色々な病気を予防しますし、また、この浄化法を行じ続けることで、腹部の脂肪分が取れ、ナウリやバスティがやり易くなります。

ところで、三昧の境地で長時間座り続ける前には、腸内の老廃物はすべて排泄しておく必要があります。もし、そうしておかなければ、腸内でそれら老廃物が発酵し、身体を損ねてしまいます。胆汁素の分泌不調の際にも、この浄化法は効果があります。しかし、どんな場合でもそうですが、よいからといってやりすぎるようでは、かえって害が生じてくるものです。ですから、バスティもやりすぎれば、色々な病の原因となります。ハタ・ヨーガ・プラディーピカーには、このバスティについて次のように述べられています。

『バスティ・カルマを行ずれば、疝痛、脾臓肥大、水腫等、身体内の三種の機能原理の働きが不調和になったことから生ずる病気のすべてを癒す』

（ハタ・ヨーガ・プラディーピカー二―27）

『このバスティ浄化法を行ずれば、肉体を構成する七種の要素（Dhātu）、各種の感覚器官、内的心理器官は浄められ、皮膚に輝きが生じ、消化がよくなり、体質の不調和はすべて解消するであろう』

（ハタ・ヨーガ・プラディーピカー二―28）

三、ネーティ・カルマ（Neti Karma）

まず、長さが五十センチほどで、幅が三センチほどのモスリンの布を用意します。次にほぼ二十五センチほどの所まで、この布を縦に裂いてから、裂かれたそれぞれの布を撚って二本の紐のようにさせておきます。これとは別に、不純物の混ざらない蠟《ろう》を容器の中に溶かして入れておき、この蠟《ろう》に先ほどの紐状の布を浸します。布に充分蠟《ろう》が染み込んだ頃に、布を蠟《ろう》から引き出して、今度は、指で、この紐状の布をしごいて、余分な蠟《ろう》を布から落とし、紐状の布の表面がザラザラしないようにしておきます。この時紐状の布の表面にザラザラした蠟《ろう》が残っていますと、鼻の内壁を傷つけますので、よく指で磨いておくわけです。こうして磨かれた布をネーティと呼んでいますが、このネーティの一方の先端を尖らせておき、鼻の中に差し込み易くしておきます。次に、蠟《ろう》がついた部分の布をコップの中に入れた水の中に浸してみて、蠟《ろう》で固められた部分の蠟《ろう》が取れてしまって撚った布がバラバラになってしまわないかどうか、確かめておきます。

続いて、蠟《ろう》で固めた部分を指でつまんで少しづつ鼻の中へと入れてゆきますが、この間、少しづつ息を吸いながら、ネーティを鼻の奥へと入れてゆくようにします。途中でくしゃみが止まらなくなったような場合には、ネーティを鼻から引き出して、もう一度少しづつ入れてゆくようにして下さい。初めてこのネーティ・カルマを試みる時は、まず、五、六センチだけネーティを鼻に入れてみます。毎日少しづつ奥へとネーティを入れてゆきますが、その先端が、鼻から喉の奥に出て来たならば、右手の中指と薬指とでその先端をはさんで口から引き出すようにします。このネーティの先を口から引き出す時、残りのネーティは左手の人差指と親指とで鼻の中へと少しづつ送り込むようにし、右手は口からネーティを引き出すようにします。片方の鼻にネーティがうまく通ったなら、他方の鼻にも通すようにします。このネーティを鼻に通す場合、決して無理して通さぬようにして下さい。無理に通そうとすれば、鼻の内壁を傷つけ、出血させる恐れも出てきます。しかし、この行法に熟達すれば、筒状の攪乳器を棒で上下に掻き混ぜる時のように、特別に苦労せずともネーティを鼻から出し入れできるはずです。（章末写真参照）

《効果》

鼻先から眉間と喉にかけて、この行法によって浄化されますので、風邪や鼻風邪を予防できるようになります。また、頭痛を治し、視力を強め、白内障の進行を防ぎます。

『ネーティ・カルマは頭の中を浄め、霊的な直観を与え、肩より上に生じた色々な病気の類をすみやかに無くする』

（ハタ・ヨーガ・プラディーピカー二―30）

四、トラータカ・カルマ（Trātaka Karma）

ある特定の点に眼の焦点を合わせて見続ける行法が、このトラータカ・カルマです。まず、例えば『聖者のポーズ』など、自分の座り慣れた座法で壁から約一メートルほど離れて座り、壁の上の黒い点とか、聖音オームの文字をまばたきせずに見続けるようにします。暫くして涙が出てきたり、眼が痛んだりしてきたならば、眼を静かに閉じて、そのまま静かに座り続けるようにします。この黒点を見つめるかわりに、例えば静かに澄みわたる湖面を見つめ続けてもかまいません。または、月を見続けたり、聖人の肖像を見続けたりする人もいます。その他、自分が美しいと思えるような、例えばダイヤモンドとか真珠、エメラルドなどを見続けたり、または、ランプの炎とか、鏡、太陽などを見続ける場合もあります。しかし、太陽の場合は眼を痛める恐れがありますので注意せねばなりません。ですから、光り輝く物体の場合は、できればトラータカ・カルマの対象としない方がよいと思います。

このトラータカ・カルマを行ずる際には、眼前の一点とか対象物を見続けて、そこに全精神を集中させねばなりません。これが完全にできた時に、この行法を修得しえたといえるのです。そうなるためには、まず、少しづつ集中する時間を長くしてゆくようにします。その間、雑念を押さえ込んで、それが湧き上がらぬようにさせねばなりません。その能力にもよりますが、二〜三時間はこのトラータカ行法を続けることができるはずです。この時、例えば、ウンマニ・ムドラーやシャーンバヴィー・ムドラーを行ずる際のように、眼は開けたままでも、その前に何の対象物も置かずにトラータカ・カルマが行じられれば、それに越したことはありません。ですから、この場合の集中は心の中で行なわれますので、眼は開けていても何も見続けなくともよいわけです。こうした行法の場合は眼を痛める恐れもありませんので、トラータカ・カルマを行ずる時間の長さも、いくらでも長くしてよいわけです。

《効果》

このトラータカ・カルマを行ずれば、シャーンバヴィー・ムドラーを完全に修得できるようになり、諸々の眼病も癒され、視力も増してきます。怠け癖や惰眠を貪る癖が治り、睡眠時間も自ら制御できるようになります。聖典中にも次のように述べられています。

『まばたきしないで、ある小さな対象物を涙が出るまで凝視すべし。これが賢者たちによって、トラータカと呼ばれているものである』

(ゲーランダ・サンヒター一—53)

『これを修得すると、必ずシャーンバヴィー・ムドラーを修得できる。あらゆる眼病は治り、天眼通が現れる』

『トラータカ・カルマは諸々の眼病を癒し、怠惰等を直す。トラータカ・カルマは宝石箱のように秘蔵すべきである』

（ゲーランダ・サンヒター一―54）

（ハタ・ヨーガ・プラディーピカー二―32）

このトラータカ・カルマを行じてゆけば、視力が増してきますので、昼日中であっても空に星を見る事さえできるようになりますし、視線を向けるだけで、多くの人々の心を自分の方に引き付けてしまうことすらできるようになります。また、身体内外に向けての精神集中力が増し、同時に意志の力も強まってきます。また、トラータカ・カルマによって、地元素やその他、水元素、火元素が優位の物体に対して、よく集中できるようになります。また、ウンマニ・ムドラーとシャーンバヴィー・ムドラーを完全に修得できるようになり、ハタ・ヨーガの分野でも、また、ラージャ・ヨーガの分野でも、その修行の完成を早期に実現できるようになれるのです。

五、ナウリ・カルマ（Nauli Karma）

まず、肩幅に足を広げて立ちます。身体を前かがみにし、両手を両膝の上に置きます。次に、息を完全に吐くと共に、ウッディーヤーナ・バンダを行ない、続いてすぐに、自分の意志の力よって腹直筋のみを腹部前面に出すようにさせます。そして腹直筋が出たならば、この筋肉を右方向と左方向へ、交互に回転させます。この間、完全に息を止めて、決して息を吸わぬようにしておくことが大切です。もしも、完全に息を吐き切っておかなかったり、または途中で息を吸い込んでしまったりすると、腹直筋を回転させられなくなってしまいます。また、腹部に余分な脂肪分の多い者は、このナウリ・カルマが行じにくいと思います。バスティ・カルマを完成させるためには、ナ

ウリ・カルマを完全に修得していなければなりません。（章末写真参照）

《効果》

消化吸収力を強め、行者を健康にさせます。また、腹部の贅肉を取り、腸や腎臓、それに胃の病気を予防します。たとえ、こうした臓器の病気が生じても、ナウリ・カルマを行じていれば、病気はほどなく癒されてしまい、例えば、大小便等老廃物の排泄に関する障害や、膀胱や生殖器官の病も癒されます。また、肉体と生気の働きを活性化させます。脾臓や肝臓の肥大を予防し、身体がむくんだりする事もなくなります。

『このナウリ・カルマは消化不良を治し、消化と吸収の力を増加させ、また、万物を創造する女神のように幸福をもたらす。身体内の三種の機能原理の不調をすべて癒す。これはハタ・ヨーガ行法の中でもその根本をなす行法である』

（ハタ・ヨーガ・プラディーピカー二―34）

六、カパーラ・バーティ（Kapāla Bhāti）

座り慣れた座法で座り、まず、どちらか一方の鼻から息を吸い、次いで止息する事なしに、すぐに他方の鼻から息を吐き出します。このように、鍛冶屋の使う鞴《ふいご》のように、息を止めること無く出し入れする調気法の事を、カパーラ・バーティと呼んでいます。この調気法には二種類のやり方がありますけれど、今説明したやり方が、身体を浄化する上でより効果のあがるやり方になっています。このやり方の場合、片方の鼻で呼息したり吸息したりする時は、他の鼻は、親指とか、または、残りの指でしっかりと押さえておくことが大切です。このカーパラ・バーティについては、調気法の章ですでに説明しておきましたので参照して下さい。

《効果》

動脈内を浄化し、余分な脂肪を取り去り、消化吸収の力を増して、肉体を健康にさせます。身体の動きを活発にさせ、粘液素の分泌不調からくるすべての疾病を癒します。また、生気の上昇を促進させ、クンダリニーを覚醒させる上での助けとなります。また、呼息と吸息だけを繰り返し行ないますので、精神の集中力をつける上での助けとなりますし、また、瞑想状態に入りやすくなります。

以上、六種の身体浄化法について解説致しましたが、これら以外にもあと数種類の身体浄化法があります。これらの身体浄化法のいずれも、先の六種の身体浄化法同様、精神集中と瞑想の各行法を行ずる上で、大きな助けとなってくれますので、以下に説明致します。

七、ブラフマ・ダートゥナ（Brahma Dātuna）

長さが約二メートルほどの、品質のよい糸を十二、三本用意し、それらを撚って一本の紐にします。つぎに、この紐を三分の一に折って再び一本の紐状にします。こうして、長さ約六十センチで、太さが小指ほどの一本の紐を造り上げます。この紐の片方の端は輪にしておいて、後ほど、胃の中からこの紐を引き出す際に、引き出し易くしておきます。次に、椀の中に、溶かした品質のよい蠟《ろう》を入れ、その蠟《ろう》に先の紐を浸します。この時、輪を造ったのと反対側の紐の先端は、約一センチほど蠟《ろう》に浸さぬようにしておきます。これは後ほど、この紐を飲む時に、最初に喉の奥に飲み込みやすくするためです。紐に蠟《ろう》が染み込んだならば、取り出して、手の指でその表面を滑らかにさせておきます。こうして造った紐の事をブラフマ・ダートゥナと呼んでいます。このブラフマ・ダートゥナは糸ばかりでなく、例えばバナナの実の柔らかい鞘から造る場合もあります。この場合は、毎回新しいものを用意せねばなりませんが、初心者は糸よりも、この方を最初に使った方がよいでしょう。また、このブラフマ・ダートゥナは、例えば、バニヤンの木の柔らかな茎を使って造ったり、竹の茎を使って造ったりもしています。糸の場合は、毎日新しいものを用意する手間が省けますので便利です。但し、使用後は必ず、奇麗な水で汚れを落としておく必要があります。

このカルマのやり方を説明致しますが、まず、便所に行って尿を出して来ておいてから、水の中に浸しておいたブラフマ・ダートゥナを取り上げて、その柔らかい方の端を口に入れて少しづつ喉の奥へと飲み込んで行きます。この時の姿勢は、立ったままでも、また、爪先立ちしてしゃがみ込んでいても、どちらでもかまいません。ブラフマ・ダートゥナを飲もうとする時、くしゃみや咳が出て、眼から涙が出たり鼻から鼻汁が出たり、喉からは粘液が出て来たりしますが、そうした事にかまわず、ともかく、ブラフマ・ダートゥナを少しづつ喉の奥へと飲み込んで行くようにします。約十センチほど、このブラフマ・ダートゥナを飲み込めたならば、一週間もすれば約五十センチほどの長さまで届くようになり、その先端が胃の中まで届くようになるはずです。こうしてブラフマ・ダートゥナが腹部にまで到達したならば、紐の他端の輪に指をかけて、少しづつ喉の奥から引き出してしまいます。引き出し終えたならば、付着している粘液を奇麗に洗い流してから、釘にでもかけて、よく乾かしておきます。(章末写真参照)

《効果》

胃液を伴ったゲップが出たりするのを治してくれますし、また、胃や肝臓、それに食道の内部を浄化してくれます。消化吸収作用を促進させ、粘液素の分泌に関する病気も癒します。眼病も癒し、視力を回復させ、風邪を予防します。その他の効果は、ダーウティ・カルマによる効果と同じですが、このブラフマ・ダートゥナは、別名ダンダ・ダーウティという名前で呼ばれることもあります。

八、ジャラ・ネーティ（Jala Neti）

このジャラ・ネーティのやり方は、いくつかあります。

一、口の開いたホラ貝とか、小型の金属壺（ロター）、それに行者の持つ水壺（カマンダル）などに水を満たしておきます。この時、冬季ならば生温い水を、また、夏季ならば冷たい水を入れておきます。首を少し横に傾けてから、水を片方の鼻の中へと流し込んでゆきます。この時、口は開けておきます。こうして片鼻に水を流し込んでゆけば、その水は自然と口の中へと出て来るはずです。口の中の水は、そのまま口の外へと流れ出るようにさせます。次に、鼻を替えて同じ事を繰り返します。その内に熟達すれば、水を張った椀や、手にすくった水を、片鼻で吸い込めるようにもなれるはずです。

二、まず、鼻をよく擤《か》んでおきます。次に口は閉じたままで、片鼻から水を吸い入れます。この場合、水だけではなく、牛乳とか、精製バター(ギー)、それにアーモンド油なども鼻から吸い込んで、鼻の内部を浄化させることもできます。

三、椀の中の水に少量の塩を溶かし込んでおきます。口は閉じたままで、首を倒し椀の端から片方の鼻の中へと、その水を流し込んでゆきます。この水は自然と、他方の鼻から流れ出てくるはずです。この時、椀の端をしっかりと鼻の穴に当てて、空気が水と共に鼻の中に入らぬようにさせておきます。塩を入れずに水だけを使ってもかまいませんが、風邪をひいた場合などは、ぬるま湯に塩を溶かして、このネーティを行なえば、ごく簡単に風邪を治すことができます。(章末写真参照)

《効果》

このジャラ・ネーティを毎日行なえば、胆汁素や粘液素の分泌不調からくる頭痛が解消されますし、また、風邪が原因の喉の腫れなども癒されます。また、胸部の痛みや胆汁素の分泌不調からくる無気力さ、それに額や頭部の疾患も効果的に癒します。特に眼病にはよく効きます。ですから、眼が炎症を起こすことも無くなりますし、視力も衰えることもありません。しかも、視力が回復しさえします。また、白内障の進行も止まってきます。鼻の内部も浄化されます。このジャラ・ネーティは、必ず食前に行なうようにして下さい。また、風邪を引いた時などは、ぬるま湯を使って、一日何回でも、自分の行ないたい時に、このジャラ・ネーティを行なってもかまいません。

九、ガジャカルニー（Gajakarni）または、クンジャル・クリヤー（Kunjar Kriyā）

まず朝起きてから、便所に行って排泄をすませた後に、立ったままで、塩を少量入れた水を二～三リットル飲み込みます。途中飲んだ水を吐き出してしまうかもしれませんが、できるだけ多くの水を飲み込んでおきます。水を飲み込んだならば、身体を前に倒して両膝に両手をつき、腹部を前後に出し入れする腹部の運動をします。そうしておいてから、胃の中の水を口から吐き出すのです。この際、冬季にあってはぬるま湯を使い、夏季においては、常温の水を使うようにします。

ところで、もしも飲み込んだ水を吐き出すことができなければ、更にもう少し水を飲んでおいてから身体を前に倒して左手の平を左膝に当て、右手の中指と人差指を口の中に入れて、舌の奥を上から押すようにして、腹部を前後に出し入れさせます。顔は終始下に向けておけば、自然と水が吐き出されてくるはずです。やがて熟練してくれば、身体を前曲げせずとも、丁度息を吐き出すように、胃の中の水を真っ直ぐに立ったままで吐き出せるようにもなれるはずです。または、あらかじめ、食道にまで入れておいたゴムのチューブで水を吸い込んでから、再びそのチューブで水を吐き出してもよいでしょう。

もう一つのやり方としては、食後直ちに、水を二~三リットル飲んでから、胃の内容物をすべて吐き出します。これが『ヴァーマン・ダーウティ』と呼ばれているやり方です。以上のことを行なってから、最後に、調気法の『アグニ・プラサーラナ』を行なって、もう少し残っている胃の中の水を吐き出させるようにします。

《効果》

例えば、胃炎であるとか、胃酸を伴ったげっぷや、胸やけ、それに胆石による痛み、それに腹部にガスがたまりやすかったり、消化不良を起こし易かったりすることが治ってゆきます。食欲を増進させ心身共に元気にさせてくれます。

十、パヴァナ・バスティ（Pavana Basti）

銀などの金属で造られた管を用意しておきます。後のやり方は、ジャラ・バスティのやり方と同じです。まず、爪先立ちをして床の上にしゃがみ、用意した管を肛門に差し入れ、この管を通して先に水を吸い込んだように、空気を腸の中へ吸い込ませるのです。即ち、管を肛門に差し込んだままで、ウッディーヤーナ・バンダとナウリを行なうのです。こうして、空気を腸内に入れてから腹部を動かして刺激した後に、息を吐き出すようにして空気を肛門から出してゆくのです。この時、例えば、『(雄)孔雀のポーズNo.1』とか、『肩逆立ちのポーズNo.1』などを行なって空気を腸内から再び出すようにさせます。この行法に熟達すれば、金属製の管を使わずとも、左手の中指だけを使って空気を出し入れできるようになれるはずです。

他にも、立ち上がって再度ナウリをして、肛門から空気を押し出すやり方もあります。

《効果》

腸の疾患を癒し、便秘を解消させます。また、消化吸収作用を促進させ、腹部にたまるガスによって生ずる痛みも取り去り、胃のもたれも治します。

以上、十種の身体浄化法は全身を浄化させ、各種座法や、調気法の各行法をやり易くさせてくれます。更に、肉体とその各種器官、それに呼吸と心とを鍛練することにもなりますので、それぞれの器官がよく働くようになり、その結果、制感行法を初め、精神集中、瞑想、それに三昧の各行法が行じやすくなってくるのです。

十一、アグニサーラ・クリヤー（Agnisāra Kriyā）

この運動（クリヤー）は、短く『アグニサーラ』という名前で知られていますが、消化の火を燃え上がらせ、消化吸収作用を促進させてくれる行法です。この行法には次の二つのやり方があります。即ち、（一）立位のやり方と、（二）座位のやり方の二種類です。それぞれのやり方について次に説明致します。

（一）肩幅に足を開けて床に立ち、身体をやや前かがみにさせて、両手の平をしっかりと両膝の上についておきます。ここで両鼻を通して息を強く吐き出し、再び息を吸い込みますが、この時、腹部を前後に出したり入れたりするようにさせます。この腹部の動きを二十五～三十回行ないます。腹部を引っ込めて息を吐き出す時は、最大限に腹部がへこむようにさせますが、ヨーガの聖典には次のように述べられています。

『アグニサーラ・クリヤーとは、脊柱に向けて胃を百回押しつける事である。』

（二）座り慣れた座法、例えば『吉祥のポーズ』、『聖者のポーズ』、『蓮華のポーズNo.１』等で座ります。次に、左右の腹部、特に臍の部分に両手の指を当てておきますが、親指は、背中側にまわしておきます。呼吸はゆっくりとした自然のままで、息を吐く時に、両手の四本指で腹部を圧迫してゆきます。息を吸う時には、指の圧力を抜き、腹部が前面に出てくるようにさせます。この動作を、最終的には百回行なえるようにしてゆきます。

《効果》

腹部で働く細菌やバクテリヤなどの病原菌を根絶させる事ができます。というのも、このクリヤーを行ずると腹部の血行がよくなり、従って腹部の諸器官の働きがよくなり、病原菌が排出されてしまうからです。ですから、胃炎や、腸炎、各種潰瘍、それに消化器部にできた癌などが癒されてきます。また、消化不良などは、たちどころに改善されてしまいます。

十二、ヴァーリサーラ・ダーウティ（Vārisāra Dhauti）

まず、長さが六十センチ、直径二センチほどのゴム管を用意します。この種のゴム管は薬局で買えるはずです。次に、このゴム管を熱湯の中に二〜三分浸して消毒すると共に、全体を柔らかくさせておきます。続いて、約二〜二・五リットルのぬるま湯を飲んでおきます。この湯を飲んだならばすぐに立ち上がり、身体を前かがみにさせておき、喉の奥へと先のゴム管を入れてゆきます。まだ馴れないうちは、ゴム管を喉まで入れただけで、胃の中の水を全部吐いてしまう事もあると思います。しかし、二、三日練習すれば、ゴム管の先を胃の中へと入れることができるようになるはずです。こうして、ゴム管の先端が胃に達した時に、腹部を前後に出し入れすれば、胃の中の水は自然とゴム管を伝わって外へ出て来るはずです。流れ出るままにまかしておいたのでは、胃の中の水は全部出て来はしませんので、更に腹部を数回出し入れさせて、完全に水を出し切るようにさせます。この水と共に、例えば胆汁とか粘液、それに各種の病原菌なども流れ出てしまうのです。

このクリヤーは、できるだけ早朝の空腹時に行なうようにして下さい。また、一週間、または一ヶ月に一度は行なうようにして下さい。毎日行なう必要はありません。

《効果》

この行法を行なうことで、例えば、消化不良、胆汁の分泌不調、胃酸過多、便秘、神経痛、神経炎、風邪、咳、白斑等の病気が治ります。ですから、これらの病気に罹っている者は、一週間の間、毎日、この行法を行なうようにして下さい。いずれ、三、四日するうちには、よい徴候が現われてくるはずです。この行法は特に消化管の働きをよくさせて、その部分の病原菌を取り去りますし、身体全体を健康にさせてくれます。期待される効果の点からいえば、この行法は、他のクンジャル・クリヤーとかヴァマナ・ダーウティ（吐法）などよりも、より効果的だと言えます。

十三、シャーンカ・プラクシャーラナ・クリヤー（Shānkha Prakshālana Kriyā）

このクリヤーを行うためには、まず朝起きたならば、洗面をすませておきます。次に、便所に行って大便を出す前に、一・五リットルほどのお湯を沸かしておきます。お湯が沸騰するまで沸いたならば、この湯の中に約三十グラムの塩を入れておきます。更に小粒のレモン二ヶのしぼり汁も加えておきます。次いで、まだお湯が少し熱いうちに、このお湯を全部飲みます。その後すぐに、次の五種類の座法を行なうのです。

（一）コブラのポーズ（Sarpasana）

(二)　横転のポーズ (Dvipārshwasana)
(三)　ももを脇腹に押しつけるポーズ (Pavanamuktasana)
(四)　肩逆立ちのポーズ№2 (Viparītakaranasana)
(五)　両手足を上にあげ、両手で爪先を握るポーズ (Pādhastasana)

これら五種類の座法を腸が動き出すまで四、五回繰り返して行ないます。便意がこらえ切れなくなったならば便所に行って排泄をすませます。この時はまだ普通の便が排泄されると思います。続いてすぐに、四分の三リットルほどのぬるま湯を飲みますが、このお湯の中にも少量の塩を溶かしておくとよいでしょう。再び、先の座法を何回も繰り返して行い、便意を感じたならば便所で排泄しますが、今度は、軟便が出てくると思います。こうして、排泄しては再び、1/2~1/3リットルの塩入りのお湯を飲む事を五~六回繰り返すうちに、口から飲んだ水だけが出てくるようになると思います。これで、腸の中が全部浄化されたと考えてよいと思います。その後は、約一リットルのぬるま湯を飲んで、クンジャル・クリヤーを行なって胃の中を浄化しておきます。

こうして、全部のクリヤーを済ませた三十分後には、シャワーを浴びて身体を洗い清め、一時間半か二時間後には、米や野菜などを柔らかく煮込んだおじや風の軽食を食べても差し支えありません。こうした消化のよい物ならば、その後便秘になってしまう恐れもないわけです。

《効果》

便秘の場合、老廃物が腸の内部で腐敗して、様々な病気を引き起こします。私達の腸の内部は、各種の細菌の繁殖するのに理想的な場所になっています。病気に罹る場合、その殆どの原因は身体内部にあり、外から来る原因は非常に少ないと言ってよいと思います。こうした事実を、行者も俗人もあまりよく認識しておりません。ですから、このクリヤーの場合は、半月か一ヶ月に一度はやらねばなりません。そうすれば腸内で腐敗しかかっている老廃物をすべて流し去ることができるわけです。このクリヤーは、下剤や浣腸で腸内を洗浄するよりも、より腸の内部が浄化されます。

以上これまでに説明してきました十三種類の身体浄化法によって身体は浄化されますので、各種の座法や調気法を行じやすくなります。つまり、肉体と心、感覚器官と生気の働きが制御できるようになり、これら諸器官の働きをすべて、ヨーガ修行に向けることができるようになるのです。それによって、いずれは、精神集中、瞑想の各行法に熟達しうるようになり、三昧の境地で長い間座り続けられるようにもなれるのです。

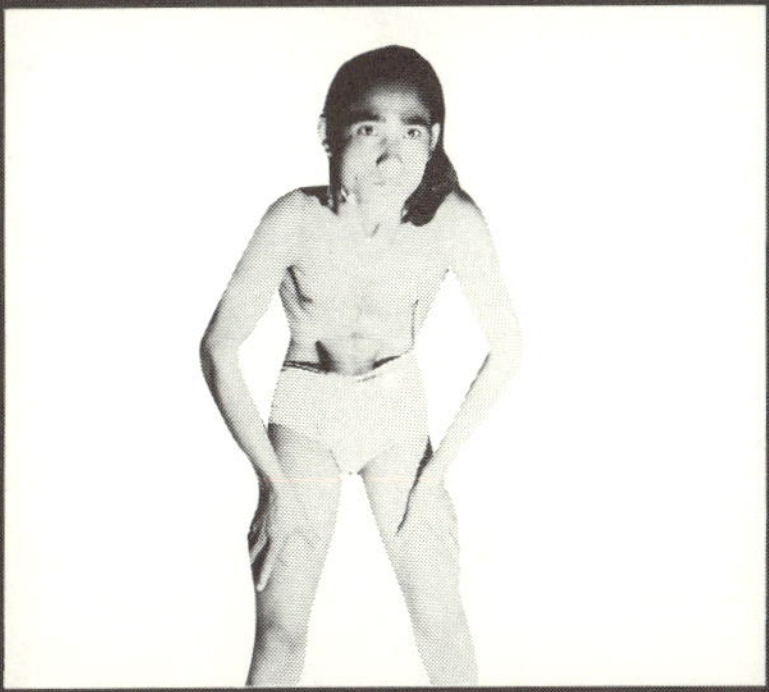

5．ナウリ・カルマ
【Nauli Karma】

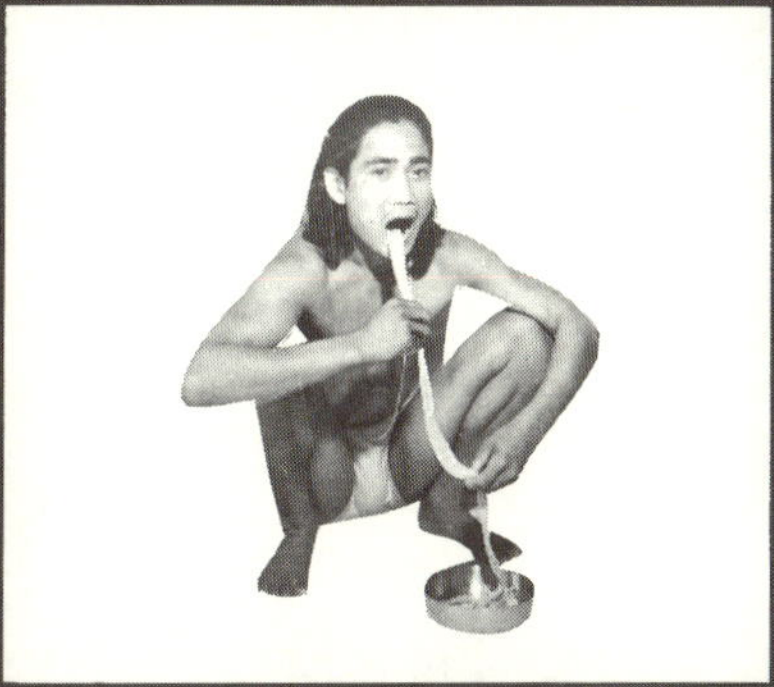

1．ダーウティ・カルマ
【Dhauti Karma】

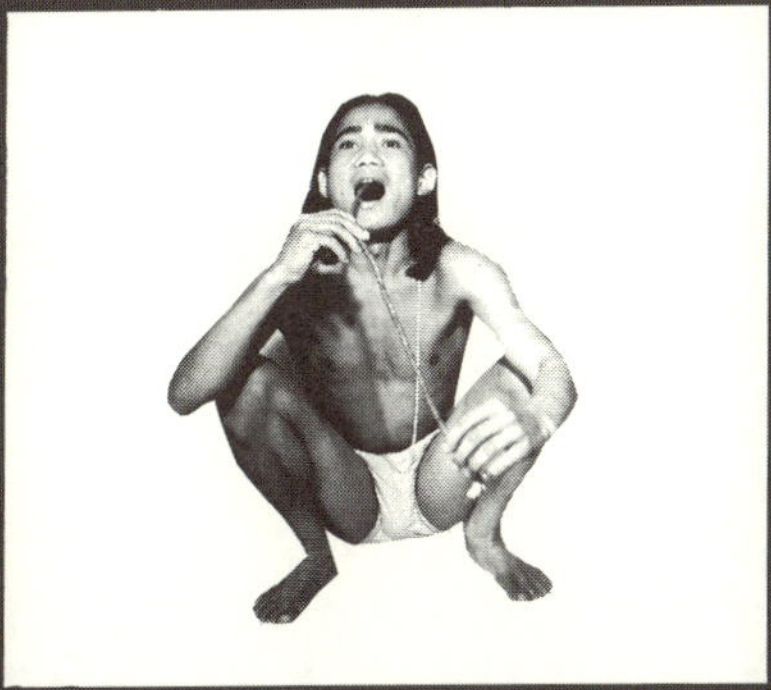

7．ブラフマ・ダートゥナ
【Brahma Dātuna】

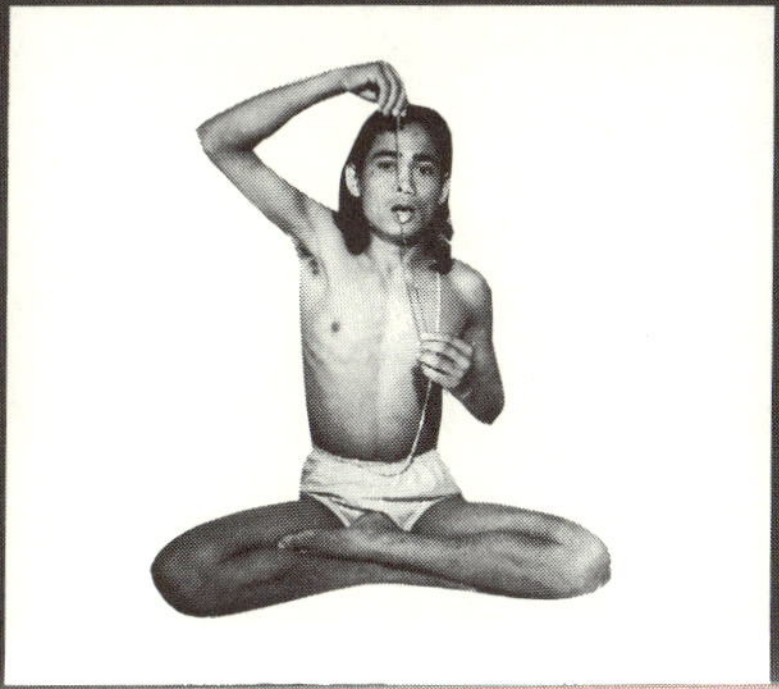

3．ネーティ・カルマ
【Neti Karma】

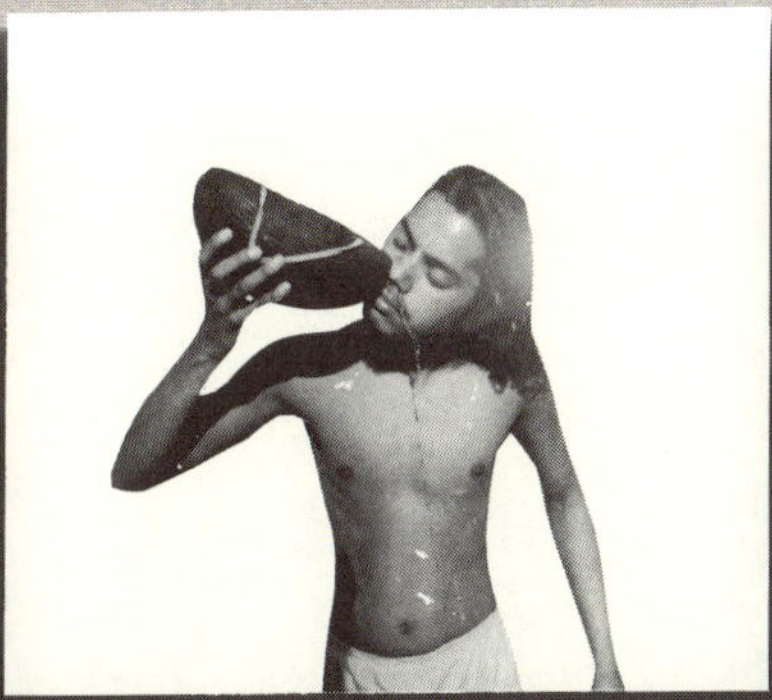

8．ジャラ・ネーティ
【Jala Neti】

第六章　ムドラー（Mudrā）

まえおき

それではここで、十五種類のムドラーを解説致しますが、これらのムドラーはいずれも、生気を上昇させ(Prānotthāna)、クンダリニーを覚醒させる助けとなるものなのです。また、これらのムドラーは、私達が六種のチャクラについての知識(Shat Chakra Vijñāna)を得る上でも助けとなってくれるはずです。

一、マハー・ムドラー(Mahā Mudrā)

まず、両足を前に伸ばして床の上に座り、次いで、左膝を曲げて左足の踵を会陰に当てておきます。続いて、息を大きく吸ってから身体を前屈させ、両手で右足先をつかんで足首を立てさせておきます。この姿勢を保つ間、息は止めたままでムーラ・バンダとジャーランダラ・バンダを行ない、できるだけ長く、この姿勢を保ちます。息が苦しくなったならば、身体を起こして息を吐きます。次に足を替えて行ないますが、これを一度に五、六回足を替えて行なうようにします。(章末写真参照)

《効果》

このマハー・ムドラーは、咳や、脾臓肥大、それに慢性的な発熱症、慢性胃炎、消化不良、癩病などを癒します。また、このムドラーを毎日行じ続ければ、スシュムナー管に生気を流し込んで、その基底部から生気を上昇させ、クンダリニーを覚醒させられるようになってきます。このムドラーについて、聖典中には次のように述べられています。

『マハー・ムドラーを実習することによって、肺結核、便秘、脾臓肥大、慢性の発熱、その他すべての疾患を消去することができる』

（ゲーランダ・サンヒター三―8）

『マハー・ムドラーの実習において、身体の左右で呼息と吸息を行ずる時は、必ず左右同じ回数だけ行なうようにし、まちがっても、左右の回数を違えてはならない』

（ゴーラクシャ・パダハティ）

二『マハー・バンダ（Mahā Bandha）

まず、左足の踵で会陰をしっかりと圧迫しておき、右足首は左ももの上に乗せておきます。次に息を吸い、ジャーランダラ・バンダを行なって、できるだけ長く息を止めておきます。その後、ジャーランダラ・バンダを解いて、ゆっくりと息を吐き出します。ヨーガの聖典によっては、このマハー・バンダを行じている間に、踵を動かしつつムーラ・バンダを行なうようにせよとか、マハー・バンダやマハー・ムドラーを行なって止息している時には、自分の意識をスシュムナー管の内部に入れるようにせよ、と述べられています。こうした事も、マハー・バンダとマハー・ムドラーに熟達すればできるようになってきます。このマハー・バンダを行ずる際にも、左右の足を同じ数だけ使って呼息と吸息を行ずるよう注意することが大切です。

《効果》

クンダリニーを覚醒させ、生気をムーラーダーラ・チャクラへと導き易くさせてくれます。そして、チャクラに通ずる道を開いてくれるのです。その他、この行法はマハー・ムドラーと同じ効果を持っています。

三、マハー・ヴェーダ（Mahā Bedha）

まず、マハー・バンダの姿勢で座り、次に吸息してから息を止め、ウッディーヤーナ・バンダとジャーランダラ・バンダを加えて、同時に三種のバンダを行なうようにします。この時、両手の平は身体の左右の床につけておきます。続いて両手で身体を持ち上げては下ろし、息の続くかぎり何回も、踵で会陰を打つようにします。

このマハー・ヴェーダのもう一つのやり方としては、まず、『蓮華のポーズNo.1』で座り、息を吸ってから止息しておきます。次に両手で身体を持ち上げては、臀部を床に打ちつけるようにします。マハー・バンダの足の組み方では、身体を両手で上下させる際に、ムーラ・バンダがゆるみがちになってしまいますが、この第二の方法で、『蓮華のポーズNo.1』の足の組方をしておけば、そうした事もありません。ですから、この方法の方がより効果的であると言えるのです。

ところで、このマハー・ヴェーダを行ずる時には、左右の足を組み替えて、それぞれ同じ回数だけ、呼息と吸息とを行なうよう注意します。

《効果》

このバンダを行ずることで、皺ができることもなく、若白髪になることもありません。また、中風になるような事もなくなります。体力が衰えることもなく、食物を消化吸収する作用も常に順調に行なわれるようになります。

『生気の動きもより微細なものとなり、生気がスシュムナー管に入り、イダー管とピンガラー管の内部で働くようになるから、三昧の境地に入ることができる』

（ゴーラクシャ・サンヒター――4）

つまり、身体全体が石のように不動になってくるのです。

四、ケーチャリー・ムドラー（Khechari Mudrā）

まず、『しゃがんで爪先立ちするポーズ（Utkatasana）』をとってから、鋭く尖った岩塩のかけらを手にして、その尖った縁を舌と下顎の間にある筋にこすりつけるのです。この時、舌は上顎に向けて、上げておくようにします。こうして毎日少しづつ舌の筋に岩塩の縁をこすりつけて、筋を伸ばすようにしてゆくのですが、それと同時に、両手の人差指と親指とで、舌の両端をつまんで、丁度牛の乳しぼりをする時のように舌全体を口の外へとしごき出すようにするのです。こうしておいては、舌にトゥリパラ粉（訳注―乾燥果物の粉）をこすりつけます。この舌を前へとしごき出すのに、布を使って指がすべらないようにしてもかまいません。やがて舌の先が、鼻の頭にまで届くようになり、遂には眉間にまで達するようになるはずです。つまり、舌の長さを、通常よりも倍の長さにさせるわけですが、この長い舌を口の奥へと巻き込めば、上顎の奥にある咽頭部の穴（Kapala Kuhara）を塞いでしまえるようにもなれます。

もう一つの方法としては、舌と下顎とを結び付けている舌小帯部の筋を導師に見てもらいながら、少しづつ切ってゆくのです。もしも、自分一人でするならば、鏡を見ながら少しづつ切ってゆきます。または、外科医が近くに居るならば、その医師に毎日少しづつ切ってもらってもかまいません。後のやり方は、先に説明したのと同じやり方を毎日行なってゆきます。例えば、八回乃至は十回に分けて筋を切ってしまい、その間舌を口の外へとしごき出し続ければ、舌の先端が鼻頭から眉間へと届くようになるはずです。ところで、舌の筋を切るのに、決して焦って多くを切ってはいけません。少しづつ注意深く行なうことが大切です。もしもこの注意を守りませんと、時として、舌が思うように動かなくなり、ほとんど喋れなくなってしまう恐れも出てきてしまいます。ですから、ほんのわずかづつ舌の筋を切って行かねばなりませんし、それも、二、三日の間を開けて行なってゆかねばなりません。ですから、舌が完全に長くなるまでに半年ほどはかかるかも知れません。

こうして舌を長くする事ができたならば、朝と夕方とに時間を取って『蓮華のポーズNo.1』で座り、長くなった舌を口の奥へと巻き込んで、咽頭部の穴を塞げるようにします。もしも、これができたならば、生気がそこを通るイダー管、ピンガラー管、それにスシュムナー管とを塞げたことになり、その結果、ブラフマランドラからの甘露が舌の上へと落ちてくるのがわかるようになるはずです。この甘露を舌に受けた時、私達は丁度、三昧の境地に入ったかのような精神状態になれるのです。ハタ・ヨーガにおいても、この液の事を甘露と呼んでいます。（章末写真参照）

《効果》

聖典には次のように述べられています。

『ヨーガに熟達した者が舌を上に巻き込み、心を静めて甘露（ソーマラサ）を飲むならば、半月にして死にうち克つことができる』

（ハタ・ヨーガ・プラディーピカー三―44）

五、ヴィパリータカラニー・ムドラー（Viparitakarani Mudrā）

（一）『倒立のポーズNo.1（Shirshasana）』を行ないます。

（二）『肩逆立ちのポーズNo.1（Sarvangasana）』を行ない、身体を少し傾けて姿勢を保ちます。

右のいずれの場合でも、姿勢を保ちつつ、ジャーランダラー・バンダを行ない、眼を足の爪先に向けておきます。このヴィパリータカラニー・ムドラーの場合は、(二)のやり方の方が、頭部に余分な圧力をかけずに済みますので、優れていると思います。

《効果》

このムドラーによって消化の火が掻き立てられ、栄養分の吸収がよくなります。ですから、毎日口にする食物の量と内容とをよく吟味しておきませんと、消化吸収作用があまりに促進されすぎて、体内の消化液が枯渇する恐れさえ出てきますので、注意して下さい。毎日少しづつ行ずる時間を長くしてゆくようにします。

『このムドラーを毎日怠らずに修習するならば、食物消化の火が強大になる。それで、このムドラーを行じる者には豊かな食物が提供されなければならない』

(ハタ・ヨーガ・プラディーピカー三―80)

『もしも食物が不足するならば、消化の火がその瞬間に身を焼くであろう。すべて頭を下にし、足を上にする体位は、初日は一刹那の時間の長さにとどめねばならない』

(ハタ・ヨーガ・プラディーピカー三―81)

六、ヴァジローリ・ムドラー(Vajroli Mudrā)

まず、薬局に行って、長さ二〇センチ前後の、ゴム製のカテーテル(四番または五番)を買ってきておきます。このカテーテルの先端に、例えば、アーモンド油とか精製バターなどの油を塗っておいてから、生殖器の中へと差し込んでゆきます。カテーテルがうまく尿道内へと差し込めたならば、爪先立ちして床の上にしゃがみ、ナウリをしたり、ムーラ・バンダをして空気を生殖器内部へと吸い込ませます。この行法にはプタカーラ（Phutakāra）という名前がつけられています。このプタカーラがうまくできるようになったならば、尿道内に約二十センチほど差し込んだカテーテルの他端を水の入ったポットの中に入れておいて、この水を膀胱内部へと吸い込むようにさせます。この水はやがて尿となって排出されてきます。ゴムのカテーテルが入れられるようになったならば、次は、鉄とか銀製のカテーテルも入れるようにし、吸い込むのも、水ばかりでなく、牛乳とか油も吸い込めるようにしますが、この金属製のカテーテルの方がより簡単に吸い込めますし、また、膀胱内に入った牛乳や油も、やがて尿と共に体外に排出されてきます。ですから、この行法のことを、『尿のバスティ』とも呼べると思います。

《効果》

私達が三昧の境地で何日も座り続けようとする前には、まずヴァジローリで膀胱内を浄め、バスティで腸を、また、ガジャカルニーで胃の内部を浄めておく必要があります。こうしておけば、三昧中に、肉体の諸器官が支障を起こすことも防げるわけです。また、このヴァジローリ・ムドラーを行じておけば、例えば放尿する際に、尿道が焼けるように痛むような病気も防ぐことができますし、また、淋病とか、夢精も癒すことができます。しかし、このムドラーの主要な目的としては、禁欲を保つためにあるのです。例えば、ハタ・ヨーガ行者の中には、生殖行為をすれば、より大きな精力と気力とが得られると主張する者もいますが、これは全くの誤りです。解脱への道（Shreya Marga）を進もうとする者にとっては、生殖行為は全く不必要なことと言えるのです。

七、シャクティ・チャーリニー・ムドラー（Shakti Chālinī Mudrā）

まず、『金剛のポーズ（Vajrasana）』で座り、両鼻から吸い込んだ生気をムーラーダーラ部まで下ろし、そこでアパーナ気と混ざり合わせるようにします。この混ざり合った生気を、今度は、スシュムナー管の内部へと入れてゆくのですが、そのために、肛門部を緊張させたり弛緩させたりするアシュヴィニー・ムドラーを繰り返し行なうのです。その結果、生気がスシュムナー管中に入ってゆき、クンダリニーが覚醒されるのです。

次に、もう一つのやり方を説明致します。まず、『安楽のポーズ（Sukhasana）』で座った後に、両足首を両手で持って腹部に向かって引き寄せ、両足の踵を臍の下部で生殖器のつけ根にあたる部分に押しつけておきます。こうしておけば、クンダリニーが覚醒されるのです。

または、『金剛のポーズ』で座っておいて、調気法のバストゥリカーを行ないます。そうしますと、クンダリニーのエネルギーはスシュムナー管を通って上昇し始めます。この時行者は、丁度沢山の蟻が自分の脊柱の内部を這い上がって行くような感じを受けると同時に、心が打ち震えるような快さと、安心感とを感ずるはずです。

《効果》

このムドラーによって、生気はスシュムナー管中を上昇（Prānotthāna）し、クンダリニーが覚醒されます。その結果、各チャクラの姿が霊視されるようになり、同時に、不活発さや怠惰な気持が無くなってしまいます。

八、ヨーニ・ムドラー（Yoni Mudrā）

まず、『聖者のポーズ（Shiddhasana）』で座り、次に、両耳の穴を両手の親指で、また、両眼は両人差指、両鼻は両中指、それに口唇は、両薬指と両小指で押さえます。こうして顔にある穴のすべてを塞ぐわけですが、その前にまずカーキー・ムドラーで生気を吸い込んでおき、下腹部でこの生気とアパーナ気とが混ざりあうようにさせてから、聖音オームを唱えつつ、クンダリニーが覚醒されて各チャクラを通過して、サハスラ・ダラ・カマラへと入って行く有様を強く思い浮かべるようにするのです。

《効果》

空中の生気とアパーナ気とが混ざり合うとクンダリニーが覚醒されます。すると身体内に霊光が現われ、各チャクラの姿が霊視されるようになってくるのです。こうした悟りを得るために、行者は弛まぬ努力を積み重ねてゆく必要があるのです。

九、ウンマニー・ムドラー（Unmanī Mudrā）

まず、『蓮華のポーズNo.1（Padmasana）』でよく座れるようになってから、両眼を開けて、両眼で眉間を見つめるようにし、意識はアージュナー・チャクラに集中させておきます。この時、心の動きを止め、雑念が湧き上がらぬようにさせておきます。意識はブラフマランドラに集中させておいてもかまいません。

このムドラーのもう一つのやり方としては、半眼に開いた眼で、鼻の頭を見続けるかまたは、身体の前約二メートルほどの床を見続けるようにします。この時も、例えば身体の動き、呼吸作用、各種の心理作用を止めるようにして、行者は、真我と共にある精神状態に入るよう努めねばなりません。

《効果》

このムドラーを行ずる間に、身体の存在感が消え失せます。そして、呼吸と諸感覚器官、それに、意思の働きが静まり、意識の動きは身体内へと向かい、理智の働きは止まってきます。すると、行者は三昧の境地に入り、智慧の光が現われ、真理が霊視されてくるのです。

十、シャーンバヴィー・ムドラー（Shāmbhavī Mudrā）

まず、どんな座り方でもよいですから、頭から腰にかけて真っ直ぐにして座ります。次に眼は開けて、眼前の空間に視線を向けたままで、視線が動かぬようにさせます。この時、意識は自分自身の原因体に向けて集中させておきます。このムドラーは、先に説明したトラータカ・カルマに熟達していれば、うまくできるようになります。即ち、空中に特定の事物が無くとも、焦点を空中に合わせたままで居られるようになるのです。この時、意識は身体内に向けられていますので、このムドラーを行じてゆけば、心臓部にある諸々の内的心理器官を早く霊視できるようになってくるのです。

《効果》

内的心理器官たる意思と理智の働きが静まり、行者の意識は原因体内へと入って三昧の境地が生じてきます。心臓部にある原因体に属する事物の霊視が容易になってきます。身体の動きも静まりますので、行者は肉体の存在を意識しなくなり、更には自分自身の心の存在感も失せて、そこに歓喜状態が実現されてきます。このムドラーを行じつつ瞑想すれば、眼を閉じたままでするよりも、より深い瞑想状態が得られ、事物への執着心が消え失せて、崇高なる歓喜が心全体を満たすようになるのです。

十一、カーキー・ムドラー（Kākī Mudrā）

『聖者のポーズ（Shiddhasana）』を組んで背筋を真っ直ぐに伸ばして座ります。次に舌をすぼめて、丁度カラスの嘴のようにさせ、この舌を通して息を吸ってから息を止めておきます。ここで、両手の親指で両耳の穴を塞ぎ、両人差指で両眼、両中指で両鼻、両薬指と両小指で、上口唇と下口唇を押さえておいて、できるだけ長く息を止めておきます。息が苦しくなったならば、右鼻からゆっくりと呼息し、再び舌を通して吸息してから止息し、今度は左鼻から呼息します。この動きを何回も繰り返します。

《効果》

胆汁素の分泌を抑さえ、その分泌不調から生ずる諸病を癒します。アージュナー・チャクラに霊光が生じ、また、視力が改善されます。

十二、アシュヴィニー・ムドラー（Ashvinī Mudrā）

『安楽のポーズ(Sukhasana)』で座り、肛門を緊張させたり弛緩させたりします。つまり、牛馬などが、排便の後に、その肛門をすぼめたり開いたりしていますが、それと同じ事をするのです。この動きを数分間続けて行ないます。

《効果》

ムーラーダーラ・チャクラから生気が上昇しやすくなり、それに伴ってクンダリニーが覚醒されます。また、このムーラーダーラー・チャクラが、このムドラーによって浄化されますので、ここで霊光を霊視できるようになり、このチャクラの知識が得られるようになります。

十三、トゥリバンダ・ムドラー（Tribandha Mudrā）

まず『蓮華のポーズNo.1（Padmasana)』で座り、両鼻を使って臍輪部へと生気を吸い込みます。ここで外部からの生気と体内のサマーナ気とを混ぜ合わせた後に、今度はムーラーダーラ・チャクラからアパーナ気を上昇させて、先の各生気と混ぜ合わせます。ここで、三種のバンダを行ない、これらの生気をスシュムナー管内に入れるようにさせます。次に、このままの姿勢を保ちつつ、床についた両手で身体を床から持ち上げては下ろす、ゆっくりとした動きを加えるのです。これを数回行ないます。

三種のバンダとは次の通りです。

（一）ジャーランダラ・バンダ――首を前に折って顎を鎖骨の間に押しつけ、気管を閉じてしまうようにさせるバンダです。

（二）ウッディーヤーナ・バンダ――腸部を収縮させ臍を脊柱の方へと引っ込めるバンダです。

（三）ムーラ・バンダ――肛門と会陰部とを収縮させるバンダです。

これら三種のバンダは、各種座法や調気法、それにムドラーを行じている時に行なうのです。

《効果》

このムドラーにより、生気がスシュムナー管内に入るようになり、クンダリニーが覚醒され、スシュムナー管を上昇しやすくなると共に、各チャクラの姿が霊視できるようになってきます。

十四、マータンギニー・ムドラー（Mātangini Mudrā）

水中に首までつかって立ち、注ぎ口のついたポットを水につけておき、この注ぎ口を通し片鼻から水を吸い、吸い込んだ水は口から吐き出します。次ぎに、今度は口一杯に水を吸い込み、その水をスポイトから水を出すようにして、両鼻から吐き出します。この動作を数回繰り返します。

《効果》
頭部、それに眼部によく栄養分が行き渡りますので、例えば頭痛とか眼病、それに風邪による喉の疾患などを癒してくれます。また、若くして白髪になるのを防ぎますし、視力も衰えず、輝くばかりの若々しい顔で居られるようになります。

十五、ヨーガ・ムドラー（Yoga Mudrā）

まず、『結跏蓮華のポーズNo.1（Baddhapadmasana）』で座り、両鼻から息を吐いて止めておき、三種のバンダを行ないます。次に、バンダを行なったままで身体を前に倒し、額を床につけ、できるだけ長くこの姿勢を保ちます。息が苦しくなったならば、息を吸いつつ身体を起こします。これを数回繰り返して行ないます。

《効果》
肉体が健康となり、各種神経の働きもよくなり、体内の生気の働きが活性化され、消化吸収の作用もよくなり、瞑想行法にも熟達できるようになると共に、四組の内的心理器官も浄化されます。

以上、ここでは、ラージャ・ヨーガ修行に必要とされるムドラーと、身体浄化法について解説してまいりました。これらの各行法は、いずれも、肉体と精神の次元において、ヨーガ修行の完成を早めてくれる行法です。即ち、修行者はこれらの各行法を行ずることで、肉体は勿論、各種生気、諸感覚器官、それに四組の内的心理器官の働きが浄化されますので、それだけ解脱の境地へと到達しやすくなるのです。

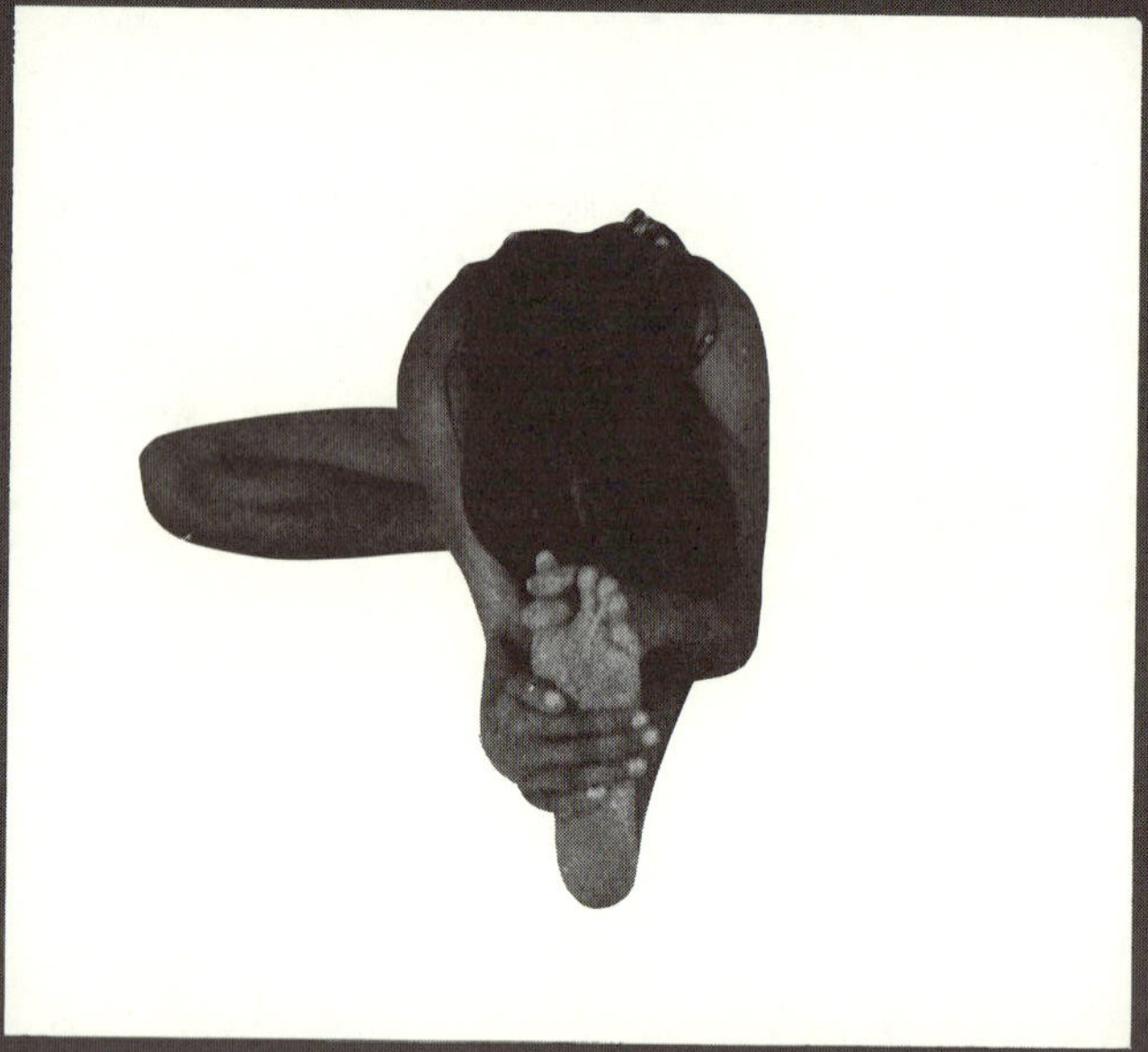

1．マハー・ムドラー
【Mahā Mudrā】

4．ケーチャリー・ムドラー
【Khecharī Mudrā】

第七章　制　感（Pratyāhāra）

——ヨーガ修行の第五段階——

制感という修行は、次のように説明されています。

『身体の外側の対象物へと向かって働く傾向のある感覚器官を、その対象物から引き離して、身体の内側の対象物へ働くようにさせる事』

ヴィシュヌ・プラーナにも次のように述べられています。

『制感とは、その対象物へと向かって働く傾向のある感覚器官の働きを、制御する行為の事である』

（ヴィシュヌ・プラーナ）

ヨーガ・スートラには次のように説明されています。

『制感とは、諸感覚器官が、それぞれの対象と結びつかなくなって、心素自体の模造品のように見える状態を言う』

（ヨーガ・スートラ二―54）

私達は、このヨーガ・スートラが説明する制感説の立場にありますが、ただ、ヨーガ・スートラの記述をはじめ、この註解者であるヴァーチャスパティ・ミシュラ、それに他の註解者達にしても、禁戒に始まって第五段階の制感行法にまで至るヨーガ行法は、身体の外側に関係した行法であるとしています。

ところで、私達は、このヨーガ・スートラ第二章五十四節で言われている心素（チッタ）という言葉は、四組の内的心理器官の内の一つである理智のことを言っていると理解しております。つまり、このヨーガ・スートラの制感に関する説明は次のようになります。『感覚器官をその外界の対象物に向けさせるのではなく、理智の働きに結び付けるようにさせる事が制感である。』

私達は、内的心理器官は、意思（マナス）、理智（ブッディ）、我執（アハムカーラ）、それに心素（チッタ）の四組からなるものであると理解しています。それというのも、三種の徳性（グナ）の影響によって、それぞれの器官は、構造、組織、性質、それにその働き方が、それぞれ互いに全く異なるようになっているからです。【（訳注）「魂の科学」（たま出版）参照の事】そして、感覚器官の場合、肉体中に属する粗雑次元の感覚器官は、自らがとらえた外界の事物の情報を、微細次元の感覚器官を通じて内的心理器官たる意思と理智へと伝えてゆきます。この間の事情を次に更に詳しく説明致します。

身体の外側にある事物に関する情報は、粗雑次元の感覚器官がとらえて、その情報は微細次元の感覚器官を通って意思へと伝えられるのですが、意思はこの情報を理智へと伝えてゆきます。するとこの理智は、この情報に対し判断決定を下すのですが、同時に、この判断決定の内容を、更に行（サンスカーラ）という微細な情報に変えて、心臓内部に位置する原因体（カーラナ・シャリーラ）内で働く心素（チッタ）へと伝えてゆくのです。ですから、こうした心理作業の中で、各感覚器官は意思と理智とに接触して働くようになっているのです。しかし、心素と感覚器官とは、直接、接触して働くことはありません。そして私達が瞑想状態にある時は、意思にしても理智にしても、微細次元の心理器官とのみ共に働くようになっています。即ち、こうした時には、粗雑次元の心理器官の働きは全く相手にされず、これらの器官は活動せぬ状態におかれるのです。その結果、肉体上でどのようなことが生ずるかと言いますと、眼は開いているにもかかわらず見るという事をせず、音の刺激があるにもかかわらず聞くという事がなく、両手も、また、両足もその動きを止めてしまうのです。そうなると、意思の内部では、内なる自分自身の情報のみが働くようになり、こうした心理作用も制限されてしまうと、意思の動きは静まってくるのです。すると、理智の働きまでも静まってきます。こうして感覚器官は、自らの主人たる意思が働かなくなりますので、自らも外界の事物に向かっての働きを止めてしまいます。即ち、外界から情報を摂取しなくなるのです。

『感覚器官が、その対象物との接触を止め、意思同様、その働きを静めてしまう、その状態を制感という』

ヨーガ・スートラの著者であるパタンジャリが、この制感行法は身体の外側に関係したヨーガ行法であるとしているのも、身体外に向けて働く感覚器官の働きに重きを置いて説明しているからなのです。しかし、例えば、ヤージュニャヴァルキヤ・サンヒターなどでは、心理器官を、それぞれ粗雑と微細な次元で共に重要な働きをしていると解釈していますので、この制感をむしろ身体の内側に関係したヨーガ行法に位置づけています。

ところで、ヨーガ行者が、ラージャ・ヨーガの前四段階のヨーガ行法を完全に修得していませんと、例えば微細次元の心理器官とか微細元素（タンマートラー）等の知識を得ることはできません。そして、こうした知識を得ていなければ、微細次元での心理器官の働き方とか、その対象物の在り方等は理解できないのです。ですから、私達が微細次元での心理器官の働きとか、その対象物を一切考慮しなければ、制感行法は、身体の外側に関係したヨーガ行法に属するものになってくるわけです。

理智が身体外の事物に向かって働かなくなった時にのみ、かえって感覚器官は、身体外にある事物を正しくとらえるようになり、こうして理智が外方向の働きを止めれば、感覚器官もこうした動きに従うのです。ですから感覚器官は、理智の指令があった時にのみ働き始めるのだと言えます。この間の事情を、ある人は女王蜂に例えて次のように説明しています。即ち、多くの働きバチは一匹の女王蜂の後について行くわけですが、女王蜂がその住み家を定めれば、働き蜂達もそこに集まって巣をつくりますし、女王蜂がそこから移動すれば、働き蜂達もその後を追って移動します。これと全く同じように、諸々の感覚器官は、理智の赴く所につき従って行くのです。ヨーガ行者ゴラクシャも次のように述べています。

『亀がその手足を甲羅に引っ込めるように、ヨーガ修行者も感覚器官を身体内に引っ込めよ』

（ゴラクシャ・パダティ）

勿論、こうした制感状態になったところで、理智はその働きを止めてしまうわけではありません。情報を判断し、それに対する行動を決定する働きは活発に行なっているわけですが、感覚器官の方は、身体外の事物に向かう働きは止めて、静かになるということなのです。ところで、これら理智と感覚器官とは、共に、直接、真我に接触しうる立場にはありません。ですから聖師パタンジャリも、感覚器官は、ただ、理智の指令通りにしか働かない存在なのだと、はっきり述べています。そのため、理智の働きを制御しさえすれば、感覚器官の働きも制御しうるわけで、これが、感覚器官の働きを制御しうる最上の方法なのです。バガヴァッド・ギーターは次のように行者に注意を促しています。

『アルジュナよ。賢明なる人がたとえ努力しても、乱れ動く諸感覚器官は無理矢理に意思を奪い去ってしまう』

（バガヴァッド・ギーター二—60）

『これら一切の感覚器官を制御し、われに専念し静座すべし。何となれば、諸感覚器官を自制下におく人の智慧は安定しているから』

（バガヴァッド・ギーター二—61）

ですから、あなたが賢明なヨーガ修行者ならば、肉体と精神の両面にわたる努力を通じて、感覚器官の働きを制御するようにせねばなりません。こうして制御ができて初めて、修行者はヨーガ修行を完成させることができるのです。ですから、感覚器官の内の一つだけでも制御できずにいますと、それだけで、もう修行者は堕落し始めてしまいます。そして穴が開いた瓶から水が漏れ出すように、それまで得た知識も失われてしまうのです。

『何となれば、意思が、動きてやまざる諸感覚器官に従う時、意思は彼の智慧を奪い去る。あたかも風が水上の船を運び去るように』
（バガヴァッド・ギーター二―67）

『人もし智慧なく常にその意思を制せられざるものにありては、その感覚器官の柔順ならざること、あたかも駻馬の御者に対するが如し』
（カタ・ウパニシャッド一―3―5）

『されど智慧あり、意思のよく制せられたるものに在りては、その感覚器官の柔順なること、あたかも良馬の御者に対するが如し』
（カタ・ウパニシャッド一―3―6）

『智慧を御者として意思の手綱を握る人は、輪廻の道の彼岸なるヴィシュヌ神の至高境地に達す』
（カタ・ウパニシャッド一―3―9）

以上の記述から、カタ・ウパニシャッドがこの制感をどう理解しているか、よくわかると思います。そして、私達は感覚器官を制御しないことには、世俗社会の手枷足枷から開放されることがありません。つまり、こうした枷は、その対象物を追い求める感覚器官そのものなのです。だからこそ、感覚器官を完全に制御できれば、制感行法は完成し、ひいてはヨーガ修行も完成しうるようになるのです。

ところで、制感行法を修行する場合、感覚器官の対象となる物には、次の二種類の物があります。

（一）粗雑次元の物で、これは、『ドリシュタ（可視の）』という語で、ヨーガ・スートラ中に記されています。

（二）『アヌシュラヴィカ（古典にある）』と呼ばれている微細次元の物。

もしも、あなたが、『魂の科学』の知識を得て苦悩から解放され、ヨーガ修行を完成させたいと思うならば、是非とも右の両次元の物にとらわれないようにしなければなりません。ですから、あなたの理智がそれらの物に完全にとらわれないようになった時に、制感の行法は完成されるのです。つまり、物事に執着することの原因の一つは、理智の働きにあるわけです。この点について、ヨーガ・スートラには次のように述べられています。即ち、感覚的経験（drishta）の対象物とは、粗雑次元の感覚器官によって知覚される物で、この世の誰であっても、それらの物をあらゆる場所において知覚でき、また、世俗の者からヨーガ行者に至るまで、誰でもが、これらの物を利用して生活している、というのです。例えば、良い香りがする物とか、逆に悪い臭いのする物、また、色々な味の食物、視覚や触覚にとって快い品々などがそれに当たります。これは即ち、この世にあって、人々にとっての富と呼ばれる物も含まれるわけで、また、鳥やけものにとっても、必需品となっている物なのです。

もう一つの対象物であるアヌシュラヴィカ（anushravika）と呼ばれるものは、古典の中で学習されたり、または長老とか霊的次元の高い人々から聞かされる話の中で語られるものなのです。そしてこれらのものは、肉体上の感覚器官で知覚されるものではなく、唯、ヨーガ行者が、有想三昧（Samprajñāta Samādhi）の中にあって知覚し、悟るものなのです。つまり、これらのものは、私達の微細体によって経験されるものなのです。ですから、微細次元の五知覚器官がとらえる嗅覚、味覚、視覚、触覚、聴覚の対象物は、高い霊的次元に到達しえたヨーガ行者だけが、それと知覚できるものなのです。そして、有想三昧の境地に入って、これらのものを知覚しえたヨーガ行者であって、五種の微細元素（Tanmātrā）を支配しうる能力を得た者だけが、これらのものを自在に利用しうるのです。そして、すべての欲望を完全に支配しうる意識（Vashikāra-samjñā）を得ることについて、ヨーガ・スートラでは次のように述べています。

『離欲とは、見られた対象や、伝承された対象に対して、貪欲さを離れた人の持つ（欲望の）征服者としての意識である』

（ヨーガ・スートラ一―15）

制感行法において、身体外と内とに分けての行法があると言われているのも、以上のような二種類の対象物があるところから言われるわけなのです。

ところで、ヨーガ行者が、先のすべての欲望を完全に支配しうる意識にまで到達しなければ、五微細元素についての知識はおろか、それらの元素を支配して動かす能力も持ちえません。ですから、この制感行法の段階にまで到達した行者は、まだ、これら五微細元素についての知識を得られてはいません。それなのに、微細次元の知覚対象物をそれと経験したり、また、微細次元の欲望から解放される事ができるはずがありません。以上のことから考えて、制感行法の場合、その修行の対象物は、私達の肉体上の感覚器官の対象物に対しての修行となりますので、制感行法とは、身体の外側に向けての修行であると私達は考えており、また、ヨーガ・スートラの著者、聖師パタンジャリも、私達と同じ立場に立っています。

私達が、制感行法に熟達するためには、物事にとらわれない心を持たねばなりませんので、次に、その四種類の態度について説明致します。

（一）前進性（Yatamana）の無執着

物事に対し、愛着し嫌悪するといった感情は、私達の心理器官内部に植えつけられてありますので、これらの感情は、心理器官を、その対象物に向かって動くようにさせます。物事に執着するという感情は、多くの苦悩を引き起こす原因となるのですが、私達は理智の助けを借りて、こうした事情を知って、その対象物から諸感覚器官を引き戻すようにせねばなりません。

ん。

(二) 排他性（Vyatireka）の無執着

前述のように、事物に内部器官をひきつける有害な性質を見出だしたならば、私達は次に、こうした有害性がどこから生じ、どのような状態にあって、どうしたら、これらの有害性に影響されずに済むかを理解する必要があります。こうして私達は、完全なる無執着の心を持って、あらゆる事物に関係する有害性を排除し続けねばなりません。

(三) 一心理器官（Ekendriya）の無執着

不断の努力をもって、理知が完全に愛憎の感情に左右されないようにせねばなりませんが、こうした愛憎の感情は、行（Samskāra）となって心の底深く心素内部に貯えられます。そして、諸感覚器官がそれらの対象物をとらえますと、これらの愛憎の行が理智の働きを邪魔しようとするわけです。しかし、こうした邪魔は、実際には起きえないこともまた、よく観察することが大切です。

(四) 欲望を完全に支配した（Vashikāra）無執着

ヨーガ行者が、ある精神段階にまで到達しますと、そこでは心素内部にある行は最早湧き出て来ず、従って理智の働きを邪魔することもありません。また、感覚器官にとっての対象物がそこにあったとしても、感覚器官が騒ぎ立てることもなく、また、理智も、自ら下した決定をぐらつかせることもないのです。こうした無執着の意識が、内的心理器官たる心素、理智、意思、それに各感覚器官内でしっかりしたものとなって定着した精神状態のことを、欲望を完全に支配した境地と呼んでいるのです。

バガヴァッド・ギーターにも次のように述べられています。

『人は皆、自己本来の性向に従って行動するが、そうした性向に逆らおうとしても何人も逆らえるものではない』

例えば、舌という感覚器官の性向は味を味わうということです。ですから、それがヨーガ行者であろうと、世俗の人間であろうと、甘いお菓子は同じく甘く感じられます。つまり、病気か何かで舌がうまく働かないなら別ですが、甘い物や酸っぱい物は、ヨーガ行者にとっても、誰にとっても、同じように甘く、また、酸っぱく感じられるわけです。こうした事物に対する反応は、人間誰でも同じわけです。なぜならば、それが舌本来の性向であるからです。それならばなぜ、人間は苦労して、こうした感覚器官の働きを制御しようとせねばならないのでしょうか。こうした問に対し、バガヴァッド・ギーターには次ように述べられています。

『愛着と憎悪は、それぞれの感覚器官の対象に向けられる。人はその両者に支配されてはならない。なぜなら、これらは彼にとって敵であるから』

（バガヴァッド・ギーター三―34）

愛着と憎悪とは、善性と対立する性質であり、善性を優位に持つ者にとっては有害なものなのです。ですから、私達は理智の働きが邪魔されぬように、こうした愛憎の感情とは無縁にならねばなりません。

ところで私達は、理智の奥深く潜み、また、快さを求め、不快を嫌い続けるような感情を支配できるようにならねばなりません。ですから私達は、例え予期せぬ不都合な事が起きたとしても、狼狽えたりしてはいけませんし、また、何か嬉しい事に出会ったとしても、有頂天になったりしてはならないのです。私達は、感覚器官を働かせて、例えば、味を感じるわけで、その結果、私達の理智はその味に対して、良い味とか悪い味とか決めつけるわけです。しかし、こうした時に、私達は、唯、味わうだけで、それが良いとか悪いとか決めてはならないのです。そうした愛憎の感情からは全く離れた心を持たねばいけません。

理智が色々な事物に関する情報に接する時、そこには必ず、愛憎の感情が引き起こされるはずです。そして、もしもこの感情が強い場合には、これがあらゆる災いの原因ともなってくるのです。つまり、その場合、愛憎の心が、理智の持つ判断能力を駄目にさせてしまうからなのです。その結果、ヨーガ行者や智慧ある者でも、道を踏み外すことになってしまいます。

ここで、一人の修行者についての話を致しましょう。彼の名は、スワミ・ヴィギャーナ・ビクシュと言いましたが、私達と共にヨーガの修行をしていた行者でありました。彼は、ウルドゥ語をはじめ、アラビア語、ヒンズー語、それにサンスクリット語によく通暁している博識の行者でありました。それにまた、弁舌さわやかにして、知的能力に優れ、物事に執着せず、常に陽気な人物でもありました。しかし、彼は、理智の働きを制御しようとする行者（Sannyāsin）ではなかったのです。それというのも、数年の後、私達はヒマラヤ山麓のダラムサラの町で、たまたま出会ったのですが、その時、彼は、行者の服ではなく、白衣を身にまとっており、尋ねてみますと、すでに名前も俗名に戻して、俗人と同じ暮しをしていたのです。スワミ・ヴィギャーナ・ビクシュがこのように還俗してしまったのも、他ならぬ、執着心のためなのです。ですから、私達はあらゆる努力を尽くして、理智の働きを注意深く管理しておかねばなりません。こうした努力を積み重ねて行くことで、修行者は無執着の境地へと登りつめ、制感行法についても完全に熟達しうるようになれるのです。

ここでもう一つ、実際にあった話を致しましょう。ある時、聖者パラシャラが、一艘の船に乗ってある川を渡っていました。ところが、船頭の娘がこの船に乗り合わせており、聖者パラシャラと並んで座っておりました。彼は、その娘の美しさにすっかり心を奪われてしまったのです。つまり、こうした状況の下では、たとえそれが、非常に高い精神的境地にある者であっても、とらわれの心を湧き上がらせて、見下げ果てた奈落の底へと落ち込んでしまうのです。ですから私達は、常に心して、こうした執着心が起きぬよう、我身を守り通す必要があるのです。

『心を制御する者は、愛憎を離れ、自制下に置かれた諸感覚器官を持って、その対象物に接しつつ、平安に達する』

（バガヴァッド・ギーター二―64）

カタ・ウパニシャッドにも次のように説かれています。

『意思と共に五知覚器官の働きが抑制され、理智の働きも静まった時、これを最高の境地と呼ぶ』

（カタ・ウパニシャッド二―6―10）

『これら諸知覚器官の働きを確実に抑制することを、瑜伽（ヨーガ）という。この時行者は、意思の気紛れな働きに因われなくなる。それというのも、瑜伽は（欲するものを）発生せしめ、（欲せざるものを）消滅させる（ものにして、行者はこうした事に執着する恐れがない）からである』

（カタ・ウパニシャッド二―6―11）

調気法は、制感行法を完成させるのに非常な助けとなります。修行者が、真言誦唱に集中しようとする時、時として心が何かにとらわれてしまって、集中できないことがあります。こうした状況から抜け出せない時には、調気法を行ずれば良いのです。というのも、この調気法は、真言誦唱や精神集中行法に比べたなら、一つ前の段階の行法になっているからなのです。ですから、調気法を行ずれば、意思と理智とをそのとらわれの対象物から引き戻して、真言の誦唱もできるようになるのです。また、調気法は、諸感覚器官の働きを浄化し、行者がそれらの感覚器官の働きを制御しやすくさせてくれるからなのです。つまり、調気法は諸々の感覚器官と深い繋がりを持っています。だからこそ、行者が調気法を行ずると、諸々の感覚器官の働きを制御できるようになり、また、その対象物にとらわれて、彼方此方へと動き回ることもしなくなるのです。聖伝の書や古典に調気法の大切さが説かれているのも、このためなのです。聖師マヌも次のように述べています。

『なんとなれば、あたかも、鉱物の吹き分けられる時、その不純物は焼滅するが如く、気息の抑制によって、感覚器官の罪過は消滅すればなり』

（マヌの法典六―71）

『調気によって罪過を、精神集中によって罪悪を、（感覚器官の）抑制によって（すべての）執着を、瞑想によって主にふさわしくない徳を焼却すべし』

（マヌの法典六―72）

意思強固なヨーガ行者の場合、自分自身の感覚器官を制御する時は、細心の注意を払って行ないます。それというのも、感覚器官の内のたった一つの器官でも制御できずに置かれていると、それまでのすべての努力を水の泡とせしめてしまうからです。ここで、アムリッツァーの町で起きた、ある出来事についての話を致しましょう。

アムリッツァーの町のマヘシワラ水道タンクの近くに、ラムという名の一人の行者が住んでおりました。この行者は、実に二十六年もの間立ったままの姿勢でいるという苦行を続けている行者でした。しかし、この苦行だけではまだ自分自身の心を制御できぬと知った行者ラムは、今度はある井戸の近くに移り住んで、その井戸の中に身をおいて立ち尽くす苦行を始めたのです。ところが、この行者ラムは、自分の近くに女性が通りかかると、言葉を発することはないのですが、手で招き寄せるような仕種をするのです。こうした行者ラムの行ないは、悪い噂となって人々の間に広まりましたので、彼の近くを通りかかる人々は、老いも若きも、行者ラムを口汚く罵り、石や靴までも彼に投げつけたりするようになったのです。しかし彼は、そうした仕打ちを受けても、黙ってされるままになっておりました。驚くべき事に、罵られても殴られても、行者ラムは、顔色一つ変えずに平然としていたのです。

ある時私は彼に、「あなたは何故そんなにも平然としていられるのですか？」と尋ねてみました。すると、行者ラムは次のように答えたのです。「私は、心の奥底に潜む性欲を抑え込んでしまうためにしていることなのです」。「しかし、そうした性欲ならば、正しい知恵を持つことで、いくらでも消し去ることができると思いますけれど」と反論した私に向かって、彼は、「私はこれまで、二十六年間にわたって、性欲を抑え込もうと努力を積み重ねてきました。しかし、まだ、それに成功していないのです。ですから、今私が耐えている罵りとか乱暴の数々も、きっと私のこの苦行を完成させてくれる助けとなると思っています。私は常に自分自身に向かって、『たった一つの感覚器官でも自分をこんなに悩ますのに、もしも他の器官が自分を悩ますようになったら、自分はこれ以上、苦行は続けられなくなってしまうだろう』と言い聞かせているんです」と話してくれました。

ですから、行者ラムは、時々十日間ほどの断食をすることがありましたし、また、自分で食べ物を乞食してまわることもしなかったのです。また、常に沈黙を守っていますし、自分の立っている所以外の場所に行くこともなかったのです。それに加えて彼は、寒さを防ぐために服を着るということもしませんでした。ですから、寒い日があっても、他の誰かが、彼に布でも掛けてやれば、そのまま掛けたままにしていますが、誰もそうしなければ、裸のままで立ち尽くしていたのです。こうした姿に接し、私は、すでに行者ラムは制感の行法を完成していると思えました。しかし、一般の人々にとっては、こうした行者ラムの態度は、全く不可解でした。彼が気狂いになったと思ったのです。そこで人々は、彼を鉄製の檻の中に閉じ込めてしまいました。それというのも、一般の人々から見れば、行者ラムは、動物そのままの生き方をしていると思えたからなのです。檻の中で彼は、今度は身を横たえたまま、何時間でも何日でも、そのままの姿勢で暮したのです。そして、檻に入れられた食べ物を、動物がそうするようにして食べて生きたのです。彼はこの鉄の檻の中で、時々顔をうつむかせながら、小さな声でつぶやいていました。

「自分は人として生まれたが、失格した人間なんだ」

私はこれまでに、非常に多くの修行者達が、たった一つの感覚器官の働きを抑制するために苦行を続けている姿に接してきました。それというのも、快楽を追い求める感覚器官の働きは、あらゆる苦しみと悩みの源になっているからなのです。バガヴァッド・ギーターにも次のように述べられています。

『だからこそ、バラタの後裔（アルジュナ）よ。まず諸感覚器官を制御せよ。そして、知識と智慧とを破壊する邪悪なる者を消し去れ』

（バガヴァッド・ギーター三―41）

これら諸々の感覚器官の内でも、特に次の二つの器官の働きが強力ですので、その抑制もまた、非常に難しいのです。その一つは、五つある知覚器官(Jñānendriya)の内の一つである味覚器官と、他の一つは運動器官(Karmendriya)の一つである生殖器官です。

『力勝れるアルジュナよ。欲望の形をとり、克服しがたき敵を絶滅せよ』

（バガヴァッド・ギーター三―43）

『制感の行法を修得して行くならば、遂には諸感覚器官に最高の柔順さが生ずる』

（ヨーガ・スートラ二―55）

私はかって、植物油の中に、カリウム、硝酸塩、硫黄、塩化アンモニウム、硝酸アルミニウム、実から茎まですべてを焼いて造った大麦の灰、消化に良いというオオウイキョウの根から採ったゴム樹脂などを混ぜて、それをガラス瓶の中に詰めて置いていたことがあります。それから何年もの間、その瓶のことを忘れておりましたが、たまたま見つけたものですから中身を確かめてみますと、何か酸化した物のようになっておりました。そこで、その液体をほんの何滴か、自分の舌の上にたらして味を確かめてみたのですが、そのとたん、舌がしびれて何の感覚も無くなってしまったのです。その後四、五ヶ月もの間、私は食べ物を食べても何の味も感じることができませんでした。どんな物でも全く味を感じないのです。その時私は、ほとんど食べ物の味というものを忘れかけた程でした。この時私は思いました。すべての感覚器官が、この今の自分の味覚器官のように、対象物を全く忘れ去った時にはじめて、制感行法に熟達しえたと言えるのではないかと。

それというのも、何を食べても、味が分からないにもかかわらず、空腹感が満たされることだけはわかったからです。これから考えてみますと、運動器官の場合も、生殖器官の働きが完全に制御できれば、世の中の半分の事柄に対して打ち克つことができたと言いうるのではないかと思うのです。事実、先の行者ラムも全く同じ事を言っておりました。大体において、感覚器官というものは、自由気儘に働かせておくと、私達を地獄へ誘い込みますが、その働きを制御できれば、私達を天国の入り口へと導いてくれるのです。だからこそ、ヨーガ・スートラの著者が言うように、修行者は、この制感行法に通暁して、自己の感覚器官をすべて制御しうるようにならねばなりません。そして、解脱の境地に達せんとする者は、導師の教えによく従い、自らの行ないを正してゆくことが大切なのです。

結論

本書の述べんとしている所を纏めてみると、次のようになります。即ち、私達が、高くそびえる宮殿や強固なる要塞を建てる際には勿論の事、一般の民家であまり金をかけない家であっても、何れもしっかりとした基礎を築いて置かねばなりません。それと同じように、八段階からなるヨーガ行法を完成させ、精神の殿堂を築きあげるためには、しっかりとした基礎造りがまず必要となるのです。基礎がしっかりしていれば、それだけ建物も長持ちするものです。ですから、ヨーガの修行の場合も、禁戒と勧戒という行法は、私達が解脱の境地に達する上での、最も重要な基礎であると私達は考えております。大体、建物の基礎というものは、眼には見えぬようになっていますが、しかし、この基礎こそが一番大切なものです。それと同じように、私達が解脱の境地に達した場合、禁戒と勧戒という行法も、その境地の影に隠れてしまいますが、しかし、その重要性は変わらないのです。ですから、これらの戒律を守ることこそ、最も基本的なことであり、また、絶対に必要なことなのです。そしてまた、こうした戒律を守り通すからこそ、真我を悟ることができるのです。

こうした戒律を守ること以外にも、ヨーガ修行を全うするためには、強靱な肉体、力強い生気、そして、よく制御された心理器官が是非とも必要であります。ですから、聖典中においても、各種の座法で肉体を鍛え、調気法を修し、感覚器官をその対象物から引き戻す制感行法を行ずる事が大切であると説明されています。勿論、各種の座法を行ずることは、瞑想修行や三昧の境地に入るために役に立つわけですが、そればかりでなく、私達の肉体を健康で強靱なものにするためにも必要です。しかし、健康な肉体だけでは事足りません。私達の肉体中の生気や呼吸も力強いものでなければならないのです。だからこそ、私達の先祖も、調気法を見つけ出し、発展させてきたのです。そもそも呼吸というものは、私達の肉体と精神との中間に位置しているものです。そして、私達の生気鞘(Prānāyāma Kosha)は、私達が肉体を動かしたり、何かの知識を得たりする時に、その動きに関連して働きます。ですから、心と呼吸とは密接なつながりを持っているのです。また、生気は、諸々の感覚器官とも直接つながりを持っていて、それら器官内部にゆきわたっています。ですから、調気法を行ずると、私達の肉体と感覚器官とは浄められ、また、強化されるのです。同時に、意思の働きの上にも健全な影響を与えてくれるのです。

古代の聖仙達も異口同音に言っておりますが、私達の意思は驚くべき力を持ち合わせており、その動きを邪魔するものは無く、意思は時空の制限すら超えて働くことができるのです。そしてまた、この世は勿論、霊界の知識をもとらえることができますし、すべての人間を思いのままに動かすこともできるのです。しかし、バガヴァッド・ギーターにも述べられているように、その動きは風のように極めて気儘なものなのです。ですから、その動きをとらえるのは至難の業です。そして、もしもこの意思の働きが制御されておらず、気儘なものになっていると、元来は意思にとっては女王のような存在であり、自由に行動しうる理智に対し、悪い影響を及ぼして、理智の下す判断決定を過ったものにしてしまいます。こうした意思の働きを持つ人は、常に落着きが無く、苦悩にさいなまれ続けます。その上、こうした人は、自分が何をなすべきかもわからずにいるのです。すべての聖者達は、意思の働きの強さを認めています。例えば、聖者トゥルシ・ダスは、次のような祈りの言葉を記しています。

『ああ神様！我が意思の働きは非常に強固です。昼に夜に私は教え諭しますが、意思はその勝手気儘な動きを止めません。あらゆる努力を尽くしたにもかかわらず、それはすべて無に帰してしまいました。それというのも、意思の働きは信じられぬほど強力で決して打ち敗かされることがないからです。神様、御身がそれを禁じ、防げる時にのみ意思の働きは制御されうるのです』

ヤジュル・ヴェーダの中にも、意思の持つ力について書かれた、良き決断の詩（Shiva Sankalpa Sukta）と呼ばれている次のような聖句があります。

『意思の働きを思い通りに導く能力は、神への祈念によって賜わる』

（ヤジュル・ヴェーダ三十四―1―6）

この意思の働きを支配しえた者こそ、真の偉人と呼びうるのです。

ヨーガ・スートラにも次のように述べられています。

『調気法を行ずる事によって、心の輝きを覆い隠していた煩悩が消え去る』

（ヨーガ・スートラ二―52）

『その外、意思が色々な精神集中に堪えられるようになる』

（ヨーガ・スートラ二―53）

『心の様々な働きを止滅するには、修習と離欲という二つの方法を必要とする』

（ヨーガ・スートラ一―12）

即ち、ここでいう心の様々な働きとは、意思の働きばかりでなく、理智と心素の働きも含まれているのです。そして、色々と試みられる粘り強い修行の努力で意思の働きが抑制されますと、その喜びと共に感覚器官をも抑制しうる結果がもたらされます。

感覚器官は、いわば意思に対して臣下のような存在です。そして、臣下は主君の行状を見習うのと同じように、もしも、主君たる意思が浄められた暁には、臣下たる感覚器官も、その浄められた道に従って働くようになるのです。同様に、理智が啓発されると、意思が正しい道筋を辿って働くようになりますし、また、心素が啓発され、解放され、真我の智慧で満たされると、理智は意思に対しその働くべき正しい方向を教示するようになるのです。

ところで、前段階のヨーガ行法（Bahiranga Yoga）という場合、その扱う範囲は、意思と感覚器官の働きまでです。意思が調気法によってその働きを制御されると、今度は制感という行法によって意思が諸感覚器官の働きを制御するようになります。これら感覚器官の場合、丁度、良く調教された何頭かの馬が列を乱さず動くように、お互いに調和を保って動くように、制御されねばなりません。そうすれば、私達の生命を乗せた馬車も、正しい軌跡の上を走るようになれるのです。これが制感という行法なのです。ですから、制感のための第一歩は、感覚器官の働きを制御することから始まります。これら感覚器官の場合、その働きは常に身体の外に向かってなされているのですが、それというのも、感覚器官は、粗雑次元の物から生ずる快楽を求めようとしているからです。そして、これらの快楽は、良いものも、悪いものもあり、また、一概に何方とも言えないものもありますが、感覚器官は、これらを選別することなくとらえ、そして、その情報を意思へと伝え、最終的には、この情報は心素へともたらされるのです。こうした働きは、太古の昔より行なわれていることなのです。ですから意思は、もとから外界へ向かう性向を持っているのです。そして、こうした意思の性向は、それを抑え込む以外、制御する事はできません。その場合、意思の働きを少しの部分だけ抑え込んだのでは、まだ不完全であり、その働きを完全に抑え込んでしまう必要があります。もしも、力に頼ってその働きを一寸だけ抑え込んだのでは、意思はその本来有する性向に従って、無理矢理その手綱を引きちぎり、彼方此方へと際限無く走り回るようになってしまいます。例えば、ある特定の食べ物が身体に悪いと知りつつ、ついその食べ物を口にしてしまう病人を時々見掛けます。これは、その人が、味覚器官の奴隷となってしまっているからで、そのために病気を更に悪化させてしまうわけです。こうして快楽の対象物に惹かれるということは、即ち、その人の感覚器官が未だよく制御されていないということであり、完全に制御するためは、私達が智慧に満たされる必要があるのです。

私達の有する内的心理器官たる理智は、意思と諸感覚器官に対して女王のような立場にあります。ですから、この理智が快楽の対象物を追い求める事をしなくなれば、その良い影響はすぐに意思や心素、それに諸感覚器官の働きの上に現われてきます。そして、私達が常に怠らずに修行に励み、その結果、感覚器官を楽しませるだけでは真の幸福はもたらされないという事を自覚できたならば、理智も、最早そうした快楽にとらわれることがなくなり、『魂の科学』についての知識を更に深いものにするようになります。そして、修行者が真我に向かって近づけば近づく程、制感の修行も確固たるものとなってくるのです。最後に、例えそこに感覚器官の対象物が置かれてあったとしても、何頭もの駿馬のような感覚器官が快楽を味わおうとして、闇雲にそれに向かって走り始める事をしなくなれば、この制感行法が完成されたと見做されるのです。

ところで、この制感行法の完成を妨げるものが一つあります。それは宿命というものです。私達は何回もの生を経てこの世に生まれ出てくる間に、多くの快楽を味わい続けて来ているわけですが、だからと言って、それで、快楽を求める欲望が無くなってしまっているということではありません。そうした経験は私達の心の奥底深く積み重ねられ、もしも眼の前に快楽の対象物が現われると、そうした経験が刺激となって感覚器官は夢中になってその対象物をつかまえようとし始めます。このように人間は、本来は悪とは無縁の存在であるにもかかわらず、邪悪な行為につい駆り立てられてしまうのです。

ドゥルヨダーナも次のように述べています。

『我が心臓内に座す何者かが、私をしてある事を為さしめんとする。私自身はそれを為しえない。しかし、為さしめられるのである』

ここで言われている心臓内の何者かが、即ち宿命と言うものなのです。それは何代もの生を生きてきた間に積み重ねられた経験の刻印であり、それが、人をして悪へと駆り立て、感覚器官が働いて、そうした情欲が満たされるのです。突然湧き上がってくるこうした情欲が、正しい生き方から人を逸脱させてしまうのですが、そうなると、苦行や瞑想行をしても、また、知識を得ても、それらは何の役にも立たなくなってしまうのです。しかし、逆に、理智が快楽の対象物を追い求めることの害について悟ったならば、何とか感覚器官のそうした働きを止めようと力を尽くすようになるのです。ヨーガ・スートラにも次のように述べられています。

『これら五つの煩悩は、それらが潜在、未発の微妙なる形態で存在する時には、心の逆転変によって初めて除去する事ができる』

（ヨーガ・スートラ二―10）

『すでに心の働きとして現われた煩悩は、瞑想によって除去する事ができる』

（ヨーガ・スートラ二―11）

即ち、右の二つの方法によって、制感行法は完成されると言えるのです。

制感行法という基礎となるべき行法は、この上に、精神集中、瞑想、三昧と言ったヨーガ行法の一大宮殿を構築するために是非とも必要なものです。ですから、輪廻転生の渦の中から解放されんと欲する者は、この制感行法を是非とも完成させる必要があるのです。

オーム・シャンティ・シャンティ・シャンティ

訳者あとがき

私の導師（グル）、スワミ・ヨーゲシヴァラナンダ大師が、今生の生を全うするに到る病に倒れられたのは、昨年の四月十七日のことでした。奇しくも、一年後の今日四月十七日、私はすべての翻訳作業を終えてあとがきのためのペンを執っています。大師は、すでに御自身の死期を予期されていたかのように、御他界になる数年前から、リシケシのヨーガ・ニケタン内にあって、瞑想ホールと御自身の墓所とを兼ねた涅槃堂（サマディ・マンディル）を建設されておられましたが、この堂宇の完成を見たのが、昨年の三月二十六日のことでした。大師は堂内にあって、多数の弟子達の前で開堂の辞を述べられ、それに続く四月十六日からの春の大祭においても精力的に動き回られていらっしゃいました。しかし、すべての祭事が済むのを待たれておられたかのように、四月十七日、心臓発作のために、病の床につかれたのです。

その後一週間の間に、三回の心臓発作に見舞われた大師でしたが、遂に、四月二十三日午後七時半、大涅槃に入られたのです。御歳は、九十九歳でありました。大師は、その死を迎えられた床の中にあって、弟子達の勧める医療も食事もすべて拒絶されました。御他界なさる前日には、リシケシ近くの空港より飛行機を使って、大師をニューデリーに移す計画が立てられたのですが、大師は、この計画を聞かれると、「そんな無駄な事をするでない」と笑っておっしゃられておりました。こうして迎えた四月二十三日に、大師は、三度目の心臓発作に見舞われ、入寂されたのでした。

その夜の内に、仕来たりに従って祭式を司るバラモン僧達が呼ばれ、御遺体が涅槃堂に移されたのですが、ここで、僧侶達が驚く現象が観察されました。それというのも、すでに大師が亡くなられてから三時間近くも経っているというのに、その御遺体の体温が少しも下がらぬどころか、更に更に熱くなって行ったのです。そのため「本当に大師は亡くなられたのか?」「本当に亡くなっているんだな?」と、僧侶達は口々に確かめ合いながら、御遺体を涅槃堂まで運んだほどだったのです。

その時涅槃堂の正面には、生前の大師の座像を写された大理石の像が安置されていたために、この座像を脇に移すまでの間、大師の御遺体は堂内の正面左横に、結跏趺坐した姿で仮安置されたのですが、まさに、この仮安置された場所と全く同じ場所に、丁度一ケ月前に大師は座られて、「いずれ私が死んだら、多くの者が集まって埋葬の準備に大騒ぎをすることだろうよ」と話をなさっておられていたのです。この事を覚えていた者は、僧侶達によって御遺体が仮置きされた場所が、先に大師が座られた場所と全く同じ場所であったことを思い出し、この夜のあることを大師はすでに一ケ月前に予知なさっておられたことを改めて知らされた思いがしたのでした。

四月二十三日に入寂された大師の御遺体は、二十五日の午前十時に、涅槃堂正面裏に掘られた墓所に岩塩と共に埋葬されました。この埋葬に先だち、大師の御遺体は全身を牛乳で清められ、新しい服に着せ替えられたのですが、大師の御遺体はその入寂後、全く死後硬直する事がありませんでした。ですから、その手足を自由に動かすことができたのです。

こうして、入寂に到ってもなお、その御身体を通じて、大師は私達に無言の教えの数々を残して下さったのです。すでに、食も断って死期を迎えられた御身体でしたので、不浄な物一つとしてその身体内には無く、御遺体からして真に善性優位そのものであったと言えるものでした。

私はここまで、大師入寂時の話を述べさせて頂きましたが、それも、真のヨーガ行者とは、死に際しても、かくの如きものであるという事を読者の皆様方に知っていただくためでありました。大師の一生については、すでに二巻にわたる自叙伝が刊行されておりますので、いずれ邦訳された際に御一読頂きたいと思いますが、大師は僅か十五歳にして出家され、九十九歳にして入寂されるまでの実に八十四年間をヨーガの精神修行のみに生きられた、真に大聖者と呼ぶに相応しい御方でありました。また、その悟られた豊かなる智慧を、誠に惜しげもなく私達直弟子にお伝え下さる大導師でもあられました。そうした智慧の一端は、すでに拙訳の『魂の科学』(たま出版)の中で紹介させて頂いております。

二年前の昭和五十九年六月六日、私はカシミールの州都スリナガル市郊外に滞在しておられた大師のもとへ赴き、和訳されたばかりの『魂の科学』をお渡し致しました。大師は、和訳の書を手に取られ、「これで、日本人のヨーガ修行者達も、多くの恵みを受けられるはずだ」と大いに喜ばれました。この時私は、いまだ日本にあっては、この『魂の科学』の智慧に到るまでにせねばならぬ基礎的な修行が、ほとんど教えられていない旨をお話して、是非次に、前段階のヨーガ修行の書『First Step to Higher Yoga』を和訳したいとお話致しました。大師は私の話を聞かれるとすぐにこうおっしゃられたのです。「そうだよ、私の場合もそうだった。最初、『魂の科学』についての書を世に出したが、誰もが文字として理解しただけで、真に理解する者はいなかった。それで、次にヨーガの前段階の修行について解説書を書いた。それが、この書だ。お前も私と同じ道を辿っている。是非、この書を日本で出版して、多くのヨーガ修行者に恵みを分け与えるようにしなさい」と。

その後私は、鳥取県の米子市において、毎年三回の集中修行等を通じ、『魂の科学』の智慧に到るための、前段階のヨーガ修行を指導させて頂いて来ました。これら基礎的な行法のすべては、大師が出家して間もない、まだ十代の頃に、カシミール・ヒマラヤ山中において、尊師パラマナンダ・アヴァドォータ師から、直接、伝授された行法ばかりです。これらの行法の伝授の経緯は、『魂の科学』（たま出版）にやや詳しく紹介されていますので、是非御一読下さい。大師はこれらの基礎的修行を伝授された後に、その後実に三十七年間にわたり、これらの基礎的修行を黙々と行じ続けられました。その間、何一つとして解脱に到る僅かな徴候とて現われることが無くとも、大師が、これらの基礎的行法を行じ続けることができたのは、大師の、絶対神と導師に対する不動の信仰心があったからこそでした。こうした揺るがぬ信仰心の結果、絶対神は大師に聖師アートマナンダ師を差し向け、解脱の境地における数々の智慧をお授け下さったのです。

私が今から十余年前に、初めて大師にお会いした時に、伝授して頂いたのも、大師が尊師パラマナンダ・アヴァドォータ師から、ヒマラヤ山中で直接伝授された基礎修行の数々でした。こうした基礎的修行を行ぜぬ限り、私達は決して解脱の境地にあって、『魂の科学』等、数々の智慧を得ることはできません。それ故に、私はここに、ヨーガ修行のすべての基礎修行を網羅した本書を和訳して刊行したわけです。本書に解説されている行法は、基礎的修行とは言え、今日までの数千年にわたるヨーガ行法の智慧の数々が含まれた、真に貴い修行法ばかりです。ヨーガの修行法がすべて、師資相承されて来たものばかりであることからして、本書に書かれてある各種の行法も、活字を読むことだけで行じうるような行法では決してありません。時と場所、それに弟子の資質を見ぬいた上で、直接、指導して下さる導師の導きが無ければ、何一つ行じ得ぬのがこれらの各行法です。

大師亡き今となっては、インドに渡ったとしても、直接、ヨーガ行法の指導を受け得ぬ事態となってしまいましたが、私達大師の直弟子達は、こうした日が必ず来ることを予想して、今日まで、時には挫けそうになる自らの心にムチ打って、修行の日々を積み重ねて来ました。私も、大師のお言葉通り、私の持てる智慧を、少しでも、ヨーガ修行に一生を捧げんとする人々のために役立たせたいと思い、今日まで修行を積んでまいりました。

私は、今日まで、私の天職としている信仰活動のための精神修業として、大師の元でヨーガの修業を積んでまいりましたが、信仰活動を生業とし、ヨーガ修業に自由に時間がかけられる私の立場を御覧になられて、大師もこれまで特別に私を御導き下さり、精神の高みへと引き上げて下さいました。ですから、私も、本書を手にした皆さん方に、是非ともお願いしたいのは、ヨーガ修業は、必ず、絶対神への信仰心を持って、神様を畏れ敬い、神様がお与え下さる万象に感謝し、満足して生きる信仰心を持って頂きたいと言うことです。こうした信仰心が無ければ、ヨーガ修業も単なる魂の宿らぬ技法と化し、そこからは何の成果をも引き出し得ぬばかりか、かえって、身を滅ぼす結果さえ招きかねません。本書を手にされたあなたが、以上の事柄をすべて受け入れて、なおかつヨーガを行じたいとお思いならば、大師がそうされていたように、及ばずながら私も亡き大師の手となり足となって、指導させて頂きたいと思っております。

なお、最後に当たって、本書の和訳に御助力下さった、スワミ・ムクタナンダ師、並びに、ミスター・アルナとラリタ両師に感謝の意を表わさせて頂きます。

米子市・日本ヨーガ・ニケタン本部にて

ギヤーナ・ヨーギ

〔木村慧心〕

っている。現在、二百もの奥義書が伝えられているが、しかし、聖師シャンカラチャルヤが解説を加えた次の十一種の奥義だけが真正の奥義書であると考えられている。十一種の奥義書とは即ち、カタ、ケーナ、イーシャ、プラシナ、アーイタレーヤ、ターイッティリーヤ、ムンダカ、マーンドゥーキャ、チャーンドーギャ、ブリハッド・アーラニャカ、それにシヴェータシヴァタラ・ウパニシャッドの十一種の奥義書である。これら十一種の奥義書は、最も古い奥義書であると考えられており、また、ヴェーダ聖典の精髄を伝えてもいる。いわゆるヴェーダーンタ哲学は、これらの奥義書に、その教義の根幹を置いている。そして、これら奥義書のどの経句を取り上げてみても、それらの句は、解脱の境地にある聖者や聖仙達からの啓示としての、高貴で気品あふれた真理を表現する教説となっているものばかりである。

Upa Prāna…補助生気。

V

Vikalpa…現実には実在しない物に関する想像上だけの知識。

Viparyaya…ある事物についての過った知識。誤謬。

Vyāna…身体全体に行き渡って働いている生気の事。

られ、例えば、何回も此の世に生まれ変わってくる度に多くの徳を積んだその結果、ようやくにして聖者になれる、とされている。

Smriti…人のとるべき道を教示してくれる聖伝の書。その主たるものとしては、例えば、マヌの法典、ヤージュニャヴァルキャ・スムリティ、ナラダ、デヴァルなどがある。

Sūkshma Sharīra…微細体の事。即ち、五種の微細元素、五微細知覚器官、五微細運動器官、意思、それに理智という諸器官で造り上げられている身体の事。

Sushumnā…脊髄中にある最も重要な微細次元の導管。生気がこの導管内を通過しているが、クンダリニーが覚醒されると、このスシュムナー管を通って上昇し、ブラフマランドラへと到達するのである。

Sūtra…これはある特定の考え方や事実をできるだけ簡単明瞭に言い表わすために考え出された表現方法である。経句とも金言とも呼ばれる。経句の著者は常にその簡潔さに重きを置いたがために、一つの文節を省略する事ができると、あたかも息子を授かったのと同じほどの喜びを感じたのである。こうした経句は、宗教関係の書物の内容があまりに多くなり、それらを記憶する上で支障が生じてきた時に考え出されたものである。例えば、六派哲学の書も、この経句の型式で著されている。これらの書は、古代インドで論じられたそれぞれの哲学を整理統合したもので、一般には、インド六派哲学の書として知られている。これら六派とは即ち、ニヤーヤ学派、ヴァイシェーシカ学派、サーンキヤ学派、ヨーガ派、ミーマーンサー学派、それにヴェーダンタ学派の六派である。

T

Tanmātrā…事物を形造る元となる微細元素。五種類あり、これらの微細元素が形を変えて粗雑元素となり、この世のあらゆる物を形造るに到る。

U

Udāna…鼻頭から頭までの間で働き、身体を上に持ち上げる働きをしている生気。

Uddiyana Bandha…呼息の後に止息しておいて、腹部を引っ込める行法。

Unmani Mudrā…開眼のまま瞑想する行法。

Upanishad…秘説の集成書たる奥義書。特定の著者、特定の時代に限って書かれたものではなく、何百年間もの間に、数多くの人によって書き継がれて来た書である。その内容は、導師のもとへ、神我の科学（BrahmaVidya)を知らんとして教えを乞いに来た弟子に対する、導師の講義となっており、従って、師と弟子との問答が主な内容とな

P

Pingalā…右鼻を通ってアージュナー・チャクラへと通ずる、生気の通る導管。

Pitta…身体内の三種の機能原理の一つである胆汁素の事。

Purāna…古伝。その内容は一部歴史的事実もあるが、大部分は民間伝承の物語である。その殆どの内容が信仰に結び付く話であり、宗教上の教理を解説する話となっている。主要なプラーナ文献は十八あり、これらはすべて経句によって語られており、これらの話はネミシャランヤ(地名)において八万八千人の聖者達が耳にした話であるとされている。普通、プラーナ文献と言った場合は、例えば、天地開闢の話であるとか、聖者の系図とか、国王達の歴史の話であるとされている。

Purnima…月齢十五日目の満月。

R

Rajayoga…精神の機能とその統御とをあつかう行法。

Rajoguna…根本自性（Prakriti）の有する三種の徳性の一つである動性の事。

Ritambhara…理智が最も洗練されて活動している状態であり、この状況下にあって、行者は真我と神我とを弁別しうる。こうした洗練された理智を得るために、行者はその精神の働きを身体内に向け、何段階もの三昧境へと入って行く必要がある。

S

Samādhi…三昧の境地。言葉では説明不可能な心理状態。あえて言うならば歓喜と平和な精神状態にある事。この境地では、すべての心理作用が止まり、この境地の中でヨーガ行者はその時までにまだ残っている業(カルマ)のすべてを焼きつくす事ができ、生きながらにして解脱の境地へと到達できる。この境地は生前解脱(JīvanaMukti)と呼ばれている。この境地に入った後では、行者はもはや根本自性と根本自性から生ずる結果とにとらわれる事が無くなってしまい、意思は勿論、理智と諸感覚器官はすべてその働きを止めてしまい、あらゆる煩悩は消え失せてしまう。

Samāna…臍輪部から心臓部にかけて働いている生気であり、霊視される際の色は白。食物を消化する液を分泌させる働きをする。

Samyama…ある一つの事物に向かって精神集中、瞑想、三昧の各行法を同時に施す時、この行法を総称してサムヤマという名で呼ぶ。

Sāttwik Guna…善性優位の徳性の事。こうした徳性から高尚なる思考と行為が生じてくる。

Siddha…完全なる魂の持ち主たる聖者。こうした聖者になるには、普通、非常に長い時間の経過が必要と考え

G

Gāyatrī…ヴェーダ聖典に由来する二十四文字からなる聖句。この聖句を有言または無言で誦唱する事で智慧が与えられん事を希求する。

I

Idā…左鼻を通ってアージュナー・チャクラへと通ずる生気の通る導管。

Indra…神々の王インドラ神。帝釈天。

J

Jalundhara Bandha…二つの鎖骨が合わさる所に顎を押しつけて気管を閉じてしまう行法。

Jat…カーストの名前。このカーストに属する人達は北インド全体にわたって住んでおり、殆どが農業に従事している。

K

Kāla…時。

Kanda-Mula…原因と結果。

Krīyā Yoga…パタンジャリはその著になるヨーガ・スートラの中で、このクリヤー・ヨーガとは苦行と読誦、それに自在神への帰依であるとしている。

Krikal…喉にあって、あくびを生じさせる働きをする補助生気。

Kumbhaka…調気法で言う呼吸の場合、吸息と呼息、それに止息の三種の呼吸の仕方があるが、このクンバカとは吸息または呼息した後に止息しておく事である。

Kubera…インドでは三億三千万にのぼる数の神々がいると考えられている中で、このクベル神は富の神と考えられている。

Kundalini…ムーラーダーラ・チャクラ内部に、不活発のままで横たわっている小さな神経がある。この神経は調気法と瞑想行法との刺激を受けて覚醒され、自らの長さを伸ばしつつ、スシュムナー管中に入り、各チャクラを通過して遂にはサハスラーラへと達する。

Kūrma…目蓋を開閉させる働きをしている補助生気。

M

Mahimā…身体全体を非常に大きくすることのできる超能力。

Mana…内的心理器官の一つたる意思の事。(詳しいその機能は『魂の科学【たま出版】』を参照の事)。

Mūlādhāra…肛門部にあるチャクラの名。

N

Nāga…げっぷや、しゃっくりを出させる働きをする補助生気。

O

Om…絶対者ブラフマンを象徴する聖句。瞑想の境地にあって無言の内に唱えられるが、いずれの祈りの句の前にも、この聖句が必ず唱えられている。

に属する者は非常に勇敢な者達である。このカーストに属する者の義務は次のようなものである。即ち、聖典を学び、犠牲の祭式を執り行ない、施しを与え、国家を内外の敵から守る事である。このカーストに属する者は軍人達である。次のカーストはヴァイシャと呼ばれるもので、このカーストに属するのは商人や農業に従事する者達である。一番最後のカーストはシュードラと呼ばれるもので、このカーストに属する者は、先の三種のカーストに属する者達に仕える事がその義務とされている。これらいずれのカーストに属する者も、社会にあってはそれぞれに重要な役割を持っているのである。

Brahmanjali…広いアンジャリの事。

Brahmarandhra…頭項部にある霊穴。

Bhuddhi…四組の内的心理器官の一つである理智の事。ブラフマランドラ内で働く器官。

C

Chitta…四組の内的心理器官の一つである心素の事であり、この心素中に残存印象たる行 (Samskāra) が貯えられている。この心素は心臓内の霊穴内で働き、この心素内部に真我が宿っている。従って、この心素は真我と直接に接触すると共に、他の心理器官である理智や意思、微細生気 (Sūkshma Prāna)、それに十種の感覚器官とは間接的に関係を持っている。心素の状態はそれぞれ暗性、動性、善性優位の状態に分類される。

D

Desha…場所

Devadatta…鼻の部分で働く補助生気であり、地元素が優位になっている。この生気を霊視すると黄色く薄汚れた色に視える。また、あくびやくしゃみが出る原因となっている。

Dhanañjaya…この補助生気は身体全体に行き渡って存在しており、肉体が動き回るのを助けている。

Dhārana…身体内外の事物に精神を集中させる事。よい精神集中力を養うには、普段から何事に対してもよく注意を払って生活する必要がある。特に学生期にある者にとっては、強力なる精神集中が必要とされている。

Dhātu…肉体を構成する七種の要素。

Dhyāna…瞑想。諸感覚器官がその対象物へと向かってゆかぬようにさせる事。

E

Ekadashi…新月と満月の日の事。インドでは、この両日は縁起のよい日とされており、この日はブラーミン並びに貧しき者に施しを与える習慣がある。

用 語 解 説

A

Ahamkāra…我執。

Ājñā Chakra…眉間にあるチャクラ。ヨーガ行者はこのチャクラに精神を集中させる事で、心理作用を止め、意思の働きを静める。こうした心理状態になれば霊光を視る事ができるようになれる。

Animā…一個の原子ほどまでに身体を小さく縮める超能力。

Anjali…両手の平を重ねて、お椀のようにした手の形の事。

Antahkarana…意思、心素、理智、それに我執からなる内的心理器官の事。学者によっては、心素と理智は同じであるとしている。

Apāna…臍から下の足先までの間にあって働く生気の事。ヨーガ行者は調気法によって、身体外からとりいれたプラーナ（生気）と、このアパーナとを混ぜあわせ、輝くばかりの顔色を得ている。

Asa…食物など、ヨーガ行者が自分自身の身体を支えるためのもの。

Āshramsa…ヴェーダ聖典を基に、賢者達が人の一生を四期に分けた住期の事。まず生まれてから最初二十五年間は学生期と言って学習の時期に当る。次の二十五年間は家住期と言って結婚して家庭生活を営む時期。次は林棲期と言って、森の中の学校に住して、若者達への指導と自分自身の精神修行に励む時期。最後の遊行期では、それまでのすべてを捨てて遁世し、世のためにすべてを捧げつくして生きる時期。

Ashwamedha…平和に国を治められるようにとの願いを込めて、国王が行なう重要な犠牲の祭式。

B

Brahman…絶対者ブラフマン。

Brahmana…四大カーストの一つ。古代インドにおいては、カーストは生まれながらにして決まるものではなかった。人がどのカーストに属するかは、その人の習慣と能力、それに行ないによって決められていた。このブラフマナ・カーストは四大カーストの中で最高のカースト。このカーストに所属する者は、遥かな昔より尊敬され、社会の中にあっても高く評価されてきている。このカーストに属する者に課せられる義務としては次のような事があげられる。即ち、聖典の学習、学生への教育。また、施しを受け、また、それに値する者へ施しを与える事。更には奉仕の生活を送り、同時に、他のカーストに属する者にも同様の奉仕の生活を送るよう指導する事。第二番目に尊敬されるカーストはクシャトリヤと呼ばれるカーストで、このカースト

著者紹介／スワミ・ヨーゲシヴァラナンダ

現代インドにおいて、グル（導師）の中の最高のグルと呼ばれていた、ラージャ・ヨーガ大師。10代で出家後、八十四年間にわたりヒマラヤ山中でヨーガを行じ続け、悟りの境地に達し最高の智慧を得る。多数の著書の内、邦訳は、本書と、『魂の科学』（たま出版）とがある。1985年４月23日午後７時半、大涅槃に入る。御歳99歳であった。

訳者紹介／ギヤーナ・ヨーギ（木村慧心）

1947年前橋市に生まれる。1969年東京教育大学理学部卒業後、宗教法人理想教の信仰活動に参加。京都大学で２年間宗教学を修めた後、信仰修業のため渡印し著者に会遇す。ラージャ・ヨーガ行法の指導を受け、1982年ヨーガの秘伝を伝授され、ラージャ・ヨーガ・アチャルヤ（導師）となる。現在、理想教本部教会で信仰活動に従事するかたわら、ラージャ・ヨーガ及びヨーガ療法を教授。日本ヨーガ・ニケタン代表、日本ヨーガ療法学会理事長。鳥取県米子市在住。

実践・ヨーガ大全（旧『実践・魂の科学』新装改題）

初版発行　平成16年11月10日
第２刷発行　平成22年９月10日

著　者　スワミ・ヨーゲシヴァラナンダ・サラスワティ
訳　者　木　村　慧　心
発行者　韮　澤　潤　一　郎
発行所　株式会社　たま出版
〒160-0004 東京都新宿区四谷4-28-20
電　話　03－5369－3051
FAX　03－5369－3052
http://tamabook.com

印刷所　株式会社　平河工業社

ISBN 978－4－8127－0180－5　C0014